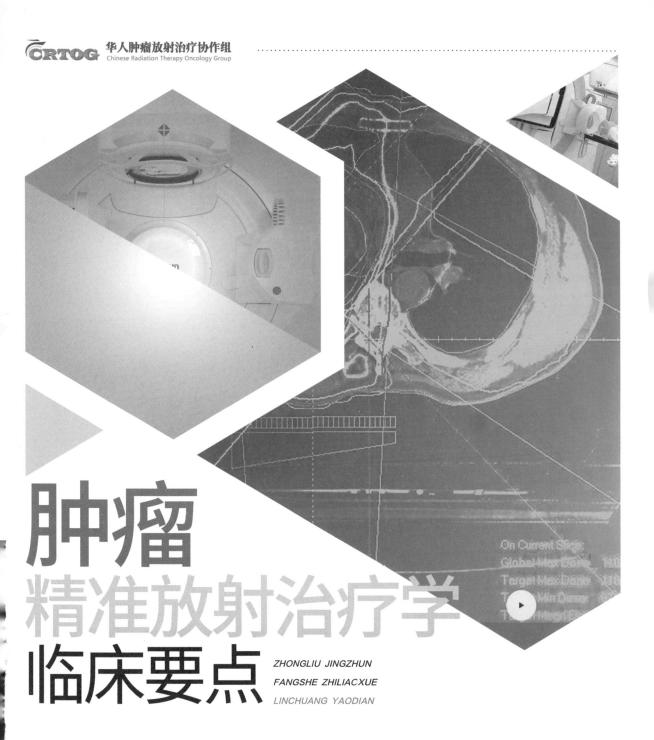

CRTOG 华人肿瘤放射治疗协作组
Chinese Radiation Therapy Oncology Group

肿瘤

精准放射治疗学

临床要点

ZHONGLIU JINGZHUN

FANGSHE ZHILIACXUE

LINCHUANG YAODIAN

主　审　于金明
主　编　袁双虎　宋启斌
副主编　胡旭东　许亚萍　王　军　王维虎
　　　　易俊林　胡　克　潘绵顺　林　勤
　　　　李建成

长江出版传媒
Changjiang Publishing & Media

湖北科学技术出版社
HUBEI SCIENCE & TECHNOLOGY PRESS

图书在版编目(CIP)数据

肿瘤精准放射治疗学临床要点/袁双虎,宋启斌主编.一武汉：
湖北科学技术出版社,2020.10
ISBN 978-7-5706-0636-8

Ⅰ.①肿… Ⅱ.①袁… Ⅲ.①肿瘤－放射治疗学
Ⅳ.①R730.55

中国版本图书馆 CIP 数据核字(2019)第 053918 号

策　　划：熊木忠　冯友仁

责任编辑：冯友仁　程玉珊　　　　　　　　　　　封面设计：喻　杨

出版发行：湖北科学技术出版社　　　　　　　　电话：027－87679447
地　　址：武汉市雄楚大街 268 号　　　　　　　邮编：430070
　　　　　（湖北出版文化城 B 座 13—14 层）
网　　址：http://www.hbstp.com.cn

印　　刷：湖北恒泰印务有限公司　　　　　　　邮编：430223

787×1092　　　　　　1/16　　　　　　24 印张　　　　　　600 千字
2020 年 10 月第 1 版　　　　　　　　　　　2020 年 10 月第 1 次印刷
　　　　　　　　　　　　　　　　　　　　　定价：180.00 元

主 编 简 介

袁双虎 教授

袁双虎,肿瘤学博士、主任医师,山东大学、山东第一医科大学博士生导师,山东省肿瘤医院胸部放疗二病区主任,《中华肿瘤防治杂志》《社区医学杂志》、*Precision Radiation Oncology*常务副主编兼编辑部主任,华人肿瘤放射治疗协作组执行主委,中国医师协会肿瘤多学科诊疗分会副主委,中国抗癌协会放射防护和肺癌专家委员会常委,中国临床肿瘤学会非小细胞肺癌专委会常委,山东省临床肿瘤学会副理事长兼秘书长,山东省抗癌协会常务理事兼放射肿瘤学分会主任委员。荣获国家万人计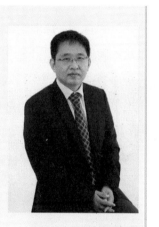划科技创新领军人才,科技部中青年科技创新领军人才,首届中国肿瘤青年科学家,国务院特殊津贴专家,泰山学者岗位特聘专家,山东省医学科学院优秀创新团队带头人,山东省十佳青年医师等荣誉称号。

主持承担 863 计划、国家科技支撑计划、公益行业科研专项、国家自然科学基金、山东省重点研发计划、自然科学杰出青年基金等十余项,在国内外核心医学期刊发表论文近百篇,荣获国家科技进步奖、中华医学科技奖、山东省科技进步奖及国际科学奖等十余项,在肺癌、食管癌、乳腺癌等胸部肿瘤的精准放疗与多学科综合治疗方面取得系列成果。

主编简介

宋启斌 教授

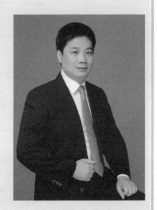

　　宋启斌，1986 年毕业于中山医科大学，同年 7 月分配到湖北省肿瘤医院放疗科工作。2006 年以访问学者身份留学美国，全面、系统地接受了肿瘤多学科规范化诊疗的学习，2002—2007年担任湖北省肿瘤医院副院长、湖北省肿瘤研究所所长，2007 年3 月作为特殊人才被引进调入武汉大学人民医院工作。

　　现任武汉大学人民医院肿瘤中心主任兼肿瘤学教研室主任，一级主任医师/教授、博士研究生导师，国家教育部学位评审专家、国家自然基金项目和国家科技奖评审专家。担任中国医师协会肿瘤多学科诊疗专业委员会副主任委员兼总干事，中国医促会胸部肿瘤分会副主任委员，世界华人肿瘤医师学会常委兼放射治疗分会（C-RTOG）和胸部肿瘤分会副主任委员，中国临床肿瘤学会（CSCO）常务理事、CSCO 肺癌和大数据专家委员会常委，中国抗癌协会放射治疗专业委员会常委，湖北省临床肿瘤学会理事长（ESCO）兼肺癌专委会主任委员，武汉医学会放射肿瘤学分会主任委员，《中华放射肿瘤学》杂志编委、《肿瘤学》杂志副主编等多项国内、省内重要学术职务。

于金明　院士

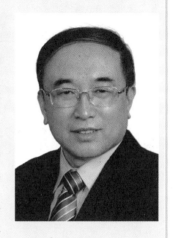

中国工程院院士,博士研究生导师,山东省人大常委会委员、教科文卫副主任,山东第一医科大学(山东省医学科学院)名誉校(院)长,山东省肿瘤医院院长,中央保健联系专家,中国抗癌协会副理事长,中国临床肿瘤学会副理事长,山东省院士专家联合会会长,山东省高层次人才促进会会长,《中华肿瘤防治杂志》等多家杂志主编或副主编。

1988—1993年在美国弗吉尼亚大学和哈佛大学从事肿瘤放射治疗研究,是我国现阶段开创性地开展肿瘤精确放疗新技术、新方法的开拓者之一,近年来带领他的团队创造性地率先开展影像引导的放疗、生物靶向放疗等多项新技术。他的研究成果修改了美国、加拿大和中国等多个国家的肿瘤临床治疗指南和规范,其率领的团队被山东省委、省政府评为"山东省十大优秀创新团队",并记集体一等功。

先后获得国家和省部级科技奖12项,其中以首位完成人获得国家科技进步二等奖2项、省科技进步一等奖3项,2010年荣获山东省科学技术最高奖,2015年荣获何梁何利基金科学与技术进步奖。他主持和参与国家"863"、"十一五"、"十二五"和国家自然科学基金等项目20余项。出版或参编专著20余部,以第一或通讯作者在国内外杂志发表论文600余篇,其中SCI收录100余篇,被《新英格兰医学杂志》和《柳叶刀》等国外期刊引用500余次。多次应邀到美国哈佛大学、斯坦福大学等国际著名大学和医疗机构进行学术讲座,多次应邀到美国肿瘤年会(ASCO)和美国放射肿瘤学年会(ASTRO)等欧美国际学术大会做主题报告。近年来先后培养了硕士、博士和博士后100多名。

先后荣获山东省劳动模范、全国卫生系统劳动模范、全国"五一"劳动奖章和全国劳动模范等称号。先后被评为山东省十大中青年科技专家,山东省十佳优秀专业技术人员,山东省和卫生部有突出贡献中青年专家,山东省委、省政府首批"泰山学者"特聘专家,山东省首批"泰山学者攀登计划"专家,山东省道德模范,全国优秀留学归国人员,国家人事部特聘专家,是第十届、十二届全国人大代表和中共十七大党代表。

孔凤鸣　医学博士
Feng ming（Spring）Kong，MD，PHD

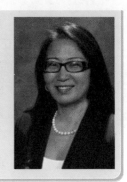

美国放射学学会院士（Fellow of ACR），美国放射肿瘤学会院士（Fellow of ASTRO），美国妇女放射学协会首届院士（Inaugural Fellow of AAWR），美国凯斯西储大学教授，中国临床肿瘤学会海外专家委员会副主任，美国 NRG Oncology 影像委员会联合主席/功能影像工作组联合主席。曾任中美放射肿瘤学联合会（SANTRO）首任董事会主席。

甄维宁　医学博士
Weining（Ken）Zhen，MD

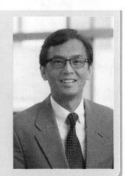

美国放射学学会院士（Fellow of ACR），美国放射肿瘤学学会院士（Fellow of ASTRO），内布拉斯加大学医学中心放射肿瘤学教授兼医务主任，ASTRO、ASCO 和 ACR 学会会员，ASTRO 国际教育委员会委员，美国放射学委员会（ABR）委员，NCCN 指南头颈部肿瘤和原发灶未知肿瘤专家委员会委员，中美放射肿瘤学联合会（SANTRO）董事会主席。

林　琦　医学博士
Chi Lin，MD，PhD

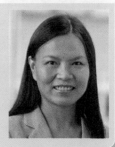

内布拉斯加大学医学中心放射肿瘤学系教授兼研究副主任，美国放射肿瘤学会（ASTRO）CME－MOC 委员会委员，NCCN 指南艾滋病感染者癌症专家组成员，前美国临床肿瘤学（ASCO）年会教育委员会和结直肠癌学科带头人，中美放射肿瘤学联合会（SANTRO）执行干事，中国临床肿瘤学会（CSCO）海外专家委员会委员。

《肿瘤精准放射治疗学临床要点》

编 委 会

主　　编　袁双虎　宋启斌

副 主 编　胡旭东　许亚萍　王　军　王维虎　易俊林　胡　克　潘绵顺　林　勤　李建成

主　　审　于金明

副 主 审　Feng ming(Spring) Kong　Weining(Ken) Zhen　Chi Lin

编　　委（按姓氏拼音排序）

蔡　勇	北京大学肿瘤医院	曹　峰	河北医科大学第四医院
陈雪松	中国医学科学院肿瘤医院	董德左	北京大学肿瘤医院
凡　丹	中南大学湘雅医院	费正华	温州医科大学附属第一医院
冯　梅	四川省肿瘤医院	付振明	武汉大学人民医院
高洪元	复旦大学附属华山医院	耿建昊	北京大学肿瘤医院
韩　光	湖北省肿瘤医院	贺玉香	中南大学湘雅医院
侯晓荣	中国医学科学院北京协和医院	胡　克	中国医学科学院北京协和医院
胡超苏	复旦大学附属肿瘤医院	胡旭东	山东省肿瘤医院
黄　珊	西安交通大学第二附属医院	蒋马伟	上海交通大学医学院附属新华医院
李　寰	中南大学湘雅医院	李　洁	兰州大学第二医院
李　帅	北京大学肿瘤医院	李　勇	武警上海市总队医院
李建彬	山东省肿瘤医院	李建成	福建省肿瘤医院
李香龙	广西壮族自治区人民医院	李祥攀	武汉大学人民医院
李夷民	厦门大学附属第一医院肿瘤医院	李永恒	北京大学肿瘤医院
林　勤	厦门大学附属第一医院肿瘤医院	刘　超	中南大学湘雅医院
刘安文	南昌大学附属第二医院	刘华丽	武汉大学人民医院
刘智华	江西省肿瘤医院	龙志雄	武汉市第五医院
陆合明	广西壮族自治区人民医院	罗裕坤	四川省肿瘤医院
马红兵	西安交通大学第二附属医院	潘绵顺	武警上海市总队医院
乔　俏	中国医科大学附属第一医院	邱素芳	福建省肿瘤医院
区晓敏	复旦大学附属肿瘤医院	申良方	中南大学湘雅医院
沈　晶	中国医学科学院北京协和医院	盛雪晴	北京大学肿瘤医院
宋启斌	武汉大学人民医院	宋轶鹏	烟台毓璜顶医院
孙鹏飞	兰州大学第二医院	汪　洋	复旦大学附属华山医院
王　军	河北医科大学第四医院	王洪智	北京大学肿瘤医院
王敏聪	西安交通大学第二附属医院	王维虎	北京大学肿瘤医院
王孝深	复旦大学附属肿瘤医院	吴友军	广西壮族自治区人民医院
谢聪颖	温州医科大学附属第一医院	徐　敏	山东省肿瘤医院
许亚萍	上海市肺科医院	晏俊芳	中国医学科学院北京协和医院
姚奇伟	福建省肿瘤医院	易俊林	中国医学科学院肿瘤医院
袁双虎	山东省肿瘤医院	曾治民	南昌大学附属第二医院
张　莉	华中科技大学附属同济医院	张　妙	中国医科大学附属第一医院
张　盛	华中科技大学附属协和医院	张琰君	第四军医大学唐都医院
张宗恺	厦门大学附属第一医院肿瘤医院	周　瑞	厦门大学附属第一医院肿瘤医院
周卫兵	中南大学湘雅医院	朱向高	北京大学肿瘤医院

前　言

　　根据国家癌症中心发布的 2017 年最新癌症数据,与 2012 年相比,中国癌症新发人数从 358 万人上升到 368 万人,增幅 3%。2017 年世界癌症新发病例为 1 409 万人,也就意味着中国新发癌症病例占世界新发癌症病例的 1/4。不论是农村还是城市,癌症都已经成为中国居民的主要死亡原因。放射治疗是治疗癌症的重要手段之一。随着临床需求的增加,我国放疗设备也逐年增多,除了常规加速器,质子放疗、TOMO 放疗等高端放疗设备也开始为越来越多的癌症患者服务。与此相适应,越来越多年轻医师加入到了放疗医师的队伍,他们急需学习新的放射治疗知识,适应新时代精准放疗的新要求。

　　为了进一步普及精准放疗知识,"华人肿瘤放射治疗协作组"组织国外和国内华人放疗专家一起编写了《肿瘤精准放射治疗学临床要点》。该书从临床实际需要出发,在国内外指南的基础上,由放疗专家对肿瘤的临床诊治要点、放射治疗的适应证、靶区勾画、剂量分割等重要问题进行了精要总结。本书理论联系实际,诊疗要点简洁明了,特别对青年医师有很好的指导作用。相信本书能够为广大放疗医师提供临床诊疗参考,也为其他专业的医师提供精要的放疗知识,为我们抗击癌症,在新时代进一步保障人民健康做出贡献。

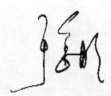

目　　录

第一章 肿瘤放射治疗学概述

第一节 总 论

一、放射治疗学的概念

● 放射治疗(简称放疗)是指用放射线治疗恶性肿瘤(有时也可治疗良性病变)的策略。在给予肿瘤精确剂量照射的同时,尽可能保护周围正常组织,既根治了肿瘤、延长了患者的生存时间,也保证了患者较高的生活质量。

二、肿瘤放疗医生需要掌握的技能

● 肿瘤放疗医生首先是一名肿瘤科医生,需要熟悉肿瘤学原理、治疗原则等知识。由于放射治疗本身是个较大的系统工程,因此还要求放疗医生掌握放射影像学、放射物理学、放射生物学等综合知识。除此之外,还需要具备一定临床基础知识、临床放射物理技术、计算机技术的物理师的配合,这样肿瘤患者才能得到规范的治疗,才能获得较好的治疗效果。

第二节 放射物理学基础

一、射线的种类

● 放射性同位素:指放疗中主要产生 α、β、γ 射线的放射性同位素,以 γ 射线居多,如 ^{60}Co、^{192}Ir 等。
● X 射线直线加速器:直线加速器通过高能电子线打靶产生 X 射线,主要用到的能量有 6 MV、8 MV 和 10 MV 等。
● 电子、质子及其他重粒子加速器:一般用到的电子线能量为 4～25 MV,重粒子一般在回旋加速器中产生。

二、放射物理学的基本概念(源皮距、等中心等)

● 射线束:从放射源出发,沿着光子或电子等辐射粒子传输方向,其横截面的空间范围称为射线束。

- 射线束中心轴：为射线束的对称轴，并与由光阑所确定的射线束中心、准直器的旋转轴和放射源的中心同轴。
- 照射野：由准直器确定射线束的边界，并垂直于射线束中心轴的射线束平面称为照射野。
- 几何学照射野：放射源的前表面经准直器在模体表面的投影。
- 物理学照射野：是剂量学概念，以射线束中心轴剂量为 100%，照射野相对两边 50% 等剂量线之间的距离，为照射野的大小。
- 源皮距（SSD）：从放射源前表面沿射线束中心轴到受照物体表面的距离。
- 源轴距（SAD）：从放射源前表面沿射线束中心轴到等中心的距离。
- 参考点：模体中沿射线束中心轴深度剂量确定为 100% 的位置。对于势能低于 400 keV 的 X 射线，该点定义为模体表面。对于高能 $X(\gamma)$ 射线，该点定义为最大剂量点位置。
- 标准点：在射线中心轴上指定的测量点。模体表面到校准点的深度为校准深度。
- 射线质：用于表示射线束在水模体中穿射本领的术语，是带电和非带电粒子能量的函数。

三、放疗靶区的定义

- 肿瘤区（gross tumor volume，GTV）：指肿瘤的临床病灶，是通过各种诊断手段（CT、MRI、PET、DSA 等）能够诊断出的、可见的或可证实的具有一定形状和大小的病变范围，包括原发灶（GTV-T）、转移淋巴结（GTV-N）和其他转移灶（GTV-M）。
- 临床靶区（clinical target volume，CTV）：包含 GTV、亚临床灶、肿瘤可能侵犯的范围及区域淋巴结。CTV 是在静态影像上确定的，没有考虑器官的运动和治疗方式。
- 内靶区（internal target volume，ITV）：由于 GTV 和 CTV 没有考虑呼吸或器官运动等原因所导致的靶区变化，为了确保 CTV 的准确照射，在患者坐标中定义 CTV 外边界运动的范围为内靶区。ITV 可由模拟机或 CT/MR/PET 的时序影像确定。
- 计划靶区（planning target volume，PTV）：指包括 CTV、ITV 等由于摆位误差、治疗机误差及治疗中靶区变化等因素而扩大照射的组织范围。
- 治疗区（treated volume，TV）：由于治疗技术的限制造成处方剂量所包括的区域与 PTV 不同，因此定义某一等剂量线/面所包绕的范围为治疗区，该等剂量线/面主要由放疗医师来确定。
- 危及器官（organ at risk，OAR）：指可能被照射区域所包括的正常组织或器官，它们的耐受剂量将显著影响治疗计划或处方剂量。
- 计划危及器官（planning organ at risk volume，PRV）：与 PTV 类似，PRV 也是一个几何的概念，包括摆位误差及治疗中 OAR 的移动范围。临床上对串行器官（如脊髓、脑干）的外扩较为常用。
- 其他危及区（remaining volume at risk，RVR）：指放射治疗中靶区及危及器官以外未明确定义的区域。

四、放射计划四原则

- 最大：靶区剂量在一定范围内最大。

● 最小：靶区周围正常组织受量最小。
● 最准：靶区的定位和照射量最准。
● 最匀：靶区内的剂量分布最均匀，靶区内剂量变化不超过±5%。

第三节　放射生物学基础

一、放疗杀伤肿瘤的原理

● 辐射造成的细胞死亡常见于那些不断进行分裂的细胞。细胞周期中不同时相细胞放射敏感性变化的主要特征可概括为：①有丝分裂期（M）细胞或接近有丝分裂期的细胞是放射最敏感的细胞；②晚 S 期细胞通常具有较大的放射耐受性；③若 G_1 较长，G_1 早期细胞表现相对耐受辐射，其后渐敏感，G_1 末期相对更敏感；④G_2 期细胞通常敏感，其敏感性与 M 期的细胞相似。

二、放疗 4R 定义

● 细胞放射损伤的修复（repair of radiation damage）：DNA 是放射线对细胞作用最关键的靶。照射在 DNA 水平所致损伤的数量远比最终导致的细胞死亡数量大。临床上所用的照射剂量会造成大量的 DNA 损伤，但其中的大部分被细胞成功地修复了。一般将细胞的放射损伤概括为 3 种类型，即亚致死损伤、潜在致死损伤和致死损伤。前两种损伤可修复，后一种损伤为不可逆损伤。

● 周期内细胞的再分布（redistribution within the cell cycle）：分次放射治疗中存在着处于相对放射抗拒时相的细胞向放射敏感时相移动的再分布现象，这有助于提高放射线对肿瘤细胞的杀伤效果。

● 氧效应及乏氧细胞的再氧合（oxygen effect and reoxygenation）：乏氧细胞的再氧合是一个很重要的生物学因素，尤其是在肿瘤中。目前还不知道再氧合的确切发生时间，可能是几天。

● 再群体化（repopulation）：损伤以后，组织的干细胞在机体调节机制的作用下，增殖、分化、恢复组织原来形态的过程称作再群体化。这是一个很慢的过程，人肿瘤或正常组织的再群体化不会低于 1 d，这个范围可能是很宽的，从几天到几周。

三、放疗分次和分割模式（常规放疗、超分割放疗等）

● 分次放射治疗的生物学基本原理：把一次剂量分成数次时可由于分次剂量之间亚致死损伤的修复及在总治疗时间足够长的情况下由于干细胞的再群体化而保护正常组织（但如果总治疗时间太长也会同时损失肿瘤治疗效益）。与此同时，把一次剂量分成数次，还可由于分次照射之间肿瘤细胞的再氧合和再分布而对肿瘤有敏化作用。

● 常规分割放射治疗：每天 1 次、单次剂量 1.8～2.0 Gy、每周照射 5 次，基本符合肿瘤和正常组织对放射线反应的生物学规律,至今仍然被广泛使用。

● 超分割放射治疗:在与常规分割方案相同的总治疗时间内,在保持相同总剂量的情况下每天照射 2 次,主要目的是在早反应相同或轻度增加的情况下,进一步减轻晚期反应而肿瘤的控制与常规相同或更好。

● 加速治疗:在 1/2 常规治疗的总时间内,通过一天照射 2 次或多次的方式,给予与常规相同的总剂量。主要目的是抑制快增殖肿瘤细胞的再群体化。

● 连续加速超分割放射治疗:方案是 36 次/12 d,每日 3 次,间隔 6 h,1.4~1.5 Gy/次,总剂量 50.4~54 Gy。主要思路是降低分次剂量以减轻晚期反应,缩短总治疗时间以抑制肿瘤的增殖。

四、生物等效剂量和换算

● 等效生物剂量(biologically effective dose,BED),可用于不同分割方案之间进行比较。
● $BED = D(1 + d/(\alpha/\beta))$,D 为肿瘤治疗物理总剂量,d 为分割剂量,$\alpha/\beta$ 为该种组织的 α/β 值。

第四节　放疗新进展

● 放射治疗是治疗恶性肿瘤的三大手段之一,现已成为肿瘤综合治疗的重要组成部分。据国内外文献统计,肿瘤患者中有 60%~70% 在整个治疗过程中需要接受放疗,放疗对肿瘤治愈贡献比达到 40% 以上,由此可见肿瘤放疗在肿瘤治疗中的地位和作用。近年来,随着现代影像技术、计算机技术的迅猛发展,肿瘤放疗也取得了很大的进步,具体体现在放射物理技术、放射生物学和放疗临床进展 3 个方面。

(一)放射物理技术

■ 三维适形放疗。在临床普遍开展,调强适形放疗开始推广应用三维适形放疗(three dimension conformal radiotherapy,3D-CRT)是指照射野的形状与肿瘤的实际形状及大小相一致的放疗技术。20 世纪 90 年代初期,3D-CRT 开始应用于临床,适用于全身不同部位、不规则凸形肿瘤(正常组织包绕肿瘤)的治疗。3D-CRT 的优点是在三维空间的任何方向上,照射野几何投影的形状都与肿瘤的形状一致,并且在三维方向上肿瘤(靶区)内及表面的剂量处处相等。与二维放疗技术相比,3D-CRT 可使肿瘤内的照射剂量平均 10 Gy 以上,并使传统的放疗敏感性概念受到冲击,组织病理不再是决定放疗是否有效的标志。三维适形放疗可使肿瘤得到足够的照射量,但周围正常组织受到的照射量较小。适形放疗的应用,使得一些不能手术的、常规放疗无法根治的局部晚期患者有了治愈的希望,进而提高了患者的生存率,减少了放疗作用。

■ 调强适形放疗(intensity modulated conformal radiotherapy,IMRT)。是在适形放疗基础上发展起来的一种新技术,是肿瘤放射治疗技术的巨大进步,该技术被誉为 21 世纪的主流放疗技术。与传统适形放疗相比,调强适形放疗在照射剂量方面更具优越性,调强放疗不仅能提高靶区的实际剂量,而且靶区适形度高,靶区内剂量专一性及对敏感器官的保护性均优于传统适形放疗。调强放疗又分为静态调强和动态调强两种,二者并无本质区别,但后者对物理技术的要求更高。目前,动态调强放疗技术已经成为主流,并衍生出多种模式,包括图像引导放疗(image guided radiotherapy,IGRT)、旋转容积调强放疗(volumetric modulated arctherapy,VMAT)、速光刀(TrueBeam)、射波刀(Cyberknife)、螺旋断层放疗(tomotherapy,TOMO)等。

◆图像引导放疗:图像引导放疗就是将放疗设备与影像设备相结合,在分次治疗摆位和(或)治疗中采集患者的图像,并利用这些图像引导此次和(或)后续分次治疗。IGRT与3D-CRT、IMRT不是平行的概念,而是实施3D-CRT、IMRT的重要手段。尽管3D-CRT可以形成高度适合靶区形状的剂量分布,解决静止的、刚性的靶区剂量适形问题,IMRT更具有显著的剂量分布优势,但是肿瘤及周围正常组织在单次治疗中和各次治疗之间都可能随时间的变化而变化。单次放疗中位置的不确定因素:解剖结构的移动变形,正常的生理过程如呼吸、心跳、胃肠蠕动等。分次放疗之间位置的不确定因素:肿瘤退缩或进展、形状改变,骨性标志的位置变化,肠腔、膀胱等脏器的充盈状态等。这些都将影响到实际照射的剂量分布。IGRT技术的作用就在于解决运动靶区准确的适形治疗问题,其优点是可提高放射治疗的精准度、确保放射治疗的安全性,缺点是准备及治疗的时间较长。目前,国内大多数的动态调强设备都具有影像引导放疗的功能。

◆旋转容积调强放疗:VMAT属于调强放疗的一种,为目前国际最先进的放射治疗技术之一,也是近年放疗领域最具革命性的新技术。VMAT可在360°单弧或多弧设定的任何角度范围内对肿瘤进行旋转照射,比传统治疗方式照射范围更大、更灵活、更精准。此外,VMAT技术不仅让放射线随着肿瘤厚度调弱、增强,还能考虑肿瘤体积各部位的厚薄不同,给予最适合的放射线强度,同时闪开躲藏在肿瘤中间或凹陷处的重要器官,如眼球、脊髓、小肠等,可进一步增加肿瘤控制率,降低正常组织并发症的概率,减少治疗后的副作用。相比普通调强适形放疗(IMRT),靶区剂量适形度更高,优化后的剂量分布更准确。此外,通过VMAT技术,还可使放疗时间从IMRT的15~30 min,大幅缩减到2~6 min,显著加快了治疗速度。VMAT的优点可以概括为快速、准确、效优,缺点是技术要求比较高,一般医院不容易开展。

◆速光刀:TrueBeam系统是美国瓦里安公司制造的目前世界上最先进的集合全新技术设计的新一代直线加速器,该系统功能甚至还要优于RapidArc系统。其精准和高效的核心特点使该设备可以胜任多种放疗技术,适用于不同疾病的治疗需求,可极大地提高肿瘤治疗的速度和准确性,给许多原本无法治疗的患者带来新的希望。TrueBeam的根本用途是快速、精确地进行肿瘤治疗,包括在治疗过程中,位置会随着患者的呼吸而变化的肿瘤。该系统通过高强度模式,能够准确和快速地提供快于前几代技术2倍多的高剂量,进一步缩短了治疗所需时间,整个治疗只需2 min左右即能完成。与其他类型调强设备相比,TrueBeam治疗系统的优势相当明显,它兼具RapidArc技术、IGRT技术和立体定向体部放射治疗(SBRT)功能,既能提高治疗的精准度又能提高治疗的速度,还能减少治疗次数。其缺点与VMAT技术一样,也是技术要求比较高,不容易开展。

◆射波刀:射波刀也是动态调强放疗技术的一种,是采用实时影像引导技术(附带低能量的 X 线嵌入式探测器)的 6 MV-X 线放疗设备,治疗中利用身体骨架结构作为靶区定向和射束修正的系统,在"手术"过程中能实时追踪病患呼吸对体内病灶做动态照射。射波刀的治疗优势:①同步呼吸跟踪肿瘤,确保照射时加速器始终对准肿瘤,最大限度地减少了正常组织的损伤;②灵活的机器人手臂,有多达 1 200 条不同方位的光束,将照射剂量投放到全身各处的病灶上,真正实现从任意角度进行照射,大大减少了肿瘤周围正常组织及重要器官的损伤;③多个肿瘤可同时治疗,射波刀拥有上千条入射光束,可以将多个肿瘤的"手术"安排在同一治疗计划中,同时对不同部位各个不相邻的肿瘤进行治疗。射波刀的缺点主要是费用高、单次治疗时间长。

◆螺旋断层放疗:螺旋断层放疗系统,简称拓姆刀,是采用螺旋 CT 扫描方式治疗肿瘤的放射治疗设备。简单地说,就是螺旋 CT 机 + 6 MV-X 线的直线加速器。该加速器可产生兆伏级(MV)X 射线,既可像螺旋 CT 一样扫描患者,也可用于治疗肿瘤患者。TOMO 治疗机每次治疗前需先进行 CT 的螺旋扫描,然后,根据 CT 扫描图像与定位 CT 图像比较,机器会自动修正摆位误差,然后像螺旋 CT 扫描一样,射线逐层围绕肿瘤进行 360°旋转聚焦照射。其优点:①操作和实施简单;②能够多靶点放疗(如多靶点脑部肿瘤、头颈、肺、肝腹部多靶区);③照射范围可以很大,如可行全脊髓及全身放疗;④可做颅内及颅外(体部)的放射治疗。其缺点:①患者受照体积大,照射时间长;②费用高。

■立体定向放射治疗发展迅速。严格说来,立体定向放射治疗也是三维适形放疗的一种,是三维适形放疗的特殊类型。从广义上说,立体定向放射治疗应包括立体定向放射外科(stereotactic radio surgery,SRS)和立体定向体部放射治疗(stereotactic body radiation therapy,SBRT)。

◆SRS 技术的基本原理是采用有创头部框架实施有效固定,将颅内靶点置于立体定向的几何中心,通过共面和(或)非共面多线束聚焦设计,给予靶区单次大剂量摧毁性照射,而肿瘤周围正常组织受照的剂量骤然降低,从而使正常组织得到良好的保护。由于 SRS 在病变组织的边缘处形成锐利如刀切一样的高梯度剂量分布,因此俗称"头刀",大家熟知的 X(γ)刀即属此类。对位于脑深部、重要功能区及瘤体巨大、手术需慎重的良性肿瘤,如垂体腺瘤、脑膜瘤、前庭神经鞘瘤、脑动静脉畸形、颅咽管瘤等,SRS 的疗效好、安全性高、创伤小;对脑转移癌、脑胶质瘤等恶性肿瘤,SRS 亦可缓解症状、延长生命、提高患者生存质量。

◆立体定向体部放射治疗(stereotactic body radiation therapy,SBRT)是近几年发展起来的一种新的技术。SBRT 相比于 SRS,降低了分次剂量,提高了治疗次数,剂量分布依然呈靶区内高剂量、正常器官低剂量的陡峭特征,尽管邻近肿瘤的正常组织受到了与肿瘤等高的剂量,但只要体积小,并不转化为严重的副反应,SBRT 只适合治疗小体积肿瘤。研究显示,SBRT 在原发性及继发性肺肿瘤、肝转移癌、脊髓转移癌等体部肿瘤的治疗中优势明显,其中早期非小细胞肺癌的疗效可与手术媲美。2009 年美国国立综合癌症网络(NCCN)中国版已将周围型肺癌肿瘤直径 < 5 cm、淋巴结阴性、不能耐受手术患者接受 SBRT 治疗纳入指南。近年来,立体定向放射治疗的发展相当迅速。目前临

床上不仅有头部 γ 刀,而且还出现了体部 γ 刀、中子刀、质子刀,甚至碳离子刀。

(二)放射生物学

■ 化学类放射增敏剂的发展比较缓慢。

  ◆ 亲电子性放射增敏剂:放射敏感性的研究一直是临床放射生物学关注的热点,然而令人遗憾的是,迄今仍很少有令人满意的放射增敏药物。目前,甘氨双唑钠(商品名:希美纳)被认为是一个比较安全、有效的放射增敏剂,该药(注射用甘氨双唑钠)是硝基咪唑类放射增敏剂,本身无抗癌作用,但试验证明它有较好的放射增敏作用。当然,其增敏效果还需在更广泛的临床应用中进一步验证,毒副作用也需进一步观察。

  ◆ 化疗药物:目前已经证明有一些化疗药物,如氟尿嘧啶类、铂类及紫杉类药物都有放射增敏作用。研究显示,嘧啶类如吉西他滨,喜树碱类如依立替康,也能增加放射敏感性。

■ 基因类放射增敏剂研究多,临床应用严格来说,基因类放射增敏剂应称为放射增效剂,这类药物单独应用对肿瘤细胞就有抑制或杀灭作用,联合放疗更可以明显增加放疗的效果。目前,这类药物的研究是肿瘤研究热点中的热点。

(三)放疗临床进展

■ 放疗的剂量峰值提高。从理论上讲,只要给予足够的放射剂量,肿瘤是可以完全控制的。但是,在以往的临床实践中,却很难做到这一点,其主要原因就是肿瘤周围的正常组织对放射线的耐受量限制了肿瘤部位的放射剂量。近年来,三维适形放疗的普及,特别是调强适形放疗的推广应用,使肿瘤获得局部高剂量而周围正常组织获得较低剂量已成为现实。例如,以往宫颈癌放疗,外照射剂量很难超过 60 Gy,因为小肠和大肠的剂量限制分别为 50 Gy 和 60 Gy,照射量过大,容易出现肠道溃疡、出血、狭窄、穿孔等不良反应。然而,如果采用调强放疗,则完全可以做到肿瘤照射量达到 70 Gy 以上,而周围正常组织剂量不超过 50 Gy,甚至更低,从而达到提高局部控制率、降低正常组织损伤的目的。

■ 肿瘤放疗适应证范围拓宽。随着放疗设备和技术越来越先进,肿瘤放疗范围进一步扩大。目前,从技术层面看,全身实体瘤都可以放疗,这是以前不敢想象的。10 年前乳腺癌保乳术后放疗及直肠癌术前放疗即受到肿瘤界的重视,但多年来对肝癌、胆管癌、胰腺癌、胃癌等消化系统肿瘤,特别是胰腺癌和胃癌,放疗的作用一直被低估,仅限于姑息治疗。随着调强放疗(包括 γ 刀等)的大力开展,放疗已逐渐成为这些难治肿瘤治疗的主要手段之一。最近已有研究表明,采用立体定向放疗治疗胰腺癌,1、2 年生存率可分别达 60% 和 30%,显著高出以往常规放疗的 1、2 年生存率(30% 和 10%)。过去,由于胃部肿瘤的体积往往较大,照射野形状又不规整,而且胃是空腔脏器,器官运动幅度较大,加之胃与相邻器官如肝脏、肾脏和脊髓对放射线的耐受性较差,胃癌的放疗一直不受重视。随着放射生物学的发展、放射设备的更新换代及放疗技术的提高,放射治疗在胃癌治疗中的效果已逐渐被临床研究所证实。特别是近年来图像引导放疗和旋转容积调强放疗等新技术应用于临床,不仅可使靶区剂量高度适形,还可避免周围高危脏器受高剂量照射,使胃癌患者获益。目前,虽然很少对胃癌进行单独的放射治疗,但在胃癌的综合治疗中,放射治疗作为胃癌术前、术后或术中的辅助治疗,已越来越得到肯定。研究显示,胃癌的术前放疗能使 60% 以上患者的原发肿瘤有不同程度的缩小,切除率比单纯手术组提高 5.3%~20%,5 年生存率可提高 11%~12%。对进展期胃癌,术中放疗可提高 5 年生存率约 10%。胃癌术后的辅助放疗一直是个有争议的话题,有研究显示,胃癌术后单纯放疗不提高 5 年生存率,但可降低局部复发率;但更多的研究则表明,术后放疗可以提高生存率和局控率。

■放疗观念变化。

◆当前,肿瘤治疗的三大手段依然是手术、放疗和化疗,据 WHO 统计,有 45% 的恶性肿瘤可以治愈,其中手术贡献为 22%、放疗贡献为 18%、化疗贡献为 5%,但近年有一种趋势是,手术的作用在减弱,放化疗作用在加强。比如乳腺癌,目前保乳手术的开展使"小手术,大放疗"已成为一种大趋势。再比如早期非小细胞肺癌,曾经外科手术治疗是其金标准,手术治疗后患者的 5 年生存率为 50%～70%。但随着立体定向放射治疗技术的应用,采用高剂量放疗,已可以取得与手术治疗相当的疗效,且创伤更小。目前已有一些共识,因心肺功能等其他原因不能耐受手术治疗或者不愿接受手术治疗的早期肺癌患者,应该首选立体定向放射治疗。今后,随着射波刀、旋转容积调强、速光刀等技术日趋成熟,放射治疗在早期肺癌的治疗中还会发挥越来越重要的作用。

◆放射治疗不仅照射肿瘤靶区控制局部病变,还刺激 T 细胞释放肿瘤相关抗原和应激性信号,进而促进未照射区的转移肿瘤消退,称为远位效应。本质上局部治疗激活了全身免疫反应。它可以通过联合各种不同机制(如免疫检查点抑制剂、抗 CTLA-4、PD-1/PDL-1 抗体)封闭免疫抑制通路从而调节全身免疫活性。不同于传统的放射治疗,体部立体定向放射治疗(SBRT)利用多个辐射束大剂量精准地照射到肿瘤靶区,高剂量短疗程,同时最大程度避免周围正常组织的辐射损伤。SBRT 还诱导 MHC-Ⅰ类分子、炎性细胞因子、细胞黏附分子、热休克蛋白和死亡受体等一系列免疫分子的表达,最适合与免疫联合治疗晚期肿瘤。在晚期肺转移癌或黑素瘤患者中,已经观察到抗 CTLA-4 联合放疗的远位效应。其他新的免疫调节剂(如 OX40、4-1BB、IDO、TIM-3)和过继细胞疗法(如过继性 T 细胞疗法、CAR-T 细胞、NK 细胞),与放疗联合都能提高疗效。为了明确两者联合的疗效,有关放疗剂量和分割模式、放疗与免疫的序贯时机及疗效预测因子等都需要进一步研究。目前研究表明,放疗总剂量和分割模式是调节放疗免疫反应的重要参数;放疗与免疫联合治疗的序贯时机显著影响疗效,因为各种免疫治疗的作用机制各不相同。抗 CTLA-4 的最佳时机是放疗之前——与调节性 T 细胞耗竭相关;而抗 OX40 激动剂是在放疗之后——与抗原呈递的窗口期相关。PD-L1 的水平、$CD8^+$ T 和 $pSTAT_1^+$ 细胞的水平是放疗免疫治疗的重要预测指标;而较高的肿瘤突变负荷和 MMR 缺陷也与治疗反应相关。综上所述,SBRT 联合免疫可以激活全身免疫反应,采用合理的放疗剂量和分割模式,选择适宜的治疗时机和有效的预测标记物,以最佳方式发挥放疗免疫的远位效应,协同治疗晚期恶性肿瘤;临床上也已经证实这种联合治疗的功效。当然联合疗法的潜在毒性值得关注。

(胡旭东　袁双虎)

参考文献

[1] 殷蔚伯,余子豪,徐国镇,等.肿瘤放射治疗学[M].4 版.北京:中国协和医科大学出版社,2008.

[2] 刘泰福.现代放射肿瘤学[M].上海:复旦大学出版社,2001.

[3] 朱广迎.放射肿瘤学[M].2 版.北京:科技文献出版社,2006.

[4] 朱广迎,李晔雄,夏廷毅,等.放射肿瘤学原理与实践[M].5 版.天津:天津科技翻译出版公司,2012.

［5］ 胡逸民,谷铣之.适形放射治疗——肿瘤放射治疗技术的进展［J］.中华放射肿瘤学杂志,1997,6(1):
8-11.

［6］ 刘泰福.中国放射肿瘤学的发展［J］.中华放射肿瘤学杂志,2000,9(1):5-7.

［7］ Hong L,Hunt M,Cui C,et al. Intensity-modulated tangential beam irradiation of the intact breast canc-
er［J］. International Journal of RadiationOncology・Biology・Physics,1999,44(5):1155-1164.

［8］ Lagerwaard F J,Verstegen N E,Haasbeek C J,et al. Outcomes of stereotactic ablative radiotherapy in
patients with potentially operable stageInon-smallcelllungcancer［J］. International Journal of Radiation
Oncology・Biology・Physics,2012,83(1):348-353.

［9］ Verstegen N E,Lagerwaard F J,Haasbeek C J,et al. Outcomes of stereotactic ablative radiotherapy fol-
lowing a clinical diagnosis of stage I NSCLC:Comparison with a contemporaneous cohort with patho-
logically proven disease［J］. Radiotherapy Oncology,2011,101(2):250-254.

［10］ Timmerman R,Paulus R,Galvin J,et al. Stereotactic body radiation therapy for inoperable early stage
lung cancer［J］. Journal of the American Medical Association,2010,303(11):1070-1076.

［11］ 董济民,冯关力.肿瘤放射增敏研究进展［J］.陕西医学杂志,2011,40(4):493-494.

［12］ 陆海鹏,农英高.抗肿瘤放射增敏剂的临床研究进展［J］.中国药业,2012,21(3):87-89.

［13］ 张珊文,肖绍文,刘长青,等.头颈鳞癌 p53 基因——放疗的临床研究报告［J］.中华肿瘤杂志,2005,
27(7):426-427.

［14］ Pan J J,Zhang S W,Chen C B,et al. Effect of recombinant adenovirus-p53 combined with radiotherapy
on long-term prognosis of advanced nasopharyngeal carcinoma［J］. Jounal of Clinical Oncology,2009,
27(5):799-804.

［15］ Hallissey M T,Dunn A A,Ward L C,et al. The second british stomach cancer group trial of adjuvant
radiotherapy or chemotherapy in respectable gastric cancer:Five-year follow up［J］. Lancet,1994,343
(8909):1309-1312.

［16］ MacDonald J S,Smalley S R,Benedetti J,et al. Chemoradiotherapy after surgery compared with sur-
gery alone for adenocarcinoma of the stomach orgastroesophageaIjunction［J］. NewEngland of Medi-
cine,2001,345(10):725-730.

［17］ Kim S,Lim D H,Lee J,et al. An observational study suggesting clinical benefit for adjuvant post op-
erative chemoradiation in a population of over 500 casesaftergastricresection with D2 nodal dissection
for adenocarcinoma of thestomach［J］. International Journal of Radiation Oncology・Biology・Phys-
ics,2005,63(5):1279-1285.

［18］ Francesco F,Francesco C,Marco E,et al. Theimpactofradiotherapy on survival in respectable gastric-
carcinoma:A meta-analysis of literaturedata［J］. Cancer Treatment Reviews,2007,33(8):729-740.

第二章 中枢神经系统肿瘤

第一节 胶质细胞瘤

一、疾病概况

● 脑胶质瘤是最常见的原发性脑肿瘤,约占原发性中枢神经系统肿瘤的27%、中枢神经系统恶性肿瘤的80%。

● 脑胶质瘤的发病机制尚不明确,目前确定的两个危险因素为暴露于高剂量电离辐射和罕见综合征相关的高外显率基因遗传突变。

● WHO 中枢神经系统分类将胶质瘤分为Ⅰ~Ⅳ级,Ⅰ、Ⅱ级为低级别胶质瘤(low-grade glioma,LGG)、Ⅲ、Ⅳ级为高级别胶质瘤(high-grade glioma,HGG)。

● 胶质母细胞瘤(glioblastoma,GBM)在原发性恶性中枢神经系统肿瘤中发病率最高,约为3.20/10万(占46.1%);其次是弥漫性星形细胞瘤,发病率为0.53/10万。

● 手术切除、放射治疗、化疗为主的综合治疗是胶质瘤主要的临床处理策略。

● HGG 预后差:成人 HGG 的1年、5年生存率分别为30%和13%;间变性胶质瘤、GBM 的中位生存期(OS)仅为2~3年和1年(GBM-TMZ 标准放化疗的中位 OS 仅为14.6个月)。

● LGG(WHO Ⅱ级)预后相对较好:少突胶质细胞瘤5年生存率达70%,而混合型胶质瘤为56%、星形细胞瘤为37%。

二、临床表现与相关检查

(一)临床表现

■ 头痛:肿瘤增长致颅内压增高,压迫、牵拉颅内疼痛敏感结构如血管、硬脑膜或颅神经而产生头痛,呈现为跳痛、胀痛,多位于额颞部或枕部。头痛开始为间歇性,常发生于清晨;随肿瘤发展,疼痛逐渐加重、持续时间延长。

■ 呕吐:因延髓呕吐中枢或迷走神经受刺激所致,呈喷射性,可无恶心。

■ 视力减退:颅内高压引起视神经乳头水肿,持续高颅压致视神经继发性萎缩、视力下降。肿瘤压迫视神经所致原发性视神经萎缩亦可导致视力下降。外展神经受压、牵拉导致神经麻痹,进而出现复视。

■癫痫:部分肿瘤患者伴有癫痫症状,可为早期症状,药物不易控制。

■肿瘤压迫、浸润、破坏所致局部症状:大脑中央区胶质瘤可引起患者运动与感觉障碍,语言区胶质瘤可引起患者语言表达和理解障碍。

(二)影像学检查

■颅脑CT:初步判定是否有颅内占位。胶质瘤CT平扫常表现为脑内低密度病变,LGG一般无瘤周水肿、HGG常伴有瘤周水肿;CT增强扫描呈现不同程度强化。CT扫描在瘤内钙化、出血、脂肪等成分的显示方面具有一定优势。

■颅脑MRI:MRI扫描在肿瘤定位、瘤内结构及瘤周改变等方面明显优于CT。LGG在T_1WI呈低信号、T_2WI呈高信号,瘤周水肿较轻,一般无强化或轻度强化;HGG信号不均,常伴有出血、坏死、囊变,瘤周水肿明显,常呈明显不均匀强化。MRI功能成像(functional magnetic resonance imaging,fMRI),如磁共振灌注成像(perfusion weighted imaging,PWI)、磁共振弥散加权成像(diffusion weighted imaging,DWI)、磁共振波谱成像(magnetic resonance spectrum,MRS)对于提高胶质瘤术前诊断准确性和鉴别肿瘤复发与放射性脑坏死具有一定的价值。

■PET-CT:临床价值在于鉴别肿瘤复发与放射性脑坏死,胶质瘤再程放疗靶区确定,胶质瘤放疗疗效的评价,以及提升活检最佳靶点。相比于FDG-PET-CT,新型显像剂如^{18}F-酪氨酸(FET)-PET、^{11}C-蛋氨酸(MET)-PET、^{18}F-氟胸苷(FLT)-PET等,具有高肿瘤细胞浓聚特异性,在放射性脑坏死与肿瘤复发的鉴别方面具有明显优势,然而目前对诊断GBM仍不推荐,指南推荐用于复发GBM再程放疗靶区的确定。

(三)组织学、分子病理学检查

■组织学检查,包括胶质瘤亚型、分级,是病理诊断的基础,对患者的预后判断至关重要。

■分子病理学检查对明确分子亚型、个体化治疗及预测预后等方面具有重要意义。

　◆MGMT启动子甲基化:6-氧-甲基鸟嘌呤-DNA甲基转移酶(O^6-methylguanine-DNA methyltransferase,MGMT)是DNA修复酶,可逆转由烷化剂引起的DNA损伤,从而导致肿瘤对替莫唑胺和亚硝基脲类化疗药物产生耐药性;MGMT启动子的甲基化促使MGMT基因沉默,使肿瘤对烷化剂的治疗更加敏感。预后价值——与IDH状态、全基因组表观遗传变异(G-CIMP)密切相关;胶质母细胞瘤患者具有生存优势;高级别胶质瘤老年患者诊疗方案制订中具有尤为重要的价值。

　◆1p/19q联合缺失:1p/19q检测是少突胶质细胞瘤分子诊断的有效方法。预后价值——1p/19q联合缺失患者预后较好,且对烷化剂化疗或烷化剂联合放疗更敏感。

　◆异柠檬酸脱氢酶(IDH1和IDH2)突变:IDH是一种代谢酶,编码该酶的基因特异性突变导致D-2-羟戊二酸的形成异常,后者是一种导致细胞表观遗传修饰的肿瘤代谢物。预后价值——IDH突变常伴MGMT启动子甲基化;IDH 1/2突变患者预后相对较好,且有助于临床试验分层;IDH 1/2-野生型Ⅱ、Ⅲ级侵袭性胶质瘤具有更激进的生物学行为;IDH 1/2突变的胶质瘤可从放疗或烷化剂化疗中获益。

◆ATRX 突变:强烈推荐 ATRX 检测,但对胶质瘤而言不要求。ATRX 编码一种染色质调节蛋白,其功能丧失导致端粒交替延长。预后价值——胶质瘤 ATRX 突变与 IDH 突变密切相关,且几乎总是与 1p/19q 共缺失互为独立存在;ATRX 缺失联合 IDH 突变是星形细胞瘤的特征;由于 ATRX 和 IDH 突变通常同时发生,因此胶质母细胞瘤 ATRX、R132H IDH 1 免疫染色阴性时应该启动 IDH1/2 测序。

◆TERT 启动子突变:推荐 TERT 检测,但对胶质瘤而言不要求。端粒酶逆转录酶(telomerase reverse transcriptase,TERT)编码端粒酶催化活性区,而端粒酶负责维持不同细胞的端粒长度。预后价值——IDH 野生型患者中,TERT 突变弥漫侵袭性胶质瘤与 TERT 突变缺乏胶质瘤相比,其 OS 缩短;非 1p/19q 共缺失患者中,TERT 和 IDH 联合突变是一个不常见事件,但与全部 3 个分子突变胶质瘤患者有同样良好的预后。

◆H3F3A 突变:推荐必要时检测。脑肿瘤中最常见的组蛋白突变-H3K27M,即 H3F3A 基因突变导致组蛋白 H3 上 27 位赖氨酸(K27)被甲硫氨酸(M)替换(K27M),从而抑制组蛋白 H3.3 的甲基化;G34 突变在儿童皮层胶质瘤更常见。预后价值——典型的 K27M 胶质瘤没有 MGMT 启动子甲基化;H3F3A 突变是儿童和成人胶质瘤的一个不良预后标记;一旦胶质母细胞瘤的诊断确立,G34 突变没有任何预测预后的价值。

◆BRAF 突变:推荐必要时行 BRAF 融合和(或)突变检测。发生 BRAF V600E 突变的其他肿瘤(如黑色素瘤),60%~80% 为 Ⅱ~Ⅲ 级多形性黄色瘤型星形细胞瘤(PXA)、30% 为胚胎发育不良性神经上皮瘤、20% 为 Ⅰ 级神经节神经胶质瘤及 5% 为 Ⅰ 级毛细胞星形细胞瘤(PA);弥漫侵袭性胶质瘤亦存在 BRAF 突变,尤其在儿童中;BRAF V600E 突变曾发现于非肿瘤性皮层发育不良。预后价值——BRAF 融合阳性的肿瘤倾向于惰性生物学行为,偶尔复发,但罕见进展为致命性疾病;BRAF V600E 肿瘤的预后变化范围大,需要综合其他突变和临床病理结果(如 CDKN2A/B 缺失);BRAF V600E 肿瘤对 BRAF 抑制剂如维罗非尼(vemurafenib)有治疗反应,但有价值的临床试验仍在进行中。

三、分级、分类和治疗原则

(一)分级、分类

■WHO Ⅰ 级:毛细胞型星形细胞瘤、毛黏液样型星形细胞瘤(以前归为 Ⅱ 级)、室管膜下巨细胞型星形细胞瘤、神经节神经胶质瘤。

■WHO Ⅱ 级:弥漫性星形细胞瘤(IDH 突变型、IDH 野生型)、少突胶质细胞瘤(IHD 突变、1p/19q 联合缺失型)、少突胶质细胞瘤(NOS)、少突星形细胞瘤(NOS)、多形性黄色星形细胞瘤。

■WHO Ⅲ 级:间变性星形细胞瘤(IDH 突变型、IDH 野生型)、间变少突胶质细胞瘤(IHD 突变、1p/19q 联合缺失型)、间变少突胶质细胞瘤(NOS)、间变少突星形细胞瘤(NOS)、间变多形性黄色星形细胞瘤。

■WHO Ⅳ 级:胶质母细胞瘤 IDH 突变型(继发于既往较低级别弥漫胶质瘤病史的胶质母细胞瘤,约见于 10% 患者);胶质母细胞瘤 IDH 野生型(即原发或新发胶质母细胞瘤,约见于

90％患者），包括巨细胞型胶质母细胞瘤、胶质肉瘤、上皮样胶质母细胞瘤；弥漫性中线胶质瘤（H3K27M 突变型），胶质母细胞瘤（NOS）。

（二）治疗原则

■中国抗癌协会临床肿瘤学协作专业委员会(CSCO)证据级别如下。ⅠA 类证据：基于高水平证据（严谨的 Meta 分析或 RCT 结果），专家组有统一共识。ⅠB 类证据：基于高水平证据（严谨的 Meta 分析或 RCT 结果），专家组有小争议。2A 类证据：基于低水平证据，专家组有统一认识。2B 类证据：基于低水平证据，专家组无统一认识，但争议不大。3 类证据：专家组存在较大争议。

1. 初始治疗和辅助治疗

（1）低级别胶质瘤

❖ 侵袭性星形细胞瘤、少突胶质细胞瘤行最大限度安全切除，术后 72 h 内 T_2WI 或 FLAIR 成像，以明确有无肿瘤残存；非侵袭性星形细胞瘤，如毛细胞星形细胞瘤，单纯手术即可治愈。

❖ IDH 基因突变常见，且是良好预后的标记物，推荐检测 IDH 突变状况；若含有少突胶质成分则行 1p/19q 检测。

❖ 风险因素分层是低级别胶质瘤个体化辅助治疗的关键：低风险——年龄＜40 岁、KPS≥70、轻微或无神经功能缺失、少突胶质细胞瘤或混合少突星形细胞瘤、肿瘤＜6 cm、1p/19q 共缺失、IDH1/2 突变；高风险（≥3 个）——年龄≥40 岁、KPS＜70、肿瘤≥6 cm、肿瘤跨越中线或术前神经功能缺失。其他预后不良因素：影像学灌注增高、1p/19q 单独或无缺失、野生型 IDH1/2。

❖ 化疗不是低级别胶质瘤前期治疗的传统手段：Ⅱ期临床试验表明 TMZ 辅助化疗可获得 60％的客观缓解率；RTOG 9802 试验结果显示 PCV 提高了无进展生存期（PFS）、而 OS 无获益；少突胶质细胞瘤，尤其是 1p/19q 缺失患者，可从化疗中获益。

❖ 若肿瘤全切，大多数低风险患者可密切随访观察，无须辅助治疗；而高风险患者因肿瘤呈现进展性，推荐辅助放疗或化疗（化疗：2B 类）。

❖ 若肿瘤次全切，或仅行开放活检、立体定向活检，推荐尽早行放疗或化疗（化疗：2B 类）；考虑到放疗的神经毒性，无症状残留或症状稳定的患者，可采取随访直至肿瘤进展的策略。

❖ 缺乏随机临床试验的情况下，目前许多化疗方案可用于复发或进展性疾病，包括 TMZ、洛莫司汀或卡莫司汀、PCV 及铂类为基础的化疗。

（2）高级别胶质瘤

❖ 首选最大限度安全切除肿瘤，术后 72 h 内 MRI（平扫＋增强）评价切除程度；术中冰冻病理若支持 HGG 诊断，BCNU 膜片植入是一种临床选择（2B 类）。

❖ 若最大限度切除肿瘤风险高，应采取立体定向活检或开放活检或次全切除以明确诊断，病理学一旦确诊，鼓励进行多学科会诊。

13

❖间变胶质瘤辅助治疗的选择取决于组织病理、1p/19q 状态及 PS 评分。

◎1p/19q 共缺失间变少突胶质细胞瘤或少突星形细胞瘤推荐 RT＋PCV(1 类)，根据 EORTC26951 试验首选常规检查(RT)后 PCV 化疗；放疗同步联合 TMZ 是一个可接受的方案，而 PCV 或 TMZ 单一疗法为 2B 类推荐。

◎非 1p/19q 共缺失间变星形细胞瘤、间变少突胶质细胞瘤或少突星形细胞瘤放疗仍然是标准方案(1 类)；其他方案包括 RT 联合 TMZ 同步化疗、PCV 或 TMZ 化疗(延迟性 RT)。

◎体力状况(PS)较差(＜60)患者的临床管理包括 RT(优选大分割 RT)，PCV 或 TMZ 化疗(2B 类)、姑息/最佳支持治疗。

❖胶质母细胞瘤辅助治疗的选择依赖于 PS 状况。

◎PS 状态良好(KPS≥60)患者，依据年龄进一步分层：年龄≤70 岁者首选 RT＋同步和辅助 TMZ 化疗(1 类)；年龄＞70 岁者临床管理策略包括 RT＋同步和辅助 TMZ 化疗(2A 类)、大分割 RT(1 类)或化疗(延迟 RT)；MGMT 甲基化患者化疗首选 TMZ。

◎PS 状态较差(KPS＜60)患者的临床管理包括分割 RT、化疗和姑息/最佳支持治疗。

2. 复发的治疗

(1)低级别胶质瘤

❖先前做过分割 RT，复发时推荐手术(可切除)并术后化疗；化疗后进展的治疗策略包括更换化疗方案、考虑再程放疗、姑息/最佳支持治疗。

❖先 RT 后 PFS 超过 2 年、新病灶位于先前放疗靶区外或复发病灶较小且病灶分布风险低，再程放疗是一个理想选择。

❖先前未做过 RT，首选手术(可切除)，术后行 RT 或化疗(化疗：2B 类)。

(2)高级别胶质瘤

❖局部复发首选再次手术(如果可能)，瘤腔可选择载药膜片植入。

❖肿瘤不可切除或肿瘤再次切除后，PS 较差患者行姑息/最佳支持治疗，PS 良好患者行化疗(尤其是间变少突胶质细胞瘤)；如果先前 RT 反应良好/耐受性好，考虑再程放疗(2B 类)。

❖弥漫或多灶复发患者的处理包括姑息/最佳支持治疗(PS 较差)、化疗、手术减轻占位效应或交替电场治疗(胶母)(3 类)。

3. 放射治疗

(1)放疗适应证

❖高级别胶质瘤术后辅助放疗、高级别胶质瘤复发的选择性放疗。

❖高风险低级别胶质瘤全切术后放疗、低级别胶质瘤复发的选择性放疗。

❖低级别胶质瘤次全切、开放活检、立体定向活检术后早期放疗。

❖低级别胶质瘤术后无症状残留或症状稳定患者的延迟性放疗。

(2)放疗禁忌证

❖一般情况差，不能耐受放射治疗。

❖ 伴有其他严重并发症,不宜放射治疗者。

❖ 严重脑水肿、颅内压增高症。

(3)放疗新技术

❖ CT 模拟定位(CT-SIM):CT-MR 图像融合目前广泛应用于胶质瘤靶区和危及器官勾画。

❖ MR 模拟定位(MR-SIM):因软组织分辨率高,肿瘤界限显示清晰,能更好区分肿瘤活性组织与非活性组织,有助于靶区和危及器官的精准勾画。

❖ 三维适形放疗(3D-CRT)、适形调强放疗(IMRT):提高了靶区适形度、靶区剂量,而不增加正常组织副反应;IMRT 在靶区适形度及危及器官保护方面较 3D-CRT 更具优势。

❖ 容积旋转调强放疗(VMAT):优势是治疗时间短,靶区适形度、剂量均匀度高,但在靶区覆盖和危及器官保护中的优势尚无统一意见。

❖ 立体定向放疗(SBRT):局限性病灶进行单次或分次高剂量照射而靶区周围正常组织剂量迅速衰减,从而提高治疗效果和治疗安全性。推荐用于体积较小($\leqslant 3$ cm)、界限清晰、手术风险大的胶质瘤患者的初始治疗,以及复发胶质瘤的再程放疗。然而,因胶质瘤多呈侵袭性生长,SBRT 的应用尚存争议。

❖ 影像引导放疗(IGRT):千伏级锥形束 CT(CBCT)是目前应用最为广泛的 IGRT 技术,图像空间分辨率高、操作简单,能快速实现在线矫正治疗位置,而密度分辨率低是其缺陷;磁共振影像引导放疗(MRIgRT)能在分次治疗过程中清楚显示肿瘤组织和周围正常软组织,实时引导肿瘤治疗,提高了放疗精准性。

(4)放疗定位

❖ 患者仰卧位、选择合适头枕(B/C 枕),颏部适度上抬以确保舒适体位,热塑面膜固定。

❖ CT 扫描参数如下。

◎ 扫描范围:颅顶至颈 2 椎体。

◎ 扫描参数:130 kV、130～150 mA,扫描野(FOV)20～25 cm,重建层厚 3 mm;海马勾画推荐层厚 1.25～2.5 mm。

◎ 推荐 CT-MRI 融合:MR 扫描体位、头枕同 CT 定位一致。

(5)放疗靶区、剂量及分割模式

1)低级别胶质瘤

◎ 放疗靶区:GTV=T_2WI/FLAIR 异常信号区(结合术前、术后 MR 图像)。CTV=GTV+(1～2)cm。PTV=CTV+(3～5)mm(外扩范围依据各单位摆位误差确定)。

◎ 放疗剂量、分割模式:D_{PTV} 45～54 Gy、1.8～2.0 Gy/f。目前尚缺乏更高剂量可提高疗效的证据:低剂量与高剂量(45 Gy 比 59.4 Gy,50.4 Gy 比 64.8 Gy)的 5 年 PFS、OS 并无差异。考虑到 IDH-野生型低级别胶质瘤更高的进展性,放疗剂量可提高到 59.4～60 Gy。

2)高级别胶质瘤

◎ 高级别胶质瘤放疗靶区勾画流程如图 2-1 所示。

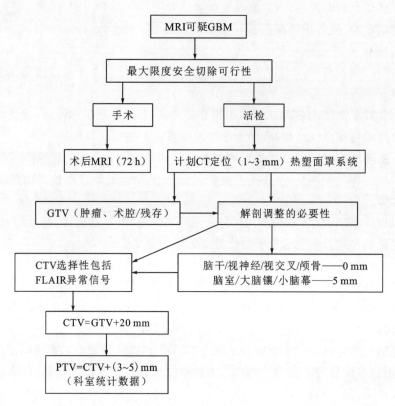

图 2-1　高级别胶质瘤靶区勾画流程图（ESTRO-ACROP）

◎放疗靶区、剂量分割模式比较如表 2-1 所示。

表 2-1　放疗靶区、剂量分割模式比较

RTOG	EORTC	ESTRO-ACROP	eviQ	中国
靶区： GTV_1＝术后残存病灶\术腔＋周围水肿（T_2/FLAIR 高信号） CTV_1＝GTV_1＋2 cm （如无水肿-强化灶或术腔＋2.5 cm） PTV_1＝CTV_1＋(0.3～0.5)cm GTV_2＝术腔＋残存病灶 CTV_2＝GTV_2＋2 cm PTV_2＝CTV_2＋(0.3～0.5)cm	靶区： GTV＝术后残存病灶/术腔＋部分周围水肿（T_2/FLAIR 高信号） CTV＝GTV＋2 cm PTV＝CTV＋(0.3～0.5)cm	靶区： GTV＝术后残存病灶/术腔 CTV＝GTV＋2 cm （选择性包含FLAIR 高信号） PTV＝CTV＋(0.3～0.5)cm	靶区： GTV＝术后瘤床区/残余肿瘤（T_1WI＋） CTV＝GTV＋(1.0～1.5)cm PTV＝CTV＋(0.3～0.5)cm	靶区： GTV＝T_1 增强区（残留病灶）/瘤床区＋T_2/FLAIR 高信号区 CTV＝GTV＋(1～2)cm PGTV＝GTV＋(0.3～0.5)cm PTV＝CTV＋(0.3～0.5)cm
剂量、分割模式： D_{PTV_1}：46 Gy/23 f D_{PTV_2}：14 Gy/7 f	剂量、分割模式： D_{PTV}：60 Gy/30 f	剂量、分割模式： D_{PTV}：60 Gy/30 f	剂量、分割模式： D_{PTV}：60 Gy/30 f	剂量、分割模式： D_{PTV}：40～50 Gy/1.8～2.0 Gy/f D_{PGTV}：60 Gy/1.8～2.0 Gy/f

　　注：RTOG 为肿瘤放射治疗组；EORTC 为欧洲癌症治疗研究组织；ESTRO-ACROP 为欧洲放射治疗学会-放射肿瘤学实践咨询委员会；eviO 为癌症在线治疗

❖ 根据组织学分级,CTV 外扩范围进行个体化调整:Grade Ⅲ——CTV＝GTV＋(1～2)cm;Grade Ⅳ——CTV＝GTV＋(2～2.5)cm。

❖ 若水肿区(T_2/FLAIR 高信号)完全包含于首程靶区内时,二程靶区(推量区)通常应缩小,即仅包含残存肿瘤和瘤腔。

❖ PTV 外扩范围依据各单位摆位误差确定,若采用更小的 PTV,需每天进行 IGRT。二程放疗靶区剂量应根据靶区范围、危及器官限量进行个体化调整:Phase 1——46 Gy/2 Gy/f(经典)或 45～50.4 Gy/1.8 Gy/f;Phase 2——14 Gy/2 Gy/f(经典)或 9～14.4 Gy/1.8 Gy/f。

❖ 若肿瘤体积大(胶质瘤病)或为 Grade Ⅲ 级星形细胞瘤可酌情降低放疗剂量,如55.8～59.4 Gy/1.8 Gy、57 Gy/1.9 Gy。

❖ PS 较差或老年患者,大分割加速放疗是一个合理选择(经典剂量分割模式:D_{PTV}＝34 Gy/10 f、40.5 Gy/15 f 或 50 Gy/20 f);对于肿瘤体积较小的老年和/或虚弱患者,因不能耐受长程放疗,可采取更短程的分割方案(D_{PTV}＝25 Gy/5 f)。

❖ 常规放疗后放射外科或近距离补量并未显示出生存获益。

❖ 胶质瘤复发的再程放疗缺乏前瞻性研究,基于回顾性研究资料,采用现代高精技术放疗,如分次立体定向放疗,可作为选择性患者(良好 PS、小体积肿瘤)的一种姑息治疗手段。

❖ Ⅲ期临床试验(RTOG 0525/EORTC 26071-22072)显示 RTOG 与 EORTC 两种靶区设定方法 PFS、OS 并无差异,RTOG 靶区范围(CTV_1 范围扩大)并未降低射野边缘或野外复发率,反而增加了放射性脑损伤。

❖ 胶质母细胞瘤放疗靶体积缩小并未改变复发模式(表 2-2),即中央或野内复发率显著高于边缘复发、野外复发。

❖ 胶质母细胞瘤良好预后因素与复发模式相关,即肿瘤全切、MGMT 甲基化患者野外复发率升高、野内复发率相对降低,是否根据预后因素个性化设计放疗靶体积有待进一步研究。

表 2-2　胶质母细胞瘤放疗靶体积与复发模式的相关性

MDACC 试验	EORTC 试验	NABTT 试验	ABTC 试验
GBM(48 例)术后放疗:GTV＝T_1WI 强化灶＋术腔 CTV_1＝GTV＋2 cm:50 Gy/25 f CTV_2＝GTV＋0.5 cm:60 Gy/30 f PTV＝CTV＋5 mm	GBM(150 例)术后放疗:GTV＝(残余肿瘤＋术腔) CTV＝GTV＋2 cm PTV＝CTV＋3 mm:60 Gy/30 f	GTV_1＝T_1WI 强化区＋T_2/Flair 高信号 CTV_1＝GTV_1＋0.5 cm:46 Gy/23 f GTV_2＝T_1WI 强化区 CTV_2＝GTV_2＋0.5 cm:14 Gy/7 f PTV＝CTV＋(3～5)mm	GTV_1＝T_1WI 强化区＋非强化区(T_2/Flair 高信号) CTV_1＝GTV_1＋0.5 cm:46 Gy/23 f GTV_2＝T_1WI 强化区 CTV_2＝GTV_2＋0.5 cm:14 Gy/7 f PTV＝CTV＋(3～5)mm
复发模式与 RTOG 相比并未改变,而接受高剂量照射的脑体积降低、生活质量提高			

注:ABTC 为成人脑肿瘤协会指南;NABTT 为脑肿瘤治疗新方法;MDACC 为安德森医学博士癌症中心;EORTC 欧洲癌症治疗研究组织

（6）危及器官勾画及剂量限值（表 2-3）

表 2-3　危及器官勾画及剂量限值

危及器官勾画	剂量限制
脑干(brainstem)：枕骨大孔至视束,包括四叠体(顶盖板)、大脑脚等	D_{max}＜54 Gy、PRV($\geqslant$3 mm)1 cm³＜60 Gy (EORTC:PRV 1～10 cm³＜59 Gy),或$\leqslant$1% PRV($\geqslant$1 mm)＞60 Gy
视交叉(optic chiasm)：位于前床突上面和后面,向后走行于蝶鞍之上(必要时前后肢外扩 5 mm 以包括前方视神经和后方的视束)	D_{max}＜54 Gy、PRV($\geqslant$1 mm)1 cm³＜60 Gy,或$\leqslant$1% PRV($\geqslant$1 mm)＞54 Gy
视神经(optic nerve)：经视神经孔入颅至前床突前和下方与视交叉相连,骨窗易显示	D_{max}＜54 Gy、PRV($\geqslant$1 mm)1 cm³＜60 Gy,或$\leqslant$1% PRV($\geqslant$1 mm)＞54 Gy
颞叶(temporal lobe)：病变位于颞叶时仅勾画对侧	$D_{max}$$\leqslant$60 Gy 或 1 cm³$\leqslant$65 Gy
脊髓(spinal cord)：勾画脊髓或脊膜囊(或骨性椎管),但剂量评价时需区别对待	D_{max}＜45 Gy、$\leqslant$1%PRV($\geqslant$5 mm)＞50 Gy
眼球(eye ball)：勾画眼球整个轮廓,包含巩膜和角膜;黄斑区位于视神经乳头颞侧 3 mm 处	$D_{max}$$\leqslant$50 Gy、$D_{max}$＜45 Gy(黄斑),或 D_{mean}＜35 Gy
晶体(lens)：因白内障较易治疗,剂量限制不应妥协 PTV 剂量	$D_{max}$$\leqslant$8 Gy(9～10 Gy)、$D_{ideal}$＜6 Gy
耳蜗(cochlea)：CT 骨窗,薄层显示清晰,位于前庭内前方	D_{mean}＜45 Gy(单侧)
腮腺(parotid)：CT 软组织窗和 MRI 均能清晰显示腮腺结构,腮腺浅叶和深叶均需勾画	$D_{mean}$$\leqslant$26 Gy(至少单侧),或双侧体积 20 cm³＜20 Gy,或至少单侧 50%体积＜30 Gy
垂体(pituitary)：因垂体功能减低症易治疗,剂量限制不应妥协 PTV 剂量	$D_{max}$$\leqslant$50 Gy
海马(hippocampi)：全脑放疗时勾画;T_1WI 勾画,PRV 外扩 5 mm	D_{40}＜7.3 Gy、D_{mean}＜10 Gy、D_{max}＜17 Gy

（7）放疗并发症及处理

1）脑水肿、颅内高压

◎高渗透性脱水剂(甘露醇、甘油果糖、高渗盐水和白蛋白等)、利尿剂和皮质类固醇激素是目前治疗脑水肿,降低颅内压的最常用手段。

◎甘露醇脱水降压快,短时间内可重复应用。长期应用会损害肾功能,需注意监测血电解质、血浆胶体渗透压和尿量,以指导补液种类和出入量平衡。

◎甘油果糖脱水效果相对较弱,可长期应用,对血压、电解质和肾功能影响较小,一般无反跳现象。

◎白蛋白脱水效果缓慢、持久;利尿剂,如呋塞米、托拉塞米等脱水作用相对较弱,易引起电解质紊乱,与甘露醇联用有协同作用。

◎高渗盐降低颅压疗效快、持续时间长,颅内压增高且伴有低钠血症、低血容量或肾功能不全者,首选高渗盐水,但高钠血症慎用。临床常用高渗盐水浓度为 7.5%、10%、23.4%。

◎肾上腺皮质激素对放射性脑水肿有明显优势,地塞米松、甲基泼尼松龙临床最常用,以最小剂量、最短疗程达到或维持满意疗效为其使用原则;治疗期间需注意皮质类固醇激素的相关不良反应。

◎影像学所见的无症状性脑水肿不推荐使用激素、亦不推荐长期或放疗期间预防性使用激素、不推荐肌肉注射。

2)癫痫

◎胶质瘤伴癫痫发作者,正规抗癫痫治疗可有效控制癫痫发作、减轻继发性脑损害,提高生活质量。

◎术前无癫痫发作者,不建议术后常规预防性应用抗癫痫药物;颞叶病灶或病灶侵犯皮质、皮质损害严重时,建议预防性应用抗癫痫药物。

◎临床常用口服抗癫痫药物包括丙戊酸钠、奥卡西平、左乙拉西坦,治疗期间定期测定血药浓度、血常规和肝功能。

3)神经精神症状

◎部分胶质瘤患者初诊时即伴有神经精神症状。

◎手术、放化疗、抗癫痫治疗均可影响或加重神经精神症状,如乏力、抑郁、认知功能障碍(如记忆力下降、注意力分散、性格改变、易激惹、精神运动性语言迟钝等)。

◎抗抑郁治疗可改善生活质量;精神兴奋类药或认知功能的康复训练对改善认知功能障碍可能有益。

4)放射性脑损伤

◎放射性脑损伤的机制尚不明确,可能与血管、少突胶质细胞、神经干细胞损伤等有关。

◎脑肿瘤放疗后脑坏死的发生率为 $3\%\sim24\%$,与放疗总剂量、分次剂量、照射体积及放疗间隔时间有关。

◎放疗总剂量或分次剂量越高,越容易发生早期放射性脑坏死。

◎放射性脑坏死的治疗方法包括甘露醇、糖皮质激素控制水肿,抗凝剂、抗血小板药物、高压氧、高剂量维生素及外科手术等,这些方法均未证明对逆转脑坏死有效。

◎研究表明贝伐单抗通过减少血管外渗而治疗脑水肿,但停药后可能出现反弹,且对坏死病灶逆转效应不明显。

(三)随访

1. 随访内容

◆临床基本情况:一般情况进行认知和精神心理状况、神经系统体征及体格检查。

◆影像学检查:首选 MRI 平扫(T_1WI、T_2WI、FLAIR)、增强扫描评价肿瘤控制情况,MRS、PWI 及 PET-CT 有助于鉴别放射性坏死与肿瘤进展。

2. 随访间隔时间

◆胶质瘤随访间隔取决于组织学分级,同时需结合肿瘤切除程度、有否新症状出现、是否参加临床试验、患者依从性和健康状态等确定个体化方案。

◆成人低级别胶质瘤每 3~6 个月随访 1 次、持续 5 年,以后每年随访 1 次。

◆成人高级别胶质瘤放疗后 2～6 周 MRI 复查 1 次,此后每 2～4 个月随访 1 次、持续 3 年,再以后每 6 个月随访 1 次。

(孙鹏飞　李　洁)

第二节　髓母细胞瘤

一、疾病概况

●髓母细胞瘤(medulloblastoma,MB)是首先由 Bailey 和 Cushing 命名的一种儿童后颅窝恶性胚胎性肿瘤。髓母细胞瘤的细胞形态很像胚胎期的髓母细胞,因此采用这个名称。髓母细胞是一种很原始的无极细胞。在人胚胎中仅见于后髓帆,这点与髓母细胞瘤好发于小脑下蚓部相符合。在儿童通常发生于小脑的中线部位,几乎均位于小脑蚓部,突入第四脑室,甚至充满小脑延髓池。偶见于小脑半球。髓母细胞瘤是颅内恶性程度最高的胚胎性肿瘤。其高度恶性表现在 3 个方面:①生长极其迅速;②手术不易全部切除;③肿瘤细胞有沿脑脊液产生播散性种植的倾向。

●髓母细胞瘤最常见于 4～6 岁:20％的患者小于 2 岁;80％的患者小于 15 岁;在成人中较少见;男性发病率较女性稍高(男女发病之比为 3∶2);无种族差异。髓母细胞瘤的发病率仅次于小脑星形细胞瘤而居儿童后颅窝肿瘤的第二位。在美国每年有 250～500 名的儿童被确诊为髓母细胞瘤。在 15 岁以下的儿童中,其发病率为 0.5/100 000。

●近年来对 MB 的分子生物学改变及其预后意义展开了研究并达成共识,将 MB 分成 4 个分子亚组:WNT 组、SHH 组、Group 3、Group 4。WNT 组 MB 最少见,仅占总 MB 的 11％,中位年龄 10～12 岁,4 岁以下罕见。病理多为经典型,偶为大细胞/间变型,常有编码的 CTNNB1 基因的突变。WNT 组 MB 生存率最高,总生存率达 90％以上。SHH 组 MB 约占 28％,发病率呈双向型,4 岁以下和 16 岁以上多见。促结缔组织增生型 MB 几乎均属 SHH 组,但 SHH 组也可见于经典型和大细胞/间变型 MB。可有 PTCH1、SMO、SUFU 等突变,MYCN 表达较高。预后仅次于 WNT 组,但 SHH 组伴有 TP53 突变而预后很差。Group 3 MB 约占 28％。预后最差,常有远处转移,病理类型多为经典型和大细胞/间变型,MYC 扩增多见,并与预后不良相关,26％的患者有 17q 染色体异常。Group 4 MB 最多见,约占 34％,约 2/3 的患者有 17q 染色体异常(i17q),部分患者有 17p 突变,此型有 CDK6 和 MCYN 扩增,但 MYC 高表达少见。发病高峰年龄为 10 岁,3 岁以下罕见,虽然容易转移,但与 Group 3 相比 Group 4 预后相对较好,尤其是伴随染色体 17 获得或染色体 11 丢失的患者预后非常好。根据 MB 分子亚型进行危险分层和精准治疗是将来的研究方向。

二、临床特征及相关检查

(一)临床特证

■髓母细胞瘤多发生于后颅窝,生长隐蔽,早期症状缺乏特征。常见首发症状为头痛、呕吐、步态不稳,随后可出现复视、共济失调、视力减退、强迫头位、头颅增大、呛咳,严重时可有蛛网膜下腔出血和小脑危象。小脑蚓部损害导致的躯干性共济失调表现为步态蹒跚,甚至站坐不稳及站立摇晃。肿瘤侵犯小脑上蚓部时患者向前倾倒,位于小脑下蚓部则多向后倾倒。由于肿瘤侵犯下蚓部,故向后倾倒较常见,导致患侧肢体共济运动障碍。原发于小脑半球者可表现小脑性语言、眼肌共济失调。肿瘤压迫延髓可有吞咽发呛和锥体束征,表现为肌张力及腱反射低下。

■ 小脑蚓部的肿瘤不断增长使第四脑室和(或)中脑导水管受压,导致梗阻性脑积水形成颅内压增高,表现为头痛、呕吐和眼底视盘水肿等。侵及脑干者常有复视及颅神经障碍,出现小脑扁桃体疝时常有颈强直、斜颈表现。肿瘤可沿着脑脊液循环通路向软脑膜扩散,沿蛛网膜下腔发生播散,脊髓种植、马尾神经、前颅凹底是常见受累部位,少数转移至大脑各部位,极少数可因血行播散发生远处转移。

(二)相关检查

■ 肿瘤侵犯范围评估对于临床分期、危险度分层和后续治疗方案选择非常重要,需要对患者进行术前、术中和术后评估。根据评估结果,将患者分为局限期和转移期。具体评估内容如下。

◆ 术前评估:术前行全脑和脊髓 MRI 和脑脊液检查判断有无转移。如术前未做 MRI 检查,术后 2 周以后再做以减少术后反应性改变。

◆ 术中评估:术中所见肿瘤有无颅内扩散;手术能否完全切除肿瘤。

◆ 术后评估:术后影像学检查判断肿瘤有无残留或转移。

三、分期及治疗原则

(一)治疗前分期(Stage)

1. 原发灶分期

◆ T_1:原发灶小于 3 cm,局限于中线附近,如小脑蚓部、第四脑室顶部。

◆ T_2:原发灶大于 3 cm,侵犯周围组织,或者充满部分第四脑室。

◆ T_{3a}:肿瘤侵犯两个邻近组织结构,或者从第四脑室顶部开始生长,充满整个第四脑室,引起脑积水。T_{3b}:肿瘤由第四脑室底部开始生长,充满第四脑室。

◆ T_4:肿瘤扩展到中脑、第三脑室、脊髓上段。

2. 转移灶分期

◆ M_0:无远处转移。

◆ M_1:脑脊液中可检查到肿瘤细胞。

◆ M_2:广泛种植于大脑半球、蛛网膜下腔、双侧脑室、第三脑室。

◆ M_3:脊髓种植转移。

◆ M_4:神经系统外转移。

(二)危险分层

■ 根据年龄、手术切除程度、有无转移、病理类型将髓母细胞瘤分为以下两组。

1. 初诊年龄＞3 岁儿童髓母细胞瘤治疗策略（图 2-2）

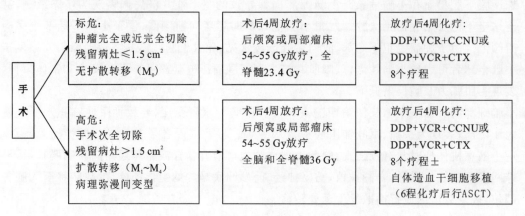

图 2-2　初诊年龄＞3 岁儿童髓母细胞瘤治疗策略

◆标危：肿瘤完全切除或近完全切除（残留病灶≤1.5 cm²），无扩散转移（M_0）。

◆高危：手术次全切除（残留病灶＞1.5 cm²）；伴有转移疾病：包括神经影像学播散性疾病，手术 14 d 后腰穿或脑室脑脊液阳性细胞学证据或颅外转移；病理组织学弥漫间变型。

2. 初诊年龄≤3 岁儿童髓母细胞瘤治疗策略（图 2-3）

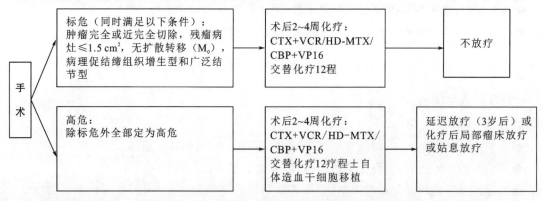

图 2-3　初诊年龄≤3 岁儿童髓母细胞瘤治疗策略

◆标危：同时符合肿瘤完全切除或近完全切除（残留病灶≤1.5 cm²）、无扩散转移（M_0）和病理亚型为促结缔组织增生型和广泛结节型。

◆高危：除标危外全部定为高危。

（三）治疗原则

■手术后放疗是延长生存期的重要手段，辅助化疗也有一定作用。化疗联合全颅全脊髓放疗可使 60％～70％的患者的生存期超过 5 年。此外患者年龄与预后也有密切关系，多数文献指出较大年龄的儿童及成人髓母细胞瘤患者的预后较好。目前仍在进行临床评价的治疗方案是在放疗前用高剂量化疗和外周血干细胞移植。随着近年来临床医学和基础研究的不断发展，髓母细胞瘤患者的预后得到不断改善。目前多数统计 5 年存活率均在

30％以上,最高统计达80％。个别可生存达10年以上。影响预后的因素是多方面的。无疑,彻底切除病灶,术后辅以足够剂量的放疗,有条件配合化疗等综合治疗措施,可能会大大延长髓母细胞瘤患者的生存期和改善患者的生活质量。应注意的是复发和有转移病例,其预后大大低于第一次治疗,即使使用放疗和化疗,也不会获得满意的疗效。

四、放射治疗

(一)放疗的方法

■对于超过3岁的儿童,全颅全脊髓照射是标准的放疗方案。给予后颅窝超过50 Gy的剂量对于降低复发风险是必要的。同时,手术后至开始放疗的时间延迟(超过4周)与较差的预后相关,特别是在超过5岁的儿童中。对于肿瘤区的照射范围是否需要扩大或整个后颅窝是否需要高剂量照射目前还存在着争议。

■治疗区域:全颅全脊髓照射涉及治疗全脑和脊柱周围的脑膜(这是CTV或临床目标体积)。在髓母细胞瘤中,原发肿瘤位于后颅窝。髓母细胞瘤的治疗应该在手术后的28 d内开始(如果RT超过这个时间,有些研究倾向于更糟的结果)。

■一些中心使用质子治疗来治疗颅脊轴,这减少了甲状腺和耳蜗等结构的剂量。然而,全颅全脊髓照射的主要问题是放疗对正常脑发育的影响。

(二)放疗新技术应用

■髓母细胞瘤是颅内恶性程度最高的胶质瘤,好发于小脑下蚓部,突入第四脑室内。其肿瘤细胞有沿脑脊液产生播散性种植的倾向,所以要进行全颅全脊髓照射。但限制于常规直线加速器的照射野范围有限,最大只有40 cm×40 cm,所以在传统的全颅全脊髓放疗中,只能通过多个照射野的衔接来完成患者治疗,而相邻光野的衔接容易产生剂量的热点和冷点。而螺旋断层放疗系统有其独特的照射技术,将CT与直线加速器结合,从而无须接野就能达到135 cm的治疗长度,可以一次性完成全颅全脊髓的照射。全颅全脊髓用于照射的范围大,摆位的难度和重复性好坏都是对放疗精确实施的挑战。

1. 摆位前的准备
◆髓母细胞瘤摆位固定使用头颈肩固定器,先将该患儿的塑形真空垫置于固定器上,并按照放射治疗记录本的记录数据选取相应的头垫。根据放射治疗引导片的图像,使患儿所穿衣物大小和厚度与定位时相一致,让患儿平躺在真空垫上,并将双手放于身体两侧,同时患儿头颈正放在头垫上,使患儿保持放松的状态。

2. 摆位过程
◆用患儿定位时的热塑面膜将患儿头颈部进行固定,保证热塑面膜和患儿头部完美贴合,然后将定位激光线的十字中心对准热塑面膜上的定位十字中心线,并保证在水平面和中心上使定位激光线同时与热塑面膜和患儿身上的定位线重合。并且患儿身上前后方向的定位线与真空垫的定位线也需保持一致,保证身体各个部位的摆位精确度。

3. MVCT扫描校正摆位误差

◆每次治疗前进行 MVCT 图像扫描,由于全颅全脊髓治疗靶区过长,分布选取扫描腰椎部(椎三至骶骨)和头颈部(颅底至颈五),按 3 mm 层厚重建,扫描后得到的 MVCT 图像与定位 CT 图像先进行骨性配准,校准后观察靶区和剂量曲线是否配准,如有偏差,进行手动微调校正,并最后分别记录下头颈部和腰椎部在 X、Y 和 Z 轴方向上的摆位误差数值,根据得到的摆位误差的数值,通过调整治疗床的位置,修正摆位误差并进行治疗。

(三)放疗定位

■放置全颅全脊髓固定板,对线放置枕头(根据患儿情况可选择 A、B、C、D、E、F 枕)。

■真空垫放气,置于全颅全脊髓固定板上,位置不宜太高。

■烫头颈肩罩。

■患儿躺好摆正。

■调节床的位置、激光线位置。

■头颈肩罩制作。

■真空垫抽气,头颈肩罩贴标记线、贴 BB 珠。

■医生在患儿体表画标记线(X、Z 方向)。

■进床至乳头位置,医生在患儿体表画标记线,技术员在真空垫上贴标记线。

■进床至肚脐位置,医生在患儿体表画标记线,技术员在真空垫上贴标记线。

■医生拍照,将患儿推入扫描区域。

■关门开始扫描。

■扫描时用腹部模板里 1.5 m 的模板。

(四)放疗靶区范围

■全颅全脊髓放疗。

◆全颅放疗容积:①屏蔽是用来免除非目标组织的,如眼睛的晶状体和口咽。②目标体积必须包括额叶和筛板。额叶和筛板的充分覆盖意味着治疗领域包括了上面眼眶组织。③临床靶区(CTV)必须至少低于头骨底部 0.5 cm,除了在颈椎的下部区域与脊椎靶区的上边界有移动的场交界处时,颈椎区域除外。这个移动的上交点通常位于颅骨底部 5～8 cm 处的中颈椎。

◆全脊髓放疗容积:①治疗量包括整个硬膜腔。MR 扫描确定骶腔下缘。该场的下缘应该在硬膜下腔(通常在 S$_2$ 处)的终点以下 2 cm 处。②与颅靶区下缘有一个交界处。③该区域应在两侧横向延伸以覆盖整个椎体的凹陷,两边至少有 1 cm 的边缘。④应覆盖椎间孔至神经根的扩展。有时如果转移性疾病覆盖腰骶神经根,则该区域会向下扩张形成"锹形"。这可能会更充分地治疗涉及骶孔的疾病。

◆后颅窝局部肿块加量:GTV 瘤床＝手术或其他治疗之前的病灶范围,该范围由 MR/CT 融合确定。CTV＝GTV 加上外缘 1.5 cm 的区域(骨与骨界面除外,局限在后颅窝范围之内)。PTV＝CTV 加上外缘的 0.3～0.5 cm 区域。注意:颅骨和脊柱之间的交界处必须在后颅窝加量容积之外。脊柱转移处被加量:通常达 45 Gy。

(五)剂量及分割模式

■ 标危组(T_1、T_2、M_0):放疗与多药化疗相结合,减少了放疗预防剂量,通常是全颅全脊髓放疗 24 Gy,后颅窝或残余肿瘤加量至 54 Gy。保持了良好的 5 年生存率(75%～80%)。

■ 高危组(T_{3a},T_{3b},T_4,$M_{1\sim4}$):全颅全脊髓放疗,治疗剂量为 30～36 Gy,分割次数为 15～18 次,后颅窝或残余肿瘤加量至 54 Gy。

■ 后颅窝加量:儿童肿瘤组(COG)研究性研究(ACNS0331)将患者随机分组,接受放射治疗至整个后颅窝或加边界的肿瘤床,总剂量为 54 Gy,剂量为 180 cGy。两组在局部控制方面没有差异。

(六)危及器官限值

■ 晶体:$D_{max} < 6$ Gy。

■ 视神经:$D_{mean} < 27$ Gy;$D_{max} < 36$ Gy。

■ 视交叉:$D_{mean} < 36$ Gy。

■ 脑干:$D_{max} < 37$ Gy。

■ 垂体:$D_{mean} < 36$ Gy。

■ 内耳:$D_{max} < 36$ Gy;$D_{mean} < 34$ Gy。

■ 腮腺:$D_{mean} < 26$ Gy;$V_{20} < 50\%$。

■ 下颌骨:$D_{max} < 36$ Gy;$D_{mean} < 17$ Gy。

■ 喉:$D_{max} < 30$ Gy;$D_{mean} < 15$ Gy。

■ 气管:$D_{max} < 36$ Gy;$D_{mean} < 16$ Gy。

■ 甲状腺:$D_{max} < 20$ Gy;$D_{mean} < 10$ Gy;$V_{10} < 45\%$。

■ 肺:$D_{max} < 36$ Gy;$V_{10} < 10\%$。

■ 食道:$D_{mean} < 15$ Gy;$V_{15} < 40\%$。

■ 心脏:$D_{mean} < 10$ Gy;$D_{max} < 30$ Gy;$V_{10} < 10\%$。

■ 脾:$D_{mean} < 10$ Gy。

■ 胃:$D_{max} < 25$ Gy;$V_{10} < 10\%$。

■ 肾脏:$D_{mean} < 7$ Gy;$D_{max} < 20$ Gy;$V_{10} < 20\%$。

■ 肝:$D_{max} < 25$ Gy;$V_{10} < 10\%$。

■ 小肠:$D_{max} < 36$ Gy;$D_{mean} < 15$ Gy。

■ 膀胱:$D_{mean} < 5$ Gy;$V_5 < 50\%$。

■ 椎体:$D_{mean} < 30$ Gy。

(七)放疗并发症及处理

■ 副作用可以分为早期、早期延迟和晚期效应。

◆ 早期:在治疗期间和 RT 后的第一个月,主要是放射治疗期间正常组织的炎症和肿胀所致。

❖ 治疗期间的疲倦和全身不适:一般不会太严重。

❖ 头痛:特别是在治疗开始时;由于颅内压的轻微增加;类固醇药物反应。

❖ 恶心和胃口不好:与颅内压升高有关;与低剂量的放疗通过腹部和肠影响有关;恩丹西酮有效。

❖ 黏膜炎:放疗引起口咽和食管黏膜炎;治疗 3 周后开始;仔细关注患儿的营养状况;患儿可能需要镇痛药(可能需要使用可待因,因为泰诺可能会掩盖发热);在治疗结束时(取决于放疗的剂量),患儿可能需要静脉补液或胃管喂养。

❖ 低血象:全颅全脊髓照射与化疗合用可能导致血象低;可能需要输血。

❖ 皮肤反应和脱发:治疗 3 周后,头发会脱落;皮肤很可能会变红、发痒,特别是在耳朵后和后颅窝加量处;外用类固醇在治疗过程中可能有帮助。

❖ 中耳炎症:不常见。

◆ 早期延迟的副作用。

❖ 放疗 6 个月后仍有。

❖ 莱尔米特征:①颈部弯曲时电击的感觉放射到脊柱或四肢;②由于胸髓短暂性脱髓鞘;③髓母细胞瘤全颅全脊髓照射后罕见。

❖ 嗜睡综合征:①在放疗完成后 6～8 周,嗜睡;②由于短暂性脱髓鞘;③与神经认知问题长期的风险增加不相关;④2～4 周后自发解决;⑤儿童脑肿瘤治疗后不常见。

◆ 后期副反应:放疗后 90 d 到多年,晚期效应非常依赖如下因素。①孩子在治疗时的年龄:孩子越小,毒性就越明显。②放疗的剂量:毒性增加与较高的剂量有关。③放疗范围:全颅全脊髓照射比局部放疗更有损伤。④同时化疗增加毒性。髓母细胞瘤通常采用全颅全脊髓照射,此病好发于 4～6 岁儿童,他们遭受着治疗带来的相关毒性。治疗髓母细胞瘤最具破坏性的晚期反应通常是神经认知迟缓。

❖ 晶体:白内障风险为 5%～10%;晶体对放疗很敏感。

❖ 头皮和皮肤:头发稀少生长,特别影响加量后的后颅窝或其他额外的放疗;皮肤癌(基底细胞癌和黑色素瘤)风险增加。

❖ 神经认知问题:短期记忆差;执行功能难;抑郁(通常涉及多个长期的健康问题和神经认知功能障碍)。

❖ 垂体和下丘脑功能障碍:代谢综合征(伴有高血压);最常见的是生长激素及 TSH 缺陷无法生长;TSH 不足;LH/FSH 不足;ACTH 不足。

❖ 小脑:慢性共济失调可能是小脑萎缩的结果;与后颅窝加量有关。

❖ 听力损伤:放疗直接损伤耳蜗;先前的顺铂使用。

❖ 脑血管系统:脑血管事件风险增加(中风);放疗对脑血管的影响。

❖ 第二癌症:二次肿瘤的风险增加;放疗诱导脑膜瘤是一个常见的问题;放疗诱发恶性肿瘤的发生率要低得多。

❖ 正常组织的生长减少:枕后部发育不全,颈后部颈椎生长减慢与后颅窝加量有关。

❖ 甲状腺:由于脊髓野的照射,损伤是非常常见的;甲状腺功能减退症;甲状腺癌和多结节性甲状腺肿。

❖ 脊柱:放疗对脊柱生长的脊柱损伤可能导致坐高矮(因此总高度矮);脊柱侧凸和脊柱后凸导致疼痛;早期脊柱关节炎和骨质疏松症的风险增加。

❖性腺:不孕;脊髓末端的出射剂量会损害卵巢或睾丸。

❖心脏:心脏损伤非常罕见;幼儿放疗剂量导致瓣膜狭窄(罕见)。

❖骨髓:骨髓储备损伤;全颅全脊髓放疗后,耐受进一步的强化化疗是非常困难的;骨髓储备永久受损。

■小脑缄默症。

◆在8%的后颅窝切除术后发生(髓母细胞瘤的风险更高,可能多达20%的患儿受到影响)。

◆通常在术后第1周。

◆暂时性的缄默症并不伴有长神经纤维束征或脑神经麻痹。

◆可能是由于损害齿状核和/或其传道束,小脑上脚。

◆言语恢复一般始于术后第2周至第3个月。

◆可能持续数月,偶尔会有更长期的神经系统后遗症。

五、随访

●在髓母细胞瘤治疗后,有许多慢性健康问题需要注意,并在长期存活中筛查这些疾病。

●每年随访举例:调查评估的重要方面如下。

■一般检查:目前健康状况,能量水平,食欲,有无任何新的症状出现;就业情况;生活方式,如吸烟、酗酒、消遣性毒品的吸食历史和运动锻炼;目前的用药情况。

■头颅放疗后,检查:能量水平(甲状腺功能减退症);视觉问题;听力困难和耳鸣;新的或持续的症状,如神经症状(如头痛、癫痫发作、中风和短暂性脑缺血发作(TIA)发作)、短期记忆改变、抑郁症。

■脊髓放疗后,也要检查:能量水平(甲状腺功能减退症);继发于退行性疾病和骨质疏松症的背痛;不孕不育。

■化疗后,还要检查:听力损失;手脚麻木及继发于周围神经病变的疼痛;泌尿系统症状;不孕不育。

■还要检查:血压;体重和身高(体重指数:BMI);颈部排除甲状腺结节;放疗野内头发生长稀疏或脱发;先前放疗区域内的皮肤(基底细胞癌和罕见黑素瘤的风险增加);上颈椎和枕部发育不全;神经系统检查和小脑功能障碍征兆(共济失调、眼球震颤和不协调);视力、视野和眼底镜检查;呼吸、心血管和胃肠系统的一般检查。

■神经认知测试:可能有智力方面的问题。

■听力评估:听力学检查和检测应每隔1~2年进行一次。

■血:评估垂体功能应由内分泌专家监督(如GH缺乏是非常常见的,但其他问题如ACTH缺乏可能在治疗后多年发展);甲状腺功能检查(至少游离T_4和TSH);常规血液工作(包括白细胞分类、电解质、肌酸酐、尿素氮和肝功能异常);代谢综合征测试如空腹血糖和血脂。

■放射科筛查:头部核磁共振每3年左右长期随访以排除放射性脑膜瘤;头颅和颅脑放疗后每3年行甲状腺超声扫描。

■ 专家随访:患者应每1~2年由专家评估;内分泌;眼科专家/神经眼科医生。

■ 支持性治疗:家庭咨询,心理学,精神病学。

■ 其他筛选:脊髓放疗后继发性恶性肿瘤的风险增加;患者应该早期筛查结肠癌;COG建议在放疗后35岁或放疗后10年开始进行结肠镜检查(以先发生者为准)。

■ 忠告:ACTH不足;伴有垂体机能减退和ACTH缺乏症的髓母细胞瘤患者在感染、手术和疾病期间需要额外的类固醇药物支持。

■ 第二恶性肿瘤(SMN):建议患者在下列情况下立即寻求医疗帮助,在之前的放疗野中出现新的肿胀(无痛或疼痛),因为这可能是由于SMN引起的;严重的持续性头痛与可能的恶心和呕吐相关(可能与新的颅内肿块相关)。

■ 生活方式:建议改善饮食、运动和生活方式的选择(如吸烟),这可能会进一步增加血管疾病的风险;避免晒伤,特别是以前放疗野内的皮肤,使用防晒霜并戴上帽子保护皮肤;饮食应该包含足够数量的乳制品、维生素D和钙,以帮助预防骨质疏松症;先前的脊柱放疗可能与脊柱发育不良、脊柱侧凸及退行性关节炎和骨质疏松症的风险增加有关,因此接受这种治疗的患者应该避免涉及搬重物的工作。

(蒋马伟)

第三节　生殖细胞瘤

一、疾病概况

● 中枢神经系统生殖细胞肿瘤(germ cell tumor,GCT),是发生在中枢神经系统的、由类似个体发育的胚胎期细胞组成的一组恶性肿瘤。其肿瘤细胞成分包括胚细胞形成期的滋养母细胞、卵黄囊内胚层细胞、胚胎多能干细胞、胚胎分化细胞、原始生殖细胞等。

● 生殖细胞肿瘤在儿童中枢神经系统的发病率报道不一,占中枢神经系统肿瘤的1%~3%,发病高峰年龄为10~30岁,男性多于女性,比例大约为3∶1。

● 它可以发生在大脑的任何部位,最常见的部位是松果体区(50%~60%)和鞍区(30%~40%),有时候发生在基底节和下丘部位(3%~5%)。

● 可以单发,也可能多发。约有10%的肿瘤是多发的,如松果体区和鞍区同时发生或松果体区和脑室壁同时发生等。

● WHO将生殖细胞肿瘤分为5个基本类型:生殖细胞瘤(germinoma)、畸胎瘤(teratoma)、绒癌(choriocarcinoma)、卵黄囊/内胚窦肿瘤(yolk sac or endodermal sinus tumors)、胚胎癌(embryonal carcinoma),以及由上述各种肿瘤细胞混合而成的混合性生殖细胞肿瘤(mixed germ cell carcinoma)。

● 组织病理学特点如下。

■ 生殖细胞瘤含有合胞滋养层巨细胞(STGC)时,具有人绒毛膜促性腺激素(β-HCG)分泌功能,可见轻度的β-HCG升高,β-HCG免疫组化染色阳性。

■畸胎瘤分为成熟型、未成熟型及伴有恶性转化的畸胎瘤 3 种类型。成熟型畸胎瘤含有内胚层、中胚层和外胚层 3 种分化好的生殖细胞层,与正常发育的组织相似度较高,罕见有丝分裂。未成熟型畸胎瘤由类似胚胎组织的不完整分化组织构成,有典型的有丝分裂。伴有恶性转化的畸胎瘤指畸胎瘤含有不明确的恶性转化,如癌或肉瘤。后两种畸胎瘤有时甲胎蛋白(AFP)和癌胚抗原(CEA)染色阳性。

■卵黄囊/内胚窦瘤由原始上皮细胞组成,形成松散的编织网状结构或紧密的片状结构,特征性的诊断结构为 PAS 染色阳性的 Schiller-Duval 小体,以及细胞质和细胞外存在 AFP 免疫组化染色阳性的嗜伊红小滴。

■绒癌由两种特征性的细胞构成,合胞体滋养层细胞和细胞滋养层细胞组成双层结构,这些细胞的 HCG 免疫组化染色强阳性。

■胚胎癌含有原始上皮细胞构成的片状或不完整腺体结构,有时 AFP 或 HCG 染色阳性。

■混合型生殖细胞瘤最常见的构成成分是生殖细胞瘤,其次是成熟或不成熟的畸胎瘤。

●临床上通常将 GCT 分为生殖细胞瘤(germinoma)和非生殖细胞瘤性生殖细胞肿瘤(non-germinomatous germ cell tumor,NGGCT)两种类型,具有预后和治疗意义。后者包括 WHO 分型中除生殖细胞瘤以外的其他类型肿瘤。

●Matsutani 等分析了 153 例颅内原发性生殖细胞肿瘤的临床特点后,提出了具有指导价值的分类方法。①预后良好组:单纯生殖细胞瘤和成熟畸胎瘤;②预后中等组:含合体滋养层细胞的生殖细胞瘤、不成熟畸胎瘤、伴有恶变的畸胎瘤和以生殖细胞瘤或畸胎瘤为主要成分的混合性生殖细胞肿瘤;③预后不良组:胚胎癌、卵黄囊肿瘤、绒癌和以这 3 者为主要成分的混合性生殖细胞肿瘤。

二、临床特征及相关检查

(一)临床表现

■生殖细胞肿瘤临床表现主要取决于肿瘤的类型和位置,不同位置和类型的肿瘤对其邻近结构和组织的压迫及垂体功能受损产生相应的症状和体征。

■松果体区的肿瘤阻碍脑脊液流入 Sylvius 水管,导致脑积水,并且大多数该区肿瘤患者会出现较短暂的头痛、恶心、呕吐等颅高压症状和体征。松果体区肿瘤患者的另一个特征性表现是 Parinaud 综合征(特征为两眼同向上视不能、两侧瞳孔散大或不等大、光反应消失、调节反射存在),这是背侧的中脑受压所致。

■肿瘤在鞍上区的患者通常会有长期的神经激素分泌不足的表现,特别是尿崩症、生长障碍和早熟。当肿瘤侵犯或压迫视通路时,可出现复视、视野缺损等表现。

(二)影像学表现

■生殖细胞肿瘤最常见的影像学表现是头颅 CT/MRI 检查发现松果体区和鞍区占位性病变。

◆生殖细胞瘤在 CT 平扫时表现为高密度或中等密度,增强扫描时呈均匀强化。MRI 扫描时,T_1 加权像表现为等信号或稍低信号,T_2 加权像表现为等信号或高信号。

◆畸胎瘤组成成分比较多样,有囊性变及钙化区域,有时还含有脂肪。成熟畸胎瘤在 CT 上表现为混杂密度,经常出现大的囊性变和钙化区域。不成熟的畸胎瘤和恶性畸胎瘤 与成熟型畸胎瘤有类似的影像学表现,但是囊性变和钙化区域的概率比成熟畸胎瘤小。 恶性畸胎瘤的边界较模糊,有时伴有病灶周围水肿。

◆绒癌通常含出血区。

◆卵黄囊肿瘤的边界不规则,平扫 CT 表现为等密度或低密度的肿块,增强扫描为不均匀 强化,有时伴有病灶周围水肿区。

◆MRI 对检测混合型生殖细胞肿瘤中的畸胎瘤成分非常有用,特别是脂肪成分。

■区别松果体区生殖细胞瘤和松果体实质细胞肿瘤的影像学特点是,松果体生殖细胞肿瘤 通常表现为肿瘤包绕着钙化的松果体,而松果体实质细胞瘤的钙化表现为分散在肿瘤组 织中小钙化灶。

■大约 10% 的生殖细胞瘤患者第三脑室周围有两个或多发病灶,将近 10% 的生殖细胞瘤患 者和 10%~15% 的 NGGCT 患者被发现有软脑膜播散,故全中枢增强 MRI 检查对发现脑 膜播散和中枢轴种植病灶、决定治疗方案和设计照射野意义重大。

(三)血清和脑脊液肿瘤标志物

■血液及脑脊液肿瘤标志物,如人绒毛膜促性腺激素(β-HCG)、甲胎蛋白(AFP)、胎盘碱性 磷酸酶(PLAP)和癌胚抗原(CEA)水平,具有重要临床意义。

◆绒毛膜上皮细胞癌和胚胎性癌,肿瘤细胞分泌 β-HCG,当血清 β-HCG>1 000 MIU 则提 示患绒毛膜癌的可能。

◆胚胎性癌肿瘤细胞和内胚窦瘤,细胞分泌 AFP,当 AFP 升高(>1 000 ng/mL)诊断上应 考虑卵黄囊瘤。

◆生殖细胞瘤,细胞分泌 PLAP。

◆未成熟畸胎瘤或胚胎癌,有时也分泌 β-HCG 和 AFP。

◆血清和脑脊液 PLAP 的升高,提示肿瘤含有生殖细胞瘤成分。

■综上所述,肿瘤标志物已成为生殖细胞肿瘤患者重要的治疗前评价指标、疗效观察和随访 的指标,但不能决定准确的组织亚型。

(四)其他相关检查

■鞍区肿瘤行垂体功能检查,如生长激素、促卵泡激素、黄体生成素、垂体后叶素和泌乳 素等。

■脑脊液的细胞学检查。

■手术切除肿瘤、内镜活检或立体定向穿刺活检,获得组织学诊断。

三、分期及治疗原则

(一)分期

■根据病变范围大小,分为局限型、单发的松果体生殖细胞瘤和播散型、多发的松果体生殖 细胞瘤。

(二)治疗原则

■颅内生殖细胞肿瘤发生部位深在,试图活检或取得病理组织的手术带来的风险较大,对于影像学和生物标志物怀疑生殖细胞瘤的病例,可以在没有病理诊断的情况下采用诊断性放疗,尤其对松果体等深在部位的肿瘤。

■局限型、单发的松果体生殖细胞瘤通常采用全脑室照射+局部肿瘤区域推量照射。

■播散型、多发松果体生殖细胞瘤通常采用全脑全脊髓预防照射+局部肿瘤区域推量照射。

■手术在生殖细胞肿瘤治疗的作用如下。

◆颅内生殖细胞瘤由于位置深在、手术难度大、风险高,绝大部分患者都不能完全切除,故目前仅在从脑脊液肿瘤标志物和细胞学检查无法获得生殖细胞肿瘤的诊断时,推荐通过外科途径获得组织病理学诊断。

◆如果采用外科手段,由于单纯生殖细胞肿瘤对放射比较敏感,获得组织学诊断即可,无须追求全部切除肿瘤而增加手术难度和风险。对于非生殖细胞的其他类型生殖细胞肿瘤,肿瘤切除非常必要,尤其是对那些放射抗拒的和外科能够治愈的肿瘤(如畸胎瘤、松果体实质细胞肿瘤)。

◆此外,对脑室梗死病例,先行脑室减压分流术,有利于放射治疗的实施。

■化疗在生殖细胞肿瘤治疗的作用如下。

◆尽管颅内生殖细胞瘤的放射治疗取得了比较好的疗效,由于发病年龄偏小,有一部分发生在儿童和青少年,放射治疗的副作用如对生长发育和对垂体内分泌轴的影响,得到较多关注,化疗在颅内生殖细胞瘤的治疗中的作用有比较多的探索,报道了多种有效的药物,包括顺铂、卡铂、博来霉素、环磷酰胺等,联合用药通常为顺铂和VP-16。

◆Kellie等报道了20例颅内生殖细胞瘤以化疗为主的方案的治疗结果,化疗方案为顺铂/VP-16/环磷酰胺/博莱霉素与卡铂/VP-16/博莱霉素交替使用,部分PR患者接受放射治疗作为挽救治疗。在17例可以评价疗效的病例中,16例有效,有效率为94%,5年生存率为75%,无瘤生存率为36%。该研究认为化疗为主的治疗有效,但远期疗效差,并且治疗相关的副作用大。目前多数作者认为单纯化疗不能作为颅内生殖细胞肿瘤的标准治疗手段。

◆Shannon M. MacDonald 在 *Central Nervous System Tumors in Children* 中对于单纯生殖细胞瘤,建议放疗前给予2~4个周期的铂类疗法,通常是卡铂和依托泊苷交替。如果获得完全缓解,则向整个脑室提供21 Gy的剂量,然后向原发性肿瘤区域增加30~40 Gy的剂量。如果没有达到完全缓解,且条件许可,建议采取二次手术以确保不存在非致瘤性组分,或者建议使用较高剂量的放疗。如果单纯放疗,则通常给予整个脑室体积24 Gy的剂量,并给予原发肿瘤45~50 Gy的推量。

◆法国儿童肿瘤研究组对局限型单纯生殖细胞瘤患者采用先化疗2疗程(依托泊苷150mg/m² d1~3,卡铂600 mg/m² d1,然后依托泊苷150mg/m² d22~24,异环磷酰胺1.8 g/m² d22~26),随后仅对局部肿瘤部位放疗(40 Gy),不做全中枢预防放疗,4年总生存率为100%,无事件生存率(EFS)为93.3%。

◆甲戈等报道了39例颅内生殖细胞瘤经过联合化疗辅以中低剂量放疗的远期疗效,随访

5～8 年,95％无肿瘤复发,生存质量良好,其中 30 例学龄儿童生长发育及智力均未受影响。

◆ Roberrson 等采用"三文治"式的治疗方法,对 18 例非胚组织瘤患者使用"DDP＋VP16"方案先进行 3～4 个疗程化疗,随后进行累及野＋全中枢预防放疗,放疗后再化疗 4 个疗程,结果 4 年实际无事件生存率达到 67％。

◆ Haas Kogan 等对 17 例颅内生殖细胞患者采用先化疗 3～5 个疗程,然后局部肿瘤部位追加 24 Gy 的放射治疗,取得较好的疗效。一些如畸胎瘤、胚胎癌、内胚窦瘤等非胚组织瘤对单纯的放化疗均不敏感。

四、放射治疗

(一)放疗的适应证和禁忌证

■ 适应证:局限型、单发的及播散型、多发的松果体生殖细胞瘤。

■ 禁忌证:伴有严重颅高压,一般情况差,不能耐受放疗者;合并有其他严重并发症,不宜放射治疗者。

(二)放疗新技术应用

■ 质子放疗:哈佛大学报道了一项质子放射治疗小儿生殖细胞瘤的早期研究报告,22 例患者采用质子治疗取得了无进展生存率为 95％、总生存率为 100％的疗效,靶区剂量分布优于 IMRT。

■ 螺旋断层(helical tomotherapy,HT)技术:解放军总医院报道了 23 例行螺旋断层技术全脑全脊髓放疗(CSI)的颅内生殖细胞瘤患者的近期疗效。全组病例 3 年无复发生存率、3 年无转移生存率、3 年总生存率分别为 95.2％、100％、91.3％。认为使用 HT 进行 CSI 既简化了放疗程序、增加了放疗精确性,又能更好地保护周围危及器官、保证治疗效果,所产生的急性及晚期毒性可以接受,是临床上首选的放疗模式。

(三)放疗定位

■ CT 定位扫描体位:患者取俯卧位,选择合适曲度的头枕,人体放松,下颌尽可能内收,双上肢自然垂放在身体两侧,头颈部处于中立位,头部面罩固定(图 2-4)。

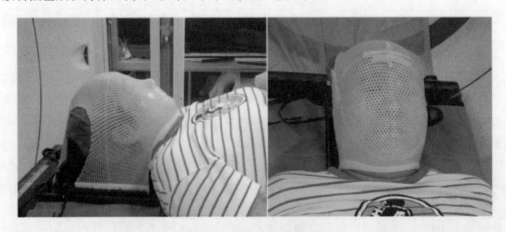

图 2-4 CT 定位扫描体位

■图像扫描要求如下。

◆局限型、单发的松果体生殖细胞瘤:颅顶至第四颈椎下缘;扫描层厚3mm。

◆播散型、多发松果体生殖细胞瘤:颅顶至第五骶椎下缘;扫描层厚3mm;推荐CT/MRI扫描采用相同体位;推荐CT/MRI融合勾画靶区。

(四)放疗靶区范围

■局限型、单发的松果体生殖细胞瘤通常采用全脑室照射+局部肿瘤区域推量照射。

◆靶区定义如下(图2-5、图2-6)。

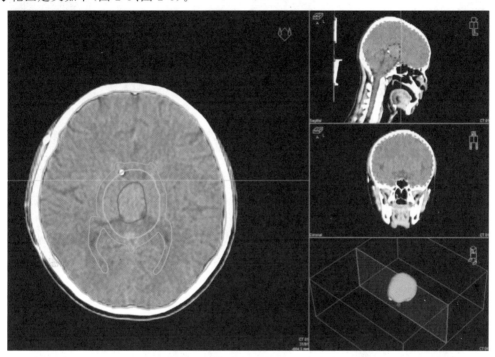

图2-5 局限型、单发的松果体生殖细胞瘤靶区勾画

❖GTV:影像及临床检查所见的肿瘤区域。

❖CTV$_1$:GTV外放1.0cm,DT 21Gy,总量45Gy。

❖CTV$_2$:GTV外放1.5cm包括全脑室,DT 24Gy,全脑室应包括侧脑室、第三脑室、第四脑室、交叉池、四叠体池。

❖上述靶区外放3mm为PTV。

❖如果患者放疗前病理已明确为生殖细胞瘤,则先行全脑室照射DT 24Gy,后针对GTV-P推量至总量为45Gy,不设CTV$_1$。

■播散型、多发的松果体生殖细胞瘤通常采用全脑全脊髓预防照射+局部肿瘤区域推量照射。

◆靶区定义如下。(图2-7、图2-8)

❖GTV:影像及临床检查所见的肿瘤区。

❖CTV$_1$:GTV外放1cm,DT 21Gy,总量45Gy。

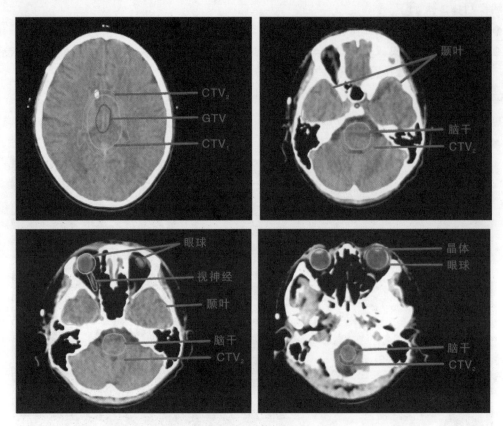

图 2-6　局限型、单发的松果体生殖细胞瘤靶区勾画及 OAR

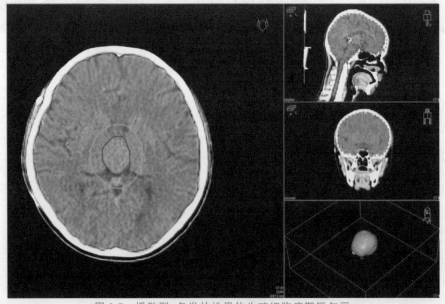

图 2-7　播散型、多发的松果体生殖细胞瘤靶区勾画

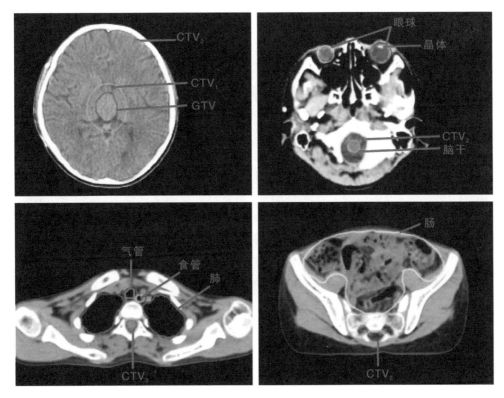

图 2-8　播散型、多发的松果体生殖细胞瘤靶区勾画及 OAR

❖ CTV_2：全脑全脊髓包括蛛网膜下腔为 CTV_2，DT 24 Gy。

❖ 上述靶区外放 3～5 mm 为 PTV。

❖ 如果患者放疗前病理已明确为生殖细胞瘤，则先行全脑全脊髓照射 DT 24 Gy，后针对 GTV-P 推量至总量为 45 Gy，不设 CTV_1。

❖ 如果考虑混合型生殖细胞瘤，则 CTV_1 DT 18 Gy（总量 54 Gy），CTV_2 DT 36 Gy。

■ 20 世纪 90 年代，全脑全脊髓放疗 30～36 Gy 后缩野至局部肿瘤区域推量至 50 Gy 一直是颅内生殖细胞瘤的标准治疗模式，5 年存活率可达到 95%，多数患者可长期无肿瘤生存。但按照标准剂量的头颅放射治疗对儿童青少年影响较大，长期副作用包括智力障碍、甲状腺功能低下从而引起生长发育迟缓、内分泌功能失常、中耳炎和听力障碍、行为状态下降、学习障碍等，第二肿瘤发生率大约为 12%。全脊髓的放疗还可因脊柱受照导致脊柱生长减慢，影响身高；由于睾丸或卵巢受照，对患儿今后生育可能产生影响。Oka H 的研究中对接受大剂量放疗的 12 例鞍区生殖细胞瘤患者进行了 13 年的随访，12 例存活，3 例发生播散转移，但多数患者智力和垂体功能有明显受损症状。因此目前全脑全脊髓的经典放疗模式已主要应用于已发生播散的成人颅内生殖细胞瘤患者，而对于绝大多数孤立性的颅内生殖细胞瘤患者，其治疗模式已发生了转变。

■ 国外一些研究尝试将全脑全脊髓照射剂量下调到 25.6～30.6 Gy，生存率达 87%～100%，并未增加颅内生殖细胞瘤脊髓复发概率。

■美国佛罗里达大学医学院 Schoenfeld GO 等对 31 例经病理证实无髓内转移的局限型颅内单纯生殖细胞瘤患者进行 21 Gy 的低剂量全中枢放疗,脑室局部追加剂量 9 Gy,原发肿瘤部位 19.5 Gy、1.5 Gy/d。中位随访 7 年,无病生存率为 94%。无脊髓病变、无视力障碍、痴呆或骨骼生长等问题。

■Ogawa K 等回顾性地分析了日本 126 例接受单纯放射治疗的颅内生殖细胞瘤患者,其中 56 例患者接受全脑全脊髓预防照射,70 例患者仅给予全脑预防照射(中位剂量 32.4 Gy,之后原发灶推量至 45～50 Gy),中位随访时间超过 5 年,前者脊髓复发的发生率为 4%,后者为 3%,认为对于未证实脊髓腔播散的患者,脊髓预防照射并无必要,全脑照射后原发灶缩野推量至 45～50 Gy 可有效控制肿瘤灶。

■Weksberg 等认为对于松果体区生殖细胞瘤,如果没有脊髓播散证据,最好采用放疗联合化疗,如果有脊髓播散则需进行全脑＋全脊髓放疗。

■Shirato H 等的一项研究报道,51 例颅内生殖细胞瘤患者,16 例接受全中枢放疗,全脑放疗 9 例,应用三维适形技术仅行全脑室照射者 21 例,结果显示仅给予全脑室照射者无 1 例复发。该作者认为对于大多数孤立性颅内生殖细胞瘤而言,40 Gy 的全脑室照射即可。

■Rogers 回顾了自 1988 年以来的 20 项研究,共 788 例患者,采用全脑放疗或全脑室放疗局部加量,均未行全脊髓预防照射,5 年生存率为 97%,脊髓复发率为 3%,结论是全脑室放疗局部加量可以替代原来的治疗模式。

(五)剂量及分割模式

1. 诊断性放疗

◆天坛医院邱晓光等回顾性分析了经放疗证实的生殖细胞瘤患者 75 例共 104 个病灶(其中单发病灶者 51 例,2 个病灶者 19 例,3 个病灶者 5 例),观察应用 10 Gy 和 20 Gy 的照射剂量时病灶反应数目的变化。结果 2 种实验性放射疗法剂量对肿瘤病灶数目的影响未见显著性差异。认为在颅内生殖细胞瘤的诊断性放射疗法中,10 Gy 可作为排除部分非生殖细胞瘤的初步剂量。采用常规分割外照射,单次剂量为 1.8～2.0 Gy,照射剂量累积至 10 Gy 时复查头颅 MRI,如肿瘤体积无变化,可基本排除生殖细胞瘤,如肿瘤部分缩小即可初步诊断为生殖细胞肿瘤。

◆黄立敏等分析了贵州省人民医院及北京天坛医院收治的 28 例(16 例男性,12 例女性,中位年龄 14.5 岁)高度怀疑为颅内生殖细胞肿瘤的患者。实施诊断性低剂量放疗联合化疗方案,诊断性放疗剂量为 3.4 Gy(1.7 Gy×2 次)。经低剂量诊断性放疗后行 MRI 复查。结果:经低剂量诊断性放化疗后,病灶影像学诊断结果显示 26 例达完全缓解(CR),考虑临床诊断为颅内生殖细胞肿瘤,随即予患者行 IMRT 及 3D-CRT;治疗后影像学复查均为 CR,以上患者随访时间 1～8 年,所有患者均无瘤生存、无复发、未见放射性坏死。

2. 根治性放疗

◆局限型、单发的松果体生殖细胞瘤。

♦CTV-1:DT 21 Gy,总量 45 Gy。

♦CTV-2:全脑室,DT 24 Gy。

❖如果患者放疗前病理已明确为生殖细胞瘤,则先行全脑室照射 DT 24 Gy,后针对 GTV-P 推量至总量为 45 Gy,不设 CTV$_1$。

◆播散型、多发的松果体生殖细胞瘤。

　❖CTV$_1$:DT 21 Gy,总量 45 Gy。

　❖CTV$_2$:全脑全脊髓包括蛛网膜下腔,DT 24 Gy。

　❖如果患者放疗前病理已明确为生殖细胞瘤,则先行全脑全脊髓照射 DT 24 Gy,后针对 GTV-P 推量至总量为 45 Gy,不设 CTV$_1$。

　❖如果考虑混合型生殖细胞瘤,则 CTV$_1$ DT 18 Gy(总量 54 Gy),CTV$_2$ DT 36 Gy。

(六)危及器官限值

■危及器官(OAR)剂量限定如表 2-4 所示。

表 2-4　危及器官剂量限定

OAR	OAR 限定剂量(Gy)	OAR	OAR 限定剂量(Gy)
颞叶	≤45	食管	≤24
脑干	≤45	气管	≤24
视交叉	≤45	心	≤24
垂体	≤45	肺	≤24
视交叉	≤45	肝	≤24
视神经	≤45	肾	平均剂量≤15
眼球	≤45	胃	≤24
晶体	≤5	肠	≤24

(七)放疗并发症及处理

1. 放射治疗急性毒性反应

◆放疗中颅压增高(如脑水肿等):配合皮质类固醇、脱水剂等。

◆恶心、呕吐:止吐对症处理。

◆血液学毒性(如白细胞减少、贫血、血小板减少等):升血对症。

◆放射性皮炎:皮肤防护剂,必要时抗炎治疗。

◆放射性中耳炎或外耳炎:建议专科耳鼻喉对症处理。

◆疲劳、乏力:营养、支持对症处理。

2. 放射晚期毒性反应

◆认知能力、行为状态的下降。

◆垂体功能低下、生长发育迟缓、内分泌功能失常:激素替代疗法。

◆全脑全脊髓照射导致的脊柱生长减慢,影响身高。

◆放射性肺炎。

五、随访

● 一般情况下，建议定期随诊，通常在治疗后的 1～3 年内，每 3 个月复诊一次，第 4～5 年，每半年复诊一次，5 年以后每年复诊一次。
● 随诊应该包括如下详尽检查。
  ■ 头颅、脊髓的 MRI，胸部 CT，消化系及泌尿生殖系超声检查。
  ■ 实验室检查（内分泌激素水平、AFP、CEA、β-HCG 等）。
  ■ 幼儿及青少年还需关注生长发育水平、认知功能及心理健康。

（邱素芳）

第四节　原发性中枢神经系统淋巴瘤

一、疾病概况

● 原发性中枢神经系统淋巴瘤（PCNSL）是发生在中枢神经系统（大脑、眼睛、软脑膜和脊髓）内的一种罕见的结外非霍奇金淋巴瘤，占所有非霍奇金淋巴瘤的 1%～2%。
● 免疫表型主要来源于 B 细胞，约 98% 是弥漫大 B 细胞型。
● 根据文献报道其发生率占颅内恶性肿瘤的 3%，年发病率约为 0.46/10 万，主要见于 45～70 岁的人群，平均发病年龄 60 岁，男性发病率较女性稍高，种族之间无显著性差异。
● 近年来，在免疫功能正常人群中发病率呈明显上升趋势。
● 临床表现缺乏特异性，确诊难度大，恶性程度高，预后较差。
● 根据 2018 版 NCCN 指南及国内专家共识，以大剂量 MTX 为基础的综合治疗较单纯全脑放疗改善了患者的 PFS 和 OS。
● 由于全脑放疗可能导致 60 岁以上的老年患者出现严重的神经毒性，因此综合化疗后的巩固治疗倾向于延迟放疗或低剂量全脑放疗，但放疗的最佳剂量及分割方式尚未达成共识。
● 目前国内各医院的治疗方案尚未统一，多数患者的生存期远低于国际标准（44～60 个月）。

二、临床特征及相关检查

（一）临床特征

■ PCNSL 的临床表现复杂，缺乏特异性。
■ 主要表现为颅内压升高，局限性神经功能缺失甚至偏瘫，以及精神行为异常等症状，与肿瘤部位有相关性。
■ 一般病情呈进行性加重，病情表现多不可逆，致残及病死率较高。
■ 本病在中老年人群中呈高发趋势，以 40～60 岁多见，发病率男性稍高于女性。

（二）相关检查

■神经影像学评估对于 PCNSL 的诊断和疗效评价非常重要。

■临床检查首选头颅 CT 及 MRI，尤其是 MRI。肿瘤在 T_1 加权像上多表现为低信号，在 T_2 加权像表现为高信号或等信号，病灶的水肿程度因占位效应的大小而不等，一般轻于胶质瘤或转移瘤。MRI 增强后，病灶均匀强化，呈团块样增强或"握拳样"改变。

■如果通过 MRI 检查高度怀疑 PCNSL，在确诊前应停止使用糖皮质激素。因为糖皮质激素会导致淋巴瘤细胞坏死及溶解，给病理诊断带来一定的困难。

■立体定向活检是目前大多数专家推荐的外科首选。尽量以最小的损伤获取诊断性组织而不进行常规的大范围切除，以减少严重神经功能缺失的风险。

■如果活检不能确诊，建议逐渐减量停用激素后，进行临床和影像随访。

■如果淋巴瘤复发，应在使用激素前重新活检。

三、分期及治疗原则

（一）分期

■通过组织病理学明确诊断 PCNSL 之后，应进行完整的分步检查，以评估患者全身状态。

◆完整的中枢神经系统评价如下。

❖头颅 MRI（必需）。

❖脑脊液检查：在安全和无颅内压增高发生脑疝风险的情况下，可考虑行腰椎穿刺术检查脑脊液，虽然对确诊 PCNSL 意义不大。

❖脊髓 MRI：如果脑脊液检查阳性和/或有脊髓症状时，应进行脊髓 MRI 扫描。

◆详细的体格检查，完整的血液检查（包括血细胞计数、血小板检查、肝功检查等），胸部 X 线，胸腹部和骨盆 CT 以排除其他系统的累及。

◆血液艾滋病抗体检查：艾滋病抗体阳性患者应予抗病毒治疗，因为艾滋病相关性 PCNSL 与免疫功能良好患者的预后和治疗完全不同。

◆裂隙灯眼部检查：眼球葡萄膜。

◆睾丸超声检查：适用于老年男性患者。

◆骨髓活检：有助于发现隐蔽的系统性淋巴瘤。

◆PET 全身扫描：有助于发现隐蔽的系统性淋巴瘤。

（二）治疗原则

■PCNSL 患者明确全身状态后，应尽早开始治疗。

■年龄是 PCNSL 重要的预后因子。

■年轻患者应以治愈为目的。

■老年患者应以姑息治疗并降低神经毒性为目的。

■初始治疗的选择依赖于患者的健康状况和年龄。

◆如 KPS 评分≥40 或肌酐清除率≥50 mL/min 的患者，推荐 HD-MTX 为基础的化疗方案。常用 MTX＋ADM＋VCR＋CTX＋Ara-C、MTX＋CTX＋Vp-16、MTX ＋Ara-C＋

噻替派、MTX＋VCR＋甲基苄肼等。如果患者不能耐受 MTX，可选择不含 MTX 的化疗方案。系统性化疗至完全缓解(CR)患者可暂不给予全脑放疗(WBRT)，尤其是 60 岁以上的老年患者。如达 CR 患者存在高危因素需要行巩固性治疗时，可给予低剂量全脑放疗(WBRT)。如果系统性化疗达部分缓解(PR)患者，给予低剂量全脑放疗(WBRT)后，残余肿瘤病灶可考虑给予局部推量照射。

◆如 KPS 评分＜40 或肌酐清除率≤50 mL/min 的患者，建议全脑放疗(WBRT)或激素治疗缓解症状，以提高患者生存质量。

◆目前的治疗趋势愈加强调化疗的重要性，建议尽量首选化疗，除非患者具有化疗禁忌证。

◆眼球受累的患者需进行眼部放疗，眼球内注射化疗药物也可作为一种选择。

◆如果脑脊液检查或脊髓 MRI 结果阳性，可考虑做鞘内化疗加局部野脊髓放疗。

四、放射治疗

(一)放疗的适应证和禁忌证

1. 适应证

◆全脑放疗(WBRT)是多病灶性(弥漫性)PCNSL 的标准治疗。

◆PCNSL 经过初始化疗有效患者的巩固治疗，常延迟应用。

◆PCNSL 经过化疗失败患者的挽救性治疗。

◆患者不能耐受化疗(如 KPS 评分＜40 或肌酐清除率≤50 mL/min)。

◆拒绝化疗的患者。

2. 禁忌证

◆对于年龄＞60 岁的患者，必须谨慎应用全脑放疗(WBRT)，但并非绝对禁忌。

◆临床已经出现明显的认知功能衰退等神经功能损害症状，且这些症状与淋巴瘤病灶无关。

◆未经过活检病理证实的临床疑似病例，且患者未放弃手术活检的机会。

◆患者不能耐受放疗。

(二)放疗技术应用

■三维适形放疗和调强放射治疗为目前常用方法。

◆WBRT 一般采用三维适形放疗。采用螺旋 CT 扫描全脑图像，传送至治疗计划系统，物理师进行计划设计，一般给予 4 野照射。

◆WBRT 头部固定相对简单，一般不需要影像引导。

◆局部野高剂量放疗推荐采用调强放射治疗。采集 CT 与 MRI 图像传送至治疗计划系统，经过图像融合处理后，在 MRI 图像上可准确勾画出肿瘤残余病灶，物理师进行计划设计，一般给予 4～6 野照射。

◆使用 CT-MRI 图像融合处理软件，可以提高各种影像设备图像融合的准确性，以利于更为准确地勾画出靶区与周围正常组织。

■局部野高剂量放疗可采用影像引导放疗技术(IGRT)。在直线加速器上安装 EPID/IGRT 设备,将治疗机与影像系统结合在一起。实施治疗计划前可采集有关的影像学信息,确定治疗靶区,以利于减小摆位误差。

■根据既往治疗经验,PCNSL 不建议使用立体定向放射外科治疗。

(三)放疗定位

■CT 定位:患者仰卧位,个体化头枕及头架,双手置身体两侧,采用头颈热塑面膜固定,3 mm 层厚平扫 CT 扫描,采集范围:头顶至第 6 颈椎下缘水平。

■如果患者呼吸功能不稳定,需露出口鼻位置。

■如有脊髓转移病灶,可另外采用真空体模固定技术。治疗时头部照射采用头架与面膜固定,脊髓照射采用真空体模固定分别进行。

■对于全身状态较差的患者,在治疗时可能需要使用针对四肢的约束装置,以减少患者不能控制的体位变化。

(四)放疗靶区

■全脑靶区:WBRT 可根据 CT 图像勾画出全脑靶区为临床靶体积(CTV),如果患者裂隙灯检查阳性,CTV 还需包括双侧眼球及附件组织,计划靶体积(PTV)为 CTV 外放 0.3～0.5 cm。

■肿瘤局部野靶区:参考 2017 版 NCCN 指南及国内专家共识,对于以 HD-MTX 为基础的综合化疗及 WBRT 治疗后仍有明显的肿瘤残留或短期内复发的患者,可考虑采用局部野高剂量放疗。采集 CT 与 MRI 图像融合后,根据 T_1 增强序列图像所示残留病灶勾画大体肿瘤体积(GTV),GTV 外扩 1.0 cm 为临床靶体积(CTV_2),计划靶体积(PTV_2)为 CTV_2 外放 0.3～0.5 cm,行局部调强放射治疗。

(五)放疗剂量及分割模式

■在化、放疗综合治疗中,对于放疗的剂量及分割方式,目前尚无统一标准。

◆一项Ⅲ期随机临床研究以 HD-MTX(4 g/m^2)为基础的联合化疗伴随或不伴随 45 Gy 的 WBRT 治疗 PCNSL,结果显示增加 WBRT 使 PFS 获益,但同时显示出长期存活患者的神经毒性也明显增加。

◆另有多项研究显示 PCNSL 患者综合治疗后神经毒性的发生与接受 WBRT 的剂量＞40 Gy 密切相关,尤其在年龄＞60 岁的患者中。

◆WBRT 的最佳剂量是在 PCNSL 综合治疗中需要考虑的一个重要因素。根据报道,WBRT 的剂量在 20～30 Gy 时,血脑屏障的通透性可显著增加,故目前多认为 20～30 Gy 为 PCNSL 全脑放疗的最佳剂量。

◆为了减轻 WBRT 带来的延迟性神经毒性,近年来研究者们多采用减量全脑放疗(reduced-dose WBRT)。

❖Morris 等报道了一项 R-MPV 方案化疗后予 23.4 Gy 低剂量巩固全脑放疗的研究,其中化疗达 CR 的患者 PFS 为 7.7 年,并且在放疗后 48 个月进行的神经心理评估中显示未出现认知的下降。

❖Fisher 等研究了低剂量超分割全脑放疗与常规全脑放疗相比是否能够减轻综合治疗后 PCNSL 患者的神经毒性,诱导化疗后达 CR 者分别接受常规全脑放疗(45 Gy/25 f)和超分割全脑放疗(36 Gy/30 f,3 周),两组患者的 PFS 和 OS 无统计学差异,但接受超分割放疗组患者神经毒性的发生明显比常规放疗组延迟。因此,化疗减少肿瘤负荷后联合超分割放疗 DT 36 Gy 没有降低肿瘤的控制且延迟了神经毒性的发生时间,该全脑放疗剂量是可以接受的。

❖Illerhaus 等报道了多中心 II 期临床试验研究高剂量化疗(HDT:MTX 8 g/m² + Ara-C 8 g/m² + 噻替派 40 mg/m²)+自体干细胞移植(ASCT)+超分割全脑放疗(45 Gy)一线治疗<65 岁的 PCNSL 患者,中位随访 63 个月。所有患者 5 年生存率是 69%,而只接受 HDT+ASCT 的患者 5 年生存率是 87%。化疗后继续接受全脑放疗患者出现严重脑白质病变的发生率是 24%左右。

❖基于全脑放疗后神经毒性的问题,Illerhaus 等在该研究的基础上继续深入研究,入组 13 例<70 岁的 PCNSL 患者,按照上述高剂量化疗方案(HDT)+ASCT 治疗,未行巩固全脑放疗,中位随访 25 个月,3 年无病生存率(DFS)和 OS 均为 77%,未观察到严重的神经毒性的发生,患者 OS 与先前研究 OS 相似。所以 Illerhaus 等认为对 HDT+ASCT 后达 CR 的 PCNSL 患者行巩固全脑放疗不是必需的。

■参考 2018 版 NCCN 指南及国内专家共识,推荐放疗剂量及分割模式如下。

◆接受系统性化疗达到 CR 的患者可推迟行全脑放疗。

◆如化疗达 CR 患者存在高危因素或需要行巩固放疗时,建议给予全脑放疗剂量不超过 23.4 Gy,分割 1.8 Gy/次、5 f/周。

◆接受系统性化疗后 PR 的患者或 CR 患者短期内复发(<3 个月),建议给予全脑放疗剂量 30~36 Gy,可采用超分割放疗(36 Gy/30 f,3 周)。全脑放疗后,肿瘤残余病灶局部可推量放疗,总剂量不超过 45 Gy。

◆如患者不能接受系统性化疗或不能耐受化疗,建议给予全脑放疗剂量 24~36 Gy,可采用常规分割或超分割。全脑放疗后,瘤床区可考虑行推量放疗,总剂量不超过 45 Gy。

■危及器官限值:PCNSL 放疗总剂量低,对周围器官影响较小。如眼球未受累及,WBRT 需要注意保护晶体,建议最高剂量不超过 300 cGy。如眼球受累及,晶体应该与全脑接受相同的放射剂量。

■放疗并发症及处理如下。

◆全脑放疗对 PCNSL 患者造成的主要不良反应就是神经毒性,包括影响患者的认知、运动及自主功能。

◆当全脑放疗剂量>40 Gy 时,神经毒性发生率明显上升。

◆对年龄>60 岁的患者,可引起严重甚至致死性神经毒性作用。对年龄<60 岁的患者,随着生存期的延长,延迟性的神经毒性反应也逐渐显现并加重。

◆在放、化疗综合治疗中,随着含 HD-MTX 的化疗方案总疗程的增加,其延迟性神经毒性反应也相应加重。MTX 鞘内注射化疗的患者如联用全脑放疗及脊髓局部野放疗后,全脑及脊髓的神经毒性反应明显增加。

◆针对 PCNSL 患者的严重神经毒性反应,目前公认有效的方法是推迟放疗时间及减量全脑放疗。如果患者确定需要接受 WBRT 时,超分割放疗可能是推迟神经毒性发生的一种选择。

◆对于已经出现延迟性神经毒性反应的患者,目前缺乏有效药物。

◆推荐在放疗前 1 周内、放疗完成时、放疗后每 3 个月进行一次对 PCNSL 患者全面的认知功能评估。

五、预后及随访

●根据研究资料,PCNSL 患者的预后因病情的复杂性而各不相同。

■低危因素包括:年龄<60 岁;病变限于一侧大脑半球或小脑半球;免疫功能较好、接受以 HD-MTX 为基础的综合治疗。

■高危因素包括:年龄>60 岁;血乳酸脱氢酶大于正常;化疗方案不是以 MTX 为主或其剂量≤1 g/m^2 等。

●初步治疗完成后,所有患者必须进行规范的临床随访观察。

■头颅 MRI 评估:每 3 个月复查一次,持续至 2 年;2 年以后每 6 个月复查一次,持续至 5 年;以后每年至少复查一次。

■脊髓 MRI 评估:对既往有脊髓转移病灶的患者,需在复查头颅 MRI 的同时,规范复查脊髓 MRI。

■脑脊液检查:对既往有脊髓转移病灶的患者,需定期行腰椎穿刺术检查脑脊液。

■裂隙灯眼部检查:对既往有眼球转移病灶的患者,需定期行眼部裂隙灯检查。

■根据神经影像学检查(头颅和/或脊髓 MRI)、脑脊液检查、裂隙灯眼部检查等做出及时准确的诊断,为下一步规范的随访或进展期治疗提供充分依据。

(汪　洋　高洪元)

第五节　听神经瘤

★听神经瘤多数来源于听神经的前庭部分,3/4 起源于上前庭神经,少数来自耳蜗神经。

★前庭神经内听道部分(外侧部)长约 10 mm,桥脑小脑角(CPA)部分(内侧部)15 mm,总长度约 25 mm。其神经胶质髓鞘和施万细胞髓鞘之间存在一分界带,即 obersteiner-redlich 区。此分界带恰在内耳孔区。听神经瘤之所以常常发生在内听道,是由于肿瘤起源于施万细胞。

★随着肿瘤的生长增大,肿瘤可引起内听道扩大,突向小脑桥脑角部,充填于小脑桥脑角内(图 2-9)。

★肿瘤大多数为单侧性,少数为双侧性;如伴神经纤维瘤病时,则正相反。两侧发生的概率几乎相等。

★肿瘤的主要供血动脉来自小脑前下动脉,此血管在接近肿瘤处分出一支进入肿瘤包膜,并分成若干小枝进入肿瘤组织。其他有基底动脉分出的桥脑动脉、小脑上动脉、小脑后下动脉的分支至肿瘤。其静脉回流主要通过岩静脉进入岩上窦。

★听神经瘤累及的颅神经主要有与其毗邻的三叉神经、面神经、位听神经、舌咽神经。

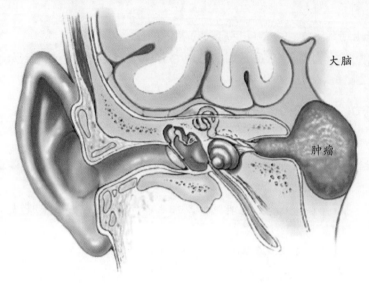

大脑

肿瘤

图 2-9　听神经瘤生长示意图

★听神经瘤占原发性脑肿瘤的 10%，由于其生长情况难以预测，因此在治疗方法选择上难以达成共识。目前该肿瘤的处理方法主要包括临床观察、显微手术和放射外科(γ 刀及射波刀等)治疗。由于听神经瘤所处的特定的解剖位置关系，手术并发症仍然较高，汇总不同医生 2 124 例的报道，全切率 97%，面神经损伤率 23%，其他并发症如脑脊液漏、感染等为14%，死亡率平均 1.7%。试图保存听力的手术，只有不到 20% 的病例达到了目的。

★近年来，神经影像、显微外科、立体定向及神经功能监测技术的发展，要求医生不仅做到听神经瘤全切，而且需在保留听力和颅神经功能方面进一步提高。放射外科恰恰能满足这种要求，其可以作为显微外科手术以外的一种替代性治疗选择。

一、临床特征及检查

(一)临床特征

■听神经瘤临床症状在疾病的早期常常不十分明显，往往直到完全耳聋或出现其他临床症状时才得以发现。听神经瘤的发展过程分期如下。

◆第一期：肿瘤直径<10 mm，仅有听神经受损表现，除耳鸣、听力减退、头晕、眩晕和眼球震颤外，无其他临床症状。患者一般都去耳科就医，临床上与听神经炎难以鉴别。

◆第二期：小型肿瘤，肿瘤直径 1～2 cm，除听神经症状外出现邻近颅神经症状，如三叉神经和面神经症状，小脑功能受到影响，但无颅内压增高症状。脑脊液化验蛋白质含量轻度增高，内听道扩大。

◆第三期：中等型肿瘤，肿瘤直径 2～3 cm，除上述症状外，有后组颅神经(Ⅸ、Ⅹ、Ⅺ)及脑干症状，小脑受损症状更为明显，并有不同程度的颅内压增高。脑脊液化验蛋白质含量增高,内听道扩大并有骨质吸收。

◆第四期:大型肿瘤,肿瘤直径>3 cm,症状已扩大到全脑,阻塞性脑积水表现严重,脑干受损亦很明显,有时还可出现对侧颅神经受损症状。语言障碍和吞咽困难都很明显,有的甚至出现意识障碍,如淡漠、嗜睡、痴呆,甚至昏迷,并可有角弓反张样僵直发作。此期如未获得详细病史,可能被误认为脑干、小脑或弥漫性脑性病变。

(二)影像检查

1. CT 检查

◆平扫:较大肿瘤可在桥脑小脑角区出现类圆形或低密度灶,少数呈高密度灶。病灶与岩骨接触面小,形成"锐角征"。病灶中心多位于内耳道平面。70%～90%的内耳道呈锥形或漏斗状扩大。少数病例可见双侧听神经瘤。

◆增强:几乎所有的肿瘤均有强化,约50%为均一强化,其次为不均一强化,部分病例呈环状强化。均一强化多为等密度病变,环状强化则病灶以低密度为主,多数肿瘤边界增强前不清,增强后清楚锐利。

2. MRI 检查

◆听神经瘤呈长 T_1 长 T_2 信号,T_1WI 信号强度较脑膜瘤为高,T_2WI 信号强度较脑膜瘤为低,边缘清楚,信号常不均;轴位 T_2WI 及冠位 T_2WI 均可显示内听道扩大,肿块有小瓜蒂呈"鼠尾征"钻入内听道内。听神经瘤诊断的金标准是 GD-DTDA 增强的 MRI。特别是当肿瘤很小(<1 cm)或在内听道内,CT 扫描阴性又高度怀疑肿瘤存在时,应该进行 GD-DTPA 增强的 MRI。但也要注意 GD-DTPA 的可能假阳性,这几乎总是见于内听道神经的炎症或与蛛网膜炎有关;任何小的、接近底部的增强病变应该在 6 个月后做 MRI 复查以评估其生长情况。

二、适应证

●瘤体 <3 cm。
●显微手术切除后残留或复发的瘤体。
●双侧小且多发的听神经瘤。
●年老体弱或不能承受全麻和手术的中小型听神经瘤。

三、放射外科治疗

●放疗定位:不同的放射外科设备要求定位方式不同,γ 刀一般佩戴立体定向头架定位,术前需要局部麻醉,头架需要螺丝固定。SGS 型放射外科系统及射波刀系统通常只需要热塑面膜固定。治疗时头部照射采用头架与面膜固定,对于全身状态较差的患者,在治疗时可能需要使用针对四肢的约束装置,以减少患者出现不自主的体位变化。

●放疗靶区:听神经瘤作为良性肿瘤,治疗靶区一般仅限于 GTV,部分生长不规则或术后患者可外放 2 mm(PTV),给予照射。

●放射剂量及肿瘤控制率:Lunsford 等报道放射外科治疗随访时间≥10 年的 252 例患者,肿瘤控制率达 98%,73%的肿瘤缩小;肿瘤周边剂量 12.5～13 Gy,6 年控制率为 98.6%,

面神经功能保留率为100％。Hasegawa 等报道放射外科治疗 317 例听神经瘤 5 年以上的随访结果,早期的高剂量组(肿瘤周边剂量≥15 Gy)的 10 年控制率为 97％,1993 年后的低剂量组(13 Gy 或 12 Gy)的 10 年控制率为 94％。其中 24 例体积≥15 cm³ 大型听神经瘤放射外科术后的 10 年控制率约为 57％。王恩敏等用 Leksell 放射外科治疗高龄大型听神经瘤 50 例,肿瘤最大径为 31.0～63.0 mm,肿瘤平均体积为(14.8±8.0)cm³。照射肿瘤的中心剂量为 22.0～28.0 Gy,平均周边剂量为(12.3±0.9)Gy。随访时间为 68～138 个月。结果肿瘤控制率为 94％,14 例保留有效听力,2 例出现轻度面瘫,18 例出现面部不适或麻木,7 例出现脑积水行分流手术。因此认为放射外科对高龄、脑干受压不明显、肿瘤内有部分囊性变的大型听神经瘤(最大径≤40 mm)有良好长期控制作用。尽管肿瘤较大,多数肿瘤为卵圆形生长,通过堵塞部分准直器孔使照射在周围脑干上的放射剂量有所降低,加之照射肿瘤的剂量相对较低,出现脑干水肿的概率较低。对于放射外科初次治疗失败的患者,再次放射外科治疗仍可能有很好的疗效。Lonneville 等对 25 例初次放射外科治疗肿瘤未控的患者行 2 次或 3 次 γ 刀治疗,中位随访时间为 46 个月,肿瘤的控制率为 85％,且没有增加面神经和三叉神经损伤的风险,说明 γ 刀治疗的安全性极高(图 2-10)。

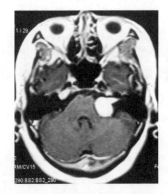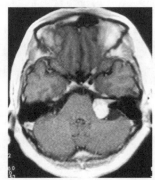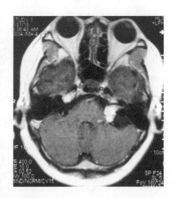

图 2-10　γ 刀治疗周边剂量(12 Gy),随访 7 年病灶明显缩小

四、并发症及治疗

● 放射外科治疗后瘤周水肿、脑积水:放射外科治疗听神经瘤后,瘤周水肿的发病率可达 8％,脑积水的发病率可达 1.5％。主要发病机制是放射损伤血脑屏障、血管通透性增高,血浆外渗,致瘤周水肿,致脑脊液循环受阻及脑脊液中蛋白质浓度升高,致脑脊液吸收障碍形成脑积水。严重时颅压升高,致头痛、呕吐、共济失调等。无论是放射治疗前或治疗后,脑干受压明显时或引起脑积水时,尽早实施脑室腹腔分流手术,以增加颅内代偿空间,使患者度过肿瘤肿胀期。对于囊性听神经瘤可在放射外科治疗前进行瘤囊穿刺抽液,这样可明显降低肿瘤的容积效应,减少放射性水肿的出现。

● 暂时性瘤体增大:听神经瘤放射外科术后 6～12 个月,约一半的肿瘤有暂时的肿胀增大过程,这是放射外科术后的正常反应。肿瘤放疗后液化、坏死、囊变,表现出失增强效应,在此过程中,会出现一定程度的体积增大。但这种增大,往往是肿瘤放疗后的坏死肿胀所致,随着坏死产物的吸收,肿瘤会随之缩小,而不急于开颅手术。需要注意的是,对于高龄患者,颅内代偿空间相对较大,大部分患者治疗后无症状。如果患者症状加重,应给予脱水、激素治疗。

● 听神经瘤治疗中的听力保存:Niramjan 等报道了一组放射外科治疗听神经瘤的结果,指出在周边剂量小于 14 Gy 时,听力保存率达 73%,而在大于 14 Gy 时,则只有 49%;Forster等对听力保存问题做了长达 4 年的研究,指出随着时间推移,听力保存率下降,并认为在周边剂量小于 17.5 Gy 时,其 4 年听力保存率可达 42%,甚至更高。肿瘤大小和听力保存之间呈负相关关系。

● 其他颅神经病变:放射外科治疗听神经瘤,若周边剂量大于 16 Gy,将产生一系列毒副反应,如听力下降、面瘫、三叉神经病变、平衡失调、眩晕及头痛等,发生率为 7%～43%。三叉神经病变与周边剂量大小成正相关,且运动纤维较感觉纤维的放射耐受性高。Flickinger 等报告了 238 例听神经瘤放射外科治疗的结果,在周边剂量≤13 Gy 时,无三叉神经病变的发生;在 14～16 Gy 组,发病率为 15%;而在 17～20 Gy 组,则高达 34%。因此应控制放射外科的周边剂量不高于 13 Gy。目前认为,12 Gy 是一个安全有效的剂量。随着治疗经验的积累、治疗技术的进步、放射外科设备及规划系统的完善,其他颅神经病变的发生率必将降至更低。

五、随访及评价

● 放射外科结束后,需要定期评估临床症状和影像学。MRI 每 6 个月复查 1 次,持续 2 年;2年以后每年复查 1 次。

● 有文献报道,截至 2010 年底,放射外科共治疗听神经瘤 46 835 例,占放射外科治疗脑肿瘤的 9.3%,居放射外科治疗的良性脑肿瘤的第二位。由此可见,放射外科治疗在听神经瘤的治疗中具有相当重要的地位。近 10 年来,放射外科技术有了稳步提高,主要体现在先进的剂量计划软件、磁共振定位技术及剂量的优化等方面。自动摆位系统(APS)的临床应用使得治疗剂量适形更加趋于完美。这一系列进步使得放射外科治疗听神经瘤的效果产生了飞跃,尤其是治疗的风险极低、并发症少、面听神经功能保存满意,使其逐步演变为可替代显微手术的微创治疗方法,尤其对中小型听神经瘤可作为首选治疗方法。

(潘绵顺　李　勇)

第六节　垂　体　瘤

一、垂体瘤概述

● 垂体腺瘤是最常见的一种颅内肿瘤,根据美国流行病学调查,其发病率为 7.5～15/10 万,占颅内肿瘤的 10%～20%,在颅内肿瘤中仅低于脑胶质细胞瘤和脑膜瘤。在随机尸解中,无症状的垂体瘤高达 20%。

● 侵及局部骨质和软组织的垂体瘤经常是良性的,而细胞的多形性经常与临床恶性表现不一致,因而垂体瘤有良性、侵袭性和垂体癌之分。90%以上的垂体瘤为良性垂体瘤。

● 依据内分泌功能可将垂体腺瘤分为功能性和无功能性垂体腺瘤两类,前者又称分泌型垂体瘤,约占全部垂体腺瘤的70%,此类肿瘤分泌过多的垂体激素而表现为相应激素分泌过多症状;后者称为无分泌型垂体腺瘤,约占30%,此类肿瘤不分泌有生物活性的垂体激素。两种肿瘤都会由于肿瘤的占位效应导致视通路或者视神经受压导致颞侧视野缺损;而非功能性垂体腺瘤由于其占位效应压迫正常垂体组织导致垂体功能低下(图2-11)。

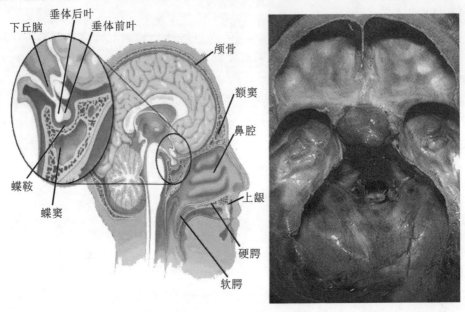

图 2-11　垂体解剖及垂体瘤

● 不同垂体腺瘤由于其发病机制、生物学特点及对不同治疗方法反应不同,其治疗方案也有所不同。

● 目前,除部分催乳素腺瘤可通过溴隐亭等药物控制外,手术是治疗垂体瘤的重要方法,手术入路多样,其中以经鼻蝶显微镜和内镜手术最为常见。经蝶垂体切除术后的长期肿瘤控制率为50%~80%。近几年来随着我们对垂体瘤的发病机制的进一步认识,治疗技术有了很大改善,但是由于肿瘤侵犯周围结构或者切除不彻底会导致肿瘤10年复发率达10%~40%。

● 放射治疗是以控制肿瘤生长和恢复激素水平为目的的治疗。过去,常规放疗常用于手术后残留或复发的侵袭海绵窦的垂体瘤,或者多次手术导致纤维化及不宜手术患者。1951年,瑞典神经外科学家Leksell提出立体定向放射外科的概念;1968年,他首次应用γ刀治疗垂体瘤。以γ刀立体定向放射外科作为垂体瘤二线治疗方案,获得了良好的肿瘤控制率及激素缓解率。由于垂体瘤位置固定,对放射线敏感,而正常垂体细胞对放射线不敏感,因此γ刀常能在不损伤或轻度损伤正常垂体细胞情况下有效地杀伤肿瘤组织。累及海绵窦的小肿瘤、术后残存、复发肿瘤或手术禁忌等情况下可首选γ刀治疗。

二、垂体瘤的临床特征及分型

● 垂体腺瘤的大小、生长速度、影像学表现、临床症状、内分泌功能、细胞组成、形态学各不相同。从临床角度来说,最具临床意义的分类是根据其内分泌类型、血浆激素水平及临床表现,分为功能性和无功能性垂体腺瘤。

(一)分泌性垂体腺瘤

■ 占垂体肿瘤的70%,它又分为如下几种。

◆ 单激素分泌腺瘤:瘤细胞仅为一种类型,分泌一种激素的腺瘤。

❖ 泌乳素(prolactin,PRL)腺瘤:女性常见,占分泌性腺瘤的40%~60%,表现为闭经、溢乳、不育;男性表现为性欲减退、阳痿、乳腺发育等。

❖ 生长激素(growth hormone,GH)腺瘤:占20%~30%;未成年患者可发生生长迅速,如巨人症;成人以后为肢端肥大的表现。

❖ 促肾上腺皮质激素(adrenocorticotropic hormone,ACTH)腺瘤:可以引起库欣病(cushing disease)和Nelson综合征,占分泌性垂体腺瘤的5%~15%。

❖ 促甲状腺激素(thyroid-sfimrlating hormone,TSH)腺瘤:罕见,由于垂体促甲状腺激素分泌过多,引起甲亢症状。

❖ 促性腺激素(gonadotropic hormone,GnH)腺瘤:少见,如性功能减退、闭经、不育、精子数目减少等。

◆ 多激素分泌腺瘤:肿瘤分泌2种以上激素,不做详述。

(二)无分泌功能腺瘤

■ 占垂体腺瘤发病率的30%。因肿瘤向鞍外扩展引起压迫症状,较为多见;或周围正常组织受压和破坏引起不同程度腺垂体功能减退。

三、垂体瘤的诊断和分级

● 结合临床症状、体征、血液中相关激素水平异常,MRI增强扫描做出诊断。对于大垂体瘤,普通X线颅侧位片就能做出诊断。而垂体微腺瘤则需MRI增强扫描。MRI三维扫描能清晰观察肿瘤所在位置及与周围结构的关系,并能观察肿瘤与视交叉的关系和距离。CT骨窗对观察是否伴有骨质破坏很有价值。近几年CT血管造影作为一种新的非损伤性血管成像技术广泛应用于临床。对侵袭性垂体腺瘤患者CTA可清楚显示肿瘤与血管、颅骨的三维关系,对术前了解肿瘤与周围血管位置非常重要。然而,一般放疗科医师面临的绝大多数垂体瘤患者是手术后患者,且均有明确的病理诊断。重要的是明确术前肿瘤范围、术后肿瘤残存情况。因而术后、放疗前复查MRI增强扫描很必要。对于经蝶窦入路显微手术,术后蝶窦内肿瘤残存和蝶窦内充填脂肪可经术后观察3个月左右得以区别。充填脂肪在一定时间内可被吸收,从影像学上消失。

● Knosp等根据测量冠状位MRI海绵窦受侵犯的程度提出5级分类法,对临床诊断和治疗颇有重要价值。垂体腺瘤冠状位MRI分级如下。

- ■0级:海绵窦未受侵,肿瘤局限在鞍内和颈内动脉内侧壁连线内。
- ■Ⅰ级:肿瘤位于颈内动脉中央连线内,内侧静脉丛受侵已消失。
- ■Ⅱ级:肿瘤位于颈内动脉外侧壁连线内侧,内侧和上方或下方的静脉丛已消失。
- ■Ⅲ级:肿瘤长到颈内动脉外侧壁连线外,突出海绵窦外,海绵窦内各静脉丛消失。
- ■Ⅳ级:海绵窦外侧腔也消失,可见外侧壁隆。
- ■Ⅴ级:海绵窦内颈内动脉被肿瘤包裹,静脉丛消失。

四、垂体腺瘤的治疗

●放射外科治疗垂体腺瘤的目的:①控制肿瘤生长;②降低过度分泌的激素水平,趋于正常或恢复正常;③减轻或消除内分泌障碍;④尽可能保留正常垂体组织。而临床上很难通过单一治疗方案达到上述目的。许多患者通常需要手术、药物、放疗等综合治疗措施,才可能达到目的。

(一)药物治疗

■对于功能性垂体腺瘤来说,泌乳素腺瘤和生长激素腺瘤的药物治疗主要应用多巴胺激动剂以及生长抑素类药物,常用的有溴隐亭、卡麦角林、奥曲肽等,对泌乳素微腺瘤首选药物治疗。有些学者认为服用溴隐停后肿瘤质地变韧,反而不利于手术切除。另外多巴胺激动剂可能具有放射保护作用,降低放射治疗效果。Landolt 等认为,多巴胺激动剂应在放射治疗前 2 个月停用。对 GH 腺瘤患者使用溴隐亭约有 20% 获症状改善。而生长抑素类药物如奥曲肽可使 75%～90% 的 GH 腺瘤患者血 GH 水平明显降低。它主要通过抑制下丘脑释放 GHRH 及垂体释放 GH 来抑制 GH 分泌。对 ACTH 腺瘤可用赛庚啶作为辅助治疗。而对于 TSH 腺瘤,使用奥曲肽能明显降低患者血 TSH 水平,使甲状腺素恢复正常、肿瘤体积缩小。有近 10% 的无功能腺瘤对溴隐亭有反应,服用后瘤体缩小。然而对无功能垂体腺瘤的治疗,首选仍是手术,只有当患者的条件不允许进行手术时,才考虑其他治疗方法。

(二)手术治疗

■手术治疗依然是大多数垂体腺瘤的首选治疗方法。经蝶入路垂体腺瘤切除术是目前垂体腺瘤的主要手术入路,完全切除率为 60%～90%,对侵袭性大腺瘤则很难彻底切除,只能改善症状,难以根治。其主要优点:颅外手术,患者术后反应轻,对年老体弱者更适用。开颅垂体腺瘤切除术只在巨大垂体腺瘤中采用。内镜下手术切除是我国近年来出现的方法,适合切除中小垂体腺瘤,也可用于大腺瘤的辅助治疗。据统计,大型垂体腺瘤术后复发率为 5%～40%。功能性腺瘤行显微手术后,其内分泌恢复正常的比率:库欣病为 56%～91%,GH 腺瘤为 42%～84%,PRL 腺瘤为 28%～87%。

(三)放射治疗

■垂体腺瘤对放射治疗的敏感性与组织学类型有关,生长激素腺瘤对放疗最敏感,促肾上腺皮质激素腺瘤对放疗最不敏感。目前常规放射治疗主要作为术后残留肿瘤的辅助治疗。术后放疗更好地控制了肿瘤的复发,尤其是复发率高的侵袭性垂体肿瘤更是如此。立体定向放射外科治疗,从概念上讲,SRS 是 1～5 次给予损毁性的照射剂量,而 SRT 则是分割照射,后者实际上是通过立体定向施照方式实现的常规剂量分割或低分割照射。总之,适合常规放疗的垂体腺瘤患者均适合于 SRS 或 SRT。

1. 放射治疗适应证及禁忌证

◆术后残留或复发的垂体腺瘤(肿瘤与视束、视交叉间距大于 3～5 mm)。

◆各种类型垂体腺瘤,无明显视力、视野障碍者。

◆年老或伴有内科疾病不能耐受手术者。

◆药物治疗无效、不能耐受药物治疗的副反应或不愿手术的微腺瘤患者。

◆目前大多数学者认为肿瘤压迫视神经或视交叉是 γ 刀治疗的禁忌证。

2. 常规放疗

◆采用 ^{60}Co 机、直线加速器。常用方法:一前加两侧野的三野照射技术。参考术前和术后 MRI。一般设 5 cm×5 cm 野,少数大的肿瘤则需有较大的野。定位体位:使用斜架面罩固定,将头置于眉弓下缘至外耳孔连线与床面垂直的位置,经前额、两侧颞叶入射。对于肿瘤主要位于蝶窦或蝶窦有残留肿瘤的病例,可选择下列定位体位:使用面罩固定仪将头置于外眦与外耳孔连线与床面垂直的位置。两侧野将垂体窝和蝶窦包全,然后机头转至正前方,前野经筛窦达蝶窦和垂体窝。设此野有一条件,即前野的左右经线不能大于 5 cm(即在患者两野平行前视时两侧角膜内缘之间的距离要等于或大于 5 cm,以确定角膜不在射野内),肿瘤横径大于 3～3.5 cm 则不宜用此野。等中心照射,1.8～2.0 Gy/次,总剂量 45～50.4 Gy/5 周。

3. 三维适形或调强照射技术

◆对于较大的肿瘤,可采用多个固定野,每野使用整体适形挡块的技术照射。95% 剂量线定为参考线,1.8 Gy/次,总剂量 45～50.4 Gy/5 周。

4. 放射外科治疗

◆现代影像学的发展推动了以 CT 或 MRI 扫描为基础的 SRT 或 SRS 三维放射治疗。实现了靶区的准确定位、勾画与施照及靶区边缘剂量梯度的相对锐利。γ 刀是放射外科治疗的代表,放射外科治疗时采取薄层扫描,可提高定位准确性,进而提高治疗效果,同时降低并发症的发生率。CT 扫描:微腺瘤鞍底局部骨质变薄或缺损,垂体高度增加,垂体内出现局限性低密度灶,垂体与垂体柄连接处隆起,冠状位可见垂体柄挤向健侧。肿瘤直径≥10 mm 时,可见蝶鞍扩大,鞍内呈低混杂密度,呈不均匀的结节状或环形强化,可有囊性改变。MRI 薄层扫描:对于垂体疾病的诊断和处理,核磁共振有着极优越的效果,它有更显著的软组织对比,使视神经、视交叉、海绵窦、颈内动脉能更清晰地显像。高分辨薄层 MRI 对术前垂体腺瘤的定位是一种最准确的成像方法。在 T_1 像上,大的腺瘤通常和脑组织密度相近,在注射 Gd-DTPA 后正常垂体、漏斗及海绵窦迅速增强与低密度的腺瘤之间形成很好的对比。正常垂体后叶的血液供应直接源于颈内动脉分支,垂体漏斗由垂体上、下动脉供血,在动态增强扫描上,后叶及漏斗部最早强化。垂体前叶由于是通过垂体门脉系统,由上、下垂体动脉间接供血,强化要比后叶慢,正常垂体的强化要早于微腺瘤,在 Gd-DTPA 注射后 30～120 s 垂体瘤呈相对低信号。动态增强扫描可加大正常和病变组织间的信号差异,显示微小病灶,能显著提高垂体微腺瘤的检出率。崔海燕等研究 34 例垂体瘤 MRI 扫描序列,发现在动态增强的第 25、50、75、105、130s 时分别有 3、12、11、7、1 例肿瘤的低信号与正常强化的垂体呈最明显的反差。因此,在磁共振定位扫描时,最好行动态增强扫描,以获取最佳的肿瘤对比度,以利于精确治疗的实施。

◆CT 及 MRI 在图像显示中各有不同优缺点。MRI 显示软组织明显优于 CT,而 MRI 三维扫描能够清晰观察肿瘤所在位置及与周围结构的关系。CT 骨窗对观察是否伴有骨质破坏很有价值。MRI 成像技术对正常软组织及肿瘤等病变具有较高的分辨率,尤其视交叉在 CT 上不易看到而在 MRI 可以较清楚地勾画出来。现在的 TPS 治疗系统中解剖结构主要取自于 CT 及 MRI 图像。因为 CT 图像是计划设计的基本图像,其可以方便地进行组织密度的计算,得到最为精确的剂量分布。CT 与 MRI 图像融合可以结合二者优点使靶区及相关器官勾画更准确。将病灶定位的影像学资料输入计算机工作站,在每张图像上勾画出病灶边界和颅内某些重要结构的轮廓,如眼球、视神经、视交叉、脑干等,并对上述结构进行三维重建。根据病灶的大小、形状、体积、位置、相邻结构、水肿范围、患者的临床表现等,选择最佳的等剂量曲线分布图。不同类型的垂体瘤所需的放射外科剂量可参考表 2-5、表 2-6、表 2-7。

表 2-5 放射外科治疗无功能型垂体腺瘤的研究

研究者	报道年份	患者数量	平均或中位数随访(月)	平均或中位边缘剂量(Gy)	放射性肿瘤控制率(%)
Feigl	2002	61	55.2	15	94
Sheehan	2002	42	31.2	16	97.6
Wowra	2002	30	57.7	16	93.3
Petrovich	2003	52	34	15	100
Losa	2004	54	41.1	16.6	96.3
Muacevic	2004	51	21.7	16.5	95
Kajiwara	2005	14	32.1	12.6	92.9
Picozzi	2005	51	40.6	16.5	96.1
lwai	2005	28	36.4	12.3	93
Mingione	2006	100	46.4	18.5	92.2
Voges	2006	37	56.6	13.4	100
Liscak	2007	140	60	20	100
Pollock	2008	62	64	16	96.8

研究者	报道年份	患者数量	平均或中位数随访（月）	平均或中位边缘剂量（Gy）	放射性肿瘤控制率（%）
Hoybye	2009	23	78	20	100
Kobayashi	2009	71	50.2	NR	96.7
Castro	2010	14	42	12.5	100
Hayashi	2010	43	36	18.2	100
Gopalan	2011	48	95	18.4	83
lwata	2011	100	33	21 Gy/3 f,25 Gy/5 f	98
Park	2011	125	62	13	90
El-Shehaby	2012	21	44	12	85
Runge	2012	65	833	13	98.3
Starke	2012	140	50.4	18	90
Wilson	2012	51	50	14	100
sheehan	2013	512	36	16	93

表 2-6　放射外科治疗库欣综合征的研究

研究者	报道年份	患者数量	平均或中位数随访（月）	平均或中位边缘剂量（Gy）	内分泌缓解率（%）
lzawa	2000	12	26.4	23.8	16.7
Sheehan	2000	43	39.1	20	63
Shin	2000	6	88.2	32.3	50
Hoybye	2001	18	16.8	NR	44
Feigl	2002	4	55.2	15	60
Kobayashi	2002	20	64	28.7	23.3
Laws	2002	40	NR	20	74
Pollock	2002	42.4	20	78	NR
Choi	2003	7	42.5	28.5	55.6
Petrovich	2003	4	34	15	NR
Witt	2003	8	24	24	0
Wong	2003	5	38	NR	100

续表

研究者	报道年份	患者数量	平均或中位数随访（月）	平均或中位边缘剂量（Gy）	内分泌缓解率（%）
Devin	2004	35	42	14.7	49
Kajiwara	2005	2	38.5	26	50
Voges	2006	17	58.7	16.4	52.9
Castinetti	2007	40	54.7	29.5	42.5
Jagannathan	2007	90	45	23	54
Petit	2008	33	62	20	52
Pollock	2008	8	73	20	87
Tinnel	2008	12	37	25	50
Castinetti	2009	18	94	28	50
Kobayashi	2009	30	64.1	28.7	35
Wan	2009	68	67.3	23	27.9
Hayashi	2010	13	36	25.2	38
Sheehan	2011	82	31	24	54
Wein	2012	17	23	18	58.8
Grant	2013	15	40.2	35	73

注：NR 指未测量。

表 2-7　放射外科治疗肢端肥大症的研究

研究者	报道年份	患者数量	平均或中位数随访（月）	平均或中位边缘剂量（Gy）	内分泌缓解率（%）
Izawa	2000	29	26.4	23.8	41.4
Shin	2000	6	42.7	34.4	66.7
Zhang	2000	68	34	31.3	36.8
Fukuoka	2001	9	42	20	50
Ikeda	2001	17	55.8	25	82
Feigl	2002	9	55.2	15	60
Pollock	2002	26	42.4	20	42
Attanasio	2003	30	46	20	23
Choi	2003	9	42.5	28.5	50
Muramatsu	2003	4	30	27.5	50

研究者	报道年份	患者数量	平均或中位数随访(月)	平均或中位边缘剂量(Gy)	内分泌缓解率(%)
Petrovich	2003	5	34	15	NR
Witt	2003	4	24	24	25
Castinetti	2005	82	49.5	25	17
Gutt	2005	44	22.8	18	47.7
Kajiwara	2005	2	53.5	13.5	0
Koybayashi	2005	67	63.3	18.9	4.8
Jezkova	2006	96	53.7	35	50
Voges	2006	64	54.3	16.5	37.5
Pollock	2007	46	63	20	50
Roberts	2007	9	25.4	21	44.4
Vik-Mo	2007	61	66	26.5	17
Jagannathan	2008	95	57	22	53
Losa	2008	83	69	21.5	60.2
Pollock	2008	27	46.9	20	67
Tinnel	2008	9	35	25	44.4
Castinetti	2009	43	102	24	42
Ronchi	2009	35	120	20	46.0
Wan	2009	103	67.3	21.4	36.9
Hayashi	2010	25	36	25.2	40.0
Iwai	2010	26	84	20	38.0
Poon	2010	40	73.8	20~35	75
Sheehan	2011	130	31	24	53
Franzin	2012	103	71	22.5	60.7
Liu	2012	40	72	21	47.5
Grant	2013	13	40.2	35	61

◆垂体腺瘤放射治疗的并发症分为近期并发症和远期并发症。

❖近期并发症主要是急性放射反应,常表现为头痛、头晕、恶心等症状,经对症治疗可完全消失或缓解。

❖远期并发症包括颞叶损伤、视路损伤、下丘脑损伤、海绵窦内神经损伤、垂体功能低下等。

❖ 应当根据不同的放射治疗方式严格限制正常器官的受量,对于采用常规放疗的患者,视通路受照射剂量应限制在 45 Gy 以内;对于接受放射外科治疗的患者,视通路受照射剂量应限制在 8～10 Gy,颈内动脉的限制剂量不超过 30 Gy。放疗后出现垂体功能低下的间隔时间较长,甚至发生在治疗 10 年以后。治疗后 3～6 个月内,少数患者肿瘤内可发生出血或坏死囊性变,出现头痛、视物模糊加重现象。若出血量少,可予以激素对症治疗,症状多数缓解,出血和囊变亦能逐渐吸收缩小。若出血量大,压迫视交叉,出现急剧视力下降,需急诊手术处理。

5. 疗效评价及随访

◆随着神经影像学的发展,垂体腺瘤的检出不断增加,γ 刀治疗病例亦随之增多。至 2002 年资料统计全球共有 2 万余例垂体腺瘤患者接受了 γ 刀治疗。潘绵顺等放射外科治疗 96 例 GH 型垂体腺瘤随访 10～36 个月,激素水平恢复正常中位期为 19 个月,随访结束时肿瘤缩小和消失的比例分别为 81% 和 68.8%。无功能型垂体腺瘤的放射治疗剂量为 12～20 Gy,肿瘤控制率为 90%～100%。功能型垂体腺瘤的放射治疗剂量为 15～30 Gy,内分泌异常控制率为 20%～100%,为提高长期控制率通常需要合并相应的药物治疗。放疗后复查间期一般为半年,通常需要垂体增强 MRI 与相应的内分泌激素一同复查并对比。患者需终身随诊,监测垂体激素水平和视野、视力。

◆综上所述,放射治疗可以较好地控制肿瘤生长,同时使过高的激素分泌正常化。对于不同的患者需要通过不同的方式或手术、药物及放疗的综合治疗以取得最好的效果。

(潘绵顺 李 勇)

第七节 脑 膜 瘤

一、疾病概况

●脑膜瘤起源于脑膜及脑膜间隙的衍生物,是颅内常见肿瘤,其发生率占颅内肿瘤的 15%～20%,发病率为(0.8～4.9)/10 万。

●脑膜瘤良性占 90%,恶性占 10%。良性脑膜瘤男女比约为 2∶1,发病年龄在 70 岁形成高峰;恶性脑膜瘤男女比为 1∶1,多见于 30 岁左右患者。

●儿童脑膜瘤少见,仅占儿童脑瘤的 1%～4%。脑膜瘤的发生可能与一定的内环境改变和基因变异有关,并非单一因素造成,可能与颅脑外伤、电离辐射、病毒感染、性激素及并发双侧听神经瘤等因素有关。

二、临床特征及相关检查

●脑膜瘤 50% 位于矢状窦旁,另大脑凸面、大脑镰旁者多见,其次为蝶骨嵴、鞍结节、嗅沟、小脑桥脑角与小脑幕等部位,生长在脑室内者很少,也可见于硬膜外。因肿瘤所在位置和大小不同,患者的临床症状各异。病灶较小时通常没有明显症状,通常是偶然发现;病灶较大时压迫周围的脑组织和神经,产生相应的症状。常见临床表现是头痛、头晕、性格改变、神经麻痹症状、癫痫、视力下降、复视、肢体运动障碍、感觉异常、听力下降等。发生在脑凸面或矢状旁窦的脑膜瘤儿童患者通常出现癫痫、局部功能障碍或颅内压增高症状及脑室病变伴有典型的颅内压增高、偏瘫、偏盲。

●CT 和 MRI 增强扫描能提供肿瘤大小、部位、与颅内重要结构的关系等重要信息。典型的脑膜瘤,在未增强的 CT 扫描中,呈现孤立的等密度或高密度占位病变。其基底较宽,密度均匀一致,边缘清晰,瘤内可见钙化。增强后可见肿瘤明显增强,可见脑膜尾征。脑膜 MRI 的特征性表现:①增强扫描显示脑膜瘤具有均一强化,而平扫 T_1 和 T_2 加权像信号与正常脑组织相等,有时易漏诊;②硬膜尾征:脑膜瘤广基于硬膜,在形成团块肿瘤的周围的脑膜呈线状增厚,从而成为影像学上的"硬膜尾征",60% 脑膜瘤具有此特征;③皮质扣压征:系生长在脑实质外的脑膜瘤向内挤压脑皮质而使脑皮质呈弓形移位;④假包膜形成:在瘤体周围 T_1 像上可见一狭窄的低信号,多系脑脊液缝隙,也可由扣压的硬脑膜、移位的动脉分支或包绕的血管流空效应而形成;⑤瘤周水肿发生率约 50%,靠近颅骨的病灶可致骨质破坏和骨质增生。在显示钙化改变方面 CT 优于 MRI。

三、分型

●脑膜瘤呈球形生长,与脑组织边界清楚,常见的脑膜瘤有以下各型:内皮型、成纤维型、砂粒型、血管型、混合型(移行型)、恶性脑膜瘤和脑膜肉瘤。

四、治疗原则

●手术:手术切除脑膜瘤是最有效的治疗手段。随着显微手术技术的发展,脑膜瘤的手术效果不断提高,使大多数患者得以治愈。然而 1/3 的脑膜瘤由于肿瘤部位、大小和与重要神经、血管关系十分紧密而不能全切,肿瘤完全切除率较低的部位是后颅窝、蝶骨、鞍旁。

●术后放疗:良性脑膜瘤全切效果极佳,对确实完全切除的良性脑膜瘤可不做术后放射治疗,但因其生长位置,有 17%～50% 的脑膜瘤做不到全切;另外还有少数恶性脑膜瘤也无法全切,恶性脑膜瘤术后复发率高达 71%。上述两种情况需在手术切除后放疗。恶性脑膜瘤和血管外皮型脑膜瘤对放疗敏感,效果是肯定的。对于非典型及恶性脑膜瘤,无论肿瘤位于何处,手术是否彻底,术后均应给予放疗。

●单纯放疗:对于不宜手术的患者单纯放疗也能使大多数患者获得姑息治疗的效果和控制肿瘤长期生存的疗效。对于既往未接受放疗而又不宜再行手术的复发患者也可进行放射治疗。采用直线加速器配置多叶光栅的 3DCRT 及 IMRT 放射治疗技术满足了颅内各部位、各深度、大小形态各异的脑膜瘤的放射治疗。CT 及 MRI 提供肿瘤靶区的精确范围,三维治疗计划系统完成靶区、重要器官及组织轮廓的勾画及重建,制订出优化的治疗方案,另外再配置立体高精度的体外固定装置,使放射治疗做到精确定位、精确计划和精确治疗。

● 立体定向放射外科(SRS)治疗：截至 2001 年 12 月，在世界范围内，SRS 治疗脑膜瘤病例为 22 529 例，占良性脑肿瘤的 34.8%，居良性脑肿瘤的首位。脑膜瘤 SRS 治疗后有 90% 的病例神经功能状态保持治疗前水平或好转，肿瘤控制率在 90% 左右，并有 24%～74% 的肿瘤体积缩小，达到长期控制的目的，并发症在 10% 以下，是微侵袭神经外科的发展方向。

◆ 治疗原理：多种因素决定了 SRS 适用于脑膜瘤的治疗。脑膜瘤大多为良性有包膜，边界清晰，一般不浸润性地生长进入周围正常脑组织，CT 或 MRI 的增强影像可以清楚地显现小的脑膜瘤。肿瘤附着的硬脑膜、蛛网膜和供应血管等也可包括在治疗范围内。按照放射生物学理论，脑膜瘤属晚反应组织，而周围脑组织也属晚反应组织。SRS 产生的放射生物学效应所致的瘤细胞损伤和脑膜瘤供应血管闭塞等作用将得以充分表现。尽管 SRS 属高剂量辐射，但治疗后肿瘤邻近的颅神经功能麻痹发生率仍较低，提示在保护颅神经功能方面的安全性。最后，SRS 的治疗时间较普通外照射大大缩短，患者容易接受。

◆ 适应证：①手术难度大，不易切除，伤残率高的颅底脑膜瘤；②直径小于 30 mm 的病灶；③患者不能耐受手术；④恶性脑膜瘤；⑤经手术和放疗后病变残存和复发的患者作为挽救性治疗。禁忌证：①直径大于 30 mm 位于上矢状窦旁肿瘤和位于脑脊液循环通路上的肿瘤，因放射外科治疗这类肿瘤有可能导致肿瘤肿胀而使脑脊液循环梗阻，进而导致颅内压高；②因肿瘤导致视力下降、视野受损的病例；③与脑干、脑重要结构、脑神经关系紧密的肿瘤。

◆ 放疗定位：不同的放射外科设备要求定位方式不同，γ 刀一般佩戴立体定向头架定位，术前需要局部麻醉，头架需要螺丝固定。SGS 型放射外科系统及射波刀系统通常只需要热塑面膜固定。治疗时头部照射采用头架与面膜固定，对于全身状态较差的患者，在治疗时可能需要使用针对四肢的约束装置，以减少患者出现不自主的体位变化。

◆ 放疗靶区：良性脑膜瘤的治疗靶区一般仅限于 GTV，部分生长不规则或术后患者可外放 2 mm(PTV)，给予照射。恶性脑膜瘤的治疗靶区 PTV 一般为 GTV+3 mm。

◆ 放射剂量：近年来文献报道倾向采用较低剂量，疗效没有降低但却降低了放射诱导的副作用。良性脑膜瘤 γ 刀治疗的边缘剂量多选择 12～15 Gy；恶性脑膜瘤的边缘剂量多选择 18～20 Gy。

◆ 治疗的并发症：①早期症状：γ 刀治疗后早期 24～48 h 内，尤其是鞍区、岩斜或桥小脑角肿瘤患者可出现短暂的头痛、恶心或呕吐。出现症状的原因是脑室底呕吐中枢受射线刺激引起的急性反应，使用镇吐、激素对症治疗即可好转。治疗前存在头痛、癫痫等症状者，仍需对症治疗；②颅神经功能障碍：肿瘤临近颅神经的患者，SRS 后有 8% 的患者可能出现颅神经麻痹症状，建议视神经的受照剂量应小于 10 Gy；三叉神经半月神经节受照剂量应小于 19 Gy；海绵窦外侧壁受照剂量低于 20 Gy。但肿瘤长期侵蚀或压迫颅神经，会降低神经组织对放射线的耐受性，而且肿瘤压迫本身可以造成神经变性；③脑水肿：脑膜瘤 γ 刀治疗后最常见的并发症是脑水肿。影响瘤周水肿加重的因素包括治疗前瘤周水肿情况、治疗边缘剂量、肿瘤体积、部位等。幕上脑膜瘤邻近皮层静脉，缺乏侧支循环，γ 刀治疗影响深静脉的回流，可能加剧瘤周水肿。

五、随访及评价

● 放射外科结束后，需要定期评估临床症状和影像学。MRI 每 6 个月复查 1 次，持续 2 年；2 年以后每 1 年复查 1 次。SRS 后良性和恶性脑膜瘤 5 年无进展生存率分别为 94％ 和 78％，45％ 的患者神经功能障碍改善，7％ 恶化，3 级毒性反应发生率为 2％。

（潘绵顺　李　勇　张琰君）

第八节　脑　转　移　瘤

一、疾病概况

● 发病率高，是成人最常见的颅内肿瘤，发生率为颅内原发肿瘤的 3～10 倍。随着人口老龄化，影像学检查发现微小病灶能力的提高及系统治疗的改善，脑转移瘤的发病率呈逐渐升高趋势。8％～10％ 的恶性肿瘤患者会发生颅内转移，尸检报道的结果甚至比这个概率更高。

● 脑转移瘤常见来源包括黑色素瘤、肺癌和乳腺癌，其中文献报道中恶性黑色素瘤脑转移的概率最高，但是肺癌仍是最常见的颅内转移来源，约占颅内转移瘤的 50％。乳腺癌患者因治疗手段的进步，患者诊断中枢神经系统受侵犯的发生率越来越高。

● 80％ 的脑转移瘤发生在大脑半球，15％ 发生在小脑，5％ 发生在脑干。大脑皮髓质交界处分支血管较窄，所以转移瘤好发于此处。

● 目前脑转移瘤的主要治疗手段包括外科手术、放疗、化疗、分子靶向治疗、免疫治疗等。

● 尽管随着诊断和治疗技术的进步，很多患者得到了合适的治疗，但脑转移瘤患者的预后却不容乐观，目前对于脑转移瘤、特别是多发脑转移瘤仍无规范的治疗方法。

二、临床特征及相关检查

（一）临床特征

■ 脑转移瘤发生的部位不同，其临床表现亦有不同。根据转移部位的不同，脑转移瘤可分为脑实质转移瘤和脑膜转移瘤。

■ 脑实质转移瘤的临床表现主要包括共性的颅内压增高、特异性的局灶性症状和体征。

　◆ 颅内压增高的症状和体征除头痛、呕吐和视神经乳头水肿 3 个特征外，还可出现复视、黑蒙、视力减退、头晕、淡漠、意识障碍、二便失禁、脉搏徐缓和血压增高等征象。

　◆ 大脑半球功能区附近的转移瘤早期可出现局部刺激症状，晚期则出现神经功能破坏性症状,且不同部位肿瘤可产生不同的定位症状和体征。

■脑膜转移患者的临床表现常因肿瘤细胞侵犯部位不同而复杂多样,缺乏特异性,有时很难与脑实质转移引起的症状和治疗原发肿瘤出现的毒副反应相鉴别;部分患者因颈肩部疼痛进行性加重而被确诊为脑膜转移。脑膜转移的主要临床表现有脑实质受累及脑膜刺激表现、颅神经受累表现和颅内压增高表现(头痛、呕吐、视乳头水肿)及脑积水压迫脑组织引起的进行性脑功能障碍表现(智力障碍、步行障碍、尿失禁)等;如同时伴有脊膜播散则还可出现脊髓和脊神经根刺激表现(如神经根性疼痛、节段性感觉缺损、肢体麻木、感觉性共济失调、腱反射减弱或消失、括约肌功能障碍等),这些也有助于脑膜转移的诊断。

(二)相关检查

■头颅磁共振成像(magnetic resonance imaging,MRI)在脑转移瘤的诊断、疗效评价及随访中均具有重要作用,应是首选的影像学检查方法。典型脑转移瘤在头颅 MRI 平扫中表现为 T_1 中低、T_2 中高异常信号,病灶周围水肿,增强扫描后可见较明显强化。增强 MRI 对微小病灶、水肿和脑膜转移较增强 CT 敏感。

■头颅计算机断层扫描(computed tomography,CT)是有头颅 MRI 检查禁忌证患者的替代检查方法,CT 平扫时脑转移瘤多表现为等密度或低密度,少数为高密度灶;典型脑转移瘤在增强 CT 上强化明显,周围可见水肿。此外,腰椎穿刺及脑脊液检查亦可帮助明确诊断,脑转移尤其是软脑膜转移的患者可出现脑脊液压力增高、蛋白含量增高,如细胞学检查见癌细胞可明确诊断。目前 NCCN 推荐检查 CT 或 MRI 提示颅内单发或者多发脑转移,如果原发肿瘤不明确,需要进行全身检查,这些检查措施包括胸部 X 光片或 CT,腹部或盆腔 CT,或者其他检查。多发脑转移或原发肿瘤不明确的患者可考虑 FDG-PET 检查。如果其他部位活检困难,推荐立体定向或开颅活检明确诊断。原发肿瘤明确的患者如果对脑转移瘤的诊断有疑问推荐立体定向、开颅活检或 SRT 明确诊断。

三、分期及治疗原则

(一)分期

■脑转移瘤根据转移病灶数目的不同可分为单发脑转移瘤、寡转移瘤和多发脑转移瘤。寡转移的概念最早在 1995 年由 Hellman 与 Weichselbaum 首次提出,是介于局部原发灶和广泛性转移之间的过渡阶段,转移数目有限,转移灶数目在 2~5 个。

(二)治疗原则

■目前对于 1~3 个初治的脑转移瘤,一般情况良好和颅外病灶控制的情况下,首选的治疗为手术+全脑放疗(whole brain radiotherapy,WBRT)或立体定向外科放疗(stereotatic radiosurgery,SRS)+WBRT,可考虑 SRS 或手术+SRS。无法手术切除者,考虑 WBRT、系统治疗或最佳支持治疗及其联合治疗等。

■对于多发脑转移瘤患者,一般情况良好、可手术切除者建议手术联合放疗、化疗等;一般情况差、颅外病灶难以控制者,WBRT 或 SRS 仍是最基本的治疗,可辅以系统治疗。

■对于病情进展,全身广泛转移、体力状态很差且无有效治疗选择的患者,最佳支持治疗或姑息治疗是首选。

■原发肿瘤对化疗敏感的患者,如小细胞肺癌、淋巴瘤、生殖细胞瘤等,首先考虑化疗±放疗。

■复发或进展的脑转移瘤患者,治疗方案的选择取决于患者全身肿瘤是否稳定及是否有有效的全身治疗措施,可考虑再次手术、SRS、系统治疗等方法。

四、放射治疗

(一)放疗的适应证和禁忌证

■目前 WBRT 适用于:①多发脑转移瘤(大于 3 个);②转移瘤体直径<3 cm;③肿瘤位于不适宜手术或 SRS 治疗的部位;④转移瘤术后或 SRS 治疗后的辅助治疗;⑤一般情况良好。对于复发的脑转移瘤患者,既往已行 WBRT 治疗者,由于容易出现放射性脑坏死,不应再行 WBRT。

■SRS 治疗脑转移瘤的适应证:①肿瘤位置深在,应用外科手术无法切除者;②WBRT 治疗后复发的患者;③颅外病灶稳定者;④肿瘤位于重要功能区,如脑干;⑤肿瘤与周围组织界限清楚,且直径<3 cm,颅内压不高,无脑水肿者;⑥一般情况稳定,KPS 评分>60 分;⑦对放疗不敏感的肿瘤,且预计生存时间>2 个月;⑧总的肿瘤体积较小(≤10 cm^2)的多发脑转移瘤患者。

(二)放疗新技术应用

■海马回区躲避的放疗技术:海马回的解剖位置位于侧脑室外侧,颞叶腹内侧方,部位深在,而海马回区出现转移的概率较低,过去常规放疗技术难以实现对海马回的减量保护。由于精确放疗技术手段的发展,其技术可以躲避海马回区域,进而使该区剂量降低,而不影响患者认知功能,实现对海马回区域的保护。RTOG0933 研究是目前有关保护海马回区WBRT 最新临床研究,其应用 IMRT 对 113 脑转移瘤患者进行保护海马回的 WBRT;处方剂量 30 Gy(分 10 次),海马回区剂量限制在 9 Gy 内,最大剂量<16 Gy;与历史对照组比较了霍普金斯语言学习能力测试,结果显示对认知及近期记忆起到了一定的保护作用。

(三)放疗定位

1. 放疗固定

◆一般情况下,患者仰卧于头部固定架上,取舒适体位用头部热塑膜进行放疗头部固定,在有条件的单位里,在做立体定向放射治疗时,可使用专用头架进行固定。

2. 模拟定位

◆二维定位:患者在头部固定后,在二维模拟机下取 90°和 270°行等中心(SAD)定位摄片,标记照射中心。

◆三位定位:患者在模拟机下完成定位标记后,采用增强方式进行模拟定位 CT 连续扫描,扫描范围从头顶(包括完整的头皮)至第 3 颈椎下缘,扫描层厚≤2.5 mm(推荐最佳层厚≤1.25 mm,有利于勾画视神经、视交叉、耳蜗等重要危及器官)。在有条件的单位,可以在采用同样固定装置的情况下,进行增强 MRI 定位,范围及层厚参考 CT 定位参数,然后将定位的 MRI 图像(T_2 加权和 T_1 增强)和 CT 图像进行图像融合配准,用于靶区勾画。如无条件进行增强 MRI 定位,也可将未用固定装置的检查所用的 MRI 图像(T_2 加权和 T_1 增强)(检查 MRI 层厚最好≤2.5 mm)与定位 CT 图像进行融合配准。

(四)放疗靶区范围

1. 二维全脑靶区勾画

◆在 90°和 270°摄片上将全脑勾画出来,靶区下界包括枕骨大孔至第二颈椎下缘,颅骨外扩 1 cm 包括入靶区,将眼球等组织器官勾出靶区(图 2-12)。

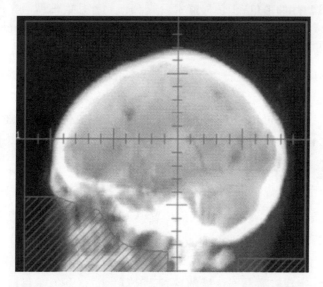

图 2-12　二维全脑靶区勾画

2. 三维靶区勾画

◆全脑放疗的靶区勾画:CTV=全脑,PTV=CTV+5 mm。

◆脑转移瘤的靶区勾画:GTV=CT 和 MRI 融合后显示的肿瘤(T_1 增强/增强 CT),GTV=CTV(目前是绝大多数中心采用的方式),(但如果肿瘤为囊性或大于体积 15 mL,则 CTV=GTV+1 mm)。PTV=GTV/CTV+(1~3)mm,多个相邻的转移瘤共用一个 PTV。

◆术后瘤床靶区勾画:参考术后 T_1 增强/增强 CT 影像勾画靶区。CTV 勾画要求:①必须包括整个瘤床+手术路径区域(无需包括术后水肿区);②如果转移瘤在术前与硬脑膜接触,CTV 应包括沿着骨瓣边缘 5~10 mm(可能超过肿瘤术前与硬脑膜接触的范围);③如果转移瘤术前未与硬脑膜接触,CTV 应包括沿着骨瓣边缘 1~5 mm;④如果转移瘤术前与静脉窦相接触,CTV 应包括沿着静脉窦边缘 1~5 mm。(图 2-13)

术前轴位CT或MRI	术后轴位MRI	术后轴位MRI(等高线)

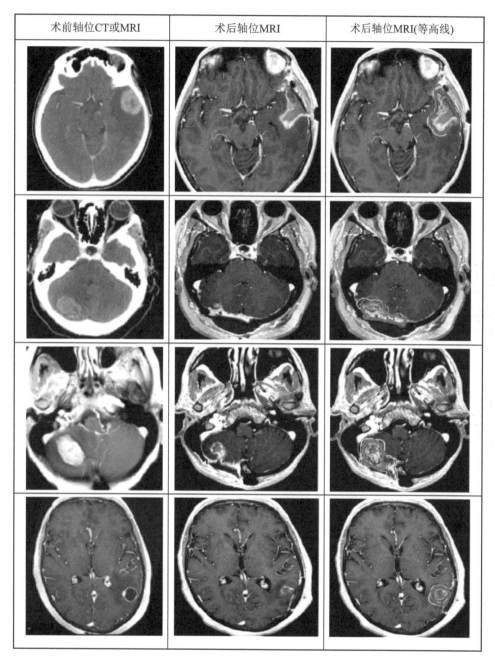

图 2-13　三维靶区勾画

（五）剂量及分割模式

1. 全脑放疗剂量及分割方式

　　◆4 Gy×5 次、3 Gy×10 次（常规推荐）、2.5 Gy×15 次、2 Gy×20 次。

2. 转移瘤放疗技术和剂量分割方式

(1)立体定向外科放疗(SRS)

❖ 当肿瘤最大直径≤20 mm 时,PTV=24 Gy×1 次。

❖ 当肿瘤最大直径在 21～30 mm 时,PTV=18 Gy×1 次。

❖ 当肿瘤最大直径在 31～40 mm 时,PTV=15 Gy×1 次。

(2)分次立体定向放疗(FSRT)

❖ FSRT 多用于转移瘤最大直径>30 mm 时,常用的分割模式为 6 Gy×5 次、8 Gy×
4 次。

❖ 当转移瘤最大直径≤30 mm 时,分割模式为 16 Gy×2 次、13 Gy×3 次、9 Gy×3 次。

3. 术后瘤床区放疗技术和剂量分割方式

◆ 术后 SRS:术后瘤床区给予 15～22 Gy×1 次,转移瘤术后 SRS 开始的时间最好在术后
30 d 之内。

◆ 术后 FSRT:术后瘤床区给予 6 Gy×5 次(最常用的分割模式)、7～8 Gy×3 次。

(六)危及器官限值

■ 常规分割危及器官限值:晶体最大剂量点<9 Gy;耳蜗平均剂量≤15 Gy。

■ SRS 模式的危及器官限值:脑干最大剂量<12.5 Gy;视神经、视交叉最大剂量点<8 Gy。

■ FSRT(5 次的危及器官限值)如表 2-8 所示。

表 2-8　中枢神经系统治疗计划危及器官 5 级治疗目标

器官	限制量	优先级
脑干	31 Gy,$V_{1\,cm^3}$<26 Gy	I
视交叉/视神经	25 Gy,$V_{0.2\,cm^3}$<20 Gy	I
耳蜗	27.5 Gy	II
晶状体	3～7 Gy	II
视网膜	5～15 Gy	II
脊髓	30 Gy,$V_{0.25\,cm^3}$<22.5 Gy	I
马尾	34 Gy,$V_{5\,cm^3}$<30 Gy	I

(七)放疗并发症及处理

■ 认知功能障碍:全脑放疗后长期生存的一部分患者会发生认知功能障碍,预防方法主要包
括全脑放疗计划制定时勾画出海马区域,限值 D_{max}≤16 Gy,$D_{40\%}$≤7.3 Gy 和口服盐酸美
金刚。

■ 放射性脑坏死:在进行 SRS 治疗后约有 5% 的患者会发生有症状的放射性脑坏死,通常使
用类固醇治疗,也有研究显示贝伐单抗的给药方式为静脉注射 5 mg/kg(每 2 周 1 次)或
7.5 mg/kg(每 3 周 1 次),治疗 2～6 周期患者症状明显缓解;有时也可能需要手术治疗难
治性症状。

五、随访

● 治疗后每 3 个月复查随访一次。
● 每次复查项目：症状、体征、病史记录、身体状况评分、体重、营养状态评估、颅神经查体、评价治疗后的早晚期毒副反应。
● 影像学检查：增强或不增强头部 MRI。

（宋启斌　李祥攀　韩　光　刘华丽）

第九节　脊髓压迫

一、疾病概况

● 脊髓压迫是指脊髓、脊神经根受压后引起躯体感觉、运动和植物神经功能障碍为主的临床急症。
● 约有 5% 的恶性肿瘤患者会出现转移性肿瘤压迫脊髓和/或脊神经根并产生一系列神经系统症状。
● 大多数肿瘤导致的脊髓压迫症是恶性病变侵犯硬膜外压迫脊髓所致。常见的可引起脊髓压迫的恶性肿瘤有肺癌、乳腺癌、前列腺癌等。

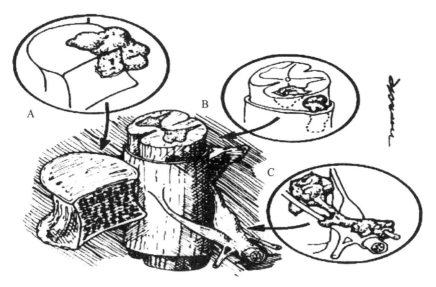

图 2-14　转移性肿瘤或肿瘤浸润导致脊髓压迫症状的部位

A：肿瘤转移至椎体；B：肿瘤转移至脊髓或硬脑膜内；C：肿瘤直接累及椎间孔、压迫脊髓和压迫神经根和根血管

二、临床特征及相关检查

(一)临床特征

■常见的症状和体征:常见的症状有背部疼痛、运动功能障碍和括约肌功能障碍,如大小便失禁。严重患者可出现截瘫表现。

■患者体征与压迫部位及程度有关,可出现不同程度的肌力下降、温痛觉消失、行动困难等体征。

(二)相关检查

■疗前检查:详细的一般情况记录,包括身体状况评分、体重、营养评估,以及详尽的病史。影像学检查包括 X 片、CT 和 MRI 及 ECT 等检查。实验室检查包括血常规、肝肾功能及血碱性磷酸酶等检查。MRI 作为首选的检查方法,它可确定肿瘤病变范围,而且能了解肿瘤压迫脊髓的程度。

三、治疗原则

●手术治疗:手术可解除压迫,对于单部位脊髓压迫和预后预计大于 3 个月的患者可考虑选择手术治疗。对于有病理性骨折和高位脊椎不稳定患者应该行手术固定,然后接受放疗。手术一般是切除椎体病变改善压迫症状并进行固定,现代外科手术方法能够直接切除骨和肿瘤的同时恢复脊柱的稳定性。手术联合放疗比单纯放疗有更好的疗效。Bach 等回顾性分析 102 例有脊髓压迫的患者,手术加放疗可取得 82% 的缓解率,单纯手术为 47%,单纯放疗为 39%。其他荟萃分析也提示了手术加放疗可改善患者生活质量和延长生存率。

●放射治疗:放射治疗是脊髓压迫症积极有效的治疗方法,放疗可缓解疼痛、控制肿瘤、减少肿瘤对骨质的破坏和肿瘤对脊髓的压迫。对于有多处压迫或者不适合手术患者,应立即接受放疗。目前常用的方案有分割次数超过 5 d 的低剂量外照射和短程冲击放射治疗。

●放疗剂量与分割模式:目前恶性肿瘤造成的脊髓压迫标准放疗方案为:每天放疗 4 Gy,共 5 d,20 Gy。但是目前有 Ⅲ 期临床试验的结果显示,放射治疗单次与一周同样有效。英国米德尔塞克山 Vernon 癌症中心的肿瘤学家 Peter Hoskin 进行了一项 Ⅲ 期临床研究,纳入 688 例转移性肿瘤患者,将患者随机分为接受外束椎管放射治疗单次分割 8 Gy 或 20 Gy/5 f,持续 5 d 两组。结果显示中位总生存及严重毒副反应方面两组类似。相比于单次分割放疗,长期放疗可能对于预防脊椎转移再生更有效。因此,对于预期寿命较长的患者来说,较长时间的放疗可能会效果更好,但需要更多研究来证实这一点。

(陆合明　李香龙)

参考文献

[1]　Moller S,Law I,Munck Af Rosenschold P,et al. Prognostic value of 18F-FET PET imaging in re-irradiation of high-grade glioma:Results of a phase I clinical trial[J]. Radiother Oncol,2016,121(1):132-137.

［2］ Massimino M,Spreafico F,Riva D,et al. A lower-dose,lowertoxicity cisplatin-etoposide regimen for childhood progressive low-grade glioma［J］. J Neurooncol,2010,10(1):65-71.

［3］ Shaw E,Arusell R,Scheithauer B,et al. Prospective randomized trial of low-versus high-dose radiation therapy in adults with supratentorial low-grade glioma:initial report of a North Central Cancer Treatment Group/Radiation Therapy Oncology Group/Eastern Cooperative Oncology Group study［J］. J Clin Oncol,2002,20(9):2267-2276.

［4］ van den Bent MJ,Afra D,deWitte O,et al. Long-term efficacy of early versus delayed radiotherapy for lowgrade astrocytoma and oligodendroglioma in adults:the EORTC 22845 randomised trial［J］. Lancet, 2005,366(9490):985-990.

［5］ Hau E,Shen H,Clark C,et al. The evolving roles and controversies of radiotherapy in the treatment of glioblastoma［J］. J Med Radiat Sci,2016,63(2):114-123.

［6］ Niyazi M,Brada M,Chalmers AJ,et al. ESTRO-ACROP guideline "target delineation of glioblastomas" ［J］. Radiother Oncol,2016,118(1):35-42.

［7］ Minniti G,Amelio D,Amichetti M,et al. Patterns of failure and comparison of different target volume delineations in patients with glioblastoma treated with conformal radiotherapy plus concomitant and adjuvant temozolomide［J］. Radiother Oncol,2010,97(3):377-381.

［8］ Stupp R,Hegi ME,Gorlia T,et al. Cilengitide combined with standard treatment for patients with newly diagnosed glioblastoma with methylated MGMT promoter(CENTRIC EORTC 26071-22072 study): a multicentre,randomised,open-label,phase 3 trial［J］. Lancet Oncol,2014,15(10):1100-1108.

［9］ Zhou X,Liao X,Zhang B,et al. Recurrence patterns in patients with High grade glioma followingt emozolomide-based chemoradiotherapy［J］. Mol Clin Oncol,2016,5(2):289-294.

［10］ Brandes AA,Tosoni A,Franceschi E,et al. Recurrence pattern after temozolomide concomitant with and adjuvant to radiotherapy in newly diagnosed patients with glioblastoma:correlation With MGMT promoter methylation status［J］. J Clin Oncol,2009,27(8):1275-1279.

［11］ Tejada S,Aldave G,Marigil M,et al. Factors associated with a higher rate of distant failure after primary treatment for glioblastoma［J］. J Neurooncol,2014,116(1):169-175.

［12］ Niyazi M,Schnell O,Suchorska B,et al. FET-PET assessed recurrence pattern after radio-chemotherapy in newly diagnosed patients with glioblastoma is influenced by MGMT methylation status［J］. Radiother Oncol,2012,104(1):78-82.

［13］ Stupp R,Hegi ME,Mason WP,et al. Effects of radiotherapy with concomitant and adjuvant temozolomide versus radiotherapy alone on survival in glioblastoma in a randomised phase Ⅲ study:5-year analysis of the EORTC-NCIC trial［J］. Lancet Oncol,2009,10(5):459-466.

［14］ Taylor MD1,Northcott PA,Korshunov A,et al:Molecular subgroups of medulloblastoma:the current consensus［J］. ActaNeuropathol. 2012,123(4):465-472.

［15］ Massimino M,Antonelli M,Gandola L,et al. Histological variants of medulloblastoma are the most powerful clinical prognostic indicators［J］. Pediatr Blood Cancer. 2013,60(2):210-216.

［16］ Tamayo P,Cho YJ,Tsherniak A,et al. Predicting relapse in patients with medulloblastomaby integrating evidence from clinical and genomic features［J］. J ClinOncol. 2011,29(11):1415-1423.

［17］ Baranzelli MC,Patte C,Bouffet E,et al. Nonmetastatic intracranial germinoma:the experience of the French Society of Pediatric Oncology［J］. Cancer,1997,80(9):1792-1797.

［18］ 甲戈,罗世祺,李春德,等. 化、放疗联合治疗儿童颅内生殖细胞瘤 34 例临床随诊观察［J］. 中华神经

外科杂志,2003,19(1):3-6.

[19] Robertson PL,Darosso RC,Allen JC. Improved prognosis of intracranial non-germinoma germ cell tumors with multimodality therapy[J]. J Neurooncol,1997,32(1):71-80.

[20] Haas-Kogan DA,Missett BT,Wara WM,et al. Radiation therapy for intracrauial germ cell tumors [J]. Int J Radiat Oneol Biol Phys,2003,56(2):511-512.

[21] Macdonald SM,Trofimov A,Safai S,et al. Proton radiotherapy for pediatric central nervous system germ cell tumors:early clinical outcomes[J]. International Journal of Radiation Oncology Biology Physics,2011,79(1):121-129.

[22] 曲宝林,杜镭,徐寿平,等. 生殖细胞瘤全中枢螺旋断层放疗的近期临床观察[J]. 解放军医学院学报,2015,36(1):66-70.

[23] Osuka S,Tsuboi K,Takano S,et al. Long-term outcome of patients with intracranial germinoma[J]. J Neurooncol,2007,83(1):71-79.

[24] Balmaceda C,Finlay J. Current advances in the diagnosis and management of intracranial germ cell tumors[J]. Curr Neurol Neurosci Rep,2004,4(3):253-262.

[25] Maity A,Shu HK,Janss A,et al. Craniospinal radiationin the treatment of biopsy-proven intracranial germinomas:twenty-five years experience in a single center [J]. Int J Radiat Oncol Biol Phys,2004,58(4):1165-1170.

[26] Merchant TE,Sherwood SH,Mulhern RK,et al. CNS germinoma:disease control and long-term functional outcome for 12 children treated with craniospinalirradiation[J]. Int J Radiat Oncol Biol Phys,2000,46(5):1171-1176.

[27] Schoenfeld GO,Amdur RJ,Schmalfuss IM,et al. Low-dose prophylactic craniospinal radiotherapy for intracranial germinoma[J]. International Journal of Radiation Oncology • Biology • Physics,2006,65(2):481-485.

[28] Ogawa K,Shikama N,Toita T,et al. Long-term results of radiotherapy for intracranial germinoma:a multi-institutional retrospective review of 126 patients[J]. International Journal of Radiation Oncology Biology Physics,2004,58(3):705-713.

[29] Weksberg DC,Shibamoto Y,Paulino AC. Bifocal Intracranial Germinoma:A Retrospective Analysis of Treatment Outcomes in 76 Patients[J]. International Journal of Radiation Oncology Biology Physics,2010,78(3):S587-S587.

[30] Shirato H,Nishio M,Sawamura Y,et al. Analysis of long-term treatment of intracranial germinoma [J]. Int J Radiat Oncol Biol Phys,1997,37(3):511-515.

[31] Rogers SJ. Radiotherapy of localised intracranial germinoma:time to sever historical ties? [J]. Lancet Oncol,2005,6(7):509-519.

[32] 邱晓光,罗世祺,马振宇,等. 颅内生殖细胞瘤诊断性放疗剂量的初步探讨[J]. 首都医科大学学报,2006,27(3):395-396.

[33] Ding Y,Xing Z,Liu B,et al. Differentiation of primary central nervous system lymphoma from high-grade glioma and brain metastases using susceptibility-weighted imaging[J]. Brain Behav,2014,4(6):841-849.

[34] Sch fer N,Glas M,Herrlinger U. Primary CNS lymphoma:a clinicians guide[J]. Expert Rev Neurother,2012,12(10):1197-1206.

[35] Gerstner ER,Batchelor TT. Primary central nervous system lymphoma [J]. Arch Neurol,2010,67

(3):291-297.

[36] 中国抗癌协会神经肿瘤专业委员会.中枢神经系统常见肿瘤诊疗纲要[M].北京:北京大学医学出版社,2012.

[37] Thiel E,Korfel A,Martus P,et al. High-dose methotrexate with or without whole brain radiotherapy for primary CNS lymphoma(G-PCNSL-SG-1):a phase 3,randomised,noninferiority trial[J]. Lancet Oncol,2010,11(11):1036-1047.

[38] Fisher B,Seiferheld W,Schultz C,et al. Secondary analysis of Radiation Therapy Oncology Group study(RTOG)9310:an intergroup phase Ⅱ combined modality treatment of primary central nervous system lymphoma [J]. J Neurooncol,2005,74(2):201-205.

[39] Illerhaus G,Marks R,Ihorst G,et al. High-dose chemotherapy with autologous stem-cell transplantation and hyperfractionated radiotherapy as first-line treatment of primary CNS lymphoma[J]. J Clin Oncol,2006,24(24):3865-3870.

[40] Illerhaus G,Müller F,Feuerhake F,et al. High-dose chemotherapy and autologous stem-cell transplantation without consolidating radiotherapy as first-line treatment for primary lymphoma of the central nervous system [J]. Haematologica,2008,93(1):147-148.

[41] Shenkier TN,Voss N,Chhanabhai M,et al. The treatment of primary central nervous system lymphoma in 122 immunocompetent patients:a population-based study of successively treated cohorts from the British Colombia Cancer Agency[J]. Cancer,2005,3(5):1008-1017.

[42] 王恩敏,潘力,王滨江,等.γ刀治疗高龄大型听神经瘤 50 例的 11 年随访分析[J]. 中华医学杂志,2009,89(17):1189-1191.

[43] Shou X F,Li S Q,Wang Y F,et al. Treatment of Pituitary with a transsphenoidal apProach[J]. Neurosurgery,2005,56(2):249-256.

[44] 崔海燕,田国才,黄胜,等.磁共振动态增强扫描在垂体微腺瘤诊断中的价值[J].南通大学学报(医学版),2007,27(5):351-353.

[45] Hoybye C,Grenback E,Rahn T,et al. Adrenocortrophi chormone producing Pituitary tumors:12-to 22year follow-up after treatment with stereotaetie radiosurgery [J]. NeuroSurgery,2001,49(2):284-292.

[46] Iwata H,sato K,Tatewaki K,et al. Hypofractionated stereotactic radiotherapy with CyberKnife for nonfunctioning pituitary adenoma:high lacal cinctrol with low toxicity[J]. Neuro-Oncology,2011,13(8):916-922.

[47] Gopalan R,Schlesinger D,Vance ML,et al. Longterm outcomes following gamma knife radiosurgery for patients with a nonfunctioning pituitary adenoma [J]. Neuroosurgery,2001,69(2):284-293.

[48] Sheehan JP,Yen CP,Lee CC,et al. Cranial stereotactic radiosurgery:current status of the initial paradigm shifter[J]. J Clin Oncol. 2014,32(26):2836-2846.

[49] Wiemels J,Wrensch M,Claus EB. Epidemiology and etiology of meningioma[J]. J Neurooncol,2010,99(3):307-314.

[50] Elder JB,Chiocca EA. Editorial:radiosurgery and atypical meningiomas[J]. J Neurosurg. 2012;117(4):676-678.

[51] Skeie BS,Enger PO,Skeie GO,et al. Gamma knife surgery of meningiomas involving the cavernous sinus:long-term follow-up of 100 patients[J]. Neurosurgery,2010,66(4):661-668;discussion 668-669.

[52] Friedman WA,Foote KD. Linear accelerator radiosurgery in the management of brain tumours[J].

Ann Med,2000,32(1):64-80.

[53] Wu A,Lindner G,Maitz AH,et al. Physics of gamma knife approach on convergent beams in stereotactic radiosurgery[J]. Int J Radiat Oncol Biol Phys,1990,18(4):941-949.

[54] 王鹏,于金明,潘绵顺,等.γ刀治疗颅底良性脑膜瘤临床研究[J].中华神经外科杂志,2017,12(23):914-916.

[55] Sheehan JP,Williams BJ,Yen CP. Stereotactic radiosurgery for WHO grade I meningiomas[J]. J Neurooncol,2010,99(3):407-416.

[56] Pollock BE,Stafford SL,Utter A,et al. Stereotactic radiosurgery provides equivalent tumor control to Simpson Grade 1 resection for patients with small-to medium-size meningiomas[J]. Int J Radiat Oncol Biol Phys,2003,55(4):1000-1005.

[57] Davis FG,Dolecek TA,McCarthy BJ,et al. Toward determining the lifetime occurrence of metastatic brain tumors estimated from 2007 United States cancer incidence data[J]. Neuro Oncol,2012,14(9):1171-1177.

[58] Kamar FG,Posner JB. Brain metastases[J]. Semin Neurol,2010,2,30(3):217-235.

[59] Soffietti R,Abacioglu U,Baumert B,et al. Diagnosis and treatment of brain metastases from solid tumors:guidelines from the European Association of Neuro-Oncology(EANO)[J]. Neuro Oncol,2017,19(2):162-174.

[60] Gaspar L,Scott C,Rotman M,et al. Recursive partitioning analysis(RPA)of prognostic factors in three Radiation Therapy Oncology Group(RTOG)brain metastases trials[J]. Int J Radiat Oncol Biol Phys,1997,37(4):745-751.

[61] Hellman S,Weichselbaum RR. Oligometastases[J]. J Clin Oncol,1995,13(1):8-10.

[62] Patchell RA,Tibbs PA,Walsh JW,et al. A randomized trial of surgery in the treatment of single metastases to the brain[J]. N Engl J Med,1990,322(8):494-500.

[63] Kalkanis SN,Kondziolka D,Gaspar LE,et al. The role of surgical resection in the management of newly diagnosed brain metastases:a systematic review and evidence-based clinical practice guideline[J]. J Neurooncol,2010,96(1):33-43.

[64] Gondi V,Pugh SL,Tome WA,et al. Preservation of memory with conformal avoidance of the hippocampal neural stem-cell compartment during whole-brain radiotherapy for brain metastases(RTOG 0933):a phase Ⅱ multi-institutional trial[J]. J Clin Oncol. 2014,32(34):3810-2816.

[65] Matsuyama T,Kogo K,Oya N. Clinical outcomes of biological effective dose-based fractionated stereotactic radiation therapy for metastatic brain tumors from non-small cell lung cancer[J]. Int J Radiat Oncol Biol Phys,2013,85(4):984-990.

[66] Marcrom SR,McDonald AM,Thompson JW,et al. Fractionated stereotactic radiation therapy for intact brain metastases[J]. Adv Radiat Oncol,2017,2(4):564-571.

[67] Gondi V,Hermann BP,Mehta MP,et al. Hippocampal dosimetry predicts neurocognitive function impairment after fractionated stereotactic radiotherapy for benign or low-grade adult brain tumors[J]. Int J Radiat Oncol Biol Phys,2013,85(2):348-354.

[68] Gonzalez J,Kumar AJ,Conrad CA,et al. Effect of bevacizumab on radiation necrosis of the brain[J]. Int J Radiat Oncol Biol Phys,2007,67(2):323-326.

第三章 头颈部肿瘤

第一节 鼻 咽 癌

一、疾病概况

● 具有明显的地域性分布,以中国南方地区和东南亚地区发病率最高。
● 发病具有明显的人种差异,部分蒙古人种为鼻咽癌的高发人群,黑种人次之,白种人十分罕见。
● 鼻咽癌发病具有家族聚集性,患者的一级和二级亲属的发病率明显高于一般群体的发病率。
● 可以发生在各个年龄组,但以 30～60 岁多见,占 75%～90%,中位年龄 45～48 岁,男女发病率之比为 2∶1～3.8∶1。
● 最好发的部位是咽隐窝,侧壁常见,其次是鼻咽顶壁。
● 鼻咽的毛细淋巴管网丰富,通常可见双侧或对侧淋巴结转移,较少出现跳跃淋巴结转移现象。
● 晚期鼻咽癌 EGFR 的阳性率高达 89%,EGFR 高表达是鼻咽癌局部区域复发的独立预后因素。
● 鼻咽癌患者血浆中游离的 EBV DNA 拷贝数对于鼻咽癌分期、判断预后、监测治疗后复发和远处转移都具有重要临床意义
● 鼻咽癌以鳞癌最为常见,约占 95% 以上,病理分为角化性癌、非角化性癌和基底细胞样癌 3 类,以非角化性未分化型癌为主,其次是非角化性分化型癌和角化型癌。

二、临床特征及相关检查

(一)临床特征

■ 常见症状及体征:回吸性涕血、鼻塞、耳鸣、耳聋、头痛、面麻、复视及鼻咽肿物、颈部包块、颅神经麻痹。
■ 颈部包块为最常见首发症状,占 40%;回吸性血涕占 18.7%;耳部症状占 17%。
■ 颅神经部位主要发生在颅神经出颅(或更低)的部位,而非中枢性损伤,常见多对颅神经相

继或同时受累,其中以三叉神经、展神经、舌下神经和舌咽神经受累最多。

■首诊时 60%～87%有颈部淋巴结转移,40%～50%有双颈淋巴结转移。淋巴结转移最常见于ⅦA、Ⅱ区淋巴结,其次是Ⅲ区和 VA 区淋巴结。

■确诊时约有 4.2%的患者有远处转移,以骨转移(70%～80%)最常见,肝(30%)和肺(18%)转移次之。常见的骨转移部位有脊柱、骨性胸廓、骨盆。

■颅神经受侵所致相关症状如下。

◆眶上裂综合征:当肿瘤侵犯眶上裂时,第Ⅲ、Ⅳ、V1、Ⅵ对颅神经受损,典型症状为患侧眼球活动障碍、眼球固定、眼球外突、上睑下垂、瞳孔缩小、对光反射消失、眼裂以上面部皮肤麻木及痛温触觉障碍。

◆眶尖综合征:肿瘤先侵犯眶尖,先有第Ⅱ对颅神经受损,视力下降,肿瘤往后累及眶上裂时,才有第Ⅲ、Ⅳ、V1、Ⅵ对颅神经受损的表现,因此复视较视力下降出现时间晚,最终患侧固定性眼盲。

◆垂体蝶窦综合征:肿瘤侵犯蝶窦、后组筛窦、海绵窦内上侧颅神经,第Ⅲ、Ⅳ、Ⅵ对颅神经受损,继而海绵窦外下侧颅神经 V1、V2 受累。

◆岩蝶综合征(海绵窦综合征、破裂孔综合征):肿瘤自破裂孔、岩骨尖后继续往前、上、外部发展,先累及海绵窦的第Ⅵ对颅神经,继而顺次累及 V1、V2 和Ⅲ、Ⅳ对颅神经。

◆颈静脉孔综合征:肿瘤自破裂孔、岩骨尖往后发展,侵犯至后颅窝颈静脉孔,导致经颈静脉孔走行的Ⅸ、Ⅹ、Ⅺ对颅神经受累。

(二)相关检查

■详细的一般情况记录,包括身体状况评分、体重、营养评估;详尽的病史;原发灶、颈部淋巴结查体及颅神经检查。

■实验室检查:血常规、肝肾功能、垂体激素水平、甲状腺功能、EBV VCA-IgA、EA-IgA、EBV-DNA 拷贝数。

■镜检:间接鼻咽镜检查、纤维电子鼻咽镜检查。

■影像学检查:鼻咽颈部增强 MRI、鼻咽颈胸部 CT、颈部腹部超声、骨扫描、患者晚期建议PET-CT。

■病理:鼻咽癌患者应尽量取得鼻咽原发灶的组织病理(一般采用鼻咽内镜直视下活检),只有鼻咽反复活检病理阴性或当患者仅有颈部淋巴结增大而原发灶无法获得明确病理诊断才考虑颈部淋巴结的活检。

■放疗前口腔处理:拍全口曲面断层片,进行口腔科洁齿、修补和拔除坏牙,取出金属义齿。询问是否有内科并发症及既往病史。

三、分期及治疗原则

(一)分期

■鼻咽癌国内 2008 分期、AJCC(第 7 版)、AJCC(第 8 版)分期对比如表 3-1、图 3-1 所示。

表 3-1　鼻咽癌分期对比

分期		国内 2008 分期	AJCC(第 7 版)分期	AJCC(第 8 版)分期
T 分期	T_1	局限于鼻咽	鼻咽、口咽、鼻腔	鼻咽、口咽、鼻腔
	T_2	侵犯鼻腔、口腔、咽旁间隙	咽旁间隙侵犯	咽旁间隙侵犯,邻近软组织侵犯(翼内肌、翼外肌、椎前肌)
	T_3	侵犯颅底、翼内肌	颅底骨质、鼻旁窦	颅底骨质(颅底、颈椎),鼻旁窦
	T_4	侵犯颅神经、鼻窦、翼外肌及以外的咀嚼肌间隙、颅内(海绵窦、脑膜等)	颅内侵犯、颅神经、下咽、眼眶、颞下窝、咀嚼肌间隙	颅内侵犯,颅神经,下咽,眼眶,广泛的软组织侵犯(翼外肌以外的肌肉、腮腺)
N 分期	N_0	影像学及体检无淋巴结转移证据	影像学及体检无淋巴结转移证据	影像学及体检无淋巴结转移证据
	N_1　N_{1a}	咽后淋巴结转移	咽后淋巴结转移(不论单双侧)	咽后淋巴结转移(不论单双侧)和/或单侧颈部淋巴结转移,≤6 cm,转移淋巴结位于环状软骨下缘以上
	N_{1b}	单侧 Ib、Ⅱ、Ⅲ、Va 区淋巴结转移且直径≤3 cm	颈部:单侧,≤6 cm,锁骨上窝以上区域淋巴结转移	
	N_2	双侧 Ib、Ⅱ、Ⅲ、Va 区淋巴结转移,或直径>3 cm,或淋巴结包膜外侵犯	颈部:双侧,≤6 cm,锁骨上窝以上区域淋巴结转移	双侧颈部淋巴结转移,≤6 cm,转移淋巴结位于环状软骨下缘以上
	N_3　N_{3a}	Ⅳ、Vb 区淋巴结转移	>6 cm	>6 cm 和(或)转移淋巴结位于环状软骨下缘以下(不论单双侧)
	N_{3b}		锁骨上窝淋巴结转移	
M 分期	M_0	无远处转移	无远处转移	无远处转移
	M_1	有远处转移(包括颈部以下的淋巴结转移)	有远处转移(包括颈部以下的淋巴结转移)	有远处转移(包括颈部以下的淋巴结转移)
临床分期	Ⅰ	$T_1 N_0 M_0$	$T_1 N_0 M_0$	$T_1 N_0 M_0$
	Ⅱ	$T_1 N_1 M_0$,$T_2 N_{0\sim1} M_0$	$T_1 N_1 M_0$,$T_2 N_{0\sim1} M_0$	$T_1 N_1 M_0$,$T_2 N_{0\sim1} M_0$
	Ⅲ	$T_{1\sim2} N_2 M_0$,$T_3 N_{0\sim2} M_0$	$T_{1\sim2} N_2 M_0$,$T_3 N_{0\sim2} M_0$	$T_{1\sim2} N_2 M_0$,$T_3 N_{0\sim2} M_0$
	Ⅳa	$T_{1\sim3} N_3 M_0$,$T_4 N_{0\sim3} M_0$	$T_4 N_{0\sim2} M_0$	T_4 或 $T_3 M_0$
	Ⅳb	T_{any}、N、M_1	$T_{any} N_3 M_0$	$T_{any} N_{any} M_1$
	Ⅳc		$T_{any} N_{any} M_1$	

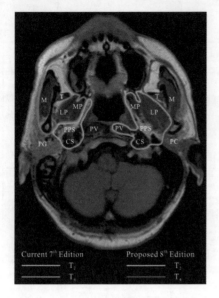 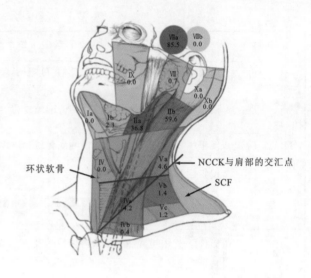

图 3-1 鼻咽癌分期

PV 椎前肌肉,CS 颈动脉间隙,PPS 咽旁间隙,MP 翼内肌,LP 翼外肌,T 颞肌,M 咬肌,PC 腮腺,黄线包围区域:$7^{th}T_2$,绿线包围区域:$8^{th}T_2$,蓝线包围区域:$7^{th}T_4$,红线包围区域:$8^{th}T_4$

(二)治疗原则

■治疗原则:鼻咽癌对放、化疗敏感,放射治疗是鼻咽癌的首选治疗手段。

◆局部晚期(Ⅲ/Ⅳ期、M_0)行以放疗为主的综合治疗,包括放射治疗、化疗、靶向治疗,放疗后残存/复发时辅以立体定向放疗或手术。

◆远地转移病例,以化疗为主;对于单纯一个部位转移者,行全身化疗+局部放疗(原发灶/转移灶治疗)。

◆复发病例:早期行手术/激光/外照射+腔内近距离治疗/外照射;晚期行同步放化疗/单纯放疗。

◆化疗在鼻咽癌治疗中的作用如下。

❖多项随机分组研究和荟萃分析结果均显示放疗联合同期化疗生存获益最大。

❖诱导化疗目的:①降低远地转移;②缩小肿瘤,减小放疗靶区体积,降低放疗计划难度,同时快速缓解患者的临床症状。

❖2018 NCCN 指南中,局部晚期鼻咽癌患者行诱导化疗后再接受放化疗为Ⅱa 类推荐。ESMO 指南中,根据患者的一般情况、KPS 评分及对治疗的耐受程度来综合评价患者能否接受诱导化疗。

❖辅助化疗:Ⅲ期随机对照临床研究关于鼻咽癌同步放化疗后辅助化疗与同步放化疗相比,局部晚期鼻咽癌患者无明显受益。

❖化疗方案:同步放化疗首选化疗方案为顺铂,$100\ mg/m^2$,3 周方案。单纯化疗一线治疗推荐采用含铂双药方案;二线治疗的选择,根据以往治疗的方案而定。

◆靶向治疗在鼻咽癌治疗中的地位如下。

❖鼻咽癌最重要的两个靶点分别是表皮生长因子受体(EGFR)和血管内皮生长因子受体(VEGFR)。EGFR 在 $80\%\sim90\%$ 鼻咽癌患者组织中高表达,研究表明 EGFR 高表达与鼻咽癌不良预后相关。VEGFR 在 $40\%\sim70\%$ 的鼻咽癌患者中过表达,而 VEGFR 过表达的患者远处转移的发生率高、生存期短。目前主要的靶向药物主要有 EGFR 单抗(西妥昔单抗、尼妥珠单抗)、VEGF 单克隆抗体(贝伐单抗)及小分子酪氨酸激酶抑制剂(吉非替尼、索拉菲尼等)。

❖大部分分子靶向药物在局部晚期鼻咽癌中的应用研究尚处于临床试验阶段。一项尼妥珠单抗加放疗同步治疗局部晚期鼻咽癌的多中心前瞻性Ⅱ期临床研究结果提示对于 EGFR 高表达的鼻咽癌患者,放疗＋尼妥珠单抗较单纯放疗可以提高 3 年的总生存率,且副反应较轻。

❖对于高危鼻咽癌患者,同期放化疗的基础上联合西妥昔单抗也显示了很好的治疗耐受性及较好的疗效。

◆手术在鼻咽癌治疗中的作用如下。

❖放疗后鼻咽复发病灶较局限。

❖根治性放疗后 3 个月较局限的鼻咽局部残存病灶。

❖根治性放疗后颈部淋巴结残存或者复发。

四、放射治疗

(一)放疗的适应证和禁忌证

■放射治疗是鼻咽癌的首选治疗手段,几乎所有期别的鼻咽癌都需要接受根治或姑息的放射治疗。

■禁忌证:一般情况差,不能耐受放射治疗。合并有其他严重并发症,不宜放射治疗者。

(二)放疗新技术应用

■IMRT 技术开始于 1994 年,应用于鼻咽癌的 IMRT 布野方式包括静态调强和旋转容积调强。IMRT 具有明显优于二维常规放疗技术的剂量学优势,转换成临床优势主要体现在提高了肿瘤的局部控制率,明显降低了鼻咽癌患者邻近危及器官的受量,降低治疗的晚期毒副作用,提高长期生存患者的生活质量。特别是降低了患者口干、软腭严重纤维化、张口困难、放射性脑损伤及皮下肌肉纤维化的发生率。

■TOMO 放疗技术在头颈部放疗逐渐显示出优势:该技能在最大限度保护正常组织的同时,较大幅度地提高肿瘤组织的照射剂量,在患者生存率提高的同时,降低并发症发生率。

■应用 MRI-CT 定位融合,其目的也是为了提高各种影像设备图像融合的准确性,以利于更为合理准确地勾画靶区。

■在多数加速器上均安装 EPID/IGRT 设备,先进的 EPID/IGRT 设备还可以进行剂量分布计算和验证。如果将治疗机与影像系统结合在一起,每天治疗时采集有关的影像学信息,确定治疗靶区,更好地减小治疗的摆位误差。

（三）放疗定位

■CT 定位:患者取仰卧位,个体化头枕,双手置身体两侧,采用头颈肩热塑膜面罩固定, 3 mm 层厚增强 CT 扫描,范围为头顶至胸锁关节下 2 cm 水平。

（四）放疗靶区范围

1. 原发肿瘤 GTV 的勾画

◆综合临床查体、鼻咽喉镜检查、CT/MRI 影像学、PET-CT 资料确定肿瘤的侵犯范围。 采用与定位 CT 相同体位的 MRI 定位,MRI 定位及 CT 定位图像融合,更有利于精确 定义 GTV 靶区。

2. 原发肿瘤 CTV 的勾画

（1）CTV＝GTV＋5 mm

❖Chan 等报告复发鼻咽癌:病理范围大于 MRI 的 3～4 mm,故外放 5 mm。

❖其他头颈部肿瘤手术病理数据的支持

（2）CTV 包括全部鼻咽结构

❖Sham 等报道:鼻咽癌患者中鼻咽多点活检 51.4％隐性浸润,13.8％黏膜下浸润。

❖King 等报道:MRI＋内镜显示 MRI 准确率极高,建议 CTV 无须包括全鼻咽腔。

❖多数亚洲国家 CTV 包括全鼻咽,而非流行区仅 MRI/腔镜所示肿瘤。

❖无须包括软腭,较少受累。

❖鼻咽的下界的解剖标记为 C_1 下缘。

（3）CTV 上界

❖犁骨和周边的筛窦需包括后下部分筛窦以确定包括犁骨。

❖蝶窦:$T_{1～2}$:蝶窦的下部分;$T_{3～4}$:整个蝶窦。

❖海绵窦:$T_{1～2}$:不包括海绵窦;$T_{3～4}$:同侧海绵窦全包。

❖颅底通路:无论 T 分期,包括双侧卵圆孔/圆孔/破裂孔;如原发灶/高位颈 V-LN 未 侵向后外侧,不包括颈 V 孔和舌下 N 孔。

（4）CTV 前界

❖后鼻孔前、鼻腔后 5 mm。

❖上颌窦后 5 mm,以确保翼上颌裂和翼腭窝确定包括在 CTV 中,$T_{3～4}$病变包括整个 蝶窦。

（5）CTV 外侧界

❖翼肌从 CTV 外放 5 mm,通常包括翼内肌,不需包括翼外肌;若翼外肌深筋膜/肌肉 外膜受累,则需要包括整个肌肉。

❖需要包全咽旁间隙,因为咽旁间隙是鼻咽癌侵犯的高危部位,受侵概率为 67.7％。

（6）CTV 后界

❖斜坡未受累时包括 1/3;斜坡受累时包括全斜坡。

3. 淋巴结的 CTV 勾画

◆淋巴结转移的诊断标准如下。

❖短径:咽后 LN>5 mm;颈部淋巴结>10 mm。

❖成簇 LN≥3 个,短径均为 8~10 mm。

❖中心坏死或周边强化的淋巴结。

❖包膜外侵犯(ECE)。

❖FDG-PET 扫描阳性的淋巴结。

❖不符合上述标准的淋巴结,认为可疑。

◆预防照射 RPN 范围:从颅底到舌骨 C3 下缘,常规包括 RPN 外侧组。不包括内侧组
RPN,因为受侵率低。

◆同侧 Ib 区淋巴结预防照射的指征如下。

❖肿瘤侵犯颌下腺。

❖Ib 为第一站淋巴结引流区的结构受侵(口腔、前 1/2 鼻腔)。

❖Ⅱ区淋巴结转移并有 ECE。

❖Ⅱ区淋巴结最大径>2 cm(无 ECE 者)。

❖Ib 照射时避免颌下腺的照射。

◆无论 T/N 分期,双侧咽后 LN/Ⅱ/Ⅲ/Va 均包括在 CTV 内。

◆淋巴结区的上界包括至颅底,以包括Ⅶb 区;25%NPC 的 LNM 上界超过 C_1 横突。

◆淋巴结的 CTV 可有 3 个剂量梯度:70 Gy;50~60 Gy;50 Gy。

◆有转移 LN(除咽后淋巴结外)照射同侧Ⅳ和 Vb 淋巴结区。

❖无淋巴结转移一侧,可不进行Ⅳ和 Vb 区的照射。

❖仅Ⅱ区淋巴结转移,同侧Ⅳ/Vb,50 Gy。

❖阳性淋巴结区外放一个区域无证据支持。

❖Ⅳ/Vb 有淋巴结转移,上纵隔应包括在 CTV(主要以远转为主)。

4. 诱导化疗后的治疗范围

◆Salama 等在头颈部肿瘤中建议:应根据诱导化疗前肿瘤确定侵犯范围,剂量不能因为
化疗疗效好而降低。

◆无论疗效如何,诱导化疗前的肿瘤范围需要给予全剂量。

◆颅底受累需要给予高剂量放疗。

◆需采用诱导化疗后 CT 确定危及器官的位置。

◆Yang 的随机研究结果:高剂量局限在化疗后的区域,保证化疗前肿瘤接受至少 64 Gy,
结论:3yLRCR/DMCR/OS 相似,毒副作用减轻,需要进一步研究降低剂量的合理性。

(五)剂量及分割模式

■处方剂量与常规分割如表 3-2 所示。

表 3-2　处方剂量与常规分割

期别	靶区名称	单次剂量	总剂量	次数
T$_{1\sim2}$	PGTVnx	2.12	69.96	33
	GTVrpn	2.12	69.96	33
	Rpn 单个横径≥2 cm 时	2.24	73.92	33
	GTVnd	2.12	69.96	33
	PTV$_1$	1.82	60.06	33
	PTV$_2$	1.82	50.96	28
T$_{3\sim4}$	PGTVnx	2.24	73.92	33
	GTVrpn	2.24	73.92	33
	GTVnd	2.12	69.96	33
	PTV$_1$	1.82	60.06	33
	PTV$_2$	1.82	50.96	28

　　PGTVnx＝原发肿瘤 GTV 外扩 3 mm 形成，GTVrpn＝咽后淋巴结 GTV，rpn＝咽后淋巴结，GTVnd＝阳性淋巴结

■加速超分割的目的：缩短总治疗时间，减少肿瘤干细胞再增殖机会，增加局控率，但是早晚期反应可能增加。

■非常规放疗分割、分次方法如表 3-3 所示。

表 3-3　非常效放疗分割、分次方法

分割方法	Gy/次	周分割数（次）	治疗间隔（h）
超分割	1.1～1.2	10	6
加速超分割	1.5～1.6	10～15	6－8
后程加速超分割	先 1.8～2.0/后 1.5	5/10	24/6～8
改良加速超分割	先小野 1.6 后大野 1.6	10	6～8
加速分割	1.8～2.0	6～7	24±

■JEN 等报告的一组 222 例鼻咽癌病例结果，超分割组与常规分割组比较，T$_{1\sim3}$ 期 5 年局部控制率分别为 93.2％和 86.4％，而 T$_4$ 期分别为 43.5％和 36.9％；5 年区域控制率分别为 87.3％和 80.3％。而超分割照射早反应略高，晚反应相似。

■C.C.Wang 等报告的鼻咽癌病例中，加速超分割 60 例与常规分割 58 例比较，5 年局部控制率在 N$_{0\sim1}$ 中为 79％和 58％，在 N$_{2\sim3}$ 期中为 90％和 46％（$P＝0.0021$），加速超分割的毒性反应主要为咽喉疼痛、口腔黏膜炎、口干，而反应出现的峰值在放疗开始后 2～3 周。

■后程加速超分割的目的：肿瘤干细胞在受放射线照射 4 周左右时，加速再增殖可能最为

明显。

■何云霞等报告178例鼻咽癌后程加速超分割长期随访治疗结果:5年鼻咽局部控制率为87.7%,5年远转控制率为85.7%,颅神经损伤为8.99%。

■陈晓钟等报道的后程加速超分割放疗的5年局控率明显高于常规放疗组,分别为89.8%和70.1%($P=0.008$),5年总生存率分别为68.2%和59.6%($P=0.363$),患者可以耐受后程加速超分割治疗,不增加远期毒副反应。

(六)危及器官限值

■危及器官及限值如表3-4所示。

表3-4 危及器官及限值

器官	限量
脑干	$D_{max}<54$ Gy
脑干 PRV	$D_{max}<54$ Gy 或 $V_{60}\leqslant1\%$
脊髓	$D_{max}<45$ Gy
脊髓 PRV	$D_{max}<45$ Gy 或 $V_{50}\leqslant1\%$
视神经	$D_{max}<54$ Gy
视交叉	$D_{max}<54$ Gy
臂丛神经	$D_{max}<66$ Gy
下颌骨	$D_{max}<70$ Gy 或 $D_{1\,cm^3}<65$ Gy
颞颌关节	$D_{max}<70$ Gy 或 $D_{1\,cm^3}<65$ Gy
颞叶	$D_{max}\leqslant60$ Gy 或 $D_{1\,cm^3}\leqslant65$ Gy
腮腺	$D_{50}<30$ Gy 或单侧平均剂量$\leqslant26$ Gy 或双侧体积的 $D_{20\,cm^3}<20$ Gy
晶状体	$D_{max}<9$ Gy
甲状腺	$V_{50}<50\%$
垂体	$D_{mean}\leqslant50$ Gy
耳蜗	$V_{55}<5\%$

(七)放疗并发症及处理

■口干:滋阴润喉,使用人工唾液替代物缓解症状。

■放射性黏膜炎/皮炎:止痛,营养支持,必要时抗炎治疗。

■味觉损伤:避免刺激性食物。

■牙齿损伤:放射性龋齿等:保持口腔湿润,注意口腔卫生,定期护理牙齿。

■颞叶坏死:高压氧疗、营养神经、皮质类固醇、血管扩张剂及手术治疗。目前抗血管生成的单克隆抗体贝伐单抗对放射性脑病也显示出一定疗效。

- ■放射性颌骨损伤/坏死:口腔科治疗,重点是预防其发生。做好放疗前口腔处理,放疗中/后注意口腔卫生、定期护理牙齿,放疗后 2～3 年内避免拔牙及 3 年后谨慎拔牙。
- ■甲状腺功能减低:定期复查甲状腺功能,补充甲状腺激素。
- ■皮肤皮下组织变薄、萎缩、硬化、纤维化:功能锻炼,转颈活动等。
- ■张口困难:功能锻炼,练习张口。
- ■听力损伤:放射性分泌性中耳炎、耳咽管粘连等,建议专科耳鼻喉定期检查。
- ■放射性颅神经损伤:营养神经治疗。

五、随访

- ●治疗后 1 个月、3 个月复查,2 年内为每 3 个月复查一次,5 年内每半年复查一次,5 年后每年复查一次。
- ●每次复查项目如下。
  - ■症状、体征病史记录,身体状况评分,体重,营养状态评估,头颈部及颅神经查体,评价治疗后的早晚期毒副反应。
  - ■血液学检查:血常规、肝肾功能、甲状腺功能、垂体功能、EBV VCA-IgA、EA-IgA、EBV DNA。
  - ■影像学检查:鼻咽颈部 MRI/CT,纤维鼻咽喉镜,颈部腹部超声,胸片/或胸 CT(每半年或每年复查)。

(易俊林　陈雪松)

第二节　鼻腔和鼻窦癌

一、疾病概况

- ●鼻腔与鼻窦恶性肿瘤占全身恶性肿瘤的 0.5%～2%,占头颈部肿瘤的 9.7%～11.9%,在全球每年发病率约 1/10 万。
- ●据多项研究数据统计,鼻腔鼻窦恶性肿瘤以上颌窦来源最常见,鼻腔筛窦次之。鼻腔、鼻窦癌的高发年龄为 50～60 岁,男性发病率明显高于女性,比例约为 2∶1,而腺癌的男女比例可高达 6∶1。
- ●在国内鼻腔、鼻窦肿瘤发病率无明显地域性差别。国外以日本和南非地区发病率较高。
- ●鼻腔、鼻窦癌的发病原因尚不明确,已知的可能相关因素较多,比如:木屑、镍、铬等职业相关因素;人类乳头状病毒感染;吸烟;鼻窦慢性炎症。
- ●鼻腔、鼻窦癌最常见的病例类型为鳞癌,其他如腺样囊性癌、嗅神经母细胞瘤、内翻性乳头状瘤等均可见到。
- ●鼻腔、鼻窦淋巴管相对稀疏,淋巴转移概率不高,多为同侧淋巴结转移,且一般淋巴结转移位于Ⅰb区和Ⅱ区。肿瘤侵及鼻前庭时双侧Ⅰb区转移的机会增加。鼻腔后部及蝶窦的病变,或累及鼻咽部可出现咽后淋巴结的转移。

二、临床特征及相关检查

(一)临床特征

■早期鼻腔、鼻窦癌的症状多不明显,随着肿瘤进展,患者可根据肿瘤侵犯部位的不同而出现不同的临床表现。

◆鼻腔受侵或肿瘤原发于鼻腔,可表现为鼻塞、患侧鼻腔涕中带血,反复发作,逐渐加重,还可伴有嗅觉减退、脓血涕伴恶臭、鼻外形改变等。

◆肿瘤压迫或堵塞鼻泪管可出现溢泪。

◆鼻咽部受侵可出现耳鸣、听力下降。

◆肿瘤晚期侵犯窦腔骨壁时,患者可表现为头痛。

◆肿瘤向前侵及眶尖或眼眶时,可出现眼球外凸、眼球固定、不同程度的视力减退,严重者甚至失明。

◆肿瘤向两侧侵及海绵窦,可出现Ⅲ、Ⅳ、V1、Ⅵ颅神经麻痹,同时伴发相应的症状和体征。

(二)相关检查

■详细的一般情况记录,包括身体状况评分、体重、营养评估;详尽的病史;原发灶、颈部淋巴结查体及颅神经检查。

■实验室检查:血常规、大小便常规、肝肾功能。根据肿瘤侵及范围可予以垂体激素水平及甲状腺功能检验。

■镜检:前鼻镜,纤维鼻内镜检查。

■影像学检查:鼻腔颈部增强 MRI、鼻腔颈胸部 CT、颈部腹部超声、骨扫描、晚期患者推荐行 PET-CT 检查。

■病理:鼻腔、鼻窦肿瘤在治疗前必须取得组织学或细胞学证实。原发于鼻腔的肿瘤或鼻窦肿瘤侵犯至鼻腔,可直接取鼻腔肿物活检。当肿瘤伴有息肉、乳头状瘤时,需要深取或多点、多次活检。若肿瘤局限在上颌窦腔内,则应行上颌窦开窗术,在取得病理学证实的同时开窗引流。对于深在的不易取到的病变组织穿刺细胞学检查,尤其是眶内侧的肿块,或选择 CT 引导下穿刺活检准确率会更高。

■放疗前口腔处理:拍全口曲面断层片,进行口腔科洁齿、修补和拔除坏牙,取出金属义齿。

■询问是否有内科并发症及既往病史。

■专科检查:视力,视野测定。

三、分期及治疗原则

(一)鼻腔、鼻窦癌 TNM 分期

■鼻腔、鼻窦癌 TNM 分期如表 3-5 所示。

表 3-5　鼻腔、鼻窦癌 TNM 分期（AJCC 第 8 版，2017）

癌症分类			上颌窦癌	鼻腔及筛窦癌
T 分 期	T_x		无法评估原发肿瘤情况	
	T_0		未发现原发肿瘤	
	T_{is}		原位癌	
	T_1		肿瘤局限于上颌窦黏膜，无骨受侵或骨质破坏	肿瘤局限于鼻腔或筛窦的一个亚区，有或无骨质破坏
	T_2		肿瘤侵犯骨或有骨质破坏，包括侵犯硬颚和/或中鼻道，未侵犯上颌窦后壁和翼板	肿瘤侵犯一个解剖结构的两个亚区，或侵及鼻腔筛窦内的一个相邻结构，有或无骨质破坏
	T_3		肿瘤侵及下列任何一个组织结构：上颌窦后壁、皮下组织、眼眶底壁或内侧壁、翼腭窝、筛窦	肿瘤侵犯眼眶底壁或内侧壁、上颌窦、腭、或筛板
	T_4	T_{4a}	肿瘤侵及下列任何一个组织结构：眶前结构、颊部皮肤、翼板、颞下窝、筛板或额窦	肿瘤侵犯下列任何一个组织结构：前部眶内容物、鼻或颊部皮肤、前颅窝微小受侵、翼板、蝶窦或额窦
		T_{4b}	肿瘤侵及下列任何一个组织结构：眶尖、脑膜、脑、中颅窝、颅神经（三叉神经上颌支除外）、鼻咽、斜坡	肿瘤侵犯下列任何一个组织结构：眶尖、脑膜、脑、中颅窝、颅神经（三叉神经上颌支除外）、鼻咽、斜坡
N 分期（局部淋巴结）	N_x		无法评估淋巴结情况	
	N_0		无淋巴结转移	
	N_1		同侧单个淋巴结转移，最大径≤3 cm 且无结外侵犯	
	N_2	N_{2a}	同侧单个淋巴结转移，最大径大于 3 cm，小于等于 6 cm 且无结外侵犯	
		N_{2b}	同侧多个淋巴结转移，最大径≤6 cm 且无结外侵犯	
		N_{2c}	双侧或对侧淋巴结转移，最大径≤6 cm 且无结外侵犯	
	N_3	N_{3a}	转移淋巴结最大径＞6 cm 且无结外侵犯	
		N_{3b}	任意大小淋巴结临床符合结外侵犯的影像学表现或者病理诊断为结外侵犯	
M 分期（远处转移）	M_0		无远处转移	
	M_1		有远处转移	

癌症分类		上颌窦癌	鼻腔及筛窦癌
临床分期	0 期	$T_{is}N_0M_0$	
	Ⅰ 期	$T_1N_0M_0$	
	Ⅱ 期	$T_2N_0M_0$	
	Ⅲ 期	$T_3N_0M_0$；$T_{1\sim3}N_1M_0$	
	Ⅳ 期	Ⅳa 期：$T_{1\sim3}N_2M_0$；$T_{4a}N_{0\sim2}M_0$	
		Ⅳb 期：$T_{1\sim4}N_3M_0$；$T_{4b}N_{0\sim3}M_0$	
		Ⅳc 期：$T_{1\sim4}N_{0\sim3}M_1$	

(二)治疗原则

1. 初治的鼻腔、鼻窦癌治疗

◆放射治疗、手术、化疗的综合治疗是目前鼻腔、鼻窦癌的最常用和最有效的治疗方法，因受很多因素的影响，在治疗最初指定的治疗方案可能发生转变。临床医师需根据患者具体情况确定或调整治疗方案，建议多学科讨论。

(1)单纯手术治疗

❖手术治疗分化好的早期鼻腔肿瘤或拒绝放疗的患者可行单纯手术治疗。由于鼻腔、鼻窦癌发展较隐匿，大多数患者就诊时已是局部晚期，手术通常不能达到根治目的，多与放化疗结合。2018 年 NCCN 指南推荐局部早期的上颌窦癌（T_1，$T_2N_0M_0$）如无术后高危因素（包括阳性切缘，周围神经及脉管侵犯，组织学分级为高级别）和早期筛窦癌（高选择性 T_1 患者阴性切缘且高分化）首选单纯手术，其余均须行综合治疗。

(2)单纯放疗/同步放化疗

❖根治性放疗适应证：①分化差的肿瘤。②早期病变，根治性放疗可替代手术，尤其对于合并自身并发症等原因无法接受手术治疗的患者。

❖姑息性放疗适应证：一般情况可能耐受放疗，无明显放疗禁忌，局部晚期如 T_{4b} 或远处转移患者无手术指征，放疗无希望根治，但伴有明显症状，如局部疼痛、颅神经受累的症状、肿瘤堵塞进食通道引起吞咽困难等。放疗可作为姑息性治疗的手段治疗原发灶，减轻患者的局部症状。

(3)手术与放疗综合治疗

1)术前放疗

◎适应证：除分化差的肿瘤以外，有手术指征的鼻腔、鼻窦癌均可有计划地行术前放疗。一般放疗至 60 Gy，应多学科讨论决定是否手术治疗或继续放疗。

◎目的：缩小肿瘤体积，提高手术切除率，有助于保全器官功能。可减少手术引起肿瘤细胞脱落、种植、转移的概率。

2)术后放疗

◎适应证：①因大出血或肿瘤巨大引发呼吸困难的患者应先手术治疗治疗，根据术后情况考虑是否行术后放疗;②腺样囊性癌因浸润性强,手术不容易切净,须行术后放疗;③术后切缘不净或安全界不够;④由于其他原因先采用手术治疗的分化差的肿瘤;⑤T_3、T_4 及有淋巴结转移的晚期病变;⑥多次术后复发的内翻性乳头状瘤等;⑦T_1、T_2 筛窦癌术后均放疗(只有高度选择的 T_1 如阴性切缘、中央型、高分化)或直接行根治性放疗。如术后有阳性切缘及颅内侵犯则考虑系统放化疗;T_3 T_{4a}术后放疗或术后放化疗或直接系统放化疗;T_{4b} 系统放化疗或放疗。

◎目的:提高局控率,降低远处转移率。与术前放疗相比不增加手术并发症。

3)术中放疗

◎适应证:①术前评估肿瘤范围,由于肿瘤邻近某些重要器官可能造成切除范围不充分,可考虑术中放疗。②既往行手术及放疗后患者复发再次手术可行术中放疗。

◎目的:作为局部外照射的一种手段,使局部获得较高剂量,提高了局部控制率且减少了周围危及器官的受量。

(4)化疗

❖适应证:①局部区域晚期鼻腔鼻窦癌联合放疗同步,尤其是未分化癌、神经内分泌癌。推荐同步使用顺铂化疗;②远处转移和 T_{4b} 患者姑息性治疗;③术前评估患者肿瘤范围大,难以手术切除,通过诱导化疗可能缩小肿瘤体积或放疗前的诱导化疗。目前研究诱导化疗方案有紫杉醇＋5-FU、紫杉醇＋顺铂、异环磷酰胺＋5-FU。

❖目的:①放化疗同步起放疗增敏作用;②晚期患者缓解症状;③新辅助化疗可能使肿瘤缩退且与重要器官如脑、视神经视交叉分离,可使部分无手术机会的患者获得手术机会或有利于放疗计划的设计。

(5)靶向治疗

❖部分鼻腔、鼻窦鳞癌及腺癌存在 EGFR 过度表达。有学者认为对于无法手术的复发和转移的病变,可考虑 DDP＋西妥昔单抗作为一线治疗。此外,有文献报道鼻窦恶性肿瘤中有 VEGF、COX2、FGFR1 的过度表达,还有一定比例的 P16 高表达。提示靶向治疗在鼻腔、鼻窦癌治疗中可能起到一定作用,但需要高级别的证据来证实。

2. 特殊类型肿瘤的治疗原则

◆嗅神经母细胞瘤:是一种来源于鼻腔、鼻窦嗅上皮的神经外胚层恶性肿瘤。由于起病隐匿、肿瘤局部侵袭性强、易侵犯颅内且常发生淋巴道转移.具有较高的放射敏感性,单纯放疗可使早期患者的 5 年局部控制率达到 90％以上。但 Gruber G 等认为单纯放疗疗效即使剂量提高到 73 Gy 也不能取代手术切除,因其高侵袭性及后期高复发率的特点,他们建议采用根治性切除、高剂量的放疗加同步化疗。来自中山大学肿瘤医院 Yujie Yuan 等的报道 5 年总生存率和无进展生存率分别为 42.7％和 39.1％,手术加放疗较其他手段(单纯手术或单纯放疗或同步放化疗)有更高的 5 年生存率(67.5％比 33.3％,$P=0.043$)。术前放化疗能减少肿瘤负荷,降低术中肿瘤种植风险,提高手术切除率。嗅神经母细胞瘤对顺铂为基础的化疗敏感,Hyams 分级对预测化疗的敏感性有一定帮助,梅奥诊所的经验:局部晚期和 Hyams 高分级的患者加化疗是合理的选择;另外,对于局部晚期病变,采用术前放疗或术前放化疗能改善肿瘤切除率及患者生存率。

◆未分化癌(sinonasal undifferentiated carcinoma SNUC),临床多采用 Kadish 分期系统,出现颈部淋巴结转移或分期为 Kadish C 为不良预后因素,Reiersen 等发表的关于鼻腔、鼻窦未分化癌的数据分析提示初诊时约 8%~9%的淋巴结转移,Kadish C 组患者有约 25%的初诊时有远处转移,53%的患者接受了手术治疗,接受手术治疗的患者似乎有生存获益,故对于局部晚期无转移的能手术患者手术放化疗三联治疗为最佳治疗方案。至于是否需要选择性颈部淋巴结处理还没有定论,一些少病例数的报道认为选择性颈部淋巴结照射能减少区域复发。

◆鼻腔、鼻窦黑色素瘤:因鼻腔鼻窦黑色素瘤占所有黏膜恶性黑色素瘤的大部分,其预后及病理和生物特征不同于皮肤黑色素瘤。黏膜黑色素瘤比皮肤黑色素瘤预后差(5 年 OS 20%~35%比 91.2%)。区域淋巴结转移是皮肤黑色素瘤主要失败模式,鼻腔鼻窦黑色素瘤多以肿瘤局部侵袭及远处转移为主,区域淋巴结转移复发少见。其生物学特点与其他鼻腔副鼻窦瘤也有所不同,虽然 NCCN 指南建议可手术的患者外科手术是主要治疗手段,术后强烈推荐辅助放疗。但恶性黑色素瘤对放疗不敏感,目前的报道及数据分析均提示术后加放疗较单纯手术的患者无总生存或复发生存的获益。所以在选择放疗时需权衡放疗并发症及生存获益。M. D. Anderson 中心鼻腔副鼻窦癌恶性黑色素瘤的放疗对象:局部晚期患者,肿瘤侵及颅底、骨、脑组织、硬脑膜、眼、上颚及副鼻窦或有不良病理特征(阳性切缘、淋巴结包膜外侵、侵犯外周神经),另外原发于副鼻窦的黑色素瘤较鼻腔的黑色素瘤更容易侵及周围组织,外科难以达到干净切缘,术后放疗获益可能性更大。对于不可手术或阳性切缘的患者行根治性放疗可能获益。鼻腔副鼻窦癌恶性黑色素瘤最常见的失败为肝、肺转移,在局部或区域复发的患者中,也有一半以上伴有远处转移。故系统治疗很重要,尤其是免疫靶向治疗,近年来在黑色素瘤的治疗中取得了很大的突破。

3. 复发鼻腔鼻窦癌的治疗

◆局部区域和颈部淋巴结复发的患者且既往未行放化疗患者按照初治的处理。

◆复发患者不宜手术的且既往已行放疗的选择再程放疗时要考虑诸多因素,比如初次放疗的剂量、与初次放疗的间隔时间、复发肿瘤的部位与体积、周边危及器官等。确定合适的靶区体积和放疗剂量时,要充分平衡预期疗效与毒副作用。复发患者靶区不建议预防照射,只包括复发肿瘤即可。推荐剂量如下:常规分割:59.4~60 Gy,1.8~2 Gy/次;超分割:60 Gy,1.2~1.5 Gy/次;SBRT:30~44 Gy,5 次。

四、放疗新技术应用

●目前应用于鼻腔、鼻窦癌放疗的新技术主要包括适形调强放疗(IMRT)、图像引导放疗(IGRT)及质子治疗(PBT)等。新技术的应用有助于进一步保护肿瘤附近的正常组织结构,如脑干、视神经、腮腺等,同时有利于实现更精确的靶区勾画,从而提高局部控制率。

●IMRT 是目前用于鼻腔、鼻窦癌放疗的主要放疗手段,而在此基础上发展起来的螺旋断层放疗(helical tomotherapy)、旋转容积调强放疗(VMAT)等新技术也为实现精准放疗提供了积极的推动作用。其中,螺旋断层放射治疗集调强适形放疗(IMRT)、图像引导调强适形放疗(IGRT)、剂量引导调强适形放疗(DGRT)和 CT 断层扫描于一体,拥有治疗范围广泛、治愈率高、缩短治疗疗程、患者不良反应轻等优势;而旋转容积调强治疗技术不同于螺旋 IMRT 或调强弧形治疗(IMAT)等现有技术,因为它提供的是整个靶区的剂量,而不是分层剂量,治疗计划算法保证了治疗准确度,尽可能减少对周围健康组织的投照剂量。

● 对于距鼻尖皮肤小于 4 cm 的鼻腔肿瘤可采用电子线照射。鼻前庭及前下鼻中隔的小病灶(通常不大于 1.5 cm)可选用近距离插植治疗。

● 近年来发展迅速的质子治疗(PBT)也因为其独有的放射生物学特性,使其在鼻腔、鼻窦癌的放疗中具有广阔前景。2011 年和 2014 年两项数据分析显示与光子治疗相比,质子和重离子治疗可以显著提高鼻腔、鼻窦肿瘤的局部控制率和 OS。

五、放疗定位

● 患者采用仰卧位,根据患者具体情况选用合适的头枕,将其头颈部摆正后进行热塑面罩固定,然后在模拟机拍摄定位片,或者在 CT 模拟机连续扫描获得定位图像,并将定位中心及相邻野共用界限标记在面罩上。建议扫描层厚为 3 mm,扫描范围包括从颅底到胸锁关节下 2~3 cm。

六、放疗靶区范围

(一)原发肿瘤 GTV 的勾画

■ 综合临床查体、鼻内镜检查、CT/MRI 影像学、PET-CT 资料确定肿瘤的侵犯范围。采用与定位 CT 相同体位的 MRI 定位,MRI 定位及 CT 定位图像融合,更有利于精确定义 GTV。

(二)CTV 勾画原则

1. 鼻腔癌

◆ 原发灶的 CTV_{60} 肿瘤局限于一侧鼻腔,CTV 包括双侧鼻腔、筛窦及同侧上颌窦内侧壁;如肿瘤侵犯翼板、翼内外肌、鼻腔后 1/3 或鼻咽部时需包括鼻咽腔;眼眶多壁受侵或肿瘤明显侵入眶内,需包括整个眼眶;肿瘤侵犯双侧鼻腔、筛窦、上颌窦、蝶窦、额窦、口腔、颞下窝、颅内等部位时需扩大 CTV 范围。

◆ 颈部淋巴结的预防照射原则如下。

❖ 早期分化好的鼻腔癌无须颈部淋巴结预防照射。

❖ 分化差,$T_{3\sim4}$ 患者预防性照射Ⅰb 区和Ⅱ区。

❖ 病变侵及鼻腔后 1/3 应行咽后淋巴结及双颈部Ⅱ、Ⅲ区淋巴结预防照射。

❖ 鼻咽受侵时,需行咽后淋巴结及双颈Ⅱ~Ⅴ淋巴结预防照射。

2. 筛窦癌

◆ 原发灶 CTV_{60} 包括双侧鼻腔、筛窦、蝶窦及同侧上颌窦。还需覆盖硬脑膜或人工脑膜移植物,离筛板上缘至少 10 mm 或者治疗前可见肿瘤范围。如筛板未行手术需包括在 CTV_{60} 中。

◆颈部预防照射原则如下。

　　❖嗅神经母细胞瘤。

　　❖分化差的局部晚期鳞癌,尤其是肿瘤已经侵犯鼻底、腭部黏膜或鼻咽者。

　　❖肿瘤侵及面部皮肤;侵及上颌齿龈或牙槽。

3. 上颌窦癌

◆原发灶 CTV_{60} 包括同侧鼻腔、筛窦、上颌窦、翼腭窝,并覆盖眶下裂和部分咀嚼肌间隙。肿瘤未累及中线结构时靶区侧界至鼻中隔。

◆颈部淋巴结预防照射原则如下。

　　❖局部晚期病变。

　　❖分化差或低分化癌。

　　❖如病变先行内镜下手术者,尽管有争议但建议行颈部淋巴结预防照射。

■ 不论哪种鼻腔、鼻窦癌,如颈部有阳性淋巴结,则颈部淋巴结所在区域及外放一个淋巴引流区为高危 CTV,其余颈部淋巴结区域做预防照射。

七、剂量及分割模式

● PTV 不同治疗模式下剂量如表 3-6 所示。

表 3-6　PTV 不同治疗模式下剂量

区域	单纯放疗	同步放化疗	术后放疗 (建议手术与放疗间隔不超过6周)
PTV 高危区 (肿瘤及受侵淋巴结)	(1)66 Gy(2.2 Gy/次)至 70~70.2 Gy(1.8~2.0 Gy/次),每周 5 次,每日 1 次 (2)加速放疗:66~70 Gy(2.0 Gy/次),每周6 次 (3)同步推量:72 Gy/6 周(大野照射 1.8 Gy/次;18 次后改为大野照射 1.8 Gy/次,小野局部加量照射 1.5 Gy/次(总共 3.3 Gy/次) (4)超分割:81.6 Gy/7 周(1.2 Gy/次,每日 2 次)	70~70.2 Gy(1.8~2.0 Gy/次),每日 1 次,每周 5 次	60~66 Gy(1.8~2.0 Gy/次),每日 1 次,每周 5 次
PTV 中低危区 (可疑亚临床病灶)	44~50 Gy(2.0 Gy/次)至 54~63 Gy(1.6~1.8 Gy/次)	44~50 Gy(2.0 Gy/次)至 54~63 Gy(1.6~1.8 Gy/次)	44~50 Gy(2.0 Gy/次)至 54~63 Gy(1.6~1.8 Gy/次)

● 以鼻腔癌举例说明:GTV 应当给予能耐受的最大剂量 70 Gy,每次 2 Gy,每日 1 次或每日 2 次(超分割)的分割方案;剂量为 74.4 Gy,1.2 Gy/次,每日 2 次,间隔≥6~8 h。鼻腔癌肿瘤靠近视路(视神经、视交叉、视束)时,较低的分次剂量超分割放疗可降低对视觉通路的损伤。对于术后接受治疗的患者,镜下残留低风险的给予的剂量为 60 Gy,每次 2 Gy;而高风险术后患者(接受大部分肿瘤切除伴切缘阳性的患者)给予的剂量为 66~70 Gy,每次 2 Gy。

八、危及器官限值

●危及器官及限值如表 3-7 所示。

表 3-7 危及器官及限值

危及器官	限量
脑干	$D_{max} < 54$ Gy
脑干 PRV	$D_{max} < 54$ Gy 或 $V_{60} < 1\%$
脊髓	$D_{max} < 45$ Gy
脊髓 PRV	$D_{max} < 45$ Gy 或 $V_{50} < 1\%$
视神经	$D_{max} < 54$ Gy
视交叉	$D_{max} < 54$ Gy
臂丛神经	$D_{max} < 66$ Gy
下颌骨	$D_{max} < 70$ Gy 或 $D_{1\,cm^3} < 65$ Gy
颞颌关节	$D_{max} < 70$ Gy 或 $D_{1\,cm^3} < 65$ Gy
颞叶	$D_{max} < 60$ Gy 或 $D_{1\,cm^3} < 65$ Gy
腮腺	$D_{50} < 30$ Gy 或单侧平均剂量 < 26 Gy 或双侧体积的 $D_{20\,cm^3} < 20$ Gy
晶状体	$D_{max} < 9$ Gy
甲状腺	$V_{50} < 50\%$
垂体	$D_{mean} < 50$ Gy
耳蜗	$V_{55} < 5\%$
视网膜	$D_{max} < 45$ Gy
泪腺	$D_{max} < 40$ Gy

九、放疗并发症及处理

●口干:滋阴润喉,使用人工唾液替代物或中成药缓解症状。

●放射性黏膜炎/皮炎:止痛,营养支持,必要时抗炎治疗。

●味觉损伤:避免刺激性食物。

●牙齿损伤、放射性龋齿等:保持口腔湿润,注意口腔卫生,定期护理牙齿。

●颞叶坏死:高压氧疗、营养神经、皮质类固醇、血管扩张剂及手术治疗。目前抗血管生成的单克隆抗体贝伐单抗对放射性脑病也显示出一定疗效。

●放射性颌骨损伤/坏死:口腔科治疗,重点是预防其发生。做好放疗前口腔处理,放疗中/后注意口腔卫生、定期护理牙齿,放疗后 2～3 年内避免拔牙及 3 年后谨慎拔牙。

●甲状腺功能减低:定期复查甲状腺功能,补充甲状腺激素。

●皮肤皮下组织变薄、萎缩、硬化、纤维化:功能锻炼,转颈活动等。

●张口困难:功能锻炼,练习张口。

●听力损伤:放射性分泌性中耳炎、耳咽管粘连等;建议专科耳鼻喉定期检查。

●放射性颅神经损伤(主要为视神经损伤):营养神经治疗。

十、随访

●头颈部常规体格检查,内镜检查:第 1 年每 1～3 个月复查 1 次;第 2 年每 2～6 个月复查 1 次;第 3～5 年每 4～8 个月复查 1 次;5 年后每 12 个月复查 1 次。

●头颈部影像学检查(CT、MRI):每 6 个月复查,并且需与治疗前资料进行对比。

●有吸烟史的患者须定期行胸部 CT 检查。

●若照射野包括下颈部或照射野累及垂体,定期复查垂体功能相关的检验。

●根据患者自身情况定期评估其他内容:营养状态、听力、视力、精神状态等。

(刘　超　周卫兵　贺玉香　李　寰　凡　丹　申良方)

第三节　口　咽　癌

一、疾病概况

●GLOBOCAN2012 的数据显示,全球口腔和咽部肿瘤年龄标准化年发病率约为 7.0/10 万人,年死亡率为 3.9/10 万人,其中口咽癌约占 1/3。

●男性的发病率和死亡率均高于女性,发病高峰在 55～64 岁。

●口咽各部位的发病率不同,国内学者统计以扁桃体区恶性肿瘤最为常见,约占 60%,其次为舌根和软腭,分别占 25% 和 15% 左右。国外报道舌根癌最为多见,约占 50%;扁桃体癌、软腭癌和咽壁癌则各占 25%、18% 和 7%。

●与口咽癌相关的危险因素主要包括吸烟、酗酒、咀嚼槟榔、头颈部肿瘤家族史等。近来,国内外多项研究指出人乳头瘤病毒(HPV)感染是口咽癌发生的高危因素,其中 HPV16 是主要的致瘤亚型,约占 90%。

●与 HPV 感染相关口咽癌的发病率逐年增加,目前欧美国家 HPV(+)口咽癌可高达 70%以上;多数 HPV(+)口咽癌发病年龄早、与吸烟无关,且预后好于 HPV(−)口咽癌,是公认的重要预后因素。因此,HPV 感染状态已被纳入第八版 AJCC/UICC 口咽癌分期系统中,同时也纳入 2018 年 NCCN 指南中以指导临床决策。

●约 60% 的口咽癌在诊断时已是中晚期,总体 5 年总生存率(OS)约为 65%;其中 HPV(+)者 5 年 OS 可达 70% 以上,而 HPV(−)者仅 30%～40%。

二、临床特点及治疗前评估

(一)临床特点

■解剖:咽部由上至下通过软腭、舌骨分为鼻咽、口咽和下咽。口咽位于鼻咽以下舌骨延线以上,包括口咽壁(咽侧壁和咽后壁)、软腭、扁桃体和舌根。前部经咽峡与口腔相通,侧壁从前向后依次为舌腭弓、扁桃体和咽腭弓。后壁为一层软组织覆盖于颈椎椎体前缘,与椎前筋膜间有疏松结缔组织。

■淋巴引流:口咽部淋巴组织丰富,淋巴引流经常交互到对侧,初诊口咽癌患者颈部淋巴结转移率超过60%。转移率与肿瘤原发部位、T分期、偏离中线程度等因素相关。原发于软腭、舌根的肿瘤淋巴结转移率最高,且通常转移至对侧;发生于扁桃体的肿瘤淋巴结转移率与肿瘤大小、分化程度相关,分期晚、分化差的肿瘤淋巴结转移率高,也易转移到对侧。口咽癌最常见的淋巴结转移区域为Ⅱ区和Ⅲ区。若原发肿瘤已过中线,则对侧淋巴结转移的风险为25%左右。

■病理类型:口咽部恶性肿瘤,有黏膜上皮或腺体腺上皮来源的癌及中胚层来源的各种肉瘤和恶性淋巴瘤。临床上以上皮来源的癌及恶性淋巴瘤最为多见,其他较少见。

■症状与体征:早期口咽癌无明显症状,多数患者以颈部肿块为首发症状。局部早期病变表现为咽部不适和异物感;随着肿瘤破溃感染,可出现咽部疼痛,也可出现舌咽神经反射的耳内痛;疾病晚期可出现咬合不全、吞咽困难、张口受限、发音不清等症状。口腔检查可见呈外突型或浸润型生长的肿物,中间可伴溃疡坏死,早期软腭鳞癌可表现为黏膜白斑或增殖性红斑样改变,病变发展后大多呈溃疡浸润性癌。

(二)治疗前评估

■病史采集:了解患者首发症状、症状持续时间和进展速度;询问有无明确诱因,与头颈部肿瘤密切相关的不良生活习惯及不洁性行为;了解既往诊治过程及并发症的情况。

■原发灶检查:包括视诊、触诊及器械检查,以明确原发肿瘤的部位及侵犯范围。触诊常可检出超出肉眼所见的肿瘤侵犯范围,尤其有益于巨大扁桃体或舌根病变的患者。器械检查主要包括间接咽喉镜及纤维喉镜或电子喉镜,可在镜下取病灶组织行病理学检查。因并发上消化道第二原发癌概率较高,必要时可将全上消化道内镜作为常规检查。

■颈部淋巴结检查:主要为颈部淋巴触诊,触诊时要注意肿大淋巴结部位、数目、大小、边界、质地、活动度、颈部皮肤受侵等。

■影像学检查:MRI成像作为评估口咽癌原发灶部位、肿瘤侵犯范围和转移淋巴结情况的首选检查方法,当有MRI检查禁忌证时,可采用增强CT。而胸部CT、腹部CT或MRI检查用于评估是否有肺、纵隔、肝、腹腔等的远处转移。PET-CT在隐匿性肿瘤的检查中有较大的优势,且可以更准确、更全面地评估远处转移性疾病,现已逐渐应用于分期、治疗评估和疗效监测,但价格昂贵。其他较为常用的如腹部超声、骨扫描等,可作为判断有无远处转移的补充。

■组织病理学检查:临床可疑的恶性病灶必须取得组织病理学证实,对细胞学或淋巴结活检证实为转移癌者应通过详细的体格检查结合影像学检查,寻找原发灶部位,并获取原发灶病理。

■病毒学检查:推荐对所有口咽鳞癌患者行HPV感染状态检测。已证实P16表达与HPV感染高度相关。临床上P16检测方法包括免疫组化(IHC)、PCR和原位杂交(ISH)。ISH的特异性最高,PCR的灵敏度较高,由于各类检测方法的灵敏度和特异性的差异,可以结合多种方法来检测 P16 进而明确 HPV 感染情况。

三、分期及治疗原则

（一）分期

■ 由于 HPV（＋）口咽癌发病率急剧升高，且具有明显区别于 HPV（－）口咽癌的生物学行为及自然病程，因此在 AJCC/UICC 第八版肿瘤分期系统中口咽癌的 TNM 分期分为两类，分别是 HPV（＋）口咽癌和 HPV（－）口咽癌的分期系统。推荐对所有口咽鳞癌患者行 HPV 检测，主要检测 P16 的表达；对于无条件进行 P16 检测的患者，按照 HPV（－）口咽癌分期系统进行分期（表 3-8、表 3-9）。

◆ HPV（－）口咽癌组织学分级组织学分级如下。G_X：组织学分级不能评价；G_1：分化良好；G_2：中分化；G_3：低分化；G_4：未分化。

◆ HPV（－）口咽癌的分期系统与第七版口咽癌分期系统类似，主要改变为删除了 T 分期中的 T_0（即原发灶不明）；将 N 分期区分为临床分期和病理分期，并加入淋巴结包膜外侵犯（ENE）作为 N 分期的因素，只有明确的临床或病理淋巴结包膜外侵犯才判定为 ENE（＋）。

表 3-8　HPV（－）口咽癌 T 分期、临床 N 分期、病理 N 分期及 M 分期

T 分期	T_X	原发肿瘤情况不能评价
	T_{is}	原位癌
	T_1	原发肿瘤最大径≤2 cm
	T_2	原发肿瘤最大径>2 cm，但≤4 cm
	T_3	原发肿瘤最大径>4 cm，或肿瘤侵犯会厌舌面
	T_4　T_{4a}	肿瘤侵犯喉、舌外肌、翼内肌、软腭或下颌骨
	T_{4b}	肿瘤侵犯翼外肌、翼板、鼻咽侧壁、颅底或包绕颈动脉
临床 N 分期（cN）	N_X	淋巴结情况不能评价
	N_0	临床检查淋巴结阴性
	N_1	同侧单个淋巴结转移，最大径≤3 cm 且 ENE（－）
	N_2　N_{2a}	同侧单个淋巴结转移，最大径>3 cm，但≤6 cm 且 ENE（－）
	N_{2b}	同侧多个淋巴结转移，最大径≤6 cm 且 ENE（－）
	N_{2c}	双侧或对侧淋巴结转移，最大径≤6 cm 且 ENE（－）
	N_3　N_{3a}	转移淋巴结最大径>6 cm 且 ENE（－）
	N_{3b}	任何转移淋巴结伴有临床判断的明确的 ENE（＋）

病理N分期（pN）		N_X	淋巴结情况不能评价
		N_0	病理检查淋巴结阴性
		N_1	同侧单个淋巴结转移，最大径≤3 cm且ENE（－）
	N_2	N_{2a}	同侧单个淋巴结转移，最大径≤3 cm，但ENE（＋）或最大径＞3 cm，但≤6 cm且ENE（－）
		N_{2b}	同侧多个淋巴结转移，最大径≤6 cm且ENE（－）
		N_{2c}	双侧或对侧淋巴结转移，最大径≤6 cm且ENE（－）
	N_3	N_{3a}	一个转移淋巴结最大径＞6 cm且ENE（－）
		N_{3b}	或同侧单个淋巴结转移，最大径＞3 cm且ENE（＋）；或单侧多个、对侧或双侧淋巴结转移，任意淋巴结ENE（＋）；或任意大小的单个对侧淋巴结转移且ENE（＋）
M分期		M_0	无远处转移
		M_1	有远处转移

表 3-9　HPV（－）口咽癌 TNM 分期

期别		T	N	M
0 期		T_{is}	N_0	M_0
Ⅰ 期		T_1	N_0	M_0
Ⅱ 期		T_2	N_0	M_0
Ⅲ 期		T_3	N_0	M_0
		T_1	N_1	M_0
		T_2	N_1	M_0
		T_3	N_1	M_0
Ⅳ 期	Ⅳa 期	T_1	N_2	M_0
		T_2	N_2	M_0
		T_3	N_2	M_0
		T_{4a}	N_0，N_1，N_2	M_0
	Ⅳb 期	T_{4b}	N_{any}	M_0
		T_{any}	N_3	M_0
	Ⅳc 期	T_{any}	N_{any}	M_1

■HPV（＋）口咽癌的分期（表 3-10、表 3-11）主要基于国际口咽癌分期协作网络（the international collaboration for oropharyngeal cancernetwork for staging,ICON-S）的分期系统,该分期研究纳入了来自北美 5 个中心和欧洲 2 个中心的近 2 000 例 HPV（＋）口咽癌

患者。总的来说,对于原发灶未明的颈部淋巴结转移癌,P16(＋)时可判断为 HPV(＋)口咽癌 T_0 期;ENE 不作为 N 分期因素,而病理 N 分期以阳性淋巴结个数作为主要因素。目前暂无针对 HPV(＋)口咽癌的组织学分级。

表 3-10　HPV(＋)口咽癌 T 分期、临床 N 分期、病理 N 分期及 M 分期

T 分期	T_0	原发灶未明的颈部淋巴结转移癌,且转移淋巴结 P16(＋)
	T_1	原发肿瘤最大径≤2 cm
	T_2	原发肿瘤最大径>2 cm,但≤4 cm
	T_3	原发肿瘤最大径>4 cm,或肿瘤侵犯会厌舌面
	T_4	肿瘤侵犯喉、舌外肌、翼内肌、软腭或下颌骨或超出上述范围
临床 N 分期 (cN)	N_X	淋巴结情况不能评价
	N_0	临床检查淋巴结阴性
	N_1	单个或多个同侧淋巴结转移,且最大径≤6 cm
	N_2	对侧或双侧淋巴结转移,且最大径≤6 cm
	N_3	转移淋巴结最大径>6 cm
病理 N 分期 (pN)	N_X	淋巴结情况不能评价
	N_0	病理检查淋巴结阴性
	N_1	转移淋巴结≤4 枚
	N_2	转移淋巴结>4 枚
M 分期	M_0	无远处转移
	M_1	有远处转移

表 3-11　HPV(＋)口咽癌临床和病理 TNM 分期

期别	临床 TNM 分期			病理 TNM 分期		
	T	N	M	T	N	M
Ⅰ期	T_0,T_1,T_2	N_0,N_1	M_0	T_0,T_1,T_2	N_0,N_1	M_0
Ⅱ期	T_0,T_1,T_2	N_2	M_0	T_0,T_1,T_2	N_2	M_0
	T_3	N_0,N_1,N_2	M_0	T_3,T_4	N_0,N_1	M_0
Ⅲ期	T_0,T_1,T_2,T_3	N_3	M_0	T_3,T_4	N_2	M_0
	T_4	N_0,N_1,N_2,N_3	M_0			
Ⅳ期	T_{any}	N_{any}	M_1	T_{any}	N_{any}	M_1

(二)治疗原则

■根据 NCCN 指南,HPV(＋)和 HPV(－)口咽癌均根据治疗前临床 TNM 分期进行分层治疗。

◆早期患者,包括 HPV(一)$T_{1\sim2}$,$N_{0\sim1}$ 和 HPV(+)$cT_{1\sim2}$,$cN_{0\sim1}$(单个淋巴结≤3 mm)

❖推荐行根治性放疗,或经口或开放性手术加或不加选择性颈部淋巴结清扫;对于 HPV(一)$T_{1\sim2}N_1$ 及 HPV(+)cT_2N_1(单个淋巴结≤3 cm)患者,可行根治性同步放化疗(同步化疗为 2B 类证据),化疗可选择高剂量顺铂、西妥昔单抗或卡铂联合 5-FU 等方案。根治性放疗后或术后无高危因素者常规随访;存在高危因素者根据 HPV 状态及高危因素情况予以术后辅助治疗。

❖HPV(一)者术后高危因素主要包括 ENE(+)、切缘阳性、$pT_{3\sim4}$、$pN_{2\sim3}$、Ⅳ区或Ⅴ区淋巴结转移、神经侵犯、血管癌栓及淋巴管侵犯。对于 ENE(+)伴或不伴切缘阳性者予以同步放化疗;对于切缘阳性者首选再切除,亦可选择放疗或同步放化疗;对于其他高危因素者,可选择放疗或同步放化疗。

❖HPV(+)者术后高危因素包括 ENE(+)、切缘阳性、Ⅳ区或Ⅴ区淋巴结转移、神经侵犯、血管癌栓及淋巴管侵犯,可能还包括 ENE 的程度及转移淋巴结个数。对于 ENE(+)伴或不伴切缘阳性者可选择同步放化疗或放疗(2B 类证据);对于切缘阳性者首选再切除,亦可选择同步放化疗或放疗(2B 类证据);对于其他高危因素者,可选择放疗或同步放化疗(2B 类证据)。

◆可手术的局部晚期患者,包括 HPV(一)$T_{3\sim4a}$、$N_{0\sim1}$ 和 HPV(+)$cT_{3\sim4}$、$cN_{0\sim1}$(单个淋巴结≤3 mm)。

❖推荐行根治性同步放化疗,或经口或开放性手术加选择性颈部淋巴结清扫,或诱导化疗联合放疗或同步放化疗(诱导化疗为 3 类证据),诱导化疗方案首选多西他赛/顺铂/5-FU(1 类证据),亦可选择泰素/顺铂/5-FU;后续的同步化疗方案可选择每周单药卡铂、顺铂或西妥昔单抗。行根治性放疗患者治疗后常规随访。

❖术后无高危因素患者予以辅助放疗;存在高危因素者予以术后辅助治疗(高危因素同上述),其中 ENE(+)或切缘阳性者,予以同步放化疗;伴有其他危险因素者,予以放疗或同步放化疗。

◆可手术的区域或局部区域晚期患者,包括 HPV(一)T_{any}、$N_{2\sim3}$ 和 HPV(+)cT_{any}、cN_1(单个淋巴结最大径>3 cm 或同侧≥2 个淋巴结且最大径≤6 cm)或 $cN_{2\sim3}$。

❖推荐同步放化疗,或诱导化疗联合放疗或同步放化疗(诱导化疗为 3 类证据),或经口或开放性手术加颈部淋巴结清扫。对于根治性放疗后或术后无高危因素者进行常规随访。

❖对于术后存在高危因素者予以术后辅助治疗(高危因素同上述)。ENE(+)或切缘阳性者,予以同步放化疗;其他危险因素者,予以放疗或同步放化疗(HPV(+)者首选放疗)。

◆晚期患者,包括原发灶或淋巴结不可切除者,不适合手术患者及初诊转移患者。

❖对于不可手术局部区域晚期患者首选参与临床试验;未参与临床试验者根据体力状态(PS)评分予以相应治疗:0~1 分者,可选择同步放化疗,或诱导化疗联合放疗或同步放化疗(诱导化疗为 3 类证据);2 分者,予以根治性放疗加或不加同步化疗;3 分者,予以姑息放疗或单药化疗或最佳支持治疗。

❖对于初诊转移患者,首选参与临床试验;未参与临床试验者根据体力状态(PS)评分予以相应治疗:0~1 分者,可选择铂类/5-FU/西妥昔单抗化疗(1 类证据),或其他联合化疗方案或单药化疗或最佳支持治疗,对于转移较局限患者可予以适当的局部放疗;2 分者,予以单药化疗或最佳支持治疗;3 分者,予以最佳支持治疗。

（三）降低 HPV（＋）口咽癌放疗剂量的研究

■HPV（＋）口咽癌具有不同于 HPV（－）口咽癌的临床和分子生物学特征，使得其预后明显好于 HPV（－）者，死亡风险降低 50％以上。学者们提出了许多理论解释预后差异的原因，其中包括放疗敏感性的差异。由于 HPV（＋）口咽癌对放疗特别敏感，采用标准根治剂量放疗对部分患者可能存在过度治疗。目前有两项选择性降低 HPV（＋）口咽癌患者诱导化疗后放疗剂量的单臂Ⅱ期临床研究的初步报道。

■E1308 研究纳入 2010—2011 年 80 例Ⅲ～Ⅳ期 HPV（＋）口咽癌患者，所有患者行 3 程顺铂/泰素/西妥昔单抗诱导化疗，化疗后原发肿瘤完全缓解（CR）者接受 54 Gy IMRT，未达CR 者接受 69.3 Gy IMRT，放疗期间均接受每周西妥昔单抗治疗。56 例患者达到 CR，51例接受了 54 Gy IMRT，其 2 年 PFS 和 OS 分别为 80％和 94％；对于 $<T_4$、$<N_{2c}$ 及吸烟$<$10 包/年的患者（27 例），其 2 年 PFS 和 OS 均为 96％。随访 12 个月，降低剂量放疗患者吞咽困难及营养不良的发生率显著低于接受标准剂量放疗患者。因此，作者认为降低剂量IMRT 联合西妥昔单抗治疗值得在诱导化疗 CR 的较低危 HPV（＋）口咽癌患者中进一步研究。

■另外一项研究纳入了 2012—2015 年的 44 例Ⅲ～Ⅳ期 HPV（＋）口咽癌患者，所有患者均接受 2 程泰素/卡铂化疗，化疗后达 CR 或 PR 者（24 例），予以 54 Gy IMRT；未达 PR 者（20 例）予以 60 Gy IMRT，均接受泰素同步化疗。随访 30 个月结果显示 2 年 PFS 为92％，OS 为 98％；且与以往数据相比急性放疗毒性反应发生率降低。因此，作者认为对于诱导化疗缓解患者，将放疗剂量降低 15％～20％能够在保证肿瘤控制的情况下降低毒性反应，值得进一步研究。

■目前正在进行一项 HPV（＋）、非吸烟的局部区域晚期口咽癌的随机对照Ⅱ期临床研究，纳入 AJCC/UICC 第七版分期中的 $T_{1\sim2}N_{1\sim2b}$ 和 $T_3N_{0\sim2b}$ 患者，治疗方案为单纯放疗对比顺铂同步放化疗，放疗剂量为 60 Gy，单纯放疗组采用加速分割，计划入组 295 例（NRG-HN002，NCT 02254278）。

（四）放射治疗

1. 放疗的适应证

◆根治性放疗：早期患者，包括 HPV（－）$T_{1\sim2}$、$N_{0\sim1}$ 和 HPV（＋）$cT_{1\sim2}$、$cN_{0\sim1}$（单个淋巴结≤3 mm）可予以根治性单纯放疗或同步放化疗；局部或区域晚期患者，包括 HPV（－）$T_{3\sim4a}$ 或 $N_{2\sim3}$ 和 HPV（＋）$cT_{3\sim4}$ 或 $cN_{1\sim3}$，不宜手术或拒绝手术时，可予以根治性同步放化疗，亦可联合诱导化疗。

◆术后辅助放疗：局部晚期患者术后常规行辅助放疗；术后存在高危因素者如手术切缘病理阳性和/或转移淋巴结包膜外扩散等的患者，予以放疗或同步放化疗。

◆姑息放疗：PS 评分 2 分的不可切除局部区域晚期患者或初诊远处转移但转移灶较局限者，可予以姑息放疗。

2. 放疗的禁忌证
◆严重恶病质,伴发热、如急性炎症或严重心肺功能或肝肺功能不全者,血象过低者。

3. 放疗新技术应用
◆螺旋断层治疗(TOMO):可以用于高适形剂量的传递,部分研究对比了头颈肿瘤不同放疗技术的剂量分布,发现 TOMO 对部分危及器官的保护优于 IMRT,目前还没有长期临床评价。
◆质子治疗:是放射治疗方法的一次革命性飞跃。质子由于具有光子束和电子束无法比拟的优势受到高度重视与积极探索,它以物理方式改变靶区与正常组织间的剂量比,从而更有效地杀灭肿瘤细胞,保护正常组织和危及器官,提高了治疗增益比。Terence 等证实相比于 IMRT,质子治疗可明显缓解亚急性期正常组织副反应。
◆影像引导放射治疗(IGRT):是一种四维放疗技术,在三维放疗技术的基础上加入了时间的概念,充分考虑了解剖组织在治疗过程中的运动和分次治间的位移误差,如呼吸和蠕动因素、日常摆位误差和靶区退缩等。在患者进行治疗前、治疗中利用各种先进的影像设备对肿瘤及正常组织进行实时的监控,并根据器官位置的变化调整治疗条件使照射野紧紧"跟随"靶区,使之可以做到真正意义上的精确治疗。Ward 证实使用 IGRT 治疗口咽癌可显著地降低严重晚期毒性反应的发生率。

4. 放疗定位
◆患者取水平仰卧位,人体放松,双上肢自然垂放在身体两侧。
◆使用头颈肩热塑膜和真空袋或发泡胶固定。
◆CT 扫描范围为头顶至锁骨头下缘 2 cm。
◆推荐进行图像采集的层厚为 3 mm,层间距为 0。

5. 放疗靶区范围、剂量及分割模式
◆注意:口咽癌的放疗建议并不会因人乳头状瘤病毒(HPV)状态不同而有所改变。关于 HPV 作为口咽癌危险分层因素的临床试验尚在进行中,目前尚不可对此做出指向明确的推荐。
◆口咽癌根治性放疗靶区定义如表 3-12 所示。术后姑息性放疗靶区定义如表 3-13 所示。危及器官剂量限制如表 3-14 所示。

表 3-12 口咽癌根治性放疗靶区定义:原发病灶和淋巴结

靶区命名		定义	推荐剂量
GTVp_7000	原发病灶大体肿瘤靶区	参考体格检查、内窥镜、CT、MRI 或 PET-CT 进行综合考虑	7 000 cGy/33 次
GTVn_7000	淋巴结大体肿瘤靶区	横断面图像上淋巴结最大横断面的最小径≥10 mm Ⅰb区及Ⅱa区淋巴结:≥ 11 mm 中央坏死,或环形强化 成簇存在:≥3 个 淋巴结包膜外侵犯 咽后淋巴结:最大横断面的最小径≥ 5 mm 形状:长/短径≤2	7 000 cGy/33 次

靶区命名		定义				推荐剂量
CTVp_7000	原发病灶临床靶区1	当肿瘤与周围正常组织界限不明确时,可以在GTVp基础上外扩5 mm,并注意在骨质、空腔、肌肉、皮肤等处适当修正,并以此为基准扩PTVp_7000给处方 当肿瘤与周围正常组织界限明确时,CTVp_7000＝GTVp_7000 非常表浅的肿瘤可以考虑只勾画CTVp_7000,不勾画CTVp_6000和CTVp_5400				7 000 cGy/33 次
CTVp_6000	原发病灶临床靶区2	GTVp_7000 外扩 1 cm,避开空气及骨质				6 000 cGy/33 次
			T_1	T_2	T_3	T_4
		扁桃体癌	包括上咽缩肌,未延伸至咽旁间隙	包括上咽缩肌的外侧和后外侧,并延伸到咽旁间隙的脂肪间隙中(它可能会与Ⅱ区和咽后淋巴引流区部分重叠),但它不会延伸到翼内肌。根据肿瘤的解剖位置,可包括舌扁桃体沟、相邻的舌根和/或相邻的活动舌体	包括上咽缩肌和咽旁间隙的脂肪间隙。可与Ⅱ区与咽后淋巴结区引流重合。可包括部分翼内肌。根据肿瘤的解剖位置,可包括舌扁桃体沟、相邻的舌根和/或活动舌体	包括咽旁间隙和周围组织如翼内/外肌、下颌骨、磨牙后三角、舌底、硬腭、活动舌体
		软腭癌	包括软腭的全层,可延伸至扁桃体窝	包括硬腭、咽侧壁和咽旁间隙,未延伸至翼内肌和可活动舌体	包括硬腭、咽侧壁和咽旁间隙;未延伸至可活动舌体	包括硬腭、咽侧壁、鼻咽和鼻腔
		舌根癌	侧方未延伸至舌骨舌肌	包括舌骨舌肌和咽旁间隙,可与Ib、Ⅱ区淋巴引流区部分重合,可包括上咽缩肌的侧面	包括舌骨舌肌和咽旁间隙,可与Ib、Ⅱ区淋巴结引流区部分重合,可包括上咽缩肌的侧面,避开其内侧面。可包括活动舌体	包括咽旁间隙、舌骨、舌体。声门上喉,可与Ib、Ⅱ区、咽后淋巴结引流区部分重合
		咽后壁癌	包括咽缩肌,可延伸至咽后间隙,未延伸至会咽前间隙	包括咽缩肌、咽后间隙(可与咽后淋巴引流区重叠),但未延伸至头长肌、颈长肌和椎体	包括咽缩肌、咽后间隙,可与咽后淋巴引流区重叠,但不包括头长肌、颈长肌和椎体	包括头长肌、颈长肌甚至椎体(数毫米)

续表

靶区命名		定义							推荐剂量
CTVn₁_6000	高危淋巴结临床靶区	淋巴结大体肿瘤靶区外扩 3～5 mm 阳性淋巴所在的引流区							6000 cGy/33 次
CTVn₂_5400	低危淋巴结临床靶区（引流区）	分类	咽后	Ⅰb	Ⅱ	Ⅲ	Ⅳ	Ⅴ	5 400 cGy/33 次
		无淋巴结转移	双侧	—	双侧	双侧	双侧	—	
		单侧颈部淋巴结转移	双侧	患侧	双侧	双侧	双侧	患侧	
		双侧颈部淋巴结转移	双侧	双侧	双侧	双侧	双侧	双侧	

表 3-13　口咽癌术后姑息性放疗靶区定义

靶区		定义							推荐剂量
CTV_6600（选择性）		包括具有高风险的区域（例如：非常接近手术边缘的区域），可分为原发病灶和淋巴结							6 600 cGy/33 次
CTV_6000	原发病灶	原发肿瘤灶（根据手术前影像术，前体格检查/内镜、手术记录、病理结果勾画） 如可行，可先勾画出术前 GTV_pre 范围，再外扩 0.5～1.0 cm							6 000 cGy/33 次
	高危淋巴引流区	阳性淋巴结周围 5 mm 及其所在的引流区							6 000 cGy/33 次
CTV_5400（低危淋巴引流区）	有无转移	咽后	Ⅰb	Ⅱ	Ⅲ	Ⅳ	Ⅴ		5 400 cGy/33 次
	无淋巴结转移	双侧	—	双侧	双侧	双侧	—		
	单侧颈部淋巴结转移	双侧	患侧	双侧	双侧	双侧	患侧		
	双侧颈部淋巴结转移	双侧	双侧	双侧	双侧	双侧	双侧		

表 3-14　危及器官剂量限制

危及器官及 TPS 标准命名			PTV 边界						剂量体积参数	限制
中枢神经系统	脑干	brainstem	3	3	3	3	3	3	D_{max}	＜5 400 cGy
		brainstem_03							$D_{1\%}$	＜6 000 cGy
	脊髓	spinal cord	3	3	3	3	3	3	D_{max}	＜4 500 cGy
		spinal cord_03							$D_{1\%}$	＜5 000 cGy
	臂丛	brachial plex_L							D_{max}	＜6 600 cGy
		brachial plex_R							D_{max}	＜6 600 cGy

续表

危及器官及 TPS 标准命名			PTV 边界					剂量体积参数	限制
口干相关	腮腺	parotid_L						D_{mean}	<2 600 cGy
								$V_{30\,Gy}$	<50%
		parotid_R						D_{mean}	<2 600 cGy
								$V_{30\,Gy}$	<50%
	颌下腺	submandibular_L						D_{mean}	<3 500 cGy
		submandibular_R						D_{mean}	<3 500 cGy
	口腔	oral cavity					D_{mean}	<4 500 cGy	
								$D_{1\%}$	<7 000 cGy
吞咽相关	声门喉	larynx_glottic						D_{mean}	<4 500 cGy
	声门上喉	larynx_supraglottic						D_{mean}	<4 500 cGy
	上咽缩肌	pharynx const_I						D_{mean}	<4 500 cGy
	中咽缩肌	pharynx const_M						D_{mean}	<4 500 cGy
	下咽缩肌	pharynx const_S						D_{mean}	<4 500 cGy
	食管	esophagus						$V_{35\,Gy}$	<50%
内分泌系统	甲状腺	thyroid						D_{mean}	<4 500 cGy
运动系统	下颌骨	submandibular_L						D_{mean}	<3 500 cGy
		submandibular_R						D_{mean}	<3 500 cGy
听力相关	耳蜗	cochlea_L						D_{mean}	<4 500 cGy
		cochlea_R						D_{mean}	<4 500 cGy
	内听道	IAC_L						D_{mean}	<4 500 cGy
		IAC_R						D_{mean}	<4 500 cGy
	鼓室	tympanic cavity_L						D_{mean}	<3 400 cGy
		tympanic cavity_R						D_{mean}	<3 400 cGy
	咽鼓管	ETbone_L						D_{mean}	<5 200 cGy
		ETbone_R						D_{mean}	<5 200 cGy

6. 放疗并发症及处理

◆口腔、口咽急性黏膜反应:表现为程度不一的充血、水肿、糜烂或溃疡。一般于放疗开始后 2 周左右出现,随着放疗剂量的增加,症状逐渐加重,放疗第 3～4 周时最为严重,第 5～6 周后逐渐恢复。体查初始表现为黏膜充血,继而出现点状及融合成片的白膜。处理包括给予大量维生素 B 族、维生素 C、高蛋白饮食;口腔清洁;维生素 B_{12} 含漱;雾化吸入庆大霉素、糜蛋白酶等;合并细菌感染或真菌时给予抗生素或抗真菌药;若明显影响进食可给予静脉营养。2014 年发布的《MASCC/ISOO 关于肿瘤治疗继发口腔黏膜炎管理的临床实践指南》建议口服锌补充剂、低剂量激光治疗(波长 632.8 nm)、苄达明漱口水预防放疗引起的口腔黏膜炎,使用 0.5% 多虑平漱口水,2% 的吗啡漱口水治疗口腔黏膜炎引起的疼痛。

◆吞咽困难:晚期口咽癌的放疗可能会影响吞咽功能,表现为咽喉部感觉障碍、咽缩肌收缩功能障碍、饮水呛咳。其一旦发生,尚无有效的处理方法,进行规律性的吞咽训练可缓解其进展。通过限制与吞咽相关的正常器官(咽缩肌、喉和食管)的放疗剂量可有效地降低吞咽困难的发生率。

◆甲状腺功能低下:放疗引起的甲减发病隐匿,病程长,多数患者缺乏特异症状和体征。典型的临床表现主要包括畏寒、乏力、手足肿胀感、嗜睡、记忆力减退、体重增加、便秘、月经紊乱和不孕等。放疗后甲减的诊断主要根据病史、临床表现及甲状腺激素的测定,必要时可结合放射性核素检查。建议放疗后规律随访,一旦发现临床甲减,予以优甲乐口服。通过限制甲状腺剂量可有效地预防甲减。

7. 治疗后随访

◆根据 NCCN 指南推荐的头颈肿瘤随访策略,口咽癌患者的随访一般要进行仔细的体格检查(包括全颈淋巴结触诊)、间接喉镜或纤维喉镜检查。治疗后第 1 年每 1～3 个月检查一次;第 2 年,每 2～6 个月检查一次;3～5 年,每 4～8 个月检查一次;超过 5 年者,每 12 个月一次。推荐在治疗后 6 个月内重复一次治疗前的基线影像学检查。此后影像学随访根据原发肿瘤位置、症状体征及患者和医生意愿选择。

◆影像学检查通常包括头颈部 CT 或 MRI、胸片或胸部 CT、腹部 B 超或腹部 CT。进行颈部放疗的患者推荐每 6～12 个月进行一次甲状腺功能检查。

◆NCCN 指南并未区分 HPV 相关和不相关的头颈部肿瘤,HPV(+)口咽癌患者预后较好,回顾性研究建议 HPV 阳性者在前半年内每 3 个月复查一次,前 2 年内,每半年复查一次,之后每年一次。

第四节 下 咽 癌

一、疾病概况

●下咽癌发病率较低,占头颈部肿瘤的 0.8%～1.5%。以男性多见,男女之比为 2:1～3:1。肿瘤发病与地域、年龄等均有一定的关系。

●吸烟和饮酒是下咽癌的主要危险因素。超过 90% 的患者既往有吸烟史,而饮酒不仅会增加吸烟者的致癌风险,长期中重度饮酒还会增加非吸烟患者的患癌风险。职业暴露如煤粉、冶金尘、铁化合物等也会增加下咽癌发病风险。此外,下咽癌的发生可能也与某些营养因素如胡萝卜素的缺乏、缺铁性贫血等密切相关。

● 下咽,也称喉咽,位于咽部最下端,始于舌骨水平、会厌谷根部和咽会厌壁,终于食管入口和环状软骨下缘水平的环咽肌,连接口咽与食管入口。下咽分为 3 个临床区域,即两侧的梨状窝、后外侧的咽后壁和环后区。

● 下咽癌发生于梨状窝者最常见,占 60%～70%;其次为咽后壁区,占 25%～30%;而发生于环后区者少见,仅占 5% 左右,且多见于女性。

● 下咽淋巴管丰富,颈部淋巴结转移相当多见,且易早期出现。同侧颈静脉二腹肌淋巴结是最常见的转移部位,其次为中颈颈静脉淋巴链、脊副链淋巴结和咽后淋巴结,对侧颌下腺区域是最常见的对侧转移区域。

● 下咽癌最常见的远处转移器官为肺,约 16% 的患者确诊下咽癌时即伴有远处转移。

● 下咽黏膜上皮仅有复层鳞状上皮细胞,与鼻咽黏膜上皮相连,两者之间无明显分界。下咽癌 95% 以上为鳞癌,且分化程度低。起源于咽后壁的下咽癌细胞分化程度最低,其次为梨状窝癌,而环后区癌的细胞分化程度相对较好。其他病理类型包括小涎腺来源的腺癌、恶性黑色素瘤、恶性淋巴瘤及转移性肿瘤等,均较少见。

● 约 25% 的下咽癌患者 HPV16 DNA 检测阳性,且血清 HPV16 E6、E7 抗体阳性者患下咽癌的风险明显增高。约 75% 的患者存在 P53 突变,突变患者预后较差。

● 约 50% 的患者是以颈部肿物为首发症状就诊,确诊时多为晚期。相比其他头颈部肿瘤,下咽癌预后较差,5 年生存期约为 25%。

● 下咽癌易沿着黏膜浸润,且常出现消化道同时癌,约 7% 的下咽癌患者诊断时即并发消化道同时癌,35%～40% 的患者癌症进展过程中会继发消化道肿瘤,消化道同时癌是接受初始治疗后存活超过 2 年患者的重要死亡原因。

● 年龄(＞70 岁)、性别(男性)、肿瘤位置(梨状窝优于环后区及咽后壁)、颈部淋巴结转移(N 分期增加,淋巴结外侵犯)、原发肿瘤(T 分期增加)、手术切缘阳性、初次根治性治疗后照射野内病灶残留等均为预后不良的危险因素。

二、临床特征及相关检查

(一)临床特征

■ 疾病早期通常有轻度非特异性咽部疼痛、吞咽不适等,常持续 2 周以上;疾病晚期会出现明显的吞咽困难、声音嘶哑、耳痛、单侧或双侧的颈部包块,甚至出现明显的体重下降。

■ 下咽癌因肿瘤起源部位及侵犯范围的不同而表现出不同的症状。环后区癌与颈段食管癌的常见症状相似,主要表现为吞咽困难,系肿块较大、深部咽缩肌受侵或椎前间隙处带状肌受侵所致;咽后壁癌常见咽喉痛、异物感、吞咽痛、吞咽困难;梨状窝癌早期症状隐匿,晚期时因病变范围广泛,可出现声嘶、喉鸣、痰中带血症状。

(二)相关检查

■ 体格检查:需详细询问病史,包括症状持续时间,声音改变与吞咽困难程度、有无体重下降等。了解既往是否有恶性肿瘤史及吸烟饮酒史。明确颈部淋巴结大小、数量、位置、质地及淋巴结活动状态。

■**辅助检查**：①可视化喉镜检查：可以确定原发肿瘤大小，位置及真声带的运动状态，并可取病理明确诊断；②头颈部高分辨率 CT 增强扫描：有助于诊断肿瘤软骨、骨侵犯和喉外、声门旁受侵程度；消化道造影有助于确定肿瘤下缘和食管入口受累情况；③增强 MRI：可清晰分辨原发肿瘤边界，确定潜在的软骨及食管浸润，且可以识别异常强化的淋巴结；④胸部 X 线和腹部超声检查：有助于排除远处脏器转移；⑤PET-CT 检查：必要时用以明确淋巴结转移及全身情况；⑥血常规及生化检查：了解患者的营养状态及生化改变。

三、分期及治疗原则

(一)分期

■下咽癌 UICC2002、AJCC(第 7 版)、AJCC(第 8 版)分期对比如表 3-15 所示。

表 3-15　下咽癌 UICC2002、AJCC(第 7 版)、AJCC(第 8 版)分期对比

	分期	UICC2002 分期	AJCC(第 7 版)分期	AJCC(第 7 版)分期
T分期	T_x	原发肿瘤无法评估		
	T_{is}	原位癌		
	T_1	肿瘤局限于下咽的一个亚区并且最大径≤2 cm	肿瘤局限于下咽的解剖亚区并且最大径≤2 cm	肿瘤局限于下咽的解剖亚区并且最大径≤2 cm
	T_2	肿瘤侵犯超过一个以上亚区或邻近解剖区，或最大径＞2 cm，但≤4 cm，无半喉固定	肿瘤侵犯超过下咽的一个解剖亚区或邻近解剖区，或最大径＞2 cm，但≤4 cm，无半喉固定	肿瘤侵犯超过下咽的一个解剖亚区或邻近解剖区，或最大径＞2 cm，但≤4 cm，无半喉固定
	T_3	肿瘤最大径＞4 cm，或半喉固定	肿瘤最大径＞4 cm，或半喉固定，或侵犯食管	肿瘤最大径＞4 cm，或半喉固定，或侵犯食管
	T_{4a}	肿瘤侵犯甲状/环状软骨、舌骨、甲状腺、食管、软组织中心部分(喉前带状肌和皮下脂肪)	中度进展的局部疾病,肿瘤侵犯甲状/环状软骨、舌骨、甲状腺、食管或中央软组织腔隙*	中度进展的局部疾病,肿瘤侵犯甲状/环状软骨、舌骨、甲状腺或中央软组织腔隙*
	T_{4b}	肿瘤侵犯椎前筋膜,包绕颈动脉或侵犯纵隔结构	重度进展的局部疾病,肿瘤侵犯椎前筋膜,包绕颈动脉或累及纵隔结构	重度进展的局部疾病,肿瘤侵犯椎前筋膜,包绕颈动脉或累及纵隔结构

分期		UICC2002 分期	AJCC(第 7 版)分期	AJCC(第 7 版)分期
N 分期	N_X	区域淋巴结无法评估		
	N_0	影像学及体检无淋巴结转移证据		
	N_1	同侧单个淋巴结转移,最大经≤3 cm	同侧单个淋巴结转移,最大经≤3 cm	同侧单个淋巴结转移,最大经≤3 cm,且 ENE(一)
	N_2 N_{2a}	同侧单个淋巴结转移,最大经>3 cm,但≤6 cm	同侧单个淋巴结转移,最大经>3 cm,但≤6 cm	同侧单个淋巴结转移,最大经>3 cm,但≤6 cm,且 ENE(一)
	N_{2b}	同侧多个淋巴结转移,最大径均≤6 cm	同侧多个淋巴结转移,最大径均≤6 cm	同侧多个淋巴结转移,最大径均≤6 cm,且 ENE(一)
	N_{2c}	双侧或对侧淋巴结转移,最大径均≤6 cm	双侧或对侧淋巴结转移,最大径均≤6 cm	双侧或对侧淋巴结转移,最大径均≤6 cm,且 ENE(一)
	N_3 N_{3a}	转移淋巴结最大径>6 cm	转移淋巴结最大径>6 cm	转移淋巴结最大径>6 cm 且 ENE(一)
	N_{3b}			任何淋巴结转移且临床明确 ENE(+)
M 分期	M_0	无远处转移	无远处转移	无远处转移
	M_1	有远处转移	有远处转移	有远处转移
	M_X	远处转移无法评估	远处转移无法评估	远处转移无法评估
临床分期	0	$T_{is} N_0 M_0$	$T_{is} N_0 M_0$	$T_{is} N_0 M_0$
	I	$T_1 N_0 M_0$	$T_1 N_0 M_0$	$T_1 N_0 M_0$
	II	$T_2 N_0 M_0$	$T_2 N_0 M_0$	$T_2 N_0 M_0$
	III	$T_{1\sim2} N_1 M_0$ $T_3 N_{0\sim1} M_0$	$T_3 N_0 M_0$ $T_{1\sim3} N_1 M_0$	$T_3 N_0 M_0$ $T_{1\sim3} N_1 M_0$
	IV a	$T_{1\sim3} N_2 M_0$ $T_{4a} N_{0\sim2} M_0$	$T_{1\sim3} N_2 M_0$ $T_{4a} N_{0\sim2} M_0$	$T_{4a} N_{0\sim1} M_0$ $T_{1\sim4a} N_2 M_0$
	IV b	$T_{4b} N_{0\sim2} M_0$ $T_{any} N_3 M_0$	$T_{4b} N_{any} M_0$ $T_{any} N_3 M_0$	$T_{4b} N_{any} M_0$ $T_{any} N_3 M_0$
	IV c	$T_{any} N_{any} M_1$	$T_{any} N_{any} M_1$	$T_{any} N_{any} M_1$

注:"＊":中央软组织腔隙包括喉前带状肌和皮下脂肪;中线淋巴结按同侧淋巴结处理,Ⅶ水平转移为局部淋巴结转移;ENE(extranodal extension)即淋巴结外侵犯,指局限在淋巴结内的肿瘤,穿透淋巴结包膜浸润周围结缔组织,伴或不伴间质反应。根据判断方法不同,ENE 又分为病理与临床 ENE。病理 ENE 主要依据术后标本的组织学改变,直接观察肿瘤细胞是否穿透淋巴结包膜;临床 ENE 是指根据临床症状和影像学资料判断 ENE 阳性或阴性,与病理 ENE 相比,临床 ENE 特异性较低,因此,临床判断肿瘤 ENE(+)时,需依赖相当可靠的临床或影像学证据(例如,多发结节、皮肤侵犯、浸润肌肉相邻结构,或颅神经、臂丛神经、交感神经、膈神经浸润或功能障碍),如存疑问则均判定为 ENE(一),以避免分期过度。

（二）治疗原则

■ 综合考虑肿瘤位置、浸润范围及深度、患者年龄、一般状态、淋巴结及远处转移情况等；在不降低肿瘤局部控制率和总生存率的前提下，尽可能保留患者喉功能，包括呼吸、吞咽及发音等。

■ 早期下咽癌，手术（开放或内镜下部分喉咽切除术＋同侧或对侧颈淋巴结清扫）与放疗疗效相当，但放疗可以保留器官功能，提高患者生活质量。因此早期下咽癌可首选放射治疗，或保留功能的手术治疗。手术的适应证：既往头颈部放疗病史，外科医生评估可以实施器官保留手术，以及拒绝放疗的患者。手术相对禁忌证：侵及软骨，声带固定，梨状窝后壁侵袭，以及咽部广泛浸润，患者年龄大于 70 岁。

■ 晚期下咽癌无论单纯手术还是单纯放射治疗，疗效均不佳，推荐手术与放射治疗相结合的综合治疗模式。下咽癌患者常有吞咽困难症状，影响进食，在治疗之前可留置胃管以改善营养状态。鼓励患者戒烟戒酒，保持口腔卫生。若下咽癌患者牙齿状态较差，应在治疗前拔牙，拔牙后 10～14 d 再行放疗以保证伤口充分愈合。

四、放射治疗

（一）放疗的适应证和禁忌证

1. 适应证

◆ 单纯放疗：早期下咽癌（$T_{1\sim2}N_0$），尤其是外生型生长的肿物可首选根治性放疗。病理类型为低分化癌或未分化癌者，不论病期早晚，均应首选放射治疗。

◆ 同期放化疗：局部进展期下咽癌（$T_3N_{0\sim3}$、$T_{1\sim2}N_+$），可行以铂类为基础的同步放化疗，为可保留器官功能的标准疗法，对于残余病灶行挽救性手术＋颈部淋巴结清扫术。

◆ 术前放疗：局部进展期下咽癌（$T_3N_{0\sim3}$、$T_{1\sim2}N_+$）若无手术禁忌，可行计划性术前放疗或术前同步放化疗，根据患者治疗反应选择下一步治疗方法。DT 40～50 Gy 后，若原发灶评效完全消退，推荐同期放化疗；若原发灶评效部分好转，推荐同步放化疗或行手术切除，治疗失败行手术挽救治疗。

◆ 术后放疗：对于首先采用手术治疗的患者，有以下高危因素时均应行术后放射治疗或者术后同步放化疗：T_4 原发肿瘤，手术切缘安全距不够（通常小于 5 mm 为标准），切缘阳性、肿瘤明显残存，软骨或骨侵袭，淋巴结直径＞3 cm，或者多个淋巴结转移，或颈部淋巴结清扫术后提示广泛淋巴结转移、淋巴结包膜外受侵、周围神经受侵者。$T_{1\sim2}$ 术后切缘阳性，可再行手术切除，或单纯放疗，T_2 切缘阳性患者可行术后同步放化疗。

◆ 姑息放疗：对于一般状态差、不可治愈、出现转移，或首程放疗后局部复发的患者可以行姑息性手术或放疗，缓解局部症状。少数不适合手术的患者接受放射治疗后肿瘤缩退，有可能获得手术切除机会。

◆ 同期放化疗推荐单药铂类，且同期 2 周期大剂量铂类（3 周或 4 周）化疗方案较小剂量（单周）方案可能预后更佳。

◆EGFR 靶向治疗不推荐作为首选治疗,对于化疗无法耐受的患者,可考虑应用 EGFR 同期放疗。

2. 禁忌证

◆相对禁忌证:肿瘤局部严重水肿、坏死和感染者;邻近气管、软组织或软骨广泛受侵者。放射治疗在这些情况下效果不佳,不主张首选放射治疗,应先争取手术切除,术后根据具体情况决定是否行术后放射治疗。

◆绝对禁忌证:有明显的喉喘鸣、憋气、呼吸困难等呼吸道梗阻症状者。行气管切开术后可考虑放射治疗。

(二)放疗新技术应用

■国内现在越来越多的单位开展了调强放射治疗技术的活动,具有高度适合靶区形状的剂量分布,达到了剂量绘画或剂量雕刻的效果,能够提高肿瘤局部剂量,减少正常组织损伤。

■调强放射治疗基本解决了静止、拟刚性靶区的剂量适形问题,因此一旦出现位置偏差容易使得放射剂量出现明显区别。图像引导放射治疗(image guidance radiation therapy,IG-RT)在每日治疗前以治疗体位获得影像学资料,对特定解剖区域进行融合,纠正摆位误差,是实现精确放疗的基础。

■自适应放射治疗(adaptive radiation therapy,ART)技术是图像引导放疗提高和发展延伸出的一种新型放疗技术,指一个动态闭环系统,可以根据每个患者的反馈信息来进行剂量重建,自我修正射野和照射剂量,最后根据临床需要来决定后续的分次照射,实现肿瘤患者的个体化治疗。头颈部肿瘤的靶区勾画比较复杂,肿瘤毗邻着许多重要器官,自适应放射治疗更能显现其优势,它能修正放射治疗过程中,靶区和危及器官的偏差,改善患者的生活和生存质量。目前对 ART 治疗时机的选择尚存在争议,需要综合考虑多方面因素包括肿瘤分期、患者年龄、体重减轻及正常组织受量等。

(三)放疗定位

■推荐采用三维 CT 计划系统,可以精确勾画靶区及评估剂量分布。

■CT 定位扫描图像建议选择增强图像,扫描范围为颅顶－锁骨头下 5 cm,扫描层厚≤3 mm。

■推荐采用相同体位的 CT 与 MRI 图像融合勾画靶区;定位及治疗时患者应头颈肩热塑膜固定,水平位,颈部最大程度伸展以使口腔及下颌骨尽可能保持在照射野范围之外,肩膀下拉以减少射线照射的风险。

(四)放疗靶区范围

1. 下咽癌单纯放疗靶区勾画

(1)GTV

❖原发肿瘤(GTVp)即为喉镜和影像学检查包括 CT、MRI 和 PET 检查等所见的大体肿瘤区域。

❖淋巴结(GTVnd)即为影像学检查包括 CT、MRI 和 PET 等检查的阳性淋巴结,多数认为 CT/MRI 检查所见的最大横断面的最大短径≥1 cm 伴坏死中心,或 PET 检查≥6 mm 的淋巴结。

(2)CTV

❖ 高危亚临床灶 CTV$_1$ 包括下咽原发肿瘤（GTVp 外扩 5～10 mm）；转移淋巴结（GTVnd 外扩≥3 mm），若淋巴结包膜外侵犯调强放疗，建议淋巴结的 CTV 在原基础上外扩 1 cm；全喉及相邻脂肪间隙（包括会厌前间隙、椎前筋膜）。N$_{1\sim2b}$ 患者需包括同侧淋巴引流区 Ⅱ～Ⅴ 及咽后淋巴结区。N$_{2c\sim3}$ 患者需包括双侧淋巴引流区 Ⅱ～Ⅴ 及咽后淋巴结。咽后淋巴结需包括颅底颈动脉管，Ⅱ区上界包括茎突后间隙、且高于二腹肌后腹与颈静脉中部交界水平。若为环后区和咽后壁肿瘤临近中线结构，需包括双侧淋巴结。下部下咽癌及食管上段受侵者需包括环后区及上纵隔气管旁淋巴结。

❖ 低危亚临床灶 CTV$_2$，N$_{1\sim2b}$ 患者包括对侧淋巴引流区 Ⅱ～Ⅳ，咽后淋巴结（上界至颈 1 椎体水平即可）。

❖ 最近研究报道对于非咽后壁肿瘤咽后淋巴结可不行预防照射。

(3)PTV

❖ 原发肿瘤 PTVp 为 CTV 外扩 3～8 mm（下咽靶区移动度大，不推荐过小 PTV 外扩标准，若边界临近脊髓或应用 IGRT 技术 PTV 外扩可适当缩小）。

❖ 转移淋巴结 PTVnd，高危亚临床病灶 PTV$_1$ 和低危亚临床灶 PTV$_2$ 为 CTV 外扩 3～5 mm。

2. 下咽癌术后放疗靶区勾画

(1)适应证

❖ T$_4$、切缘阳性、肿瘤明显残存、软骨或骨受侵、一个以上淋巴结转移、淋巴结包膜外侵犯。建议术后 4～6 周放疗。

(2)CTV

❖ 高危亚临床灶 CTV$_1$ 包括手术术腔；N$_{0\sim2b}$ 患者同侧淋巴引流区 Ⅱ～Ⅴ；N$_{2c\sim3}$ 患者双侧淋巴引流区 Ⅱ～Ⅴ。

❖ 低危亚临床灶 CTV$_2$，N$_{0\sim2b}$ 患者对侧淋巴引流区 Ⅱ～Ⅴ。

(3)PTV

❖ CTV 外扩 3～5 mm。

(五)剂量及分割模式

1. 根治性放疗

◆ PTVp 或 PTVnd：66～70 Gy，2.0～2.2 Gy/次。

◆ PTV$_1$：60 Gy，1.8～2.0 Gy/次。

◆ PTV$_2$：50～54 Gy，1.8～2.0 Gy/次。

◆ 多项研究结果显示超分割（PTVp 或 PTVnd：1.2 Gy/次，2 次/日，81.6 Gy/7 周）及加速分割（每周 6 次加同步补量）可提高头颈部肿瘤患者的局部控制率，且以超分割治疗模式最为明显，对于年龄小于 50 岁的患者获益更大。

2. 同期放化疗

◆ PTVp 或 PTVnd：70 Gy，2.0 Gy/次或 2.12 Gy/次。

◆PTV_1:60 Gy,1.8～2.0 Gy/次。

◆PTV_2:50～54 Gy,1.8～2.0 Gy/次。

◆推荐常规分割放疗模式,超分割放疗模式在同期放化疗中未见生存获益。

3. 术后放疗

◆PTV_1:60 Gy,1.8～2.0 Gy/次。

◆PTV_2:50～54 Gy,1.8～2.0 Gy/次。

◆切缘阳性、肿瘤明显残存患者肿瘤区可加量至 66～70 Gy,而对于常规术后患者提高放疗剂量并未改善预后。

(六)危及器官限值

■脑干:D_{max}＜54 Gy 或 PRV D_1＜60 Gy。

■脊髓:D_{max}＜45 Gy 或 PRV D_{1cm^3}＜50 Gy。

■下颌骨或下颌关节:D_{max}＜70 Gy 或 PRV D_{1cm^3}＜75 Gy。

■臂丛神经:D_{max}＜65 Gy。

■腮腺一侧:D_{mean}≤26 Gy 或 D_{50}≤30 Gy 或双侧 D_{20cm^3}＜20 Gy。

■口腔:D_{mean}≤30 Gy(偶尔 40 Gy)(可选择)。

■颌下腺一侧 D_{mean}≤39 Gy(可选择)。

■注:PRV,计划危及器官,考虑危及器官在放射治疗过程中由于患者体位变化、呼吸运动所致的位移区域,PRV 区域应大于危及器官所占区域。

(七)放疗并发症及处理

■急性放疗反应,随照射野面积的增加而加重。

◆最常见的急性反应是急性黏膜炎,照射野内正常黏膜受到一定剂量的照射后,可表现为程度不等的充血、水肿、糜烂或假膜形成,患者表现为口腔、咽喉肿痛、吞咽困难、声音嘶哑等。绝大多数患者治疗过程中会出现体重下降5%～10%,通常需要给患者置放胃管或胃造瘘及保证患者的营养供给。

◆此外由于涎腺、味蕾在照射过程中受到一定程度的损伤而导致口腔干燥、味觉障碍的发生。放疗结束后经过一段时间的恢复,口腔干燥、味觉障碍可有一定程度的改善,味觉在放疗后 6～18 月可基本恢复正常,但口干一般不能恢复到正常水平。

◆喉水肿一般在放疗后 6 个月内消退。超过 6 个月仍持续存在的喉水肿,应警惕肿瘤残存或复发的风险,应紧密随访,必要时活检证实,但应注意活检有可能导致周围喉软骨坏死。

■晚期损伤,主要发生在接受高剂量照射的病例。

◆喉软骨坏死、软组织坏死:出现的概率为 2%～4%。

◆严重喉水肿需要紧急气管切开者,占 1%～6%。

◆单纯放射治疗后因吞咽困难而需要胃造瘘者为 2%～7%,术后放射治疗患者出现的概率为 16%。

◆与放射治疗有关的死亡率,单纯放疗为 1%～3%,主要与放射治疗后咽、食管狭窄导致的恶病质、吸入性肺炎、喉水肿窒息等因素有关。对单纯放射治疗出现的晚期损伤如进行手术挽救,则死亡率上升至 5%～6%,主要死因为手术切口坏死、咽瘘、颈动脉破裂出血等。

五、随访

● 治疗后 2 年内每 3 个月复查一次,3～5 年每半年复查一次,5 年以后每年复查一次。
● 复查内容如下。
  ■ 头颈部增强 MRI 或 CT、胸部 CT 或正侧位片、颈部及腹部超声、骨 ECT、血常规等检查。
  ■ 颈部行照射的患者应至少每 6～12 个月监测一次血 TSH 水平,以评估甲状腺功能。
  ■ 如有言语、听力和吞咽功能障碍的患者应行相应功能评估及康复治疗。

(乔 俏 张 妙)

第五节 喉 癌

一、喉的解剖

● 喉分为 3 个亚结构区,即声门上区、声门区、声门下区。
  ■ 声门上区包含会厌、杓会厌劈裂、杓状软骨、假声带。
  ■ 声门区包括真声带、前后联合。
  ■ 声门下区从声门下级开始延伸,一直到环状软骨下缘。

二、喉恶性肿瘤的病理概况

● 喉原发恶性肿瘤中,病理学类型上绝大多数是鳞状细胞癌,占 95%～98%,其中大部分声门癌为分化较好或中等分化的鳞癌。小细胞神经内分泌癌、腺癌、基底细胞癌、淋巴肉瘤、癌肉瘤和恶性淋巴瘤较为少见,本节主要介绍喉鳞状细胞癌的放射治疗。

三、临床特征及相关检查

(一)临床特征

■ 常见症状及体征:取决于原发肿瘤位置及病期早晚。常见的有声音嘶哑、咽喉疼痛、咽喉异物感、吞咽不适、痰中带血丝、颈部包块。
■ 声带癌早期症状基本以声音嘶哑为主,晚期才出现吞咽不适、颈部包块。声门上喉癌早期可以无任何症状,之后才会出现颈部肿块、喉部疼痛、喉部异物感、痰中带血、吞咽不适。淋巴结转移最常见于 Ⅱ区和 Ⅲ区。

(二)疗前检查

■ 详细的一般情况记录,包括身体状况评分、体重、营养评估;详尽的病史;原发灶、颈部淋巴结查体。
■ 实验室检查:血常规、肝肾功能、甲状腺功能。

■镜检:纤维电子喉镜检查
■影像学检查:颈部 MRI 平扫＋增强、或者颈部增强 CT(喉部薄层扫描)、胸部 CT、腹部超声;晚期建议 PET-CT。
■病理:尽量取得喉部原发灶的组织病理(电子喉镜或者支撑喉镜),不提倡淋巴结粗针穿刺或者切取活检。只有喉部反复活检病理阴性或当患者仅有颈部淋巴结增大而原发灶无法获得明确病理诊断才考虑颈部淋巴结的活检。
■放疗前口腔处理:晚期病例要进行口腔科洁齿、修补和拔除坏牙,取出金属义齿。
■询问是否有内科并发症及既往病史。

四、临床分期

●喉鳞状细胞癌 AJCC(第 8 版)分期如表 3-16 所示。

表 3-16　喉鳞状细胞癌 AJCC(第 8 版)分期

原发肿瘤(T)	T_X		原发肿瘤无法评估
	T_{is}		原位癌
	声门上	T_1	肿瘤局限在声门上的 1 个亚区,声带活动正常
		T_2	肿瘤侵犯声门上 1 个以上相邻亚区的黏膜、侵犯声门区或声门上区以外(如舌根黏膜、会厌谷、梨状窝内侧壁),无喉固定
		T_3	肿瘤局限在喉内,有声带固定和/或侵犯任何下述部位:环后区、会厌前间隙、声门旁间隙和/或甲状软骨内板
		T_{4a}	中等晚期局部疾病 肿瘤侵犯穿过甲状软骨和/或侵犯喉外组织(如气管、颈部软组织,包括深部舌外肌、带状肌、甲状腺或食管)
		T_{4b}	非常晚期局部疾病 肿瘤侵犯椎前筋膜,包绕颈动脉或侵犯纵隔结构
	声门	T_1	肿瘤局限于声带(可侵犯前联合或后联合),声带活动正常
		T_{1a}	肿瘤局限在一侧声带
		T_{1b}	肿瘤侵犯双侧声带
		T_2	肿瘤侵犯至声门上和/或声门下区,和/或声带活动受限
		T_3	肿瘤局限在喉内,伴有声带固定和/或侵犯声门旁间隙,和/或甲状软骨内板
		T_{4a}	中等晚期局部疾病 肿瘤侵犯穿过甲状软骨和/或侵犯喉外组织(如气管、颈部软组织,包括深部舌外肌、带状肌、甲状腺或食管)
		T_{4b}	非常晚期局部疾病 肿瘤侵犯椎前筋膜,包绕颈动脉或侵犯纵隔结构

		T_1	肿瘤局限在声门下区
		T_2	肿瘤侵犯至声带,声带活动正常或活动受限
	声门下	T_3	肿瘤局限在喉内,伴有声带固定和/或侵犯声门旁间隙,和/或甲状软骨内板
		T_{4a}	中等晚期局部疾病 肿瘤侵犯环状软骨或甲状软骨和/或侵犯喉外组织(如气管、颈部软组织,包含深部舌外肌、带状肌、甲状腺或食管)
		T_{4b}	非常晚期局部疾病 肿瘤侵犯椎前间隙,包绕颈动脉或侵犯纵隔结构
区域淋巴结（N）*	N_X		区域淋巴结无法评估
	N_0		无区域淋巴结转移
	N_1		同侧单个淋巴结转移,最大径≤3 cm且无包膜外侵犯
	N_2		同侧单个淋巴结转移,3 cm<最大径≤6 cm且无包膜外侵犯;或同侧多个淋巴结转移,最大径均≤6 cm且无包膜外侵犯;或双侧或对侧淋巴结转移,最大径均≤6 cm且无包膜外侵犯
	N_{2a}		同侧单个淋巴结转移,3 cm<最大径≤6 cm且无包膜外侵犯
	N_{2b}		同侧多个淋巴结转移,最大径均≤6 cm
	N_{2c}		双侧或对侧淋巴结转移,最大径均≤6 cm且无包膜外侵犯
	N_3		单个转移淋巴结,最大径>6 cm且无包膜外侵犯;或任何淋巴结转移,但临床上显示明显的包膜外侵犯
	N_{3a}		单个转移淋巴结,最大径>6 cm且无包膜外侵犯
	N_{3b}		任何淋巴结转移,但临床上显示明显的包膜外侵犯
	备注:		无远处转移 N_{any}分期都可以添加 U 或者 L,其中 U 表示淋巴结位于环状软骨下缘以上,L 表示淋巴结位于环状软骨下缘以下。同样,临床和病理学上显示的包膜外侵犯情况也应该标注为 ENE(－)或者 ENE(＋)
M 分期	M_0		无远处转移
	M_1		有远处转移
解剖分期/预后分组	0 期	T_{is}	N_0	M_0
	Ⅰ期	T_1	N_0	M_0
	Ⅱ期	T_2	N_0	M_0
	Ⅲ期	T_3	N_0	M_0
		$T_{1\sim3}$	N_1	M_0

续表

IVa 期	T_{4a}	$N_{0\sim1}$	M_0
	$T_{1\sim4a}$	N_2	M_0
IVb 期	T_{4b}	N_{any}	M_0
	T_{any}	N_3	M_0
IVc 期	T_{any}	N_{any}	M_1
组织学分级（G）	G_X	无法分级		
	G_1	高分化		
	G_2	中分化		
	G_3	低分化		
	G_4	未分化		

* 备注：Ⅶ区淋巴结转移为区域淋巴结转移

五、喉癌的治疗原则

● 喉既是发音器官，又是呼吸通道，对于人体至关重要。

● 治疗喉癌不仅要考虑彻底根治肿瘤，还要考虑尽量保留喉的功能，提高患者的生存质量。

● 必须根据肿瘤的部位、临床分期、患者的身体状况和意愿选择合适的治疗方案。

● 早期喉癌，单纯手术或者放疗，均可以治愈，要避免综合治疗。

● 晚期喉癌往往需要综合治疗。进入 20 世纪 90 年代以来，保喉治疗模式越来越受关注。

■ 既往的标准治疗模式通常是根治性手术＋术后放疗。

■ 选择性的 T_3 和早 T_4 期病变，可以通过放、化疗综合治疗进行保喉，而手术作为挽救性治疗。

■ 有甲状软骨侵犯的病例，不适合保喉治疗，全喉切除＋术后放疗仍然是标准的治疗模式。

■ 切缘阳性和/或淋巴结包膜外侵犯的病例，推荐术后同期放化疗。

■ 不可手术切除或者医学原因无法手术的病例，应该采取放疗±化疗。

（一）声门癌

1. 声门原位癌

◆ 声门原位癌通常采用微创治疗，如显微切除、激光烧灼或肿瘤剥离术。

◆ 放疗通常用于术后复发的挽救性治疗，或者不适合上述手术方式的弥漫性肿瘤。特别强调，放疗对于声门原位癌也是非常有效的，文献报告声带原位癌及 T_1 期声门癌放疗的局控率在 90％ 以上，由于病理取材的限制，部分原位癌或许包含了 T_1 期浸润癌。

◆ 关于治疗后的发音质量，放疗多数情况下优于手术。

◆ 近年来，由于微创手术的进展＋首诊不在放疗科，初诊的声门原位癌放疗参与率逐渐下降。

2. T$_{1\sim2}$期

◆T$_{1\sim2}$期声门癌采取手术或者放疗均可。

◆T$_1$期声门癌单纯放疗的局控率超过90％，即使是放疗后局部复发的病例，也可以通过手术成功挽救，最终的局控率高达95％。

◆放疗后复发病例不建议再程放疗，除非患者拒绝手术或者无法手术。

◆T$_2$期声门癌单纯放疗的局控率为65％～85％，异差较大，局控率差异大的原因也许是分期不准，导致部分早T$_3$病例被错误划分为T$_2$期，也许没有考虑肿瘤容积的因素。

◆保守性的手术方式，如激光切除、喉正中切开声带切除术或者部分喉切除术也能很好地控制T$_{1\sim2}$声门癌，但声音质量差。而且部分喉切除术不适合高龄或肺功能差的患者。

◆对于多数T$_2$期声门癌患者，无法采用保留发音功能的手术治疗方式，通常采用全喉切除术。

◆放射治疗通常作为T$_{1\sim2}$期声门癌的首选治疗方案，手术则作为放疗失败患者的挽救性治疗。

◆放疗过程中发音治疗会变差，但是随着放疗结束时间的延长，发音质量会逐渐改善，绝大多数患者发音能恢复到正常水平，总体而言，接受放疗的患者发音质量要比手术患者好。

3. T$_{3\sim4}$期

◆T$_3$期声门癌历史上通常采用全喉切除，对于有病理学高危因素的患者则加用术后放疗。个别单中心而且小样本的研究显示单纯放疗的局控率在44％～70％之间，放疗后复发病例手术挽救的成功率大约50％。20世纪90年代开始了保喉治疗，T$_3$期喉癌患者通常是保喉治疗的合适人选，无论是退伍军人医院（VA）的研究还是RTOG91-11研究中，大多数病例是T$_3$期患者，VA研究中2/3的患者能够通过诱导化疗＋放疗来保喉，总生存率也不比手术＋术后放疗差。RTOG91-11研究随机分为单纯放疗组、诱导化疗＋放疗组、同期放化疗组，结果显示3组的总生存率基本一致，诱导化疗＋放疗与单纯放疗的保喉率接近（72％和67％），但是同期放化疗组的患者保喉率明显增加（84％）。

◆T$_4$期喉癌的首选治疗手段是全喉切除＋术后放疗，对于有病理学高危因素的患者则是全喉切除＋术后同期放化疗，文献报道的局控率为60％～70％；尽管VA研究提示对于晚期喉癌诱导化疗或许有获益，但是MD安德森肿瘤中心的一项研究提示T$_4$期喉癌并不能从诱导化疗中获益，全喉切除才是标准治疗，RTOG 91-11研究也把穿透甲状软骨或舌根侵犯＞1 cm的T$_4$期喉癌排除在外。

◆对于无法手术或不愿意接受全喉切除的患者，同期放化疗或放疗联合西妥昔单抗也是一种治疗选择。

（二）声门上喉癌

1. T$_{1\sim2}$期肿瘤

◆T$_{1\sim2}$期声门上喉癌放疗或手术治疗均可。

◆早期病变可以采用经口激光切除(TLM),较大的肿瘤则采用声门上喉切除术。会厌切除后最严重的并发症是误吸性肺炎,因此需要术后广泛重建。手术治疗一定要严格掌握适应证,肺功能差的患者不适合声门上喉切除术。

◆放疗通常是 T 分期早的声门上喉癌患者的首选治疗模式,但 T_1 期声门上喉癌少见,单纯放疗的局控率为 $80\% \sim 100\%$,与声门上喉切除术的局控率是一致的。T_2 期局控率在 $60\% \sim 90\%$ 之间。

◆放疗也经常用于由于医学原因无法手术或者不愿意接受部分喉切除术的患者。

◆声门上喉癌即使原发肿瘤体积小,也有很高的淋巴结转移概率,因此治疗的时候必须同时处理原发肿瘤及颈部淋巴引流区。

◆临床 N_0 的患者,颈部通常与原发肿瘤的治疗手段一致。如果原发肿瘤采用手术治疗,那么颈部也采用手术清扫,对于会厌等中线结构的原发肿瘤,有必要进行双颈部淋巴结清扫,术后放疗则主要用于有病理学高危因素的患者。对于采用根治性放疗的患者,双颈部淋巴引流区必须包含在照射野内。

◆临床 N(+)的患者通常建议采取综合治疗,或者手术+术后放疗,或者根治性放疗+同期化疗。放疗后如果有淋巴结残留,则建议进行淋巴结清扫手术。

◆$N_{2 \sim 3}$ 期病变,是否需要进行计划性淋巴结清扫术尚存在争议,多数学者建议放疗后进行淋巴结清扫,但也有学者建议随访观察,认为放疗后淋巴结完全缓解的病例不需要进行淋巴结清扫术,尤其是 N_2 病例。

2. $T_{3 \sim 4}$ 期肿瘤

◆T_3 期声门上喉癌的最佳治疗模式尚无定论。同期放、化疗已经成为多数 T_3 期患者保喉的标准治疗模式,控制率在 $40\% \sim 75\%$ 之间。RTOG91-11 研究中超过 2/3 的患者是声门上喉癌。但很多肿瘤中心对于 T_3 期病变仍然采用全喉切除术。

◆巨块型或者浸润性 T_3 期声门上喉癌,尤其是伴有声带固定者,建议手术治疗,对于仅累及会厌前间隙但声门下无侵犯的病例,可以采用部分喉切除术,一侧的构状软骨可以保留,声门上喉切除术的局控率为 $80\% \sim 90\%$。然而这部分病例通常由于切缘太近、神经或脉管侵犯、或多个淋巴结转移而需要进行术后放疗。

◆T_4 期声门上喉癌通常采用的治疗模式是全喉切除+术后放疗。

◆切缘阳性或者淋巴结包膜外侵犯的病例,推荐术后放疗+同期化疗。

◆医学原因无法手术的病例,同期放化疗也是合理的治疗模式。

(三)声门下喉癌

■声门下喉癌罕见,主要的治疗手段是全喉切除。

■切缘阳性或切缘太近、软骨侵犯、多个淋巴结转移的病例则推荐术后放疗。

■小的肿瘤也可以采用单纯放疗。

■在喉癌的 3 个亚结构中,声门下喉癌的预后最差。

六、喉癌的放射治疗技术

●进入 21 世纪以来,放射治疗步入了三维精确放疗时代,需要放疗的喉癌患者采取仰卧位,头一般过仰睡合适曲度的头枕,全身放松,双上肢自然垂放在身体两侧,然后采用头颈肩热塑面罩固定。待面罩完全冷却成型后,给予 CT 模拟定位。

- 首先利用三维激光灯大概确定等中心位置,在面罩外轮廓的左侧、右侧、前方画十字线标记(图 3-2)。

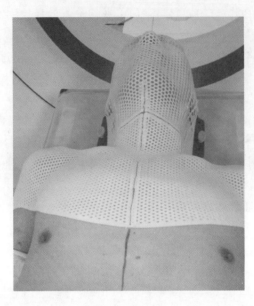

图 3-2　CT 模拟定位

CT 模拟定位扫描,患者仰卧位,头颈肩面罩固定,在面罩上描绘激光十字标记,纵向激光线一定要充分延长,在体表画出。

- 相应的十字中心位置粘贴直径 2 mm 的铅扣,然后开始 CT 扫描,平扫或者注射造影剂后增强扫描均可,层厚 3～5 mm。
- 所得图像以 DICOM 格式传输到治疗计划系统(treatment planning system,TPS)。
- 临床医生在 TPS 上勾画肿瘤靶区及危及器官(organ at risk,OAR),肿瘤靶区包括可见肿瘤(gross tumor volume,GTV)、临床靶体积(clinical target volume,CTV)、计划靶体积(planning target volume,PTV)。

(一)声门癌

1. 照射野设计原则

◆T_1 期声门癌:采用两个较小的平行对穿照射野,大小通常为 5 cm×5 cm 或 6 cm×6 cm,等中心点放置在真声带的中心位置,照射野边界根据解剖学标记确定,上界为甲状软骨切迹以上,下界为环状软骨下缘,前界通常在皮肤外 1.5～2.0 cm,后界则根据声带肿瘤的具体位置适当调整,如果肿瘤位于声带前 2/3,照射野后界放在颈椎椎体前缘;如果肿瘤位于声带后 1/3,照射野后界则放在椎体一半位置。

◆声带原位癌的照射野与 T_1 期声带癌是完全一致的。

◆T_2 期声门癌,照射野边界必须适当扩大,以确保充分把肿瘤包含在内。累及声门上的

T_2 病变,照射野上界必须向上扩大;对于累及声门下的 T_2 病变,照射野下界必须向下延伸,通常把上端气管也包含在内。颈部淋巴引流区通常不需要照射,除非有广泛的声门上累及。

◆特别注意事项如下。

❖由于喉部和颈前区在外轮廓上类似三角形(图 3-3),为了得到良好的剂量分布,照射时需要采用楔形板,不用楔形板或者楔形角太小,导致颈部靠前的位置有剂量热点。对于声带前方的肿瘤,这种剂量分布有优势。尤其要注意声带前联合的肿瘤,为了使等剂量线更接近皮肤,便于充分包含肿瘤,有时需要在皮肤表面添加组织等效物。

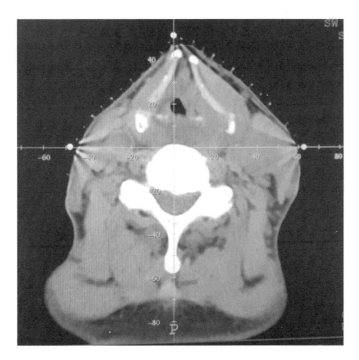

图 3-3　喉部前方外轮廓类似三角形示意图

❖ ^{60}Co 对于表浅组织的肿瘤有更好的剂量覆盖,因此对于早期声门癌是理想的选择。但是目前全球范围内 ^{60}Co 机器几乎淘汰不用了。

❖利用 6 MV 光子线治疗声门癌尤其要留意,因为 6 MV 光子线的剂量建成区更深,可能导致表浅组织剂量不足,尤其是位于声带前联合的肿瘤,建议在颈部皮肤外放置组织等效填充物。

◆ $T_{3\sim4}$ 期声门癌,即使颈部为临床 N_0 期,照射野不仅要包含原发肿瘤,也要包含颈部淋巴引流区。传统上采用三野技术,其中两个平行对穿野(上颈野)既包含原发肿瘤,也包含上颈和中颈的淋巴引流区,照射野上界为下颌角上 2.0 cm 水平,下界在环状软骨下缘,前界在颈前皮肤之外 1.5~2.0 cm 处,后界放在颈椎棘突后缘。前后野(下颈野)包含下颈和锁骨上的淋巴引流区,其上界与上颈野的下界衔接,等中心点放在照射野衔接线上。

◆$T_{3\sim4}$ 期声门癌术后放疗与根治性放疗的照射野设计原则一致。上颈野照射范围包括瘤床和重建喉,造瘘口则包含在下颈野之内,一定要避免在造瘘口上接野。

◆高危区域如阳性切缘或者近切缘处、阳性淋巴结可以应用三维技术加量照射。

◆造瘘口加量照射的指征如下。

　　❖紧急气管切开。

　　❖肿瘤累及声门下。

　　❖肿瘤侵犯颈前软组织。

　　❖Ⅵ区淋巴结转移且伴有包膜外侵犯。

　　❖造瘘口紧靠切缘或者造瘘口切缘阳性。

　　❖手术疤痕横穿造瘘口。

◆喉癌应用 IMRT 技术是否获益尚且存在争议,因为早期声带癌只需要 5～6 cm 大小照射野平行对穿照射就能够获得良好的局控率;N_0 期患者上颈部照射野的上界并不会包含太多的腮腺组织在内。

◆喉癌使用 IMRT 具有优势的情况如下。

　　❖N(＋)患者,Ⅱ区淋巴结偏上部分也要包含在照射野内,这种情况下,IMRT 比常规技术能够更好地保护腮腺。

　　❖对于喉位置靠下的患者也有优越性,因为常规三野技术很难避开肩膀。

　　❖IMRT 只需设计一次计划就能够达到剂量雕刻的效果,不用考虑照射野的衔接问题,不用考虑后期加量。

　　❖对于术后放疗的患者,IMRT 可以避免在造瘘口上接野。发挥 IMRT 技术优越性的关键是准确勾画肿瘤靶区。

　　❖GTV 包含可见肿瘤以及转移的淋巴结。

　　❖CTV 在定位 CT 图像上逐层勾画,CTV_1 定义为 GTV＋可能被累及的区域,通常是GTV 外放 1～2 cm;CTV_2 定义为包含亚临床病灶的高危区域,通常包含全喉及转移淋巴结所在的区;CTV_3 定义为中度危险的区域,通常包含同侧颈部其余的引流区及对侧需要预防性照射的淋巴结区域。

　　❖对于 N_0 患者,Ⅱ区淋巴结上界勾画到第一二颈椎椎间盘水平。

　　❖N(＋)患者,Ⅱ区淋巴结上界要延伸到同侧的颈静脉窝,同侧Ⅰb 和Ⅴ区也建议包含在 CTV_2 或 CTV_3 里面;而淋巴结阴性侧的Ⅱ区上界则勾画到第一二颈椎椎间盘水平。

　　❖OAR 包括腮腺、口腔、下颌骨、脊髓、颈段食管。

2. 照射剂量与分割

◆T_1 期声门癌根治性放疗的照射剂量至少为 63 Gy,肿瘤体积较大的话通常需要 70 Gy左右,建议分割剂量≥2 Gy。有临床随机研究表明,T_1 期声门癌,分割剂量 2.25 Gy 组要比 2.0 Gy 组的局控率更佳,但毒性反应并不增加。T_1 期声带癌,分割剂量 2.25 Gy,

总剂量 63 Gy 是可行的,但大多数肿瘤中心推荐 65.25 Gy。

◆T_2 期病变,推荐总剂量 66～70 Gy,分割次数为 33～35 次。也有中心对 T_2 期采用超分割放疗,每天照射 2 次,每次 1.2 Gy,总剂量为 76.6～79.2 Gy,但是目前为止没有提高局控率的证据。RTOG9512 研究中,T_2 期声带癌随机分为两组,一组超分割放疗,每次 1.2 Gy,每日 2 次,总剂量 79.2 Gy;另外一组总剂量 70 Gy/35 次,5 年局控率分别是 78% 和 70%,没有统计学差异。

◆$T_{3\sim4}$ 期声门癌,根治性放疗方案通常是 70 Gy/35 次。但在同期放化疗模式下,哪种分割方案更优越尚无定论。RTOG91-11 研究中,所有的患者均采用 70 Gy/35 次的分割方案。

◆诱导化疗后是否可以降低照射剂量,哪怕是化疗后完全缓解的病例,目前缺少相关证据。

◆尽管同期放化疗能够提高疗效,但也没有证据表明同期化疗时可以降低照射剂量。目前同期放化疗的标准分割照射方案仍然是 70 Gy/35 次。

◆如果采用常规的三野技术照射,那么照射到 45 Gy 左右时上颈野必须向前缩野以避开脊髓,后颈部采用电子线照射到 50～54 Gy,当原发肿瘤及双颈部淋巴引流区都照射到 50～54 Gy 时,再采用缩野加量技术针对原发肿瘤和肿大淋巴结照射 16～20 Gy,缩野推量建议采用三维技术,照射范围为可见肿瘤＋外放 1～2 cm 的边界。

◆术后放疗的分割方案为 60～66 Gy/30～33 次。瘤床和颈部照射 54 Gy 后采用三维技术针对高危区域推量照射到 60～66 Gy。未受累及的下颈部和锁骨上窝包含在下颈野内,照射 50 Gy/25 次,剂量参考点为皮下 3 cm 处。

◆造瘘口照射剂量为 50～54 Gy。如果需要针对造瘘口加量照射,推荐使用电子线,照射到 60～66 Gy。

◆IMRT 技术照射剂量分割方案如下。

❖同期加量照射,只需设计一次计划,所有的靶体积就能同时获得不同剂量梯度的照射。根治性放疗的照射剂量如下:PTV_1 70 Gy,PTV_2 59～63 Gy,PTV_3 54～56 Gy,分 33～35 次完成。IMRT 术后放疗,则 PTV_1 60～66 Gy,PTV_2 57～60 Gy,PTV_3 54～56 Gy,每日一次,30 次完成。要求至少 95% 的 PTV 体积接受处方剂量。

❖常规分割,即所有靶区均采用 2 Gy 1 次,照射到 50～54 Gy 后缩野,继续采用 IMRT 或 3D 技术针对 PTV_1 和 PTV_2 推量,需要设计多次计划才能完成整个疗程。

❖上述两种 IMRT 分割方案哪种更优尚无定论,应用时完全凭医生的经验来决定。

(二)声门上喉癌

1. 照射野设计原则

◆声门上喉癌颈部淋巴结转移的概率很高,因此双颈部淋巴引流区都需要照射。

◆对于 T_1N_0 期病例,下颈和锁骨上可以不照,只需要两个上颈部的平行对穿野即可,照射野上界放在下颌角上方 1～2 cm 水平,下界放在环状软骨以下,前界超出皮肤 1.5～2.0 cm,后界放在颈椎棘突后缘。

◆T$_{2\sim4}$期声门上喉癌照射野设置原则基本一致,需要设置前后照射的下颈部野与上颈部平行对穿野衔接,下颈野的上界则根据转移淋巴结的位置适当调整,总的来说,3个照射野必须完整包含全颈的淋巴引流区域。

◆声门上喉切除术之后的照射野设计与根治性放疗一致。

◆全喉切除术后的放疗技术与声带癌术后的放疗技术一致,只不过声门上喉癌包含的淋巴引流区更广泛。

◆一旦有淋巴结转移,那么照射野的上界必须包含同侧颈静脉孔。

◆如果舌根受侵犯,那么推量照射的照射野上界必须更高。

◆声门上喉癌IMRT靶区勾画的原则如下。

❖对于T$_1$N$_0$病例,颈部CTV$_2$可以只包括双颈Ⅱ和Ⅲ区。

❖对于T$_2$N$_0$病例,除了Ⅱ和Ⅲ区,双颈部Ⅳ和Ⅵ区也要包含在CTV$_2$之内。其余情况的靶区设计原则与晚期声门癌一致。

❖声门上喉癌术后IMRT的靶区设计原则也与晚期声带癌术后IMRT的靶区相同。

2. 照射剂量与分割

◆T$_1$期声门上喉癌根治性放疗通常采用常规分割,总剂量为66 Gy/33次。

◆T$_{2\sim4}$期根治性放疗的总剂量则为70 Gy/35次。

◆与常规分割相比较,采用超分割或者同期加量分割技术能进一步提高肿瘤局控率。

◆局部晚期病变通常采用同期放、化疗,在同期化疗的基础上改变分割模式是否能够带来生存获益尚无定论。所以即使是同期放化疗,目前的标准分割治疗方案也是70 Gy/35次。

◆声门上喉癌无论是采用常规三野技术还是IMRT技术,照射的原则均与T$_{3\sim4}$期声门癌相一致。

◆术后放疗的剂量分割方案也与声门癌术后放疗相一致,通常也是60 Gy/30次,双颈部都需要照射,如果切缘阳性,则需要推量照射到更高剂量。

◆部分喉切除术后如果照射剂量过高,那么喉坏死风险明显升高。

(王孝深　区晓敏　胡超苏)

第六节　涎　腺　癌

一、疾病概况

●涎腺肿瘤的发病率占头颈部肿瘤的3%～5%。70%发生在腮腺,8%在颌下腺,22%在小涎腺。

●良性肿瘤在女性更多见,恶性肿瘤在两性中分布相当。

●腮腺肿瘤中2%～3%发生在儿童,其中一半为恶性。

- 恶性肿瘤占比由低到高依次是腮腺(25%)、颌下腺(43%)和小涎腺(65%)。
- 大部分涎腺肿瘤为良性,多形性腺瘤是最常见的腮腺良性肿瘤。
- 腮腺癌组织类型多样,分类目前主要依据世界卫生组织提出的分类建议。
- 黏液表皮样癌是最常见的涎腺恶性肿瘤,根据分化程度分为高、中、低分化。淋巴转移率与分化程度及肿瘤大小密切相关,但发生于颌下腺的,不论其分化程度,均易发生转移。
- 腺样囊性癌(adenoid cystic carcinoma,ACC)是颌下腺和小涎腺最常见的恶性组织类型。
- 腺泡细胞癌(acinic cell carcinoma)绝大多数发生在腮腺,恶性程度低,但容易侵犯包膜,可发生淋巴或血行转移,也可转化为高级别腺癌或未分化癌,转化后容易发生淋巴结和远处转移。

二、临床特征及相关检查

(一)临床特征

- 大涎腺肿瘤的临床表现多为无痛性包块,患者因包块突然快速增大就诊。大多数腮腺肿瘤为良性,就诊前可能已存在数年。恶性肿瘤的生长速度更快,更容易出现疼痛症状。
- 小涎腺肿瘤因部位不同而表现为不同的症状。起于口腔的最常见症状是无痛性包块。鼻腔和鼻窦肿瘤最常见的症状是面部疼痛,其次是鼻腔阻塞。起于咽部的主要表现为声嘶哑或嗓音改变。
- 肿瘤侵犯面神经、深部组织(如咬肌),可能引起疼痛,少数情况下侵及颅底结构,还可引起广泛的颅神经麻痹症状。
- 与恶性肿瘤相关的临床症状有包块快速增大、疼痛、面神经麻痹、童年起病、皮肤受侵及颈部包块。

(二)相关检查

- 头颈部体格检查,包括双合诊,并仔细检查颅神经功能及有无张口受限;行放射治疗前需评估口腔状况,了解有无龋齿等。
- 大涎腺肿瘤一般是手术中冰冻组织送检,但对无手术指征的患者,可行细针穿刺活检。口腔等部位的小涎腺肿瘤可考虑穿刺、切取或夹取活检。
- CT 或 MRI 均可用于评价肿瘤的范围。核磁共振相对其他检查具有优势,有助于鉴别肿瘤的良恶性。神经侵犯常发生在腺样囊性癌。受侵的神经增大可能引起神经孔扩大甚至发生骨质破坏,可通过 CT 或 MRI 进行评估。超声检查简便易行,可检查肿瘤大小及颈部淋巴结情况。
- 对于远处转移,PET-CT 有较高的敏感性和特异性。

三、分期及治疗原则

(一)分期

- 涎腺癌 AJCC/UICC 第 7 版、第 8 版分期对比如表 3-17 所示。

表 3-17　涎腺癌 AJCC/UICC 第 7 版、第 8 版分期对比

分期		AJCC 第 7 版分期	AJCC 第 8 版分期
T 分期	T_x	原发灶不可评估	原发灶不可评估
	T_0	原发灶不可见	原发灶不可见
	T_{is}	原位癌	原位癌
	T_1	最大径不超过 2 cm,无实质外受侵 *	最大径不超过 2 cm,无实质外受侵 *
	T_2	最大径超过 2 cm 但不超过 4 cm,无实质外受侵	最大径超过 2 cm 但不超过 4 cm,无实质外受侵
	T_3	超过 4 cm 和/或有实质外受侵	超过 4 cm 和/或有实质外受侵
	T_4	局部中或高度进展	局部中或高度进展
	T_{4a}	中度进展,侵犯皮肤、下颌骨、耳道和/或面神经	中度进展,侵犯皮肤、下颌骨、耳道和/或面神经
	T_{4b}	高度进展,侵犯颅底和/或翼板和/或包绕颈动脉	高度进展,侵犯颅底和/或翼板和/或包绕颈动脉
临床 N 分期	N_x	区域淋巴结无法评估	区域淋巴结无法评估
	N_0	无区域淋巴结转移	无区域淋巴结转移
	N_1	同侧单个淋巴结,最大径不超过 3 cm	同侧单个淋巴结,最大径不超过 3 cm,无包膜外侵犯
	N_2	同侧单个淋巴结,最大径超过 3 cm 未超过 6 cm,无包膜外侵犯;或同侧多个淋巴结,最大径均不超过 6 cm,无包膜外侵犯;或双侧或对侧淋巴结,最大径均不超过 6 cm	同侧单个淋巴结,最大径超过 3 cm 未超过 6 cm,无包膜外侵犯;或同侧多个淋巴结,最大径均不超过 6 cm,无包膜外侵犯;或双侧或对侧淋巴结,最大径均不超过 6 cm,无包膜外侵犯
	N_{2a}	同侧单个淋巴结,最大径超过 3 cm 未超过 6 cm	同侧单个淋巴结,最大径超过 3 cm 未超过 6 cm,无包膜外侵犯
	N_{2b}	同侧多个淋巴结,最大径均不超过 6 cm	同侧多个淋巴结,最大径均不超过 6 cm,无包膜外侵犯
	N_{2c}	双侧或对侧淋巴结,最大径均不超过 6 cm	双侧或对侧淋巴结,最大径均不超过 6 cm,无包膜外侵犯
	N_3	转移淋巴结最大径超过 6 cm	转移淋巴结最大径超过 6 cm,无包膜外侵犯;或淋巴结转移伴临床可见的包膜外侵犯
	N_{3a}	—	转移淋巴结最大径超过 6 cm,无包膜外侵犯
	N_{3b}	—	淋巴结转移伴临床可见的包膜外侵犯

续表

分期		AJCC 第 7 版分期	AJCC 第 8 版分期
病理 N 分期	N_x	—	区域淋巴结无法评估
	N_0	—	无区域淋巴结转移
	N_1	—	同侧单个淋巴结,最大径不超过 3 cm,无包膜外侵犯
	N_2	—	同侧单个淋巴结,最大径不超过 3 cm,包膜外侵犯;或同侧单个淋巴结,最大径超过 3 cm 未超过 6 cm,无包膜外侵犯;或同侧多个淋巴结,最大径均不超过 6 cm,无包膜外侵犯;或双侧或对侧淋巴结,最大径均不超过 6 cm,无包膜外侵犯
	N_{2a}	—	同侧单个淋巴结,最大径不超过 3 cm,包膜外侵犯;或同侧单个淋巴结,最大径超过 3 cm 未超过 6 cm,无包膜外侵犯
	N_{2b}	—	同侧多个淋巴结,最大径均不超过 6 cm,无包膜外侵犯
	N_{2c}	—	双侧或对侧淋巴结,最大径均不超过 6 cm,无包膜外侵犯
	N_3	—	转移淋巴结最大径超过 6 cm,无包膜外侵犯;同侧单个淋巴结,最大径超过 3 cm,包膜外侵犯;或同侧多个、双侧或对测淋巴结转移,任意淋巴结伴临床可见的包膜外侵犯
	N_{3a}	—	转移淋巴结最大径超过 6 cm,无包膜外侵犯
	N_{3b}	—	同侧单个淋巴结,最大径超过 3 cm,包膜外侵犯;或同侧多个、双侧或对测淋巴结转移,任意淋巴结伴临床可见的包膜外侵犯
M 分期	M_0	无远处转移	无远处转移
	M_1	有远处转移	有远处转移
临床分期	Ⅰ	$T_1 N_0 M_0$	$T_1 N_0 M_0$
	Ⅱ	$T_2 N_0 M_0$	$T_2 N_0 M_0$
	Ⅲ	$T_3 N_0 M_0$,$T_{1\sim3} N_1 M_0$	$T_3 N_0 M_0$,$T_{0\sim3} N_1 M_0$
	Ⅳa	$T_{4a} N_0 M_0$,$T_{4a} N_1 M_0$,$T_{1\sim3} N_2 M_0$,$T_{4a} N_2 M_0$	$T_{4a} N_0 M_0$,$T_{4a} N_1 M_0$,$T_{0\sim3} N_2 M_0$,$T_{4a} N_2 M_0$
	Ⅳb	$T_{4b} N_{any} M_0$,$T_{any} N_3 M_0$	$T_{4b} N_{any} M_0$,$T_{any} N_3 M_0$
	Ⅳc	$T_{any} N_{any} M_1$	$T_{any} N_{any} M_1$

* 实质外受侵是指临床或大体可见的软组织受侵,单纯镜下受侵不影响分期

注:每一 N 分期可单独标注 U/L 表示淋巴结位于环状软骨下缘以上或以下水平,根据包膜外有无受侵需标注 ENE(+)或 ENE(−)。

(二)治疗原则

■涎腺肿瘤的治疗原则是以外科手术治疗为主,一般不做术前放疗及单纯放疗。

◆可切除的 $T_{1\sim2}N_0$,表浅的肿瘤,低级别可行单纯根治性手术。

◆可切除的 $T_{3\sim4}$ 或 N^+ 肿瘤,淋巴结阳性患者应行根治性手术＋颈淋巴结清扫术。

■放疗在辅助治疗中的作用,早在 20 世纪 70 年代,就已经有较多关于涎腺肿瘤放疗的研究报告,它们均证实放射治疗在涎腺肿瘤的治疗中有降低局部复发率、提高治愈率的重要作用。术后放疗与单纯手术相比,提高了具有高危因素的患者局控率,对于 $T_{3\sim4}$ 肿瘤,由 $18\%\rightarrow84\%$,近切缘由 $55\%\rightarrow95\%$,不完整切除由 $44\%\rightarrow82\%$,骨受侵由 $54\%\rightarrow86\%$,神经受侵由 $60\%\rightarrow88\%$。选择性淋巴结放疗降低了术后区域淋巴结转移的风险,从 26% 降至 0%。

◆中到高级别肿瘤或腺样囊性癌行手术＋术后放疗。

◆可切除的 $T_{3\sim4}$ 或 N^+ 肿瘤行手术＋术后放疗(可能的危险因素:近切缘/切缘阳性,PNI,LVSI)。

◆不可切除的肿瘤行根治性放疗,中子治疗可能获得更好的局部控制率。

■化疗在涎腺肿瘤肿瘤中作用不确切。近些年,免疫及靶向治疗成为新的研究热点,有可能在转移性肿瘤及患者的个体化治疗中发挥作用。

四、放射治疗

(一)放疗的适应证和禁忌证

■单纯放疗可用于无法手术和(或)不可切除的肿瘤,属于姑息减症治疗,局部控制率为 $20\%\sim80\%$。

■术后放疗可有效降低良性肿瘤的复发风险,特别是复发性多形性腺瘤推荐运用术后放疗。

■术后放疗指征目前存在争议,缺乏 RCT 研究。最近发表的一些长期随访临床研究已经证实,术后放疗可以改善一部分选择性放疗的涎腺肿瘤患者的预后,可降低 pN^+、$T_{3\sim4}$、和/或高级别肿瘤的局部/区域复发率(从 $>20\%\sim50\%$ 到 $5\%\sim10\%$)。

■大肿瘤($>4\ cm$)、神经周围受侵、高级别、$pT_{3\sim4}$、近切缘/切缘阳性、深叶受侵、阳性淋巴结等高危因素可考虑作为术后放疗指征。

■术后放疗也推荐用于恶性颌下腺肿瘤和近肿瘤区面神经保留术患者。禁忌证:一般情况差,不能耐受放射治疗;合并有其他严重并发症,不宜放射治疗者。

(二)放疗新技术应用

■中子治疗可能获得更好的 LC 和 OS,但需进一步研究它的适应证、剂量和降低口腔副反应的发生率和发生程度。一些单中心的研究报道鼓舞人心,首次放疗的局部控制率可达 $45\%\sim67\%$。一项随机对照研究报道,与传统光子相比,快中子可显著提高无法切除肿瘤患者的局部及区域控制率,使生存获益,10 年 LC 分别为 17%(光子)及 56%(快中子)。对于难以切除或复发的肿瘤,中子治疗可能优于光子。

■对于某些患者,质子治疗与 IMRT 相比可显著减少治疗的毒性。光子与碳离子联合治疗也显示了较好的局部控制和毒性。因为涎腺肿瘤的局部控制与剂量相关,且主要复发部位在野内,剂量爬坡值得研究,特别是对于 R_2 切除的患者,IMRT 难以在毒性范围内给予足够的剂量,重离子治疗可能更安全地提升剂量。术中放疗、近距离治疗等技术也可能在涎腺肿瘤治疗中发挥作用。

(三)放疗定位

■患者通常采取仰卧位,头部伸展。固定模覆盖头颈部和肩部。如果存在手术疤痕,需要标记。

■CT 扫描范围从头顶到锁骨头下 2 cm,感兴趣区的扫描层厚为 3 mm,其余部位为 5 mm。

■静脉造影剂用于指导大体靶区体积(GTV)勾画,尤其是淋巴结。推荐定位 CT 与诊断磁共振成像融合,特别是矢状位 T_1 钆增强序列。

■所有根治患者均应考虑采用图像引导放射治疗。通常情况下,匹配 PTV。除非局部晚期患者的高剂量 PTV 毗邻重要结构,如脑干,这时应匹配正常器官,优于 PTV。

■由于治疗过程中体重下降或肿瘤/手术瘤床区的变化,治疗靶区可能出现变化。重复做模和 CT 模拟定位应根据具体情况个体化实施。自适应放疗可能提供一种更佳的治疗模式,但治疗时机及靶区变化仍待进一步研究。

(四)放疗靶区范围

■肿瘤靶区(gross tumor volume,GTVp),影像学及临床检查可见的原发肿瘤部位。强烈建议与外科医生共同讨论确定(图 3-4)。

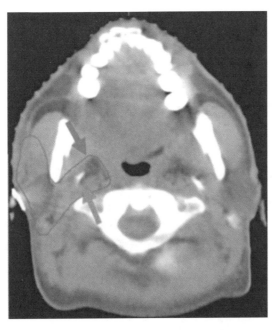

图 3-4　靶区勾画示意图

注:黑色:咽旁间隙;蓝色:咽后间隙

■临床靶区(clinical target volume,CTV),在 GTVp 基础上外扩 5 mm 得到 CTVp,CTV$_{60}$包括 GTV 或术后瘤床区及手术切缘未能达到安全距离的高危亚临床区域。边界:前:咬肌前缘,后:乳突气房,内:茎突,外:颈部皮肤。CTV$_{50}$包括患侧淋巴引流区,淋巴结阳性包括患侧 Ib~Ⅴ区淋巴引流区;淋巴结阴性,高级别肿瘤,T$_3$/T$_4$ 患者包括患侧 Ib~Ⅲ区淋巴引流区(注:不同组织类型的淋巴结转移规律不同,应根据术后淋巴结清扫和转移规律予以确定),如表 3-18 所示。

■计划靶区(planning target volume,PTV),PTVp 和 PTV$_{60}$分别在 CTVp 及 CTV$_{60}$基础上外扩 3~5 mm。

■选择性淋巴引流区放疗取决于组织学、原发部位和临床表现(图 3-5、图 3-6)。

■高度恶性、易发生淋巴结转移的组织学类型(如鳞癌、腺癌、未分化癌、涎腺导管癌等)应行颈部淋巴引流区放疗;发生在颌下腺、舌下腺、舌腺、软腭及咽部涎腺肿瘤应行颈部淋巴引流区放疗;T$_{3~4}$或颈部淋巴结阳性也应行颈部淋巴引流区放疗。腺样囊性癌或腺泡细胞癌不需要进行淋巴引流区预防照射。

■对侧淋巴结复发罕见,对侧淋巴结可不考虑做放射治疗。

表 3-18　腮腺癌淋巴结转移规律

分值	淋巴结转移率
2	4%
3	12%
4	25%
5	33%
6	38%

■根据 T 分期和病理类型进行分值计算如下。

◆T$_1$=1;T$_2$=2;T$_{3~4}$=3。

◆腺样囊性癌/腺泡样癌=1;黏液表皮样癌=2;鳞癌/未分化癌=3。

(五)剂量及分割方式

■术后常规外照射为每周 5 次,2.0 Gy/f,一般总剂量不低于 60 Gy/6 周。术后切缘阳性或肿瘤残留,予以 66 Gy(R$_0$~R$_1$),残留肿瘤予以≥70 Gy(R$_2$)。

■单纯放疗根据患者具体情况而定,一般在 70 Gy 左右,腺样囊性癌可适当提高剂量,总剂量不应低于 66 Gy。

■姑息性治疗剂量根据不同的临床情况而变化,应个体化对待。常用的低分次放疗分割模式包括:20 Gy/5 次,1 周;30 Gy/10 次,2 周。

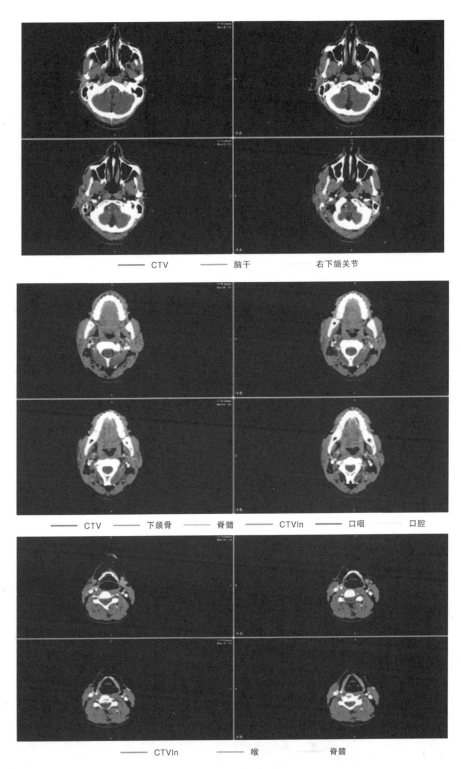

—— CTV　　　—— 脑干　　　　右下颌关节

—— CTV　　—— 下颌骨　　—— 脊髓　　—— CTVln　　—— 口咽　　　—— 口腔

—— CTVln　　　　—— 喉　　　　—— 脊髓

图 3-5　腮腺鳞癌局部切除术后 $T_2N_0M_0$

放疗指征:高级别病理。靶区设定:CTV(腮腺区)=60 Gy,1.8~2.0 Gy/次;CTVln(患侧Ⅱ~Ⅲ淋巴)=50 Gy,1.8~2.0 Gy/次
(注:CTV 包含了部分 Ib 淋巴引流区)

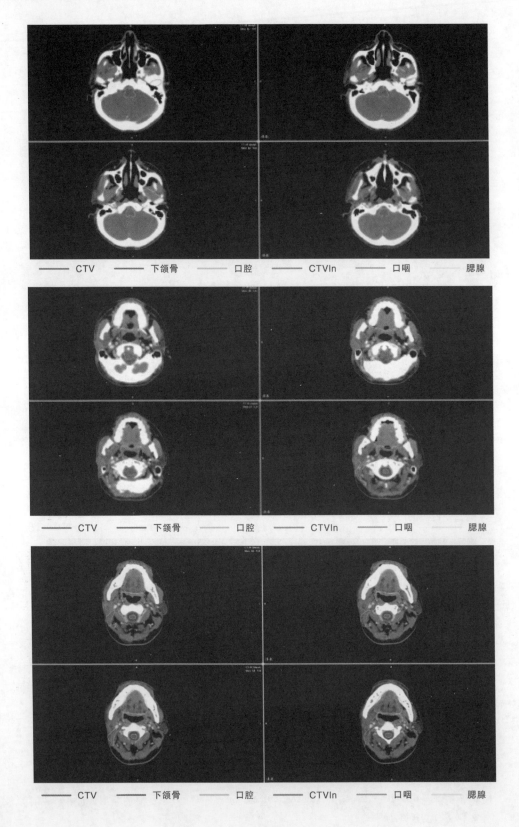

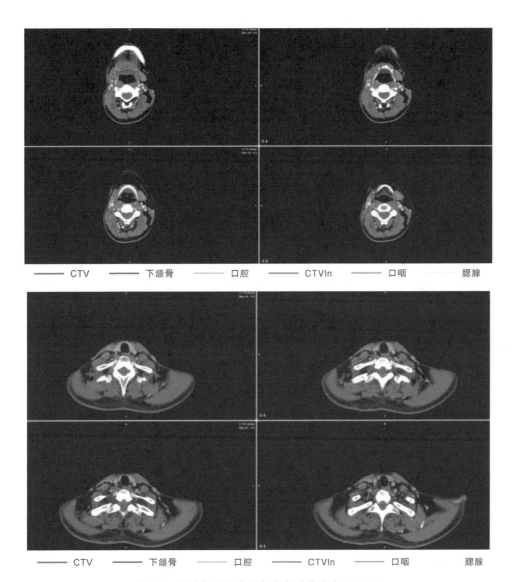

图 3-6　腮腺多形性腺瘤多次术后伴腺癌 $T_4N_1M_0$

放疗指征为 T_4,面神经浸润,右侧Ⅱ区淋巴结阳性。靶区设定:CTV(瘤床区)=60 Gy,1.8～2.0 Gy/次;CTVln(患侧Ⅱ～Ⅳ淋巴引流区)=50 Gy,1.8～2.0 Gy/次。(注:CTV 包含了部分 Ib 淋巴引流区)

(六)危及器官限值

■对于表浅肿瘤或肿瘤皮肤受侵润,可运用 0.5～1 cm 的组织等效填充物确保足够的放疗区域覆盖。IMRT 计划参数按照标准的头颈部肿瘤放射治疗标准。推荐采用 QUAN-TEC 标准。脊髓<45 Gy,脑干<54 Gy,视神经和视交叉<54 Gy,中耳<50 Gy,下颌骨<60～70 Gy,颞叶<60 Gy。需要注意的是,对于单侧放疗,对侧腮腺的限制剂量建议平均剂量小于 20 Gy;双侧放疗时,平均剂量建议小于 25 Gy。

(七)放疗并发症及处理

■口干:滋阴润喉,中药调理,或使用人工唾液替代物缓解症状。

■张口困难:功能锻炼,练习张口。

■中耳炎:对症治疗。

■脱发:减少头皮照射剂量。

■皮肤红斑和脱屑:表皮生长因子等。

■牙齿问题,如放射性龋齿等:保持口腔湿润,注意口腔卫生,定期护理牙齿。

■味觉丧失:避免刺激性食物。

■低甲状腺功能:定期复查甲状腺功能,补充甲状腺激素。

■黏膜炎:止痛,营养支持,必要时抗炎治疗。

■口腔念珠菌病:抗真菌治疗。

■食管炎:黏膜保护剂,营养支持。

■颅神经麻痹:营养神经治疗。

■第二原发恶性肿瘤:定期随访,及时治疗。

五、手术治疗

● 手术切除是涎腺肿瘤治疗的重要手段,应作为局限性涎腺肿瘤的首选治疗。可能的并发症包括面神经功能异常和 Frey's 综合征等,Frey's 综合征的常见症状包括味觉性脸红、出汗、耳颞神经综合征等。

● 保留面神经的腮腺切除术推荐用于面神经无受侵的患者。腮腺浅叶切除通常运用于低级别腮腺肿瘤。面神经在腮腺手术中可能被损伤,这既可能是计划切除,也可能是意外损伤。其保留和修复是手术的重点和难点。

● 既往研究表明,腮腺癌有 13%~39% 的颈部淋巴结转移。临床和影像学颈部淋巴结阳性患者应行颈部淋巴结清扫术。

● 预防性颈淋巴结清扫术推荐用于分期较晚和/或临床高级别肿瘤(如腺癌、鳞癌和未分化癌、高级别黏膜表皮样癌和多行性腺瘤)。淋巴结清扫术可为预后提供重要的组织学指标,如淋巴结包膜外受侵提示预后较差。

六、化疗

● 通常情况下,涎腺肿瘤对化疗不敏感,单纯化疗可用于晚期姑息患者,减轻局部疼痛症状,一定程度上控制肿瘤的发展。除此之外,没有确切的证据证实化疗在其他情况有效。常用化疗药物包括多柔比星、顺铂、羟基喜树碱、素、甲氨蝶呤、5-氟尿嘧啶和环磷酰胺等。目前,只有关于复发或转移患者的一些研究发现了化疗的潜在作用。期待涎腺癌患者术后同步放化疗和单纯放疗的 RTOG1008 RCT 研究结果。

七、靶向及免疫治疗

● 因为涎腺肿瘤相对少见,靶向治疗药物对其的应用仍在进一步研究,尚未成为标准的治疗方式。在一些个案报道和小型队列研究中,有 HER2 3+的患者可以从曲妥珠单抗治疗中获益。还有些患者肿瘤可能表达雄激素或雌激素受体,可能从内分泌治疗获益。抗 EGFR 治疗在涎腺肿瘤的应用研究结果仍较令人失望,可能与缺乏 EGFR 突变或 RAS 突变导致抗药有关,无 EGFR 过表达可能使 EGFR 抗体类药物无效。PDL1 在 20% 的涎腺肿瘤中表达,并与较差的预后相关,但 PD1 阳性肿瘤浸润性 T 细胞少见,目前尚不清楚抗 PD1/PDL1 类药物在涎腺肿瘤中是否有效,以及放疗能否使涎腺肿瘤暴露其抗原,从而增加抗 PD1/PDL1 类药物的疗效。分子筛查及更全面的基因检测可能为靶向及免疫治疗的选择提供依据。

八、预后

● 局部控制率和生存率与肿瘤部位相关,口腔原发的肿瘤预后较好。T 和 N 分期是影响肿瘤局控、远处转移及患者生存的独立预后因素。组织类型是远处转移的独立预后因素。

● 对于大涎腺肿瘤,原发于颌下腺的肿瘤较腮腺肿瘤预后差。腮腺肿瘤腺体外、皮肤受侵者无疾病生存(disease free survival,DFS)下降。面神经功能损伤是肿瘤局部控制和 DFS 的预后因素。

● 对于不同组织类型的腮腺肿瘤,高级别肿瘤预后较差,而临床病理特征则是更强的独立预后因素,包膜外侵(extracapsular spread,ECS)及术后肿瘤边缘阳性或肿瘤靠近边缘者局部复发率增高,DFS 下降。

● 对于小涎腺肿瘤,组织类型、肿瘤类型、诊断时年龄及手术是影响生存的因素。腺样囊性癌的预后最差,位于喉、鼻腔及副鼻窦的肿瘤预后较差,诊断时年龄大于 75 岁的预后较差,接受手术的患者与未手术者相比,预后更好。

九、随访

● 第 1 年,每 1~3 个月一次;第 2 年,每 2~4 个月一次;第 3~5 年,每 4~6 个月一次;之后每年一次。每次随访建议行头部 MRI 和胸部 X 线检查。进行了颈部放疗的患者每 6~12 个月检测一次 TSH。

(冯　梅　罗裕坤)

第七节　甲　状　腺　癌

一、疾病概况

● 甲状腺癌(thyroid cancer)总的发病率较低,仅占全身恶性肿瘤中的 1.3%~1.5%。

● 占头颈部恶性肿瘤发病率的首位,约占 30%。
● 甲状腺乳头状癌和滤泡状癌约占 90% 以上。
● 甲状腺癌的发生率增长较快,居所有实体肿瘤之首,每年的增长率约为 6.2%。
● 甲状腺癌发病以女性居多,男:女=1:3。
● 发病年龄以 20～40 岁为高峰,50 岁以后其发病率则有明显下降。

二、发病原因

● 甲状腺癌的发病原因较多,但是目前唯一确定的致癌原因为电离辐射。其他包括癌基因、生长因子突变、碘缺乏等,均使甲状腺癌的发病率增加。乳头状癌常常携带导致丝裂原活化蛋白激酶(mitogen activated protein kinase,MAPK)激活的基因突变和重排,其上游的基因突变均可导致 MAPK 的活化,从而产生癌变,如 *RET*、*NTRK1*、*BRA*、*Ras*、*TERT* 等。滤泡性甲状腺癌中发现了染色体异位,t(2;3)(q13;p25),导致 *PAX8* 和 *PPAR-γ-1* 基因融合,导致肿瘤形成,此外还发现 c-myc 和 c-fos 基因过渡表达,以及 *Ras* 基因的突变等。未分化癌患者常伴有 *BRAF* 和 *Ras* 基因的突变,其他包括 *TERT* 启动子区域,*p*53 和 *PIK3CA* 的突变等。

三、病理类型

● 甲状腺癌指起源于滤泡上皮细胞、滤泡旁的 C 细胞的肿瘤。起源于间质细胞的肿瘤一般不计入甲状腺癌中进行讨论。
● 起源于滤泡细胞癌的病理类型如下。
　■ 分化型甲状腺癌(包括乳头状癌、滤泡状癌及中间型癌等)。
　■ 未分化型癌(包括小细胞型、大细胞型和梭形细胞型)。
● 起源于滤泡旁 C 细胞的恶性肿瘤为髓样癌。

四、分期检查

● 所有怀疑患有甲状腺癌的患者均需按照以下步骤进行诊断分期。
　■ 详尽的病史,包括临床症状、年龄、性别、生活的地区、电离辐射病史、家族史等。
　■ 体格检查应仔细检查甲状腺肿块的部位、大小、质地、活动度及区域淋巴结有无肿大,尤其注意颈内静脉链的淋巴结。对于声音嘶哑的患者,还应行间接喉镜/纤维喉镜检查,了解声带情况。
　■ 影像检查如下。
　　◆ 超声检测目前是原发灶诊断的最有价值的方法之一,美国甲状腺肿瘤协会推荐所有的甲状腺结节均需进行超声检测。
　　◆ CT/MRI:对于甲状腺肿瘤有周围组织的侵犯、颈部或纵隔淋巴结异常肿大等可提示恶性可能。并可以为手术提供肿瘤的范围及淋巴结的情况,帮助医生决定手术方式和手术范围。

◆PET-CT 和甲状腺核素扫描不作为常规的诊疗手段。

■细针穿刺细胞学检查仍然是目前判断甲状腺结节良恶性最准确的检查方法。

五、甲状腺癌的分期

●2018 年开始使用的 AJCC 第 8 版的分期(表 3-19～3-21)对甲状腺癌的分期做出了一定的更新,对治疗的指导更具针对性。

(一)T 分期的更新

见表 3-19。

表 3-19　甲状腺癌 T 分期 AJCC 第 7 版、第 8 版对比

T 分期	AJCC 第 7 版分期	AJCC 第 8 版分期
T_x	原发肿瘤不能评估	同 AJCC 第 7 版内容
T_0	无原发肿瘤证据	同 AJCC 第 7 版内容
T_1	$D_{max} \leqslant 2$ cm,且在腺内	同 AJCC 第 7 版内容
T_{1a}	$D_{max} \leqslant 1$ cm,且在腺内	同 AJCC 第 7 版内容
T_{1b}	1 cm$< D_{max} \leqslant 2$ cm,且在腺内	同 AJCC 第七版内容
T_2	2 cm$< D_{max} \leqslant 4$ cm,且在腺内	同 AJCC 第七版内容
T_3	$D_{max} > 4$ cm,且在腺内;任何大小肿瘤伴有微小甲状腺外浸润(如胸骨甲状肌或甲状腺周围软组织)	$D_{max} > 4$ cm,且在腺内,任何大小肿瘤伴有明显的腺外带状肌侵犯
T_{3a}		$D_{max} > 4$ cm,且在腺内
T_{3b}		任何大小肿瘤伴有明显的腺外带状肌侵犯
T_{4a}	中度进展性疾病——任何肿瘤浸润超过包膜侵犯皮下软组织/喉/气管/食管/喉返神经	同 AJCC 第 7 版内容
T_{4b}	远处转移;肿瘤浸润椎前筋膜/包绕颈或纵隔血管	同 AJCC 第 7 版内容

a——孤立性肿瘤;b——多灶性肿瘤

■未分化型癌的分期更为细化,有助于未分化型癌的进一步分层,给予更为个体化的治疗。而对于甲状腺的微小轻男,最新预后统计学数据显示:与明显腺外受侵不同,微小腺外受侵并不是预后或复发的独立危险因素,微小腺外侵犯的患者的 DSS 与局限于腺内的患者无显著差异。更改后的 T_3 分期临床应用更为简便。

(二)N 分期的修订

见表 3-20。

表 3-20　甲状腺癌 N 分期 AJCC 第 7 版、第 8 版分期对比

N	AJCC 第 7 版分期	AJCC 第 8 版分期
N_x	区域淋巴结不能评估	—
N_0		无证据表明存在区域 LN 转移
N_{0a}	无区域 LN 转移	发现 1 个或多个经细胞学/组织学证实为良性 LN
N_{0b}		无放射学/临床证据表明存在区域 LN 转移
N_1	区域 LN 转移	区域 LN 转移
N_{1a}	Ⅵ区 LN 转移	Ⅵ区 LN 转移，或上纵隔 LN 转移（Ⅶ区）
N_{1b}	颈部（Ⅰ～Ⅴ区），咽后 LN 或上纵隔 LN（Ⅶ区）	颈部（Ⅰ～Ⅴ区），咽后 LN，包括单侧/对侧/双侧

■提出了病理 N_0 的定义，并进行分期，即 N_{0a}。目前的研究不支持Ⅶ区淋巴结转移比Ⅵ区淋巴结转移的预后不良，而且在解剖上，Ⅶ区和Ⅵ区相连，无解剖间隔标志，因此将Ⅶ淋巴结转移纳入Ⅵ区淋巴结转移中，定义为 N_{1a}。

（三）总的分期分组的修订

见表 3-21。

表 3-21　甲状腺癌 T、N、M 分期 AJCC 第 7 版、第 8 版分期对比

分期	AJCC 第 7 版分期			AJCC 第 8 版分期		
	T	N	M	T	N	M
年龄	<45 岁			<55 岁		
Ⅰ	T_{any}	N_{any}	M_0	T_{any}	N_{any}	M_0
Ⅱ	T_{any}	N_{any}	M_1	T_{any}	N_{any}	M_1
年龄	≥55 岁			≥55 岁		
Ⅰ	T_1	N_0	M_0	T_1	N_0/N_x	M_0
	T_2	N_0	M_0	T_2	N_0/N_x	M_0
Ⅱ	T_3	N_0	M_0	T_1	N_1	M_0
	$T_{1 3}$	N_{1a}	M_0	T_2	N_1	M_0
	—	—	M_0	T_{3a}/T_{3b}	N_{any}	M_0
Ⅲ	T_{4a}	$N_{0\sim 1a}$	M_0	T_{4a}	N_{any}	M_0
	$T_{1\sim 4a}$	N_{1b}	M_0	—	—	M_0
Ⅳa	T_{4b}	N_{any}	M_0	T_{4b}	N_{any}	M_0
Ⅳb	T_{any}	N_{any}	M_1	T_{any}	N_{any}	M_1

■ 此分期系统中最主要的改变是将分层的年龄从 45 岁增至 55 岁。对于 ≥55 岁的患者来说，淋巴结转移的预后影响，较局部明显外侵小，因此，Ⅲ/Ⅳ 期中的淋巴结转移情况未纳入进一步分期的条件。此次分期的改变主要表现为降期，$T_2N_0M_0$ 调整为Ⅰ期；$T_3N_0M/T_{1\sim3}N_{1a\sim1b}M_0$ 调整为Ⅱ期；Ⅲ 期仅包括 $T_{4a}N_{any}M_0$；Ⅳa 期仅包括 $T_{4b}N_{any}M_0$，Ⅳb 期仅包括 $T_{any}N_{any}M_1$。

■ TNM 分期系统，可以对患者生存率进行预判，如Ⅰ期患者的 10 年生存率接近 100%，Ⅳ期（约占 5%）的 5 年生存率仅 5% 左右。此外，MACIS 系统可对患者评估，也可以预测患者的生存率（表 3-22）。

表 3-22　MACIS 系统

20 年疾病相关死亡率判断		＜6 分，1%；6.0～6.99，11%；7.0～7.99，44%；≥8，76%；		
年龄	肿瘤大小	切除情况	肿瘤浸润	远地转移
3.1（＜40 岁时），或 0.08×年龄（≥40 岁）	0.3×肿瘤大小（cm）	1——未完全切除；0——完全切除	1——局部浸润；0——局限于腺内	3——远地转移；0——无远地转移

■ 用于预测复发风险的分期系统，目前采用最多的为 2009 年的 ATA 风险分层（表 3-23）。

表 3-23　ATA 风险分层（2009）

低危组	中危组	高危组
无淋巴结和远地转移	首次手术时甲状腺周围软组织有镜下浸润	肿瘤肉眼浸润
无肉眼残留肿瘤	有颈部淋巴结转移，或甲状腺[131]I 清甲后，RAI 扫描仍可发现有甲状腺床以外的组织有[131]I 的摄取	肿瘤不能完全切除
肿瘤未累及局部区域组织或结构	肿瘤为侵袭性病理或有血管侵犯	远地转移
肿瘤为非侵袭性病理类型（如高细胞、岛状细胞、柱状细胞等），或无血管侵犯	—	治疗后全身扫描可见到明显增高的甲状腺球蛋白血症
疗后首次全身 RAI 扫描，甲状腺床外无[131]I 摄取	—	—

■ MSKCC 在 2010 年采用此复发风险系统对分化型甲状腺癌进行了分析，低、中、高风险组的复发率分别为 3%、21% 和 68%。

六、治疗原则

(一)对于分化型甲状腺癌的治疗

1. 首选手术治疗

◆一般选择甲状腺次全切除＋选择性中央区淋巴结清扫,或全甲状腺切除＋选择性中央区淋巴结清扫,尽可能进行完整的手术切除。对有淋巴结转移的患者,常规性颈清扫。

◆术后采用 TSH 抑制治疗是重要的治疗手段之一,对于低危患者,TSH 水平要求维持在正常低限水平,而对于高危患者,需将 TSH 抑制至低于 0.1mU/L。对于无病生存多年的患者,TSH 也可以维持至正常水平。

◆术后对于复发和远地转移高危的患者,应行 RAI 治疗。美国甲状腺协会推荐 RAI 的指征:①肿瘤＞4 cm 者;②有远地转移者;③大体标本可见腺体外侵犯者。对于 1 cm 以下的 DTC,使用 RAI 对于预防复发并无获益。

◆我国目前对低危的 DTC,仍多采用次全甲状腺切除术,术后进行 TSH 抑制治疗,并密切观察,而不采用^{131}I 治疗。

2. 外放射治疗

◆对于外放射治疗的选择,除了要考虑放疗疗效,还要与手术及 RAI 治疗疗效进行比较,重要的还要衡量放疗的并发症,以及挽救手术可能发生的严重并发症。虽然目前有较先进的放疗技术,如 IMRT 等,放疗并发症仍然不能忽视。美国甲状腺协会(ATA)推荐分化型甲状腺癌的外放射的指征:首先接受治疗的患者需＞45 岁,然后满足以下条件者建议接受外放射治疗:①术中可见肿瘤有明显甲状腺外侵犯,且术后病理有明显的镜下残留者;②残留病灶无法进行再次手术切除,且对 RAI 无效者。英国甲状腺协会则推荐:对于年龄＞60 岁者且①对于术中可见肿瘤外侵明显,有明显肉眼残留的患者;②残留或复发病灶不能吸碘者。

◆中国医学科学院肿瘤医院对于分化型甲状腺癌的外放射指征:术后有大体残留的肿瘤;术后有微小残留高危因素的患者,再次手术有一定困难或无法功能保留者(气管、食管、颈鞘、喉返神经、椎前肌肉、颈部软组织广泛受侵等)。

3. 化疗

◆在分化型甲状腺癌治疗中化疗的有效率低,而且药物相关不良反应高。因此,DTC 一般不采用化疗。靶向药物相对较多,一般采用多靶点的 TKIs 抑制剂,如索拉菲尼和乐伐单抗等。

(二)髓样癌的治疗

1. 首选手术治疗

◆通常建议全甲状腺切除,并根据患者危险度及是否有颈部淋巴结转移,来决定是否行淋巴结清扫,以及清扫范围。

2. 放疗

◆对于肿瘤不能全切或复发的患者,通常认为外放疗有助于局部区域的控制。

3. 化疗

◆作用微乎其微。近来发现约50％的患者有编码 EGFR 受体的 RET 原癌基因的突变,美国批准使用临床的靶向治疗药物包括万乃他尼(选择阻滞 RET/VEGF2/VEGF3)和卡波西替尼(HGFR/MET/VEGFR2/RET 等),均在临床研究中显示可以显著延长髓样癌的 PFS。

(三)未分化癌或分化差的癌

■由于生长较快,外侵明显,很难进行根治性手术,以综合治疗为主。

1. 手术

◆对于可手术的患者,尽可能完整切除;不能进行根治性手术的患者,也需要进行活检,以明确病理。

2. 放疗

◆外放疗可以作为术前、术后综合治疗的一部分发挥作用,控制肿瘤生长,延长生存。对于可手术的患者,术后也应常规外放射治疗。

3. 化疗

◆多数未分化癌可以出现远处转移,化疗是主要的治疗方式之一,但疗效极差。主要化疗方案为阿霉素及含有阿霉素的联合方案(DDP、BLM、泰素等)。

◆对于有突变的未分化癌,可以采用相应的靶向治疗。如 BRAF 可以采用威罗非尼治疗;TSC2 突变,可以采用依维莫司治疗;MEK 突变,可采用曲美替尼治疗等,均有一定的缓解率。

七、外放射治疗

(一)放疗技术

■放疗前应详细检查肿瘤具体手术切除及肿瘤残留情况等,为靶区的设定及剂量的给予做准备。

■目前推荐的治疗方式为调强适形放射治疗(IMRT)。一般认为 IMRT 可以使靶区获得肯定的剂量分布,虽然目前尚无证据认为可以显著提高疗效,但可以显著降低远期严重并发症,Schwartz 等报道 IMRT 可以使远期严重的并发症由12％降低至2％。

1. 模拟 CT 定位

◆患者采用仰卧位,一般选用 C 枕,头颈肩面罩固定。CT 扫描采用螺旋 CT,增强扫描,层厚 3 mm,上界至颅顶,下界需要包括全肺。扫描后上传至计划系统。

2. 靶区的制定

◆目前无明确的靶区勾画指南,不同的研究中心有不同的实践准则。一般来说,高分化癌采用相对小野,未分化癌则射野范围明显增大。

◆瘤床(GTVtb):包括术前肿瘤侵犯的区域,以及累及包膜的淋巴结位置。对于手术不规范者,需考虑将术床作为 GTVtb。

◆一般的,由于接受放疗的甲状腺癌病变期别较晚,需要照射的范围较大,局部需要包括原发灶肿瘤侵犯的范围,甚至包括部分气管、食管、颈鞘等。

◆高危区(CTV₁):包括甲状腺区域、周围淋巴结引流区及所有病理证实的淋巴结阳性区域。

◆选择治疗区(CTV₂):包括无病理证实,但可能出现的转移淋巴结引流区,包括Ⅲ～Ⅵ区和上纵隔淋巴结引流区。

◆颈部淋巴结转移的分布也是高危区确定的主要因素。甲状腺乳头状癌的颈部转移率较高,初次就诊的患者,颈部淋巴结转移可高达 60%～80%。临床检查颈部淋巴结阳性的患者淋巴结转移多位于Ⅱ、Ⅲ、Ⅳ和Ⅳ区,转移率均在 60% 左右,Ⅴ区淋巴结转移率约为 20%。刘杰等发现对于颈部淋巴结仅有 1 枚阳性者,Ⅴ区淋巴结未发现有转移者;而 2～10 枚颈部淋巴结阳性者,Ⅴ区淋巴结转移约 4.5%;＞10 枚者,Ⅴ区淋巴结转移率可高达 24.6%。

◆对于淋巴结阴性的患者,舌骨水平以上的淋巴结转移概率较低,颈部淋巴结的治疗范围包括Ⅲ～Ⅵ区及上纵隔即可。如果颈部有转移淋巴结,淋巴结选择照射区域,需外放 1 个淋巴结区。

◆咽后淋巴结和Ⅰ区淋巴结转移率较低,通常不包括在射野内。但是如果Ⅱ区有淋巴结转移时,咽后淋巴结转移率显著增加,而且Ⅱa区转移淋巴结的直径较大时,Ⅰb 的转移率有所上升。

◆Azrif 等研究显示甲状腺癌纵隔淋巴结复发的部位均位于头臂静脉以上,即上纵隔淋巴结,未发现头臂静脉以下至气管分叉位置有淋巴结复发。因此建议甲状腺癌外放射的下界至头臂静脉水平。

◆对于分化型甲状腺癌的靶区确定,有较大的争议。部分研究者认为可以采用小野治疗,充分关注外科医师对术后高发区域及手术不易切除的区域进行外放射。部分研究者认为甲状腺癌的隐性淋巴结转移率较高,尤其肿瘤范围较大、手术不能完全切除的患者,颈部淋巴结转移概率显著上升,应予以大野放疗,选择治疗颈部淋巴结引流区。Kim 等比较了累及野(仅包括术床＋转移淋巴结区)和扩大野(累及野＋颈部及上纵隔的淋巴结引流区)的疗效,结果显示 5 年的局部区域控制率分别为 40% 和 89%(P＝0.041),有统计学显著性差异。

◆英国 Royal Marsden 医院放疗科的射野规范:高危区域包括甲状腺床(至少从环状软骨至胸骨切迹水平),转移的淋巴结区域,常规包括自环状软骨至胸骨切迹的Ⅵ区淋巴结区。其他Ⅱ～Ⅴ区淋巴结及上纵隔淋巴结区均包括在 CTV₂ 中,对于未受累的限制肿瘤扩撒的屏障结构,包括肌肉和骨骼等,不需要接受治疗。

◆加拿大 BC 省癌症中心的靶区有相似的规定:CTV 包括 GTV 外放 5mm,阳性淋巴结有包膜受侵者,也需要外放 5 mm;以及颈部淋巴结和上纵隔淋巴结引流区。

◆目前的治疗射野多采用大野治疗,需要包括颈部和上纵隔的淋巴结引流区。

3. 放疗剂量

◆文献报道的甲状腺外放射剂量通常分为大分割方案和常规分割放疗方案。AHNS (american head and neck society)的治疗剂量指南:对于有肉眼残留的病灶,通常给予 70 Gy;对于镜下残留或者肿瘤经手术剔除的区域,66 Gy;高危微小病灶残留区域(包括 甲状腺床、气管食管沟、Ⅵ区淋巴结引流区),60 Gy;低危为小病灶区域(包括未受侵的 Ⅲ～Ⅴ区,上纵隔淋巴结),54～56 Gy。

◆Azrif 等研究显示对于分化型甲状腺癌,由于 a/β 比值较小,以 1.5 计算,采用大分割方 式,单次剂量 2.5～3.0 Gy,可以获得更好的局部控制。这个结论尚需进一步的研究 证实。

(二)甲状腺癌外放疗的并发症

1. 急性并发症

◆急性不良反应中 1°～2°的反应较常见,约在 80% 以上,包括咽炎、黏膜炎、口干、味觉改 变、吞咽困难、吞咽疼痛、放射性皮炎等。3°以上的反应少见,咽炎的发生率最高,< 10%,其余的反应<5%。

2. 晚期并发症

◆晚期不良反应包括皮肤肌肉纤维化、食管气管狭窄、咽部狭窄导致吞咽困难、颈内 A 硬 化、第二原发癌等。

◆Gal 等报道了外放射与 RAI 治疗并发症的比较,显示 EBRT 的并发症在吞咽和咀嚼功 能方面有显著的下降,但是在味觉、腮腺功能、颈部外观、正常饮食方面等与 RAI 相似。

八、随诊

●分化型甲状腺癌的生长较缓慢,目前的观点认为不应进行过度的随访,包括随访频率和检 查项目。推荐随访日期为术后 6 个月和 1 年的查体,并进行 TSH、Tg、Tg-Ab 检查及颈部 超声等,如果无异常发现,则可以每年复查一次。如果有异常发现或初始评估肿瘤分期为 $T_{3～4}M_1$,还应考虑 rhTSH 刺激下的同位素碘造影检查,如果异常,应该考虑进一步的 治疗。

●未分化型甲状腺癌进展较迅速,治疗效果不佳,应密切随诊,3～4 个月复查一次,包括查 体、血清学检查、影像检查(超声、CT/MRI 等),如有异常,可以考虑采取进一步治疗或减 症治疗。

参考文献

[1] 王孝深,胡超苏,应红梅,等.基于 MRI 的 3 100 例鼻咽癌淋巴结转移规律分析[J].中华放射肿瘤学杂 志,2014,23(4):331-335.

[2] Yi JL,Gao L,Huang XD,et al. Nasopharyngeal carcinoma treated by radical radiotherapy alone:Ten-year experience of a single institution[J]. Int J Radiat Oncol Biol Phys,2006,65(1):161-165.

［3］ Zhang GY,Liu LZ,Wei WH,et al. Radiologic criteria of retropharyngeal lymph node metastasis in na-sopharyngeal carcinoma treated with radiation therapy［J］. Radiology,2010,255(2):605-612.

［4］ Adelstein DJ,Li Y,Adams GL,et al. An intergroup phase Ⅲ comparison of standard radiation therapy and two schedules of concurrent chemoradiotherapy in patients with unresectable squamous cell head and neck cancer［J］. J Clin Oncol,2003,21(1):92-98.

［5］ Dogan N,King S,Emami B,et al. Assessment of different IMRT boost delivery methods on target cov-erage and normal-tissue sparing［J］. Int J Radiat Oncol Biol Phys,2003,57(5):1480-1491.

［6］ Lee NY,de Arruda FF,Puri DR,et al. A comparison of intensity-modulated radiation therapy and con-comitant boost radiotherapy in the setting of concurrent chemotherapy for locally advanced oropharyn-geal carcinoma［J］. Int J Radiat Oncol Biol Phys,2006,66(4):966-974.

［7］ Lee NY,O'Meara W,Chan K,et al. Concurrent chemotherapy and intensity-modulated radiotherapy for locoregionally advanced laryngeal and hypopharyngeal cancers［J］. Int J Radiat Oncol Biol Phys,2007, 69(2):459-468.

［8］ Overgaard J,Hansen HS,Specht L,et al. Five compared with six fractions per week of conventional ra-diotherapy of squamous-cell carcinoma of head and neck:DAHANCA 6 and 7 randomised controlled trial［J］. Lancet,2003,362(9388):933-940.

［9］ Wu Q,Manning M,Schmidt-Ullrich R,et al. The potential for sparing of parotids and escalation of bio-logically effective dose with intensity-modulated radiation treatments of head and neck cancers:a treat-ment design study［J］. Int J Radiat Oncol Biol Phys,2000,46(1):195-205.

［10］ Gruber G,Laedrach K,Baumert B,et al. Esthesioneuroblastoma:irradiation alone and surgery alone are not enough［J］. Int J Radiat Oncol Biol Phys,2002,54(2):486-491.

［11］ Yuan Y,Ye J,Qiu H,et al. Exploration of the optimal treatment regimes for Esthesioneuroblastoma:a single center experience in China［J］. J Caner,2018,9(1):174-181.

［12］ McElroy EA Jr,Buckner JC,Lewis JE. Chemotherapy for advanced esthesioneuroblastoma:the Mayo Clinic experience［J］. Neurosurgery,1998,42(5):1023-1027.

［13］ Amit M,Tam S,Abdelmeguid As,et al. Patterns of treatment Failure in Patients with Sinonasal Mu-cosal Melanoma［J］. Ann Surg Oncol,2018,25(6):1723-1729.

［14］ O'Sullivan B,Huang SH,Su J,et al. Development and validation of a staging system for HPV-related oropharyngeal cancer by the International Collaboration on Oropharyngeal cancer NetWork for Stag-ing(ICON-S):a multicentre cohort study［J］. The lancel oncology,2016,17(4):440-451.

［15］ Marur S,Li S,Cmelak AJ,et al. E1308:Phase Ⅱ Trial of Induction Chemotherapy Followed by Re-duced-Dose Radiation and Weekly Cetuximab in Patients With HPV-Associated Resectable Squamous Cell Carcinoma of the Oropharynx-ECOG-ACRIN Cancer Research Group［J］. J Clin Oncol,2017,35 (5):490-497.

［16］ Fiorino C,Dell'Oca I,Pierelli A,et al. Significant improvement in normal tissue sparing and target coverge for head and neck cancer by means of helical tomotherapy［J］. Radiother Oncol,2006,78(3): 276-282.

［17］ an Vulpen M,Field C,Raaijmakers CP,et al. Comparing step-and-shoot IMRT with dynamic helicalto-motherapy IMRTplans for head-and-neck cancer［J］. Int J Radiat Oncol Biol Phys,2005,62(5):

1535-1539.

[18] Sio TT, Lin HK, Shi Q, et al. Intensity-Modulated Proton Therapy(IMPT)versus IntensityModulated Photon Radiotherapy(IMRT)for Oropharyngeal Cancer：First Comparative Results of Patient-Reported Outcomes[J]. Int J Radiat Oncol Biol Phys,2016,95(4)：1107-1114.

[19] Ward MC, Ross RB, Koyfman SA, et al. Modern Image-Guided Intensity-Modulated Radiotherapyfor Oropharynx Cancer and Severe Late Toxic EffectsImplications for Clinical Trial Design[J]. JAMA Otolaryngol Head Neck Surg,2016,142(12)：1164-1170.

[20] Quon H, Vapiwala N, Forastiere A, et al. Radiation Therapy for Oropharyngeal Squamous CellCarcinoma：American Society of Clinical OncologyEndorsement of the American Society for RadiationOncology Evidence-Based Clinical Practice Guideline[J]. J Clin Oncol,2017,35(36)：4078-4090.

[21] Grégoire V, Evans M, Le QT, et al. Delineation of the primary tumour Clinical Target Volumes(CTV-P)inlaryngeal, hypopharyngeal, oropharyngeal and oral cavity squamous cellcarcinoma：AIRO, CACA, DAHANCA, EORTC, GEORCC, GORTEC, HKNPCSG, HNCIG, IAG-KHT, LPRHHT, NCIC CTG, NCRI, NRG Oncology, PHNS, SBRT, SOMERA, SRO, SSHNO, TROG consensus guidelines [J]. Radiother Oncol,2018,126(1)：3-24.

[22] Chao KS, Wippold FJ, Ang KK, et al. M. D. Anderson Consensus Guidelines for Head and Neck Target Volume Determination and Delineation[J]. Int J Radiat Oncol Biol Phys,2004,60(1)：S496-497.

[23] Lacas B, Bourhis J, Overgaard J. Role of radiotherapy fractionation in head and neck cancers (MARCH)：an updated meta-analysis[J]. Lancet Oncol,2017,18(9)：1221-1237.

[24] Lalla RV, Bowen J, Barasch A, et al. MASCC/ISOO clinical practice guidelines for the management of mucositissecondary to cancer therapy[J]. Cancer,2014,120(10)：1453-1461.

[25] Frakes JM, Naghavi AO, Demetriou SK, et al. Determining optimalfollow-up in the management of human papillomavirus-positive oropharyngealcancer[J]. Cancer,2016,122(4)：634-641.

[26] Lacas B, Bourhis J, Overgaard J, et al. Role of radiotherapy fractionation in head and neck cancers (MARCH)：an updated meta-analysis[J]. Lancet Oncol,2017,18(9)：1221-1237.

[27] Joseph Safdie, Babak Givi, Virginia Osborn, et al. Impact of Adjuvant Radiotherapy for Malignant Salivary Gland Tumors[J]. Otolaryngol Head Neck Surg,2017,157(6)：988-994.

[28] Al-Mamgani A1, van Rooij P, Verduijn GM, et al. Long-term outcomes and quality of life of 186 patients with primary parotid carcinoma treated with surgery and radiotherapy at the Daniel den Hoed Cancer Center[J]. Int J Radiat Oncol Biol Phys,2012,84(1)：189-195.

[29] Chris Davis, Justin Sikes, ParshanNamaranian, et al. Dillon. Neutron Beam Radiation Therapy：An Overview of Treatment and Oral Complications When Treating Salivary Gland Malignancies[J]. J Oral Maxillofac Surg,2016,74(4)：830-835.

[30] Stodulski D, Mikaszewski B, Majewska H, et al. Probability and pattern of occult cervical lymph node metastases in primary parotid carcinoma[J]. Eur Arch Otorhinolaryngol,2017,274(3)：1659-1664.

[31] Amini A, Waxweiler TV, Brower JV, et al. Association of Adjuvant Chemoradiotherapy vs Radiotherapy Alone With Survival in Patients With Resected Major Salivary Gland Carcinoma：Data From the National Cancer Data Base[J]. JAMA Otolaryngol Head Neck Surg,2016,142(11)：1100-1110.

第四章 胸部肿瘤

第一节 非小细胞肺癌

一、疾病概况

- 肺癌仍然是全球肿瘤最严重的挑战之一。尽管在早期诊断、手术技术、新型化疗药物、先进的放疗方法及最近出现的免疫检查点抑制剂等方面取得了进展，但结果仍非常不理想。

- 肺癌在全世界发病人数每年超过 160 万人，每年死亡 140 万左右，肺癌是死亡率最高的肿瘤。虽然最近由于烟草使用的控制和降低，美国癌症协会已经观察到近年美国的肺癌发病率及死亡率略有下降，2018 年根据美国癌症协会统计，估计约有 234 030 例肺和支气管癌症，预计将有近 154 050 人死亡。但是，这不是一个世界范围内的趋势，在新兴经济体烟草消费正在增加，如中国现在有近 3 亿吸烟者。鉴于肺癌的发生通常有 20～30 年的延迟，可以预测未来中国将面对更大的肺癌疫情。

- 吸烟是肺癌的主要原因，约 90% 的肺癌由吸烟导致。香烟烟雾中的致癌物导致许多遗传和表观遗传改变，导致癌基因激活和肿瘤抑制基因功能损伤。戒烟后随着时间的推移肺癌发生风险减少，但可能永远不会回到基线。氡暴露是美国肺癌的第二常见原因。其他致癌物包括石棉、双(氯甲基)醚、多环芳烃、铬和砷。类胡萝卜素和低番茄红素的饮食也可能促进肺癌形成。

- 肺癌确诊时多数患者分期较晚是影响肺癌预后的重要原因，而早期肺癌可以通过多学科综合治疗实现较好的预后，甚至达到治愈的目的。因此，对高危人群进行肺癌筛查的研究一直在进行中。美国国家肺筛查试验(national lung screening trial，NLST)纳入 53 454 名重度吸烟患者进行随机对照研究，评估采用胸部低剂量螺旋 CT 筛查肺癌的风险和获益，结果显示，与胸片相比，经低剂量螺旋 CT 筛查的、具有高危因素的人群肺癌相关病死率降低了 20%。此处高危人群指的是年龄在 55～74 岁，既往或现在有超过 30 包/年的吸烟史，且无肺癌证据的人群。因此推荐对高危人群进行低剂量螺旋 CT 筛查。

二、临床特征及相关检查

(一)临床特征

■肺癌患者通常具有长期抽烟史和慢性阻塞性肺病史相关的症状。患者出现近期呼吸功能恶化,包括咳嗽、咯痰、咳血、胸闷、胸痛等常见的症状。此外,患者可出现局部或纵隔结构压迫症状。包括上腔静脉综合征,以头面部症状为特征,面部潮红肿胀,颈部有静脉怒张征象和胸壁静脉过度迂曲和紫绀。下交感神经链或下颈神经节的受侵会导致霍纳综合征(同侧上睑下垂、瞳孔缩小、无汗、眼球内陷和同侧面部潮红)、pancoast 综合征(侵入 C_8、$T_{1\sim2}$ 神经根、沿肩胛骨内侧呈现上肢疼痛,内侧肌肉萎缩)、声音嘶哑(喉返神经受累)、脊髓受压(椎体/神经根受侵,出现运动/感觉障碍、大小便失禁、步态变化)或反射性交感神经营养不良与远端灼痛和疼痛浮肿。患者也可以出现转移到脑、骨骼和肝脏后出现相应的症状,或伴有体重减轻和全身衰竭的全身症状。除了局部或纵隔压迫症状外,SCLC 常见有表现为全身效应证候群的副癌综合征。典型的副癌综合征包括不适当抗利尿激素分泌综合征(SIADH),由于促肾上腺皮质激素(ACTH)的分泌引起的库欣综合征,小脑变性(Hu 综合征)和 Lambert-Eaton 肌无力综合征。NSCLC 患者可以出现恶性肿瘤高钙血症等。

(二)相关检查(CSCO2017)

■胸部增强 CT、上腹部增强 CT(或 B 超)、头部增强 MRI(或增强 CT)及全身骨扫描是肺癌诊断和分期的主要方法。一项数据分析汇集了 56 个临床研究共 8 699 例患者,结果提示,^{18}F-FDG PET-CT 对于淋巴结转移和胸腔外转移(脑转移除外)有更好的诊断效能。由于 PET-CT 价格昂贵,故 CSCO2017 指南将 PET-CT 作为诊断和分期的可选策略。当要确定纵隔淋巴是否转移影响治疗决策,而其他分期手段难以确定时,推荐采用纵隔镜或超声支气管镜检查(EBUS)等有创分期手段明确纵隔淋巴结状态。

三、分期及治疗原则

(一)分期

■按 CSCO 及 AJCC 第 8 版肺癌分期如表 4-1、表 4-2 所示。

表 4-1　肺癌 T、N、M 分期 AJCC 第 8 版

原发肿瘤(T)分期		区域淋巴结(N)分期		远处转移(M)分期	
T_x	原发肿瘤大小无法测量;或痰脱落细胞、支气管冲洗液中找到癌细胞,但影像学检查和支气管镜检查未发现原发肿瘤	N_x	淋巴结转移情况无法判断	M_x	无法评价有无远处转移

原发肿瘤（T）分期		区域淋巴结（N）分期		远处转移（M）分期	
T_0	没有原发肿瘤的证据	N_0	无区域淋巴结转移	M_0	无远处转移
T_{is}	原位癌				
T_{1a}	原发肿瘤最大径≤1 cm，局限于肺和脏层胸膜内，未累及主支气管；或局限于管壁的肿瘤，不论大小	N_1	同侧支气管或肺门淋巴结转移	M_{1a}	胸膜播散（恶性胸腔积液、心包积液或胸膜结节）
T_{1b}	原发肿瘤最大径>1 cm，≤2 cm，其他同 T_{1a}			M_{1b}	单发转移灶 原发肿瘤对侧肺叶出现卫星结节；有远处转移（肺/胸膜外）
T_{1c}	原发肿瘤最大径>2 cm，≤3 cm			M_{1c}	多发转移灶，其余同 M_{1b}
T_{2a}	原发肿瘤最大径>3 cm，≤4 cm；或具有以下任一种情况：累及主支气管但未及距隆突；累及脏层胸膜；伴有部分或全肺、肺炎肺不张	N_2	同侧纵隔和（或）隆突下淋巴结转移	—	—
T_{2b}	肿瘤最大径>4 cm，≤5 cm；其他同 T_{2a}				
T_3	肿瘤最大径>5 cm，≤7 cm，或具有以下任一种情况：累及周围组织胸壁、心包壁；原发肿瘤同一肺叶出现卫星结节	N_3	对侧纵隔和（或）对侧肺门，和（或）同侧或对侧前斜角肌或锁骨上区淋巴结转移	—	—
T_4	肿瘤最大径>7 m，或侵及脏器：心脏、食管、气管、纵隔、横膈、隆突或椎体；原发肿瘤同侧不同肺叶出现卫星结节	—	—	—	—

表 4-2　肺癌 TNM 分期

	N_0	N_1	N_2	N_3
T_{1a}	Ⅰa1	Ⅱb	Ⅲa	Ⅲb
T_{1b}	Ⅰa2	Ⅱb	Ⅲa	Ⅲb
T_{1c}	Ⅰa3	Ⅱb	Ⅲa	Ⅲb
T_{2a}	Ⅰb	Ⅱb	Ⅲa	Ⅲb
T_{2b}	Ⅱa	Ⅱb	Ⅲa	Ⅲb
T_3	Ⅱb	Ⅲa	Ⅲb	Ⅲc
T_4	Ⅲa	Ⅲa	Ⅲb	Ⅲc

续表

	N_0	N_1	N_2	N_3
M_{1a}	IVa	IVa	IVa	IVa
M_{1b}	IVa	IVa	IVa	IVa
M_{1c}	IVb	IVb	IVb	IVb

(二)非小细胞肺癌的治疗原则

■目前已发展到基于病理类型、分期和分子分型的综合治疗(CSCO,2019),治疗原则及证据类型(一般为Ⅱa级)如下。

1. Ⅰa、Ⅰb期原发性非小细胞肺癌的治疗(表4-3)

表4-3　Ⅰa、Ⅰb期原发性非小细胞肺癌的治疗

分期	分层	基本策略	可选策略
Ⅰa、Ⅰb期 NSCLC	适宜手术患者	解剖性肺叶切除＋肺门纵隔淋巴结清扫术	微创技术下(胸腔镜或机器人辅助)的解剖性肺叶切除＋肺门纵隔淋巴结清扫术 参与手术比较立体定向放射治疗的临床试验(3类证据) 参与肺叶切除和亚肺叶切除比较的临床试验(3类证据)
	不适宜手术患者	立体定向放射治疗(SBRT/SABR)	采用各种先进放疗技术实施立体定向放疗

2. Ⅱa、Ⅱb期原发性非小细胞肺癌的治疗(表4-4)

表4-4　Ⅱa、Ⅱb期原发性非小细胞肺癌的治疗

分期	分层	基本策略	可选策略
Ⅱa、Ⅱb期 NSCLC	适宜手术患者	解剖性肺切除(肺叶/全肺)＋肺门纵隔淋巴结清扫(1类证据) Ⅱb期:含铂双药方案辅助化疗(1类证据)	微创技术下(胸腔镜或机器人辅助)的解剖性肺切除＋肺门纵隔淋巴结清扫术
	不适宜手术患者	放射治疗	放疗后含铂双药方案化疗(2A类证据;如无淋巴结转移——2B类证据) 同期化放疗(适形调强放疗＋化疗)〔EP方案或PP方案(非鳞癌)〕

3. 可手术Ⅲa期原发性肺癌的治疗(表 4-5)

表 4-5　可手术Ⅲa期原发性肺癌的治疗

分期	分层	基本策略	可选策略
临床Ⅲa 期 NSCLC（经 PET-CT、EBUS 或纵隔镜进行淋巴结分期）	$T_{3\sim4}N_1$ 或 T_4N_0 非肺上沟瘤（侵犯胸壁、主支气管或纵隔）	手术＋辅助化疗（1 类证据） 根治性放化疗	诱导治疗＋手术（2B 类证据）
	$T_{3\sim4}N_1$ 肺上沟瘤	新辅助放化疗＋手术	根治性放化疗
	同一肺叶内 T_3 或不同肺叶内 T_4	手术＋辅助化疗（1 类证据）	—
临床Ⅲa 期 NSCLC（经 PET-CT、EBUS 或纵隔镜进行淋巴结分期）	临床 N_2 单站纵隔淋巴结非巨块型转移、预期可完全切除	手术切除＋辅助化疗（1 类证据）±术后放疗 *（2B 类证据） 根治性同步放化疗（1 类证据）	诱导治疗＋手术±辅助化疗±术后放疗 *（2B 类证据） 对于 EGFR 突变阳性患者，手术＋辅助 EGFR-TKI 靶向治疗（1B 类证据）±术后放疗 *（2B 类证据）
	临床 N_2 多站纵隔淋巴结转移、预期可能完全切除	根治性同步放化疗（1 类证据）	推荐诱导治疗＋手术±辅助化疗±术后放疗 *（2B 类证据），对于直接手术并且术后检测为 EGFR 突变阳性患者，术后辅助 EGFR-TKI 靶向治疗（1B 类证据）＋术后放疗 * *（2B 类证据）
	临床 N_2 预期无法行根治性切除	根治性同步放化疗（1 类证据）	—

4. 不可手术Ⅲa、Ⅲb期原发性肺癌的治疗(表 4-6)

表 4-6　不可手术Ⅲa、Ⅲb期原发性肺癌的治疗

分期	分层	基本策略	可选策略
不可切除Ⅲa 期、Ⅲb 期 NSCLC	PS＝0～1	多学科团队讨论 根治性放化疗（1 类证据） 放疗：三维适形调强/图像引导适形调强放疗；选择性淋巴结区域（累及野）放疗（1 类证据） 化疗	1. 同期化疗＋放疗（2A 类证据） 化疗 放疗：三维适形放疗 2. 多学科团队讨论评价诱导治疗后降期患者手术的可能性，如能做到完全性切除，可考虑手术治疗
	PS＝2	单纯放疗或单纯化疗 放疗：三维适形放疗 化疗	序贯化疗＋放疗 化疗 放疗：三维适形调强/图像引导调强放疗；选择性淋巴结区域（累及野）放疗（1 类证据）

5. Ⅳ非小细胞肺癌的放疗原则

◆ 在全身治疗期间出现有限部位病灶进展（寡进展）时，对寡进展部位的局部消融治疗可能延长当前全身治疗方案获益的持续时间。当治疗寡转移/寡进展病变时，如果没有条件性 SABR，可使用其他剂量密集型加速/大分割适形放射治疗方案。

6. Ⅳ期驱动基因阳性非小细胞肺癌的治疗

(1)Ⅳ期 EGFR 突变患者的治疗（表 4-7）

表 4-7　Ⅳ期 EGFR 突变阳性非小细胞肺癌的治疗

分期	分层	基本策略	可选策略
Ⅳ期 EGFR 突变阳性非小细胞肺癌一线治疗	PS＝0～3	奥希替尼、吉非替尼、埃克替尼、厄洛替尼、阿法替尼、达克替尼（1 类证据）	厄洛替尼、吉非替尼＋化疗（交替或同步）(PS＝0～1)(2A 类证据) 含铂双药化疗或含铂双药化疗＋贝伐珠单抗(非鳞癌)(PS＝0～1) 奥希替尼(1B 类证据)
		EGFR 突变伴有脑转移患者，推荐 EGFR-TKI 治疗（1B 类证据）	脑放疗＋含铂双药化疗或脑放疗＋含铂双药化疗＋贝伐珠单抗(非鳞癌)(PS＝0～1)(1B 类证据)
Ⅳ期 EGFR 突变阳性非小细胞肺癌耐药后治疗	PS＝0～2	局部进展： 推荐继续 EGFR-TKI 治疗＋对有限的病灶考虑进行根治性局部治疗(如 SABR 或手术)	活检评估耐药基因 根据基因检测结果入组临床研究
		缓慢进展： 推荐继续原 EGFR-TKI 治疗	
		快速进展： 检测 T790M 突变状态，T790M 阳性者，推荐奥希替尼或含铂双药化疗，T790M 阴性者推荐含铂双药化疗（1 类证据）	
Ⅳ期 EGFR 突变阳性非小细胞肺癌三线治疗	PS＝0～2	推荐单药化疗	推荐单药化疗＋贝伐珠单抗(非鳞癌) 活检评估耐药基因 1. 根据不同进展模式参照二线治疗模式或个体化处理 2. 考虑入组临床研究

(2)ALK 阳性或 ROSI 阳性非小细胞肺癌的治疗（表 4-8）

表 4-8　Ⅳ期 ALK 阳性或 ROSI 阳性非小细胞肺癌的治疗

分期	分层	基本策略	可选策略
Ⅳ期 ALK 阳性或 ROSI 阳性非小细胞肺癌一线治疗	—	克唑替尼、色瑞替尼、艾乐替尼、布格替尼（1 类证据）或含铂双药化疗	含铂双药化疗或含铂双药化疗＋贝伐珠单抗（非鳞癌） 确诊 ALK 前由于各种原因接受了化疗的患者，在确诊 ALK 阳性后可中断化疗或在化疗完成后接受克唑替尼治疗
Ⅳ期 ALK 阳性或 ROSI 阳性非小细胞肺癌二线治疗及二线后治疗	局部进展	继续克唑替尼治疗±局部治疗	—
	缓慢进展		
	快速进展	含铂双药化疗（2A 类证据）	含铂双药化疗＋贝伐珠单抗（非鳞癌）或进入其他 ALK 抑制剂临床研究
	再次活检评估耐药机制	根据上述临床进展模式选择治疗	根据基因检测结果入组临床研究

6. Ⅳ期无驱动基因、非鳞癌非小细胞肺癌的治疗（表 4-9）

表 4-9　Ⅳ期无驱动基因、非鳞癌非小细胞肺癌的治疗

分期	分层	基本策略	可选策略
Ⅳ期无驱动基因、非鳞癌非小细胞肺癌一线治疗	PS＝0～1	PD-L1 表达阳性（≥50％），帕博利珠单抗单药或阿特不单抗用于一线和后续治疗 帕博利珠单抗联合培美曲塞和铂类紫杉醇 含铂双药方案： 顺铂或卡铂为基础的双药 含培美曲塞方案推荐 4～6 周期两药化疗后无进展患者予培美曲塞单药维持治疗 1 类证据） 卡铂＋紫杉醇＋贝伐珠单抗（1 类证据）或其他含铂双药联合贝伐珠单抗，贝伐珠单抗应用至疾病进展	紫杉醇＋卡铂＋贝伐珠单抗＋阿特珠单抗 重组人血管内皮抑素联合长春瑞滨和顺铂方案，在可耐受的情况下，可适当延长重组人血管内皮抑素使用时间（2B 类证据）
	PS＝2	PD-L1 表达阳性（≥50％）： 帕博利归珠单抗单药或阿特珠单抗用于一线后续治疗 单药化疗	培美曲塞＋卡铂 每周方案紫杉醇＋卡铂
Ⅳ期无驱动基因、非鳞癌非小细胞肺癌二线治疗	PS＝0～2	纳武单抗单药（Ⅰ A 类证据） 帕博利珠单抗单药或阿物珠单抗单药 单药化疗： 多西他赛（1 类证据），培美曲塞（如一线未给同一药物）	鼓励患者参加临床研究
	PS＝3～4	最佳支持治疗	
三线治疗		最佳支持治疗	鼓励患者参加临床研究

7. 无驱动基因、Ⅳ期鳞癌的治疗（表 4-10）

表 4-10　无驱动基因、Ⅳ期鳞癌的治疗

分期	分层	基本策略	可选策略
无驱动基因、Ⅳ期鳞癌一线治疗	PS=0～1	PD-L1 表达阳性(≥50%)：帕博利珠单抗单药或阿特不单抗用于一线和后续治疗 帕博利珠单抗联合培美曲塞和铂类紫彬醇 含铂双药方案： 顺铂为基础的双药 卡铂为基础的双药	吉西他滨＋顺铂/卡铂方案 4～6 周期药化疗后非进展且 KPS>80 分的患者可予吉西他滨单药维持治疗(2B 类证据) 不适合细胞毒药物化疗的可选择最佳支持治疗 鼓励参加临床试验
		不适合铂类的选择非铂双药方案	
无驱动基因,Ⅳ期鳞癌一线治疗	PS=2	PD-L1 表达阳性(≥50%)：帕博利归珠单抗单药或阿特殊单抗用于一线后续治疗 单药化疗	不适合细胞毒药物化疗的可选择最佳支持治疗
二线治疗	—	纳武单抗单药(IA 类证据) 帕博利珠单抗单药或阿物珠单抗单药 单药化疗： 多西他赛(1 类证据)	阿法替尼(不适合细胞毒药物化疗的)(1B 类证据) 吉西他滨,长春瑞滨

四、放射治疗

(一)早期非小细胞肺癌的放射治疗

■各种原因不适宜手术治疗的Ⅰ期非小细胞肺癌患者,立体定向放射治疗(SBRT/SABR)是首选的治疗方式,其肿瘤控制率和总生存率与肺叶切除术相似,5 年局部控制率约 90%,1、3、5 年生存率可达 83.4%、56.6%和 41.2%,优于常规放射治疗。

■可手术切除的Ⅰ期非小细胞肺癌患者,回顾性研究显示立体定向放射治疗可取得与手术相当的总生存和疾病相关生存率,但目前尚无前瞻性的临床研究支持。

■各种原因不适宜手术治疗的Ⅱ期非小细胞肺癌患者,放射治疗是首选的治疗策略,建议应用先进的放射治疗技术,如三维适形放疗、适形调强放疗、四维 CT 模拟定位、影像引导的放射治疗及各种呼吸运动控制技术等。推荐同步放化疗[EP 方案或 PP 方案(非鳞癌)],

如预期不能耐受者,可考虑序贯放化疗或单纯放射治疗。

■以下介绍立体定向放射治疗。

◆适应证:确诊为 $T_{1\sim2}N_0M_0$(原发灶直径 5 cm 以内),不适宜手术的周围型非小细胞肺癌患者(距离主支气管树周围任何方向 2 cm 以上)。推荐应用 PET 等功能影像手段对拟接受立体定向放射治疗的患者进行淋巴结及远处转移情况评估。

◆禁忌证:下列情况开展立体定向放射治疗应当慎重。

❖肿瘤直径大于 5 cm,侵犯或位于 RTOG 0915 报告定义的主支气管树范围内,即主支气管树周围 2 cm 以内的区域。

❖分期检查提示存在纵隔淋巴结或远处转移。

❖既往肺或纵隔曾接受过手术或放射治疗,以及接受过对肺功能有影响的药物治疗的患者。

❖计划为患者进行其他的联合治疗,包括手术、化疗、分子靶向、免疫治疗等。

❖活动性感染未控的患者。

◆先进的放射治疗技术:推荐应用四维 CT 模拟定位及 PET-CT 定位系统、影像引导的放射治疗、各种呼吸运动控制技术、立体定向放射外科机器人系统(射波刀)、旋转容积调强放射治疗技术(VMAT)等。

◆肺功能评估:患者治疗前应接受肺功能评估并确定主要参数的基线值,包括第 1 秒用力呼气容积(FEV1)、用力肺活量(FVC)、肺一氧化碳弥散量(DLCO)等,并在治疗及随访过程进行定期监测。

◆模拟定位如下。

❖推荐仰卧位、双手置于额前,并根据各单位实际情况采用热塑体膜、真空垫、腹部加压装置等实施个体化的体位固定策略。

❖CT 模拟定位的扫描范围建议全颈至肾脏水平,层厚≤3 mm。根据各单位实际情况,采用四维 CT 或其他呼吸运动控制技术,扫描完成后重建出最大密度投影图像序列(MIP)和平均密度图像序列(AIP),并传输至计划系统。

❖在四维 CT 上评估肿瘤的运动范围,如肿瘤在任意方向上的运动范围≥3 mm,需要在计划设计时考虑到肿瘤的运动。

❖在计划系统上配准 MIP 和 AIP 图像,AIP 图像用于计划设计,参照 MIP 图像来辅助定义肿瘤的 ITV。

◆靶区勾画如下。

❖GTV:GTV 在 CT 肺窗下勾画,并参照软组织窗及功能影像区分周边血管、肺不张、纵隔、胸壁等,GTV 外通常不再外扩 CTV(GTV=CTV),如肿瘤运动≥3mm,需利用四维影像信息定义 ITV 范围。

❖PTV:PTV 外扩需根据各单位实际情况个体化决定,如无相关依据,需在 X、Y 方向上外扩不少于 0.5 cm,Z 方向上不少于 1.0 cm。

❖脊髓:在 CT 断层上勾画出椎管,范围应超出射线穿过的区域,并外扩 0.5 cm 用于治疗计划设计。

❖肺:分别对左、右肺进行评估,全肺定义为左肺+右肺-GTV。

❖心脏和心包:从主肺动脉窗下界开始勾画。

❖食管:食管起始部或胸廓入口至胃食管交界部。

❖臂丛:从头臂干分叉为颈静脉、锁骨下静脉(或颈动脉、锁骨下动脉)处开始,沿着锁骨下静脉及腋静脉,终止于第二肋交叉处。

❖肋骨:勾画 PTV 周围 5 cm 以内的肋骨。

❖气管及主支气管树:包括气管、隆突、左右肺主支气管、左右肺上叶支气管、中段支气管、右肺中叶支气管、舌段支气管、左右肺下叶支气管。并在各个方向上外扩 2 cm 用于计划设计。

❖大血管:根据靶区位置,勾画相应的大血管以供评估。

◆剂量及分割模式如下。

❖Ⅰ期非小细胞肺癌立体定向放射治疗的剂量及分割模式尚无统一标准,应根据肿瘤体积及与临近危及器官的位置关系个体化考虑,对于中央型和较大肿瘤通常采用更多次分割的模式,外周型则采用更少次分割的模式(表 4-11)。一般推荐的肿瘤生物等效剂量(BED)应大于 100 Gy。

表 4-11　Ⅰ期非小细胞肺癌剂量及分割模式

总剂量	分次数	适应证实例
25~34 Gy	1	周围型,小肿瘤(<2 cm),特别是离胸壁>1 cm
45~60 Gy	3	周围型,且离胸壁>1 cm
48~50 Gy	4	中央型或周围型肿瘤<4~5 cm,特别是离胸壁<1 cm
50~55 Gy	5	中央型或周围型肿瘤,特别是离胸壁<1 cm
60~70 Gy	8~10	中央型肿瘤

❖不同危及器官的剂量体积限制亦无统一标准,应根据组织类型及分割次数个体化制定。

❖剂量计算:治疗计划应采用折叠锥卷积算法,剂量计算网格≤0.3 cm,当 PTV 体积≤10 cm² 时,计算网格应设为 0.2 cm。

❖剂量处方:以投照到患者体内的最大剂量为 100% 剂量(必须位于 PTV 内),处方剂量通常给定在最大剂量的 60%~90%。并与放射治疗物理师共同对靶区剂量覆盖率及适形度进行评价。

❖治疗实施:实施立体定向放射治疗的单位必须建立统一的规范流程。在治疗过程中应通过影像验证手段确保治疗、摆位的准确性。

■随访:早期非小细胞肺癌患者术后 2 年内,每 6~12 个月应进行胸部 CT 扫描,其后每年进行一次低剂量胸部 CT 平扫。对于接受放射治疗尤其是立体定向放射治疗的患者,建议在治疗结束后 6 周和 12 周进行影像学及肺功能检查,以了解放射性肺损伤的发生情况。

(二)局部晚期非小细胞肺癌的放射治疗

1. 放疗的适应证和禁忌证

◆放射治疗是局部晚期非小细胞肺癌的重要治疗手段,目的包括辅助、新辅助、根治或姑息的放射治疗。禁忌证：一般情况差，不能耐受放射治疗者；合并有其他严重并发症，不宜放射治疗者。

◆可切除的局部晚期非小细胞肺癌术后放疗对于Ⅲa(N_2)患者是获益的。但目前Ⅲa(N_2)术后放疗尚无Ⅰ类证据。不可切除的局部晚期非小细胞肺癌是指即使在诱导治疗之后，在一个多学科的团队中，包括有经验的胸外科医生多无法完成完全切除（R_0）的肺癌病例。同步放化疗是不可切除的局部晚期非小细胞肺癌患者的首选治疗方法。如果不可能使用同步放化疗，那么，对于任何序贯放化疗都是有效的治疗手段（Ⅰ类证据）。除了根治性的放疗外，放疗还可用于局部症状的缓解或预防症状（如疼痛、出血或梗阻）。

2. 放射治疗原则

◆放射治疗在非小细胞肺癌的所有阶段都有潜在的作用，无论是根治性还是姑息性的放疗。作为多学科讨论的重要组成部分，放射治疗应该提供给所有非小细胞肺癌患者。

◆现代放射治疗的关键目标是最大化肿瘤控制，并减少治疗毒性。三维适形放疗是放射治疗的最低技术标准。

◆尽量避免通过中断放疗和减低放疗剂量的方法来减轻急性放射性损伤。

◆综合上述，现推荐使用山东省肿瘤医院岳金波博士总结的 MDACC 对局部晚期非小细胞肺癌的放疗靶区勾画原则。

❖Ⅲa(N_2)术后靶区勾画：目前尚无统一的术后靶区勾画原则，但至少要包括支气管断端＋阳性区域淋巴结，目前主要存在以下3种勾画模式。

◎全纵隔，不包括对侧肺门：① iGTV：无；② iCTV：全纵隔，不包括对侧肺门；③ PTV：外放5 mm，必须每天 KV 验证和每周 CBCT 验证。

◎支气管断端＋累及野：① iGTV：无。② iCTV：支气管断端＋受累阳性的淋巴结区域。③ PTV：同前。

◎欧洲 LungART 临床试验靶区定义：① iGTV：无。② rCTV（切除）：支气管断端，同侧肺门，同侧阳性的淋巴结区域，包括瘤床面的纵隔胸膜。③ iCTV：rCTV＋外放（上下站区域淋巴结，所有非连续受累淋巴结区域之间的所有区域淋巴结，7区、4区淋巴结；如果肿瘤位于左侧，需要包括5区和6区淋巴结）。④ PTV：前后，左右5 mm；上下1 cm。

❖Ⅲb 根治性同步放化疗靶区勾画：累及野照射原则。

◎同步放化疗靶区勾画：① iGTV：肉眼可见的肿瘤和淋巴结。② CTV 勾画：原发肿瘤外放8 mm，淋巴结也外放8 mm。CTV 可以包括同侧肺门淋巴结区域，即使其没有淋巴结转移。③ PTV 外放：无 KV 和 CBCT 在线校正0.7~1 cm；KV 每天校正＋CBCT 每周校正5 mm；CBCT 每天校正3 mm；目前 MDACC 采用 KV 每天校正＋CBCT 每周校正5 mm。

◎诱导化疗后靶区勾画：化疗后的原发肿瘤，化疗前的淋巴结体积。① GTV：化疗后残留的肿瘤和淋巴结。② CTV 勾画：GTV 外放8 mm，可以包括化疗前原发肿瘤体积；淋巴结也外放8 mm，需要包括化疗前淋巴结的体积。如果原发肿瘤和淋巴结完全消失，需要将化疗前原发肿瘤体积和淋巴结所在区域作为 CTV。③ PTV

外放：同前。

❖肺上沟瘤靶区勾画：MDACC采用累积野原则，不包括同侧锁骨上区和同侧肺门。

3. 放疗新技术应用

◆更先进的放射治疗技术能提供更安全的治疗，这些技术包括（但不限于）四维CT和/或PET-CT模拟定位、IMRT/VMAT IGRT、运动管理和质子治疗。非随机对照研究显示使用先进技术较老技术能明显降低毒性，并提高存活率。前瞻性临床试验（RTOG 0617）确定Ⅲ期非小细胞肺癌使用化疗/RT，IMRT能降低约60%的高级别的放射性肺炎（从7.9%到3.5%），而生存率和肿瘤控制率相当。

4. 放疗定位

◆患者仰卧位，双手抱头，用热塑体膜固定体位。固定装置可采用上体支架（负压袋）、T形杆（可调节前后距离）、翼板（固定支架）。应用飞利浦波纹管系统捆绑患者腹部，以反映患者呼吸运动。4D CT扫描，测量肿瘤运动幅度。如果运动幅度小于1 cm，则不应用。如果肿瘤运动幅度大于1 cm，则应用RPM系统，在患者脐和剑突中间放置"Box"，通过红外线能追踪"Box"运动。检测患者憋气时间，大于15 s，则给予呼吸控制技术。物理师合成4D-CT的"MIP"和"Average"图像，传输至计划系统。

◆在平静呼吸状态下行增强定位CT扫描：扫描层厚3 mm，扫描范围上界为第五颈椎下缘，下界为第二腰椎下缘。CT图像资料传入放疗中心计划系统，GTV、CTV、PGTV、PTV及危及器官均由主管医生医师勾画，上级医师修改审核。

◆勾画靶区时，CT肺窗窗宽/窗位800~1 600/−600~−750，纵隔窗窗宽/窗位350~400/20~40。各单位根据自己的测量数据确定由ITV~PTV的外放距离。肺癌原发病灶的PTV为GTV+（6~8）mm+呼吸动度+摆位误差，纵隔淋巴结的PTV为GTV+呼吸动度+摆位误差，医生可根据靶区周围正常结构情况适当修回。推荐基于PET-CT的纵隔淋巴结靶区勾画。如果患者需要在治疗期间改野，40 Gy/20 f左右。

5. 放疗靶区范围

◆ICRU62和83号文件详细说明了目前对3D-RT和IMRT的目标体积的定义。GTV是基于CT纵隔窗口、肺窗所见的肺原发肿瘤及肿大的淋巴结。靶区勾画前应明确患者肺内肿瘤的前后、左右、头脚方向的呼吸动度，作为决定CTV到ITV扩大幅度的依据之一。

◆肺内原发病灶GTVp在纵隔窗上勾画后应在肺窗上进行适当修改，以包全密集而短小的毛刺和斑片影。然后按照GTVp+（7~8）mm（腺癌）、GTVp+（6~7）mm（鳞癌）形成CTV，再加呼吸动度和摆位误差形成ITV和PTV，或直接形成PTV。纵隔淋巴结GTVnd靶区勾画：支气管镜、纵隔镜、支气管超声内镜活检，任一病理证实的转移淋巴结均需包括在靶区内，现有的经验和2014年IAEA共识推荐基于PET-CT的靶区勾画。PET-CT阴性预测值和灵敏度高，经专家讨论一致认为如PET-CT上SUV>2.5，经过有经验的核医学科医生阅片会诊排除炎症等其他非特异性改变后，即使淋巴结短径<10 cm也要包括在GTVnd内；PET-CT上无代谢活性的淋巴结，结合CT形态及临床经验综合考虑是否勾画。

◆纵隔淋巴结 CTVnd 靶区勾画存在争议，有些学者认为因为淋巴结胞膜的存在，由 GTVnd 外扩 5 mm 为 CTVnd 即可，但无研究证实；还有的学者则认为 GTVnd 外扩距离应与 GTVp 一致。CTV 勾画过程中不超过解剖边界，除非有外侵证据；CTVp 一般不超过胸壁、椎体和纵隔；CTVnd 一般不超过肺组织、大血管、食管及气管；当自动扩出的 CTV 超出以上结构时，进行手工修饰。

◆淋巴结受累野照射(IFI)较预防性照射(ENI)能明显降低副反应，尤其是依据 PET-CT 分期的患者，更推荐采用受累野照射。两项随机对照研究显示接受 IFI 照射的患者较 ENI 生存时间更长。

◆ITV 勾画：按照模拟定位机测定的肺内原发病灶呼吸动度，前后左右头脚方向分别外扩。但有多位专家提出，纵隔淋巴结的呼吸动度要小于肺内原发病灶的呼吸动度。关于纵隔淋巴结合适的呼吸动度有待商榷。

◆PTV 的勾画：根据各单位的摆位误差，由 ITV 外扩形成。如果使用了固定装置、呼吸运动管理系统及 IGRT，则 PTV 的边界可以缩小。

6. 剂量及分割模式

◆直到 20 世纪 80 年代，单纯放疗一直是局部晚期非小细胞肺癌的治疗标准。随后的研究表明，同步放化疗能提高患者的总生存时间。然而，与治疗相关的毒性(包括放射性肺炎和食管炎)也增加了(图 4-1)。

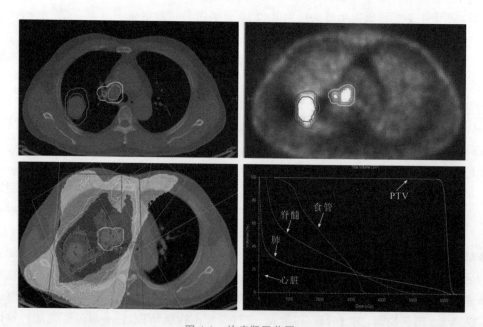

图 4-1　放疗靶区范围

◆同步放化疗被认为是适合患者的首选治疗方法，RTOG 多项试验的结果表明，在 2 Gy 的分割剂量下，最小有效剂量为 60 Gy，此为 ASTRO 指南推荐的最低放疗剂量(15～16 ASTRO)。在最近的 3 期临床试验中，在 60～66 Gy 的总剂量，2 Gy 的分次剂量下，3 级或更高的放射性食管炎的发病率从 7%到 21%不等，相应的三级或更高的放射性性肺炎的发病率从 2.5% 到 7% 不等。欧洲核研究中心的另一项研究发现,同步放化疗的早期死亡率为 10%。该项研究在对 1245 例患者进行的多因素分析中,发现肿瘤体积和肺功能是与死亡率相关的风险因子。超过 66 Gy 的放疗剂量不推荐使用,因为 74 Gy 的同步放化疗导致较差的生存。

◆对于有临床相关并发症的老年人和/或不合适同步放化疗的患者,序贯放化疗是一个合理的选择。序贯放化疗(诱导化疗后放疗),放疗剂量建议在 60~66 Gy,30~33 的分割次数,6~7 周内完成。

◆在 2006 年之前进行的一项针对临床试验的数据荟萃分析发现,在较短的总体治疗时间内,缩短放疗时间会在 5 年的 OS 中达到 2.5% 的绝对健康水平。在此基础上,加速放疗计划,将每日的分割剂量提高到 2.6~3 Gy,达到 60~66 Gy 的总剂量,推荐给Ⅲ期 NSCLC 中接受序贯放化疗或单纯放疗的患者。英国医学研究委员会完成了 CHART 的研究。它包括每日 3 次(TID)放射治疗,剂量为 54 Gy,每次 1.5 Gy(6 h 间隔,连续超过 12 d)。这一试验证明了在鳞癌患者中,超分割(HF)优于常规分割(CF)的标准放射治疗,但放射性食管炎和肺炎的发生率及程度都有所增加。目前正在进行的 RTOG1106 研究就是探索个体化加速分割放疗对患者生存的影响。

7. 危及器官限值

◆正常结构勾画的一致性对于评估放疗计划的安全性是至关重要的。简要的剂量限制可参 NCCN 指南。

◆肺:$V_{20} \leqslant 35\%$;$V_5 \leqslant 65\%$;MLD$\leqslant 20$ Gy;心脏:$V_{40} \leqslant 80\%$;$V_{45} \leqslant 60\%$;$V_{60} \leqslant 30\%$;平均$\leqslant 26$ Gy;脊髓:$D_{max} \leqslant 50$ Gy;食管:平均$\leqslant 34$ Gy;臂丛:$D_{max} \leqslant 66$ Gy。

◆RTOG 有肺相关组织结构详细的各器官剂量限制如表 4-12 所示。

表 4-12　危及器官限值

器官	参考体积	照射方式	损伤	剂量体积参数(Gy)	损伤发生率	备注(除标注外均为部分器官照射)
脑	整个器官	3D-CRT	有症状的脑组织坏死	$D_{max} < 60$	<3	72 Gy 和 90 Gy 损伤发生率由 BED 模型外推获得
	整个器官	3D-CRT	有症状的脑组织坏死	$D_{max} = 72$	5	
	整个器官	3D-CRT	有症状的脑组织坏死	$D_{max} = 90$	10	
	整个器官	SRS(单次分割)	有症状的脑组织坏死	$V_{12} < 5 \sim 10$ cm³	<20	$V_{12} > 5 \sim 10$ cm³ 发生率会快速升高
脑干	整个器官	整个器官	永久性脑神经损伤或坏死	$D_{max} < 54$	<5	—
	整个器官	3D-CRT	永久性脑神经损伤或坏死	$D_{1 \sim 10}$ cm³ $< = 59$	<5	
	整个器官	3D-CRT	永久性脑神经损伤或坏死	$D_{max} < 64$	<5	点剂量$<< 1$ cm³
	整个器官	SRS(单次分割)	永久性脑神经损伤或坏死	$D_{max} < 12.5$	<5	听神经瘤患者

器官	参考体积	照射方式	损伤	剂量体积参数(Gy)	损伤发生率	备注(除标注外均为部分器官照射)
视神经/交叉	整个器官	3D-CRT	视神经损伤	$D_{max}<55$	<3	器官体积很小,3D-CRT 通常照射整个器官
	整个器官	3D-CRT	视神经损伤	$D_{max}55\sim60$	3～7	
	整个器官	3D-CRT	视神经损伤	$D_{max}>60$	>7～20	
	整个器官	SRS(单次分割)	视神经损伤	$D_{max}<12$	<10	—
脊髓	部分器官	3D-CRT	脊髓病	$D_{max}=50$	0.2	包括整个脊髓横断面
	部分器官	3D-CRT	脊髓病	$D_{max}=60$	6	
	部分器官	3D-CRT	脊髓病	$D_{max}=69$	50	
	部分器官	SRS(单次分割)	脊髓病	$D_{max}=13$	1	照射脊髓横断面的一部分
	部分器官	SRS(大分割)	脊髓病	$D_{max}=20$	1	分3次照射,照射脊髓横断面的一部分
耳蜗	整个器官	3D-CRT	神经性听力丧失	平均剂量≤45	<30	耳蜗平均剂量,在 4 kHz 的听觉
	整个器官	SRS(单次分割)	神经性听力丧失	处方剂量≤14	<25	有用听力
腮腺	两侧全腮腺	3D-CRT	分泌功能长期低于治疗前的25%	平均剂量<25	<20	两侧腮腺一起评估
	单侧全腮腺	3D-CRT	分泌功能长期低于治疗前的25%	平均剂量<20	<20	至少一侧腮腺受量低于 20 Gy
	两侧全腮腺	3D-CRT	分泌功能长期低于治疗前的25%	平均剂量<39	<50	两侧腮腺
咽部	咽部括约肌	整个器官	吞咽和吸气困难	平均剂量<50	<20	—
喉部	整个器官	3D-CRT	发音功能障碍	$D_{max}<66$	<20	来源于一项合并化疗的研究
	整个器官	SRS(单次分割)	吸气困难	平均剂量<50	<30	来源于一项合并化疗的研究
	整个器官	整个器官	喉水肿	平均剂量<44	<20	一项非喉癌患者的研究,未合并化疗
	整个器官	3D-CRT	喉水肿	$V_{50}\leqslant27\%$	<20	

器官	参考体积	照射方式	损伤	剂量体积参数（Gy）	损伤发生率	备注（除标注外均为部分器官照射）
肺	整个器官	3D-CRT	有症状的肺炎	$V_{20}\leqslant30\%$	<20	两侧肺，剂量依赖性反应
	整个器官	3D-CRT	有症状的肺炎	平均剂量=7	5	
	整个器官	3D-CRT	有症状的肺炎	平均剂量=13	10	除外全肺放疗
	整个器官	3D-CRT	有症状的肺炎	平均剂量=20	20	
	整个器官	3D-CRT	有症状的肺炎	平均剂量=24	30	
	整个器官	3D-CRT	有症状的肺炎	平均剂量=27	40	
食管	整个器官	3D-CRT	3级以上急性食管炎	平均剂量<34	5~20	基于 RTOG 和其他研究
	部分器官	3D-CRT	2级以上急性食管炎	$V_{35}<50\%$	<30	多个剂量限制值,剂量/体积依赖性反应
	部分器官	3D-CRT	2级以上急性食管炎	$V_{50}<40\%$	<30	
	部分器官	3D-CRT	2级以上急性食管炎	$V_{70}<20\%$	<30	
心脏	心包	3D-CRT	心包炎	平均剂量<26	<15	基于一项单独研究
	心包	3D-CRT	心包炎	$V_{30}<46\%$	<15	
	整个器官	3D-CRT	心源性死亡	$V_{25}<10\%$	<1	基于危险预测
肝	整个肝脏－GTV	3D-CRT 或全肝	经典放射性肝病	平均剂量<30~32	<5	原发性肝病或肝细胞肝癌患者耐受剂量较低
	整个肝脏－GTV	3D-CRT	经典放射性肝病	平均剂量<42	<50	
	整个肝脏－GTV	3D-CRT 或全肝	经典放射性肝病	平均剂量<28	<5	原发性肝病或肝细胞肝癌患者肝脏功能childA级,除外乙型肝炎复发者
	整个肝脏－GTV	3D-CRT	经典放射性肝病	平均剂量<36	<50	
	整个肝脏－GTV	SBRT（大分割）	经典放射性肝病	平均剂量<13 <18	<5 <5	原发性肝癌,3次分割原发性肝癌,6次分割
	整个肝脏－GTV	SBRT（大分割）	经典放射性肝病	平均剂量<15 <20	<5 <5	肝转移癌,3次分割肝转移癌,6次分割
	>700 cm³ 正常肝脏	SBRT（大分割）	经典放射性肝病	$D_{max}<15$	<5	3~5次分割,基于正常肝体积
肾	两侧全肾	两侧全肾或 3D-CRT	肾功能障碍	平均剂量<15~18	<5	非全身照射
	两侧全肾	两侧全肾	肾功能障碍	平均剂量<28	<50	非全身照射
	两侧全肾	3D-CRT	肾功能障碍	$V_{12}<55\%$ $V_{20}<32\%$ $V_{23}<30\%$ $V_{28}<20\%$	<5	对于两肾,非全身照射

器官	参考体积	照射方式	损伤	剂量体积参数（Gy）	损伤发生率	备注（除标注外均为部分器官照射）
胃	整个器官	整个器官	胃溃疡	$D_{100}<45$	<7	—
小肠	单个小肠肠袢	3D-CRT	3级以上急性毒性反应	$V_{15}<120\ cm^3$	<10	基于分别勾画的小肠袢的体积，不是腹膜腔内小肠的空间
	腹膜腔内小肠的空间	3D-CRT	3级以上急性毒性反应	$V_{45}<195\ cm^3$	<10	整个腹膜腔内小肠的空间
直肠	整个器官 整个器官 整个器官 整个器官 整个器官	3D-CRT 3D-CRT 3D-CRT 3D-CRT 3D-CRT	2级及以上迟发直肠毒性 3级及以上迟发直肠毒性 2级及以上迟发直肠毒性 3级及以上迟发直肠毒性 2级及以上迟发直肠毒性 3级及以上迟发直肠毒性 2级及以上迟发直肠毒性 3级及以上迟发直肠毒性 2级及以上迟发直肠毒性 3级及以上迟发直肠毒性	$V_{50}<50\%$ $V_{60}<35\%$ $V_{65}<25\%$ $V_{70}<20\%$ $V_{75}<15\%$	<15 <10 <15 <10 <15 <10 <15 <10 <15 <10	基于前列腺癌的治疗
膀胱	整个器官 整个器官	3D-CRT 3D-CRT	3级及以上迟发毒性 3级及以上迟发毒性	$D_{max}<65$ $V_{65}\leqslant50\%$ $V_{70}\leqslant35\%$ $V_{75}\leqslant25\%$ $V_{80}\leqslant15\%$	<6	基于膀胱癌的治疗,治疗中膀胱大小、形状、位置变化影响获得准确数据 基于前列腺癌治疗,RTOG0415推荐
阴茎球	整个器官 整个器官 整个器官	3D-CRT 3D-CRT 3D-CRT	严重勃起功能障碍 严重勃起功能障碍 严重勃起功能障碍	95%体积的平均剂量<50 $D_{90}<50$ $D_{60\sim70}<70$	<35 <35 <55	—

8. 放疗并发症及处理（见后面小细胞肺癌章）

9. 随访（参照2017CSCO指南）（表4-13）

表 4-13　随访

随访		基本策略	可选策略
Ⅰ～Ⅱ期和可手术切除Ⅲa期 NSCLC R₀切除术后或SBRT 治疗后无临床症状或症状稳定患者	前 2 年（6 月随访 1次）	病史 体格检查 胸部平扫 CT,腹部 CT 或 B 超(6 月 1 次) 吸烟情况评估(鼓励患者戒烟)(2B 类证据)	可考虑选择胸部增强 CT
	3～5 年（1 年随访 1次）	病史 体格检查 胸部平扫 CT,腹部 CT 或 B 超(1 年 1 次) 吸烟情况评估(鼓励患者戒烟)(2B 类证据)	—
	5 年以上（1 年随访 1次）	病史 体格检查 鼓励患者继续胸部平扫 CT、腹部 CT 或 B 超(1 年 1 次) 吸烟情况评估(鼓励患者戒烟)(2B 类证据)	—
不可手术切除Ⅲa期和Ⅲb期NSCLC 放化疗结束后无临床症状或症状稳定患者	前 3 年（3～6 月 1次）	病史 体格检查 胸腹部(包括肾上腺)增强 CT(3～6 月 1 次) 吸烟情况评估(鼓励患者戒烟)(2B 类证据)	—
	4～5 年（6 月 1次）	病史 体格检查 胸腹部(包括肾上腺)增强 CT(6 月 1 次) 吸烟情况评估(鼓励患者戒烟)(2B 类证据)	—
	5 年后（1 年 1次）	病史 体格检查 胸腹部(包括肾上腺)增强 CT(1 年 1 次) 吸烟情况评估(鼓励患者戒烟)(2B 类证据)	—
Ⅳ期 NSCLC全身治疗结束后无临床症状或症状稳定者	6 周随访1次	病史 体格检查 影像学复查建议 8～12 周 1 次,常规胸腹部(包括肾上腺)增强 CT,合并有脑、骨转移者,需复查脑 MRI 和骨扫描(2B 类证据)	临床试验患者,随访密度和复查手段遵循临床试验研究方案
症状恶化或新发症状者	即时随访	—	—

注：Ⅰ～Ⅲa 期 NSCLC 局部治疗后随访,常规不进行头颅 CT 或 MRI、骨扫描或全身 PET-CT 检查,仅当患者出现相应部位症状时才进行;Ⅲb～Ⅳ期 NSCLC 不建议患者采用 PET-CT 检查作为常规复查手段。

（张　莉　张　盛　付振明　宋启斌）

第二节 小细胞肺癌

一、疾病概况

● 小细胞肺癌(small cell lung cancer,SCC)约占肺癌的 15%,目前在发达国家戒烟的开展,发病率正在减少。约 1/3 的患者表现为局限期疾病(LD),其余的则为广泛期疾病(ED)。小细胞肺癌最主要的危险因素是吸烟,超过 95% 的病例有吸烟史有关,尤其是重度吸烟史。初诊时有 10%~15% 的患者已有脑转移瘤。SCLC 是最常见副癌综合征肿瘤的实体瘤,如 SIADH、ACTH 综合征和 Eaton-Lambert 综合征。病理学表现为小蓝圆细胞肿瘤,其特征包括密集的小圆形梭形细胞,胞浆少,广泛坏死,核分裂率高。小细胞肺癌通常生长迅速,虽然放化疗敏感,但极易早期复发,预后不良。目前美国的广泛期小细胞肺癌(ED-SCLC)的 2 年生存率为 4%。其最重要的预后因素是分期(局限期或广泛期)和功能状态评分。

二、临床特征及相关检查

(一)临床特征

■ SCLC 的症状与 NSCLC 相似。但是 SCLC 通常表现为肺及中央气道大肿块,纵隔淋巴结受累肿大。大多数患者出现呼吸困难、咳嗽、疲劳及各种与转移有关的症状如体重减轻、骨痛和神经系统功能障碍等。

(二)相关检查

■ 支气管镜活检和刷检通常能够诊断,尽管大部分肿瘤常常在黏膜下,需要更深的活体组织检查或中心肿块及淋巴结的抽吸活检才能获得足够的诊断组织。

三、分期及治疗原则

(一)分期

■ 参见前节。同用 AJCC 第 8 版 TNM 肺癌分期系统。在实践中,最常用的分期系统为美国退伍军人医院肺癌研究组(VALG)制定的 SCLC 分期系统:如果肿瘤局限于一侧胸腔(包括其引流的区域淋巴结,如同侧肺门、纵隔或锁骨上淋巴结)且能被纳入一个放射治疗野即为局限期(limited disease,LD),如果肿瘤超出局限期范围即为广泛期(extensive disease,ED)。但是 TNM 分期系统适用于选出适合外科手术的 $T_{1\sim2}N_0$ 期患者。临床研究应当首先使用 TNM 分期系统,因为其能更精确地评估预后和指导治疗。

■ SCLC 制定治疗决策前应准确分期,需要行全身系统检查,包括胸部和上腹部 CT(必要时可行增强 CT),双侧颈部、锁骨上淋巴结彩超,全身骨 ECT,脑增强 MRI 检查等,经济条件允许的患者可行 PET-CT 检查。

■ NCCN 及 CSCO 治疗小组建议 SCLC 分期采取 AJCC TNM 分期方法与 VALG 两期分期法相结合。

◆局限期:AJCC(第 7 版)Ⅰ～Ⅲ期(T_{any},N_{any},M_0),可以使用明确的放疗剂量安全治疗。排除 $T_{3\sim4}$ 由于肺部多发结节或者肿瘤/结节体积太大而不能被包含在一个可耐受的放疗计划中。

◆广泛期:AJCC(第 7 版)Ⅳ期(T_{any},N_{any},$M_{1a/b}$),或者 $T_{3\sim4}$ 由于肺部多发结节或者肿瘤/结节体积太大而不能被包含在一个可耐受放疗计划中。

(二)治疗原则

■小细胞肺癌的治疗原则如表 4-14 所示。

表 4-14　小细胞肺癌的治疗原则(CSCO,2017)

分期		分层	基本策略	可选策略
局限期	$T_{1\sim2}$,N_0	—	1. 肺叶切除术＋肺门、纵隔淋巴结清扫术 2. 辅助化疗: 依托泊苷＋顺铂/卡铂 3. 术后 N_1 和 N_2 的患者:推荐辅助放疗(2A 类证据)	预防性脑放疗(1 类证据)
	超过 $T_{1\sim2}$,N_0	PS 0～2	化疗＋放疗 化疗方案: 依托泊苷＋顺铂/卡铂	1. 化疗＋同步放疗(1 类证据) 2.CR 或 PR 的患者: 预防性脑放疗(1 类证据)
		PS 3～4 (由 SCLC 所致)	化疗±放疗 化疗方案: 依托泊苷＋顺铂/卡铂	CR 或 PR 的患者: 预防性脑放疗(1 类证据)
		PS 3～4 (非 SCLC 所致)	最佳支持治疗	—
广泛期	无局部症状或无脑转移	PS 0～2 PS 3～4(由 SCLC 所致)	化疗＋支持治疗 化疗方案: 依托泊苷＋顺铂/卡铂	1. 依托泊苷＋洛铂 2.CR 或 PR 的患者: (1)胸部放疗(2A 类证据) (2)预防性脑放疗(2A 类证据)
		PS 3～4(非 SCLC 所致)	最佳支持治疗	—
	有局部症状	上腔静脉综合征	1. 临床症状严重者:放疗＋化疗(2A 类证据) 2. 临床症状较轻者:化疗＋放疗(2A 类证据)	预防性脑放疗(2A 类证据)
		脊髓压迫症	局部放疗控制压迫症状＋EP/EC/IP/IC 方案化疗(2A 类证据)	—
		骨转移	1.EP/EC/IP/IC 方案化疗＋局部姑息外照射放疗(2A 类证据) 2. 有骨折高危患者可采取骨科固定	—

续表

分期	分层		基本策略	可选策略
广泛期	伴脑转移	阻塞性肺不张	EP/EC/IP/IC 方案化疗＋胸部放疗(2A 类证据)	—
		无症状	EP/EC/IP/IC 方案化疗＋全脑放疗(2A 类证据)	CR 或 PR 的患者:胸部放疗(2A 类证据)
		有症状	全脑放疗＋EP/EC/IP/IC 方案化疗(2A 类证据)	CR 或 PR 的患者:胸部放疗(2A 类证据)
SCLC 的二线治疗	3 个月内复发	—	拓扑替康(1 类证据)	参加临床试验
	3～6 个月复发	—	拓扑替康(1 类证据)	参加临床试验
	6 个月以上复发	—	选用原方案	—

四、放射治疗

●SCLC 的分期一直沿袭 VALG 的二期分期法,主要基于放疗在小细胞肺癌治疗中的应用,可见放疗在小细胞肺癌治疗中的重要地位,因此放疗的选择一般基于 VALG 的分期法。联合化疗和 RT 的同步放化疗(CRT)是 SCLC 的标准治疗。

(一)放射治疗原则

1. 一般原则

◆肺癌放疗的一般原则——包括常用的缩写;临床与技术专业技能标准及质量保证;以及放疗模拟、计划与实施的原则——在非小细胞肺癌 NCCN 指南中提供(见 NSCL-B)并适用于 SCLC 的放疗。

◆作为根治性或姑息性治疗的一部分,放射治疗在所有分期的 SCLC 中均有潜在的作用。作为一个多学科评估或讨论的一部分,放射肿瘤的介入,应该早期为所有患者确定治疗策略的时候就提供。为使肿瘤控制最大化并尽量减少治疗毒性,现代放疗的关键组成部分包括适当的模拟、精确的靶区定义、适形放疗计划,并确保治疗计划的准确实施。最低标准是根据 CT 设计的三维适形放疗。应使用多野照射,每天治疗所有野。

◆在考虑正常组织剂量限制的同时需要提供足够的肿瘤剂量时,可合理使用更先进的技术。这些技术包括(但不限于)4D-CT 和/或 PET-CT 模拟、IMRT(调强放疗)/VMAT(旋转容积调强放疗)、IGRT(影像引导放射治疗技术)及运动管理策略。在同步放化疗中要优先考虑 IMRT,由于其较 3D-CRT 毒性较小。质量保证措施是最重要的,在非小细胞肺癌指南中涉及(见 NSCL-B)。

2. 局限期的放疗

◆时机:放疗与全身治疗同步是标准并优先于序贯化/放疗。放疗应随着第 1 或第 2 周期全身治疗早期启动(1 类)。从任何治疗启动到放疗结束的时间(time from the start of any therapy to the end of RT,SER)更短显著改善生存。

◆靶区定义:应基于在制订放疗计划的时候获得治疗前获得的 PET 扫描和 CT 扫描的基础上定义靶体积。PET-CT 应该在治疗前获取,在 4 周内较好,最多不超过 8 周。理想情况下,应获得治疗体位的 PET-CT。

◆以前一般把临床未累及的纵隔淋巴结包括在放疗靶体积内,而一般不包括未累及的锁骨上淋巴结。但是现在正在开展选择性淋巴结照射(elective nodal irradiation,ENI)共识。若干回顾性与前瞻性系列新试验结果表明,不做选择性淋巴结照射(ENI)实际上孤立的淋巴结复发率低(0%~11%,大多<5%),特别是当结合 PET 来定义靶区时更低(1.7%~3%)。因此,在目前的前瞻性临床试验中(包括 CALGB 30610/RTOG 0538 和 EORTC 08072 试验)已经不做选择性淋巴结照射(ENI)了。

◆在放疗前已开始全身系统治疗的患者中,大体肿瘤体积(GTV)可限于诱导治疗后的体积以避免过度的毒性。靶区应覆盖最初累及的淋巴结区域(但不是其系统治疗前的全部体积)。

◆放疗剂量与方案:对于局限期 SCLC,尚无公认的放疗最佳剂量和方案;45 Gy/3 周(1.5 Gy 每日 2 次)(1 类)优于 45 Gy/5 周(1.8 Gy 每日 1 次)。当使用每日 2 次分割时,两次分割之间的间隔至少应该有 6 h 以允许正常组织修复。如果使用每日一次放疗,应使用 60~70 Gy 的更高剂量 。当前的 CALGB 30610/RTOG 0538 随机试验比较标准的 45 Gy/3 周组与 70 Gy/7 周组;实验同期使用的追加组已关闭招募。欧洲的转换试验发现 45 Gy 每日 2 次与 66 Gy 每日 1 次分割的总生存期和毒性差不多。

3. 广泛期的放疗

◆对于全身治疗达 CR 或者好的 PR 的广泛期 SCLC 患者,胸部巩固放疗是获益的。研究表明,胸部巩固放疗至根治量耐受性很好,可减少症状性胸部复发,部分患者改善长期生存。荷兰 CREST 随机试验证明使用剂量适度的胸部放疗治疗全身治疗有效的广泛期小细胞肺癌患者,显著提高了 2 年总生存率和 6 个月无进展生存率,尽管试验方案规定的主要终点一年总生存率无明显改善。CREST 的后续分析发现胸部巩固放疗只对大多数全身治疗后有残留的胸部的患者有获益。胸部巩固放疗的剂量与方案应该在 30 Gy/10 f(每日 1 次)到 60 Gy/30 f(每日 1 次)之间的范围内个体化选择。

4. 正常组织的剂量限制

◆正常组织的剂量限制取决于肿瘤的大小和部位。对于相似的放疗处方剂量,用于 NSCLC 的正常组织的限制一样是合适的(见 NSCLC-C)。当给予加速放疗计划(如每日 2 次)或较低的总放疗剂量(如 45 Gy)时,应使用更加谨慎的限制。当使用加速放疗计划(如 3~5 周)时,应以 CALGB 30610/RTOG 0538 方案的脊髓限制作为指导:即对于处方量 45 Gy/3 周每日 2 次,脊髓的最大剂量应限于≤41 Gy(包括散射剂量),而对于更长时间的计划则可限于≤50 Gy。

5. 预防性脑照射(prophylactic cranial irradiation,PCI)

◆在初始治疗缓解良好的局限期 SCLC 患者中,PCI 降低脑转移并改善总生存(1 类)。在全身治疗有效的广泛期 SCLC 患者中,PCI 降低脑转移。然而,尽管 EORTC 开展的一项随机试验发现 PCI 改善总体生存,但是,日本的一项随机试验初步结果发现与用 MRI 监测脑转移的和对发现时没症状的脑转移进行治疗相比,PCI 未改善 MRI 证实无脑转移患者的总生存。在未接受 PCI 的患者中,应考虑用影像监测脑转移。

◆全脑 PCI 的首选剂量为 25 Gy/10 f,每日 1 次。在选择性的广泛期疾病患者中,较短疗程(如 20 Gy/5 f)可能是恰当的。在一项大型随机试验(PCI 99-01)中,接受 36 Gy 剂量的患者比接受 25 Gy 治疗的患者有更高的死亡率和更重的慢性神经毒性。

◆神经认知功能:年龄增加和更高的剂量是发生慢性神经毒性最重要的预测因素。在 RTOG 0212 试验中,在 PCI 后 12 个月,年龄超过 60 岁的患者中 83% 出现了慢性神经毒性,而年龄小于 60 岁的患者中为 56%($P=0.009$)。

◆应在消除初始治疗的急性毒性后给予 PCI。正在接受 PCI 治疗的患者中应避免同步全身治疗和总放疗高剂量(>30 Gy)。一般情况差或神经认知功能受损的的患者不建议 PCI。建议对正在接受 PCI 治疗的患者,放疗时及放疗后中应给予美金刚胺,因其可以减少脑转移全脑放疗(WBRT)后的神经认知功能障碍。

6. 脑转移

◆脑转移瘤应该给予全脑放疗(whole brain radiation therapy,WBRT)而不是单纯用立体定向放疗/放射外科(stereotactic radiotherapy/radiosurgery,SRT/SRS),因为这些患者易出现 CNS 多发转移。PCI 后发生脑转移的患者,在慎重选择的患者中可以考虑再次 WBRT。但要优先考虑放射外科(SRS),特别是如果从初诊到发生脑转移的时间间隔长且无颅外未控病变。全脑放疗的推荐剂量是 30 Gy/10 f,每日 1 次。

(二)放疗的适应证和禁忌证

■小细胞肺癌放疗的适应证如前述,即作为根治性或姑息性治疗的一部分,放射治疗在所有分期的 SCLC 中均有潜在的作用。现具体分期简要介绍一下。

◆局限期(LS):$T_{1\sim2}$ N_0 M_0:①同步放化疗 CRT(首选);②手术+辅助化疗;③对于治疗有反应的患者推荐使用巩固性 PCI。

$T_{3\sim4}$(N_{any} 阶段)或 $N_{1\sim3}$(T_{any} 阶段)& M_0:①同步放化疗与早期放疗(化疗第 1 或第 2 周期);②对于治疗有反应的患者推荐使用巩固性 PCI。

◆广泛期(ES):M_1(T_{any} 或 N_{any} 阶段)。①全身化疗;②对于胸外 CR 和胸内 CR 或化疗 PR 患者,可考虑合并 RT;③推荐对有任何化疗反应的患者进行 PCI。

■内照射:对于固定、无法切除的肿瘤可选择内照射,或作为推量(15 Gy/3 次或 10 Gy/1 次)联合外照射。适应证包括:①有胸部症状(因支气管内肿瘤或阻塞性肺炎导致的呼吸困难);②既往胸部高剂量外照射;③气管镜下的气管内或支气管内病灶。可采用术中植入永久性 I^{125} 粒子,或术中向肿瘤内植入可移除的含 Ir^{192} 的导管,或向支气管内植入高或低剂量率的 Ir^{192} 源。

■小细胞肺癌放疗主要的禁忌证:①之前已行胸部放疗(潜在的治疗性放疗禁忌证);②肾功能受损(同步放化疗及铂类化疗的潜在禁忌证);③PS 不佳(可能会降低所有治疗的耐受性);④既往中枢神经系统放疗或痴呆史(PCI 禁忌证)。

(三)放疗新技术应用

■正如《小细胞肺癌 NCCN 指南 2018 第 1 版放射治疗原则》指出:在考虑正常组织剂量限制的同时需要提供足够的肿瘤剂量时,可合理使用更先进的技术。这些技术包括(但不限于)4D-CT 和/或 PET-CT 模拟、IMRT(调强放疗)/VMAT(旋转容积调强放疗)、IGRT(影像引导放射治疗技术)及运动管理策略。

(四)放疗定位

■模拟定位:基本同 NSCLC,一般要包括 GTV+2 cm 边缘。所以定位时要包括同侧肺门及双侧纵隔,所以模拟 CT 要从胸腔入口扫描到隆突下 5 cm 或有足够的边缘。

(五)放疗靶区范围

■ 以前一般把临床未累及的纵隔淋巴结包括在放疗靶体积内,而一般不包括未累及的锁骨上淋巴结。但是现在关于选择性淋巴结照射(elective nodal irradiation,ENI)共识还在发展中。最近包括陈明教授的结果表明,不做选择性淋巴结照射(ENI)实际上孤立的淋巴结复发率低(0%~11%,大多<5%)。

■ 以 PET 为基础的淋巴结放疗导致孤立性淋巴结转移率低(3%),急性食管炎的比例较低,而基于 CT 的选择性淋巴结放疗则导致单独淋巴结转移率高达 11%,特别是当结合 PET 来定义靶区时更低(1.7%~3%)。因此,在目前的前瞻性临床试验中(美国的 CALGB 30610/RTOG 0538 和欧洲的 CONVERT 试验)已经不做选择性淋巴结照射(ENI)了。

■ 靶区勾画(临床循证证据见原则部分):大体肿瘤体积(GTV)包括原发肿瘤和受累淋巴结(CT 上短径超过 1~1.5 cm,PET 上高代谢或病理活检阳性)。治疗射野通常设计为 GTV 边缘外扩 1.5~2 cm。定义 GTV 的一个重要问题在于区分肿瘤和肺不张或肺炎,该靶区勾画在临床上有差异显著,因此影像学手段(如 PET)非常有用,可以进一步定义肿瘤范围。融合 PET-CT 的模拟 CT 可能有助于大体肿瘤体积(GTV)的勾画及治疗计划的制定(根据 RTOG 0538/CALGB 30610),同时与放射科医师沟通是非常有必要的。

■ 靶区定义(根据 RTOG 0538/CALGB 30610)如下。

◆ GTV=合并吸气相和呼气相的 CT 或可能的情况下 4D CT 扫描,靶区应覆盖最初累及的淋巴结区域(不是其系统治疗前的全部体积)和化疗后的原发灶。但是 CALGB 39 808 试验只包括化疗后的原发灶及淋巴结,但是它把同侧肺门(10 区)、3、4 和 7 区及左侧肿瘤还包括 5 区、6 区作为 CTV。

◆ CTV=GTV+镜下侵润边界+选择性淋巴结区(如果 ENI)。

◆ 对于无 PET-CT 的患者,GTV 应包括原发肿瘤和所有短轴>1 cm 的淋巴结。

◆ 选择性淋巴结点照射(ENI)虽然目前已不推荐,但是仍有争议,所以简要介绍一下。传统的 ENI 包括同侧肺门(10 区),从隆凸下 3 cm 到主动脉弓水平(3、4R、4L 和 7 区)及 AP 窗(6 区)和左侧肿瘤包主动脉旁淋巴结(5 区),在 ENI 中是否包锁骨上窝是有争议。目前美国放射学院 ACR 和 NCCN 实践指南均建议省略 ENI。

◆ PTV 定义:①使用四维 CT 或复合吸气/呼气相扫描:PTV=CTV+1.0 cm 边界;②使用自由呼吸 CT 模拟:PTV=CTV+1.5 cm(头脚方向)+1.0 cm(轴向);③使用屏气技术:PTV=CTV+1.0 cm(头脚方向)+0.5 cm(轴向)。至少要应用 3D-CRT,如果呼吸运动管理可靠,则考虑 IMRT。

(六)剂量及分割模式

■ 总的说来,最佳剂量仍然未知。两个大型临床试验(CONVERT 试验和 CALGB 30610 试验)正在进一步解决在目前先进的放疗技术条件下的剂量递增问题。CALGB 30610 试验评估了 70 Gy/35 f 与 61.2 Gy 同步加量的方法。来自 CONVERT 试验的初步结果显示,66 Gy/33 f,每日 1 次与 45 Gy/30 f、每日 2 次之间,2 年(56%比 51%)和中位生存期(30 m 比 25 m)无统计学差异(P=0.15)。目前的标准如下。

◆ 胸部放射治疗:与每日 1 次的 45 Gy/25 f 相比,45 Gy/30 f(1.5 Gy/f,每日 2 次,相隔>6 h)显示改善 OS 和局控。

◆预防性头颅照射(对于 LS 或 ES):每日 1 次 25 Gy/10 f 是目前的标准,较高剂量的 PCI 没有明显的益处。

◆巩固性胸部放疗(仅限用于 ES):最佳剂量和分馏当前未确定,Ⅲ期研究证实了 RT 的作用,每日 15 次,每次 45 Gy(每次 3 Gy);每日 10 次,每次 30 Gy(每次 3 Gy)。

(七)危机器官限值

■脊髓:1.5 Gy、每日 2 次时限制最大剂量为 36 Gy,或每日 1 次、1.8~2 Gy/f 时最大剂量为 46 Gy。

■肺:限制接收量≥20 Gy(V_{20})至<20%~30%体积。当 V_{20}>25%~30%时,放射性肺炎率迅速增加。

■食管:限制 1/3 体积至 60 Gy,全食管至 55 Gy。

■心脏:将心脏体积的 50%限制在<25~40 Gy。

■臂丛:限制最大剂量<60 Gy。

(八)放疗并发症及处理

■主要是治疗急性毒性。急性副作用(在放疗过程中或放疗结束后 1 个月之内发生)包括食管炎、咳嗽、皮肤反应和急性放射性食管炎,通常开始于放疗第 3 周,联合化疗可增加食管毒副作用的发生率乏力。急性食管炎的治理包括黏膜麻醉(利多卡因黏液)及受照表面的保护剂(悬浮液或液体)。

■上腔静脉综合征的处理:上腔静脉综合征是 SCLC 肿瘤患者中常见的急症,需要紧急处理,尤其是可行紧急行放疗。初始给予高剂量(3 Gy 或更高)2~3 d,随后每日 1.8~2 Gy,直到完成放疗。初始不能放疗者,如不能平躺,可以先试用化疗,也常常有效。

五、随访

●接受完全性切除术后的患者,推荐的随访模式:术后头 2 年,每 6 月随访 1 次,除常规病史、体格检查外,应进行胸部 CT 复查;术后 3~5 年,每 12 月随访一次,进行低剂量胸部 CT 平扫;手术 5 年后,鼓励患者坚持每年随访 1 次,继续胸部 CT 平扫;随访的总年限,目前尚无定论。对于大部分没有完全性切除 SCLC 肺癌,在完成放化疗为主的多学科综合治疗后最佳随访策略的选择,目前尚无前瞻性临床试验可以提供依据。NCCN 指南推荐在局限期 SCLC 治疗结束后前 2 年应 3~6 个月进行一次胸腹部 CT 复查(包括肾上腺),之后第 3 年每 6 个月一次,之后复查密度可改为每年一次。广泛期 SCLC 治疗结束后第 1 年应 2 月进行一次胸腹部 CT 复查(包括肾上腺),之后第 2~3 年每 3~4 个月一次,之后第 4~5 年每 6 个月一次,之后复查密度可改为每年一次。目前尚无证据表明 PET-CT 在术后随访上优于胸部 CT,因此临床常规不推荐术后无症状患者采用 PET-CT 复查。鉴于目前尚无证据支持肿瘤标志物监测对于预测复发的意义,因此不推荐临床常规检测。近年来,一些研究开始探讨循环肿瘤细胞(CTC)和循环肿瘤 DNA(ctDNA)检测在预测复发的价值,也仍仅限于临床研究阶段。

(付振明 宋启斌)

第三节　食　管　癌

一、概述

- 食管是一个中空的肌性器官,上端起自环状软骨下缘的环咽肌,相当于第 6 颈椎水平,下端在第 11 胸椎水平止于贲门。
- 食管癌是常见的消化系统恶性肿瘤,最新全球癌症统计数据显示,食管癌发病人数和死亡人数在男性恶性肿瘤中均占第 7 位,女性患者死亡人数在女性恶性肿瘤中排在第 9 位。
- 食管癌是多因素协同等作用所致,相关因素有亚硝胺、真菌、营养不足、维生素、微量元素、饮酒、吸烟、肥胖或超重、HPV 感染等。消化道病史、饮食不规律、胃食管反流性疾病史等是消化道肿瘤的危险因素。
- 我国食管癌的病理类型主要为鳞癌,主要发生部位为中段。而西方国家以腺癌为主,高发部位主要在食管下段和食管胃交界。近 10 余年来,西方国家食管胃结合部腺癌发病显著增加,我国该部位肿瘤发病有上升趋势。
- 食管癌的生物学特点有直接浸润、淋巴结转移和血行转移。
- 食管癌患者预后较差,总体 5 年生存率在 10%～30% 之间。在世界范围内,生存率报道较高的国家是日本和韩国。我国食管癌和美国、部分欧洲国家的 5 年生存率相近,能达 20%～30% 之间。随着医学的发展,越来越多的食管癌患者在疾病早期被发现并明确诊断,5 年生存率有提高的趋势,其中来自我国 21 个注册中心的数据显示,2000—2004 年间食管癌 5 年生存率为 22.0%～23.9%,2010—2014 年间可达 29.0%～30.4%。

二、临床表现

- 早期食管癌:症状多为非特异性,一半以上患者无任何症状或仅有轻微的症状。临床上常见有吞咽食物哽噎感、胸骨后不适或闷胀、食管内的异物感、咽部不适。
- 中晚期食管癌:常表现为进行性吞咽困难、反酸烧心、吐黏液,体重下降;随病情进展或器官侵犯出现胸背部疼痛、呼吸困难、出血、声音嘶哑等。

三、疗前检查

(一)一般情况
■ 状况评分、体重、营养评估;包括浅表淋巴结在内的体格检查。

(二)实验室检查
■ 血常规、肝肾功能等常规生化检查,肿瘤标志物检测价值不明确。

(三)影像学检查

1. 食管钡餐检查
    ◆ 是诊断食管肿瘤的重要手段之一,不但可确定病灶部位、长度及梗阻程度,还可用于分期、疗效判定和评估穿孔风险。

165

- ◆ 早期食管癌,病变部位的黏膜皱襞增粗纤曲,部分黏膜紊乱、中断,边缘毛糙,小龛影或者小充盈缺损,局部管壁舒张度减低,偏心性管壁僵硬,蠕动减慢,钡剂滞留。
- ◆ 中晚期食管癌典型表现为局部黏膜皱襞中断、破坏、消失,腔内锥形或半月形的龛影和充盈缺损,病变管壁僵硬和蠕动消失。中晚期食管癌 X 线分型为髓质型、溃疡型、蕈伞型、缩窄型和腔内型,其中髓质型最为常见,占 56.7%~58.5%,而腔内型最为少见,仅占 2.9%~5%。

2. 计算机断层扫描(CT)

- ◆ CT(特别是螺旋 CT)是最常被用于食管癌诊断和分期的检测手段。正常食管壁厚度 3.0 mm,如超过 5.0 mm,则提示局部有病变。通过静脉造影剂能够清晰显示食管与邻近纵隔器官和组织的关系。但判断原发灶的长度误差较大,早期病变难以发现,区域淋巴结转移诊断准确率较低。

3. 磁共振成像(MRI)

- ◆ MRI 具有很高的组织分辨率,食管癌 MRI 表现为食管壁不规则增厚,肿瘤在 T_1 加权像呈中等信号,T_2 加权像呈中高信号。横断面、矢状面扫描可以显示肿瘤与周围组织的关系,冠状面有助于观察纵隔淋巴结。但检查时间长,受限制条件较多,易漏诊早期食管病变,易产生伪影。

4. 超声内镜(EUS)

- ◆ EUS 可较准确地判断食管癌在壁内的浸润深度、是否侵及食管周围器官、显示病变周围肿大的淋巴结、区分浅表型与非浅表型食管癌及预测手术切除可能性等。食管癌 EUS 表现:局限性或弥漫性(环状)壁增厚,伴有以低回声或不均质回声为主的边缘不规则的影像改变。管腔严重狭窄时无法使用。

5. PET

- ◆ ^{18}F-FDG PET-CT 可根据 FDG 提供的代谢信息,与 CT 提供的解剖学信息有机融合,全面显示原发肿瘤和转移淋巴结的代谢情况,能够较准确地确定病变部位,更有效地勾画放疗靶区,对由单纯解剖影像制订的放疗计划进行修正,并且在放疗后评价治疗效果和优化治疗方案方面有重要的价值。但检查较为昂贵,提供肿瘤浸润深度方面的信息有限。

(四)病理学检查

- ■ 纤维食管镜/胃镜已广泛应用于食管癌的诊断。可以直接观察肿瘤大小、形态和部位,为临床医生提供治疗的依据,同时获取病理结果。但不能显示食管外侵程度和黏膜下浸润,管腔严重狭窄时无法使用。

四、分期

(一)AJCC/UICC 第 8 版分期

1. 分段

- ◆ 第 8 版分期系统以肿瘤中心在食管的位置对食管癌的部位进行解剖界定(图 4-2),具体指标为内镜下测量的肿瘤上缘至上颌中切牙的距离(cm)。
  - ❖ 颈段食管:上接下咽(食管上括约肌)至食管胸廓入口(胸骨切迹),内镜下测量距上颌中切牙 15～20 cm。

❖ 胸上段食管：胸廓入口至奇静脉弓下缘水平，内镜下测量距上颌中切牙 20～25 cm。

❖ 胸中段食管：奇静脉弓下缘水平至下肺静脉水平，内镜下测量距上颌中切牙 25～30 cm。

❖ 胸下段食管：下肺静脉水平至食管下括约肌，内镜下测量距上颌中切牙 30～40 cm。

❖ 食管胃交界部（esophagogastric junction,EGJ）：对于有争议的 EGJ 肿瘤，第 8 版分期系统也做了进一步的修订与简化，去除了 Siewert 分型，对于肿瘤侵犯食管胃结合部，但中心位于齿线下 2 cm 区域，肿瘤中心位于齿线下 2 cm 以内但肿瘤未侵及齿线的参照胃癌标准进行分期；肿瘤中心位于食管胃解剖交界以下 2 cm 内（含 2 cm）按食管癌进行分期。

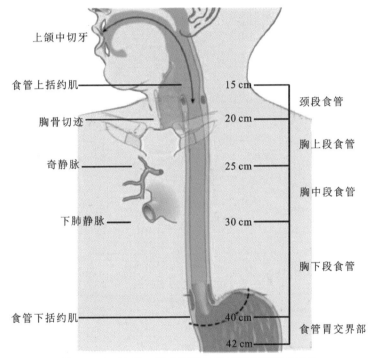

图 4-2　AJCC 第 8 版食管癌分期系统肿瘤部位定义

2. T 分期

◆ T_x：原发肿瘤不能确定。

◆ T_0：无原发肿瘤证据。

◆ T_1：肿瘤侵犯食管黏膜或黏膜下层。

◆ T_{1a}：肿瘤侵犯黏膜固有层或黏膜肌层。

◆ T_{1b}：肿瘤侵犯黏膜下层。

◆ T_2：肿瘤侵犯食管固有肌层。

◆ T_3：肿瘤侵犯食管纤维外膜。

◆ T_4：肿瘤侵犯食管周围组织结构。

◆ T_{4a}：肿瘤侵犯胸膜、腹膜、心包或膈肌，能够手术切除。

◆ T_{4b}：肿瘤侵犯其他邻近结构，如主动脉、气管、支气管、椎体等，不能手术切除。

3. N 分期(具体区域淋巴结命名见表 4-15)

◆N_x:区域淋巴结转移不能确定。

◆N_2:1~2 枚区域淋巴结转移。

◆N_3:3~6 枚区域淋巴结转移。

◆N_3:≥7 枚淋巴结转移。

表 4-15   AJCC 分期关于食管癌区域淋巴结定义

区域编号	区域名称
1L	左锁骨上淋巴结颈区
1R	右锁骨上淋巴结颈区
2L	左上气管旁淋巴结上纵隔区
2R	右上气管旁淋巴结上纵隔区
3U	上段食管旁淋巴结上纵隔区
4L	左下气管旁淋巴结上纵隔区
4R	右下气管旁淋巴结上纵隔区
5	主肺动脉窗淋巴结上纵隔区
6	前纵隔淋巴结上纵隔区
7	隆突下淋巴结下纵隔区
8M	中段食管旁淋巴结下纵隔区
8Lo	下段食管旁淋巴结下纵隔区
9L	左下肺韧带淋巴结下纵隔区
9R	右下肺韧带淋巴结下纵隔区
10L	左气管支气管淋巴结下纵隔区
10R	右气管支气管淋巴结下纵隔区
15	膈肌淋巴结下纵隔区
16	贲门旁淋巴结腹区
17	胃左动脉淋巴结腹区
18	肝总动脉淋巴结腹区
19	脾动脉淋巴结腹区
20	腹腔干淋巴结腹区

注:第 8 版分期系统关于区域淋巴结定义的修订体现了简单化、具体化和分组化的特点;将第 7 版的 1 组(锁骨上淋巴结)细分为 1L 组(左锁骨上淋巴结)与 1R 组(右锁骨上淋巴结);取消了原 3P 组(后纵隔淋巴结),代之为 8U 组(上食管旁淋巴结);为避免混淆,将下段食管旁淋巴结编码由 8L 修订为 8Lo(lower);将第 7 版的 9 组(下肺韧带淋巴结)也细分为 9L 组(左下肺韧带淋巴结)与 9R 组(右下肺韧带淋巴结);腹腔区域淋巴结较第 7 版定义无变化。

4. M 分期

◆M_0:无远处转移。

◆M_1:有远处转移。

5. G 分期分化程度

　　◆G_x:分化程度不能确定(按 G_1 分期)。

　　◆G_1:高分化。

　　◆G_2:中分化。

　　◆G_3:低分化。

6. TNM 分期

　　◆UICC/AJCC 第 8 版有腺癌和鳞癌各自的分期系统、临床分期系统、病理分期系统和新辅助治疗后的分期系统等。见图 4-3～图 4-7。

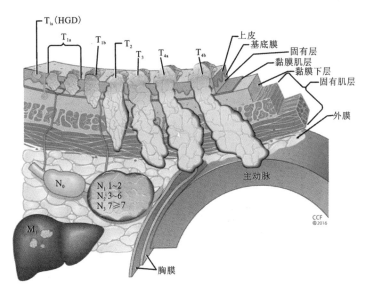

图 4-3　T 分期图示

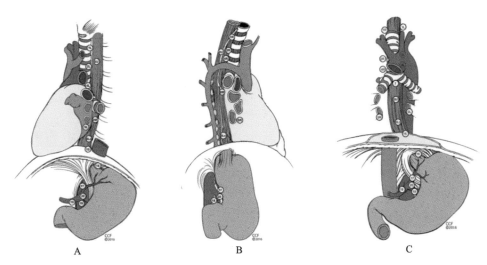

图 4-4　区域淋巴结分布

图 4-5 A（腺癌 pTNM）

		N0		N1	N2	N3	M1
T1a	G1	Ia		IIb	IIIa	IVa	IVb
	G2	Ib					
	G3	Ic					
T1b	G1	Ib		IIb	IIIa	IVa	IVb
	G2						
	G3	Ic					
T2	G1	Ic		IIIa	IIIb	IVa	IVb
	G2						
	G3	IIa					
T3		IIb		IIIb	IIIb	IVa	IVb
T4a		IIIb		IIIb	IVa	IVa	IVb
T4b		IVa		IVa	IVa	IVa	IVb

A

图 4-5 B（鳞癌 pTNM）

		L	U/M	N1	N2	N3	M1
T1a	G1	Ia	Ia	IIb	IIIa	IVa	IVb
	G2-3	Ib	Ib				
T1b		Ib	Ib	IIb	IIIa	IVa	IVb
T2	G1	Ib	Ib	IIIa	IIIb	IVa	IVb
	G2-3	IIa	IIa				
T3	G1	IIa	IIa	IIIb	IIIb	IVa	IVb
	G2-3	IIa	IIb				
T4a		IIIb			IVa	IVa	IVb
T4b		IVa		IVa	IVa	IVa	IVb

B

图 4-5　术后 TNM 分期图（pTNM，A 腺癌 B 鳞癌）

	N0	N1	N2	N3	M1
T0	I	IIIa	IIIb	IVa	IVb
Tis	I	IIIa	IIIb	IVa	IVb
T1	I	IIIa	IIIb	IVa	IVb
T2	I	IIIa	IIIb	IVa	IVb
T3	II	IIIb	IIIb	IVa	IVb
T4a	IIIb	IVa	IVa	IVa	IVb
T4b	IVa	IVa	IVa	IVa	IVb

图 4-6　新辅助治疗后病理分期图

A（腺癌 cTNM）

	N0	N1	N2	N3	M1
T1	I	IIa	IVa	IVa	IVb
T2	IIb	II	IVa	IVa	IVb
T3	II	II	IVa	IVa	IVb
T4a	II	II	IVa	IVa	IVb
T4b	IVa	IVa	IVa	IVa	IVb

A

B（鳞癌 cTNM）

	N0	N1	N2	N3	M1
T1	I	I	III	IVa	IVb
T2	II	II	III	IVa	IVb
T3	II	III	III	IVa	IVb
T4a	IVa	IVa	IVa	IVa	IVb
T4b	IVa	IVa	IVa	IVa	IVb

B

图 4-7　临床 TNM 分期图（cTNM，A 腺癌、B 鳞癌）

（二）日本食管协会食管癌 TNM 分期

■食管癌学界一直存在国际抗癌联盟/美国癌症联合会（UICC/AJCC）的 TNM 分期系统与 JES 分期系统长期并存的复杂局面，目前应用的是 JES 第 11 版分期。

1. 分段

◆UICC/AJCC 主要依据奇静脉弓和下肺静脉作为区分胸上、中、下段的解剖标志,而 JES 依据气管分叉和食管裂孔等划分。JES 将食管分为颈段食管(Ce)、胸段食管(Te)和腹段食管(Ae)。

♦Ce:从食管入口到胸骨上切迹。

♦Te:从胸骨上切迹到食管裂孔的上缘。

◎胸上段食管(Ut):从胸骨上切迹到气管分叉。

◎胸中段食管(Mt):从气管分叉到食管胃交界部进行等分后的上半段。

◎胸下段食管(Lt):从气管分叉到食管胃交界部进行等分后的下半段胸腔内部分。

♦Ae:从食管裂孔上缘到食管胃交界部。

♦食管胃交界部(EGJ):解剖学食管胃交界部向上下各 2 cm 的区域。腹段食管也被包括在这个区域,见图 4-8。

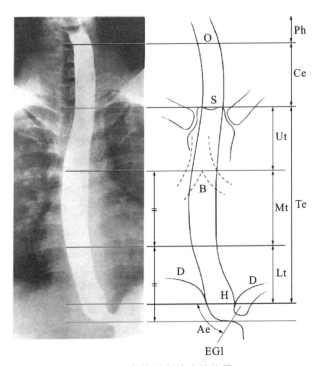

图 4-8　食管原发肿瘤的位置

(O:食管口,S:上缘胸骨,B:气管分叉,D:膈,EGJ:食管胃交界处,H:食管裂孔)

◆UICC/AJCC 第 8 版分期依据肿瘤中点所在位置来定其所在段,而 JES 建议首先考虑依据肿瘤浸润最深处所在位置,当浸润最深处不确定时可以考虑依据肿瘤中点所在位置。

2. T(原发肿瘤)分期

◆T_x:原发肿瘤不能确定。

◆T_0:无原发肿瘤证据。

◆T_{1a}^a:肿瘤侵犯黏膜层。

❖T_{1a}~EP:原位癌(T_{is})。

❖T_{1a}~LPM:肿瘤侵犯浅表黏膜固有层。

❖T_{1a}~MM:肿瘤侵犯深部黏膜肌层(MM)。

◆T_{1b}^b:肿瘤侵犯黏膜下层(SM)。

❖SM_1:肿瘤侵犯黏膜下层的浅层 1/3。

❖SM_2:肿瘤侵犯黏膜下层的中间 1/3。

❖SM_3:肿瘤侵犯黏膜下层的下层 1/3。

◆T_2:肿瘤侵犯固有肌层。

◆T_3:肿瘤侵犯食管外膜。

◆T_4:肿瘤侵犯食管邻近组织器官。

❖T_{4a}:肿瘤侵犯胸膜、心包、膈肌、肺、胸导管、奇静脉、神经。

❖T_{4b}:肿瘤侵犯主动脉(大动脉)、气管、支气管、肺静脉、肺动脉、椎体。

3. N(区域淋巴结)分期[c,d]

◆基于淋巴结累及的位置(站数)和肿瘤位置,见图 4-9~图 4-15。

◆N_x:区域淋巴结转移不能确定。

◆N_0:无区域淋巴结转移。

◆N_1:第 1 站淋巴结转移。

◆N_2:第 2 站淋巴结转移。

◆N_3:第 3 站淋巴结转移。

◆N_4:第 4 站淋巴结转移,为远处淋巴结转移。

4. M(远处转移)分期[e]

◆M_x:远处器官转移不能确定。

◆M_0:无远处器官转移。

◆M_1:有远处器官转移。

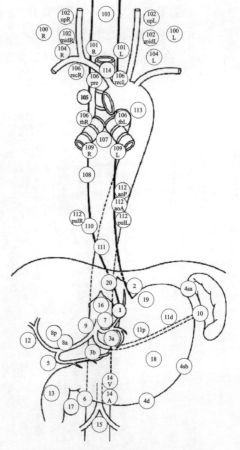

图 4-9　JES 区域淋巴结分组

---

a:T_{1a}被命名为早期食管癌,尽管通常缺乏淋巴结和远处器官转移与否的数据;b:T_{1a} 和 T_{1b} 被命名为表浅癌,不管淋巴结和远处器官转移与否;c:食管癌淋巴结的分站(group)依据原发肿瘤的位置不同也是不同的,一般分为 3 站,第 4 站指远处的淋巴结转移,具体分区见后;d:淋巴结处(外)的癌结节被归为 N;e:胸膜、腹膜或心包的种植转移被归为 M_1

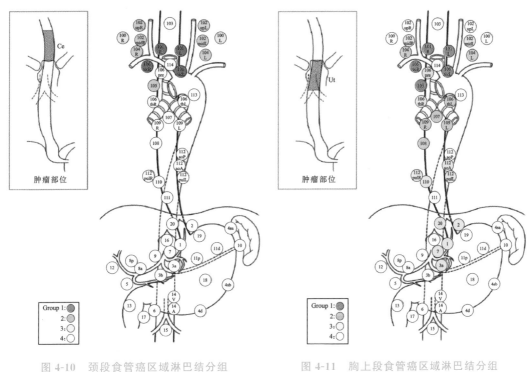

图 4-10　颈段食管癌区域淋巴结分组　　　　　　图 4-11　胸上段食管癌区域淋巴结分组

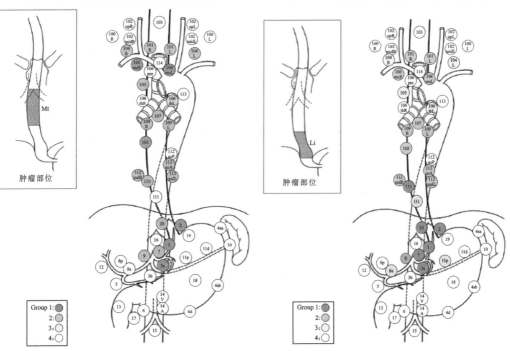

图 4-12　胸中段食管癌区域淋巴结分组　　　　　　图 4-13　胸中段食管癌区域淋巴结分组

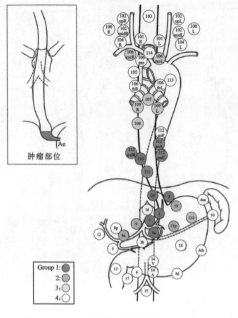

图 4-14　腹段食管癌区域淋巴结分组

图 4-16　不同位置的肿瘤对应的淋巴结分站

肿瘤位置	第 1 站（N₁）	第 2 站（N₂）	第 3 站（N₃）
颈段	101,106rec*	120,104,105*	100
胸上段	101, 105,106rec	104,106tbL,107, 108,109	102mid,106pre, 106tbR,110, 1120aoA,112pul, 1,2,3a,7,20
胸中段	106rec,108,1, 2,3a	101,104,105,107, 109,110,112aoA, 112pul,7,9,20	106thL
胸下段	110,1,2,3a, 7,20	101,106rec,107, 108,109,112aoA, 112pul,9	104,105,106tbL, 111,8a,11p
腹段	110,1,2,3a, 7,20	111,112aoA, 112pul,8a,9,11p, 19	106rec,107,108, 109,11d

* 限定于能经颈部切口清扫的淋巴结；除了 N₁～N₃，其他部位淋巴结被归为 N₄

5. TNM 分期

◆由于日本绝大多数都是食管鳞癌，所以 JES 的 TNM 分期原则中不考虑病理类型和肿瘤位置等。见图 4-16。

◆颈部淋巴结：颈浅淋巴结（100），颈部食管旁淋巴结（101），颈深淋巴结（102），上部的颈深淋巴结（102up），中部的颈深淋巴结（102mid），咽后淋巴结（103），锁骨上淋巴结（104）。胸部淋巴结：胸上段食管旁淋巴结（105），胸段气管旁淋巴结（106），喉返神经淋巴结（106rec），左喉返神经淋巴（106recL），右喉返神经淋巴结（106recR），气管前淋巴结（106pre），气管支气管淋巴结（106tb），左侧气管支气管淋巴结（106tbL），右侧气管支气管淋巴结（106tbR），隆突下淋巴结（107），胸中段食管旁淋巴结（108），主支气管淋巴结（肺门淋巴结，109），胸下段食管旁淋巴结（110），膈上淋巴结（111），后纵隔淋巴结（112），胸主动脉前方淋巴结（112aoA），胸主动脉后方淋巴结（112aoP），下肺韧带淋巴结（112pul），动脉韧带淋巴结（113），前纵隔淋巴结（114）。腹部淋巴结：贲门右淋巴结（1），贲门左淋巴结（2），胃小弯淋巴结（3），胃左动脉主干淋巴结（3a），胃左动脉第二分支到胃右动脉远端的淋巴结（3b），胃大弯淋巴结（4），幽门上淋巴结（5），幽门下淋巴结（6），胃左动脉淋巴结（7），肝总动脉前和上淋巴结（8a），肝总动脉后淋巴结（8p），腹腔干淋巴结（9），脾门淋巴结（10），脾动脉近端淋巴结（11p），脾动脉远端淋巴结（11d），肝十二指肠韧带淋巴结（12），胰头后淋巴结（13），肠系膜上动脉淋巴结（14a），肠系膜上静脉淋巴结（14v），结肠中动脉淋巴结（15），腹主动脉淋巴结（16），主动脉裂孔淋巴结（16a1），腹腔干上缘至左肾静脉下缘之间腹主动周围脉淋巴结（16a2），左肾静脉下缘至肠系膜下动脉上缘之间腹主动脉周围淋巴结(16b1),肠系膜下动脉上缘至腹主动脉分叉之间腹主动脉周围淋巴结(16b2),胰头前淋巴结(17),胰腺下缘淋巴结(18),膈下淋巴结(19),膈肌食管裂孔淋巴结(20)。

表 4-17　TNM 分期

肿瘤浸润深度 ＼ 转移	N_0	N_1	N_2	N_3	N_4	M_1
T_0, T_{1a}	0	II	II	III	IVa	IVb
T_{1b}	I	II	II	III	IVa	IVb
T_2	II	II	III	III	IVa	IVb
T_3	II	III	III	III	IVa	IVb
T_{4a}	III	III	III	III	IVa	IVb
T_{4b}	IVa	IVa	IVa	IVa	IVa	IVb

◆西方食管癌病理类型以腺癌为主,亚洲国家以鳞癌为主。随着对肿瘤认识和食管癌临床研究的不断加深,TNM 分期系统也在有序更新中,并期待 AJCC 和 JES 对食管癌的分期系统将来也走向统一。

五、治疗原则

●临床上应采取综合治疗的原则。即根据患者的机体状况,肿瘤的病理类型、侵犯范围(病期)和发展趋向,有计划地、合理地应用现有的治疗手段,以期最大限度地根治、控制肿瘤和提高治愈率,改善患者的生活质量。

(一)食管鳞癌

■对于 I～III 期的食管鳞癌患者,在治疗选择前应进行一个多学科评估,必要时可考虑置入肠道喂养管或 PEG 管进行术前营养支持。根据 TNM 分期并进行多学科评估后选择内镜下切除、食管癌根治术或根治性放化疗。

■对于 cT_{1b-4a},N_0～N_+ 的患者可以选择术前放化疗(非颈段食管癌,放疗剂量 41.4～50.4 Gy＋同步化疗)或同步放化疗(适用于颈段食管癌或者拒绝手术的胸段食管癌,放疗剂量 50～50.4 Gy＋同步化疗)或根治性手术(非颈段食管癌,T_{1b}/T_2,N_0,病变＜2 cm,肿瘤分化较好)。不能耐受同步放化疗的患者可以考虑进行姑息放疗,晚期患者可行化疗、最佳支持治疗或姑息性放疗。其中局部进展期不可手术切除食管癌同步放化疗放疗剂量、放射治疗范围、食管鳞癌根治术后辅助治疗价值、术后预防性照射靶区范围等争议较大。

(二)食管腺癌

■对于 I～III 期的局限性食管腺癌患者,在治疗选择前应进行一个多学科评估,考虑置入肠道喂养管或 PEG 管进行术前营养支持;对于没有远处转移的在食管胃交界处的肿瘤考虑用腹腔镜。

■对于 T 分期早(T_{is},T_{1a},浅表 T_{1b})的食管腺癌,可以行内镜下切除。对于 $T_{1b}N_0$ 的患者,可以行食管癌根治术,并根据术后病理情况进行相应的术后治疗或观察和随访。$T_{1b\sim4a}$,$N_0\sim N_+$ 的患者,首先建议术前同步放化疗(放疗剂量 41.4～50.4 Gy＋同步化疗),这是 NCCN 指南的 I 类证据,依据主要来自于荷兰 CROSS 研究,另外也可采用新辅助化疗、围手术期化疗等治疗策略。不行术前新辅助治疗的患者仅适用于 T_{1b}/T_2、N_0、病变＜2 cm,肿瘤分化较好的患者。对于拒绝手术的患者可以行同步放化疗(放疗剂量 50～50.4 Gy＋同步化疗)。

六、放射治疗

(一)放疗定位

■胸中或胸下段癌:体膜固定,模拟定位时采取手臂高举过头顶的仰卧体位。

■颈段或胸上段食管癌:头颈肩膜固定,模拟定位时仰卧位、颈部稍伸展、双上肢置于体侧。
食管癌术后放疗:头颈肩膜固定,模拟定位时仰卧位、颈部稍伸展、双上肢置于体侧。

■推荐采用图像引导为基础的精确放疗技术,如 3D-CRT、IMRT、VAMT 等以减少对周围正常组织的损伤;推荐采用 4D-CT、呼吸控制系统等以减少呼吸运动胸壁位移的影响。

■外科手术时留置金属夹有利用于确定手术切除边界和/或不可切除的残留病灶所在位置,这对术后放疗靶区的设计起重要作用。

(二)放疗靶区及剂量推荐

1. 根治性放疗/放化疗

(1)GTV 的确定

❖食管癌 GTV 包括食管原发肿瘤(GTV primary)和肿大淋巴结(GTV nodal)。GTV 定义的影像学检查包括食管钡餐造影、内窥镜检查(食管镜、支气管镜)、CT 扫描、PET 和 PET-CT、食管超声内镜。

❖GTV:以 CT 片显示食管原发肿瘤(前后左右)大小为 GTV,并参照食管造影、内镜和 PET-CT 等。与 CT 相比,镜检长度和造影长度与实体肿瘤长度较为接近。

❖GTV-nd:结合纵隔淋巴结密度和形态。单个淋巴结肿大,短径≥10 mm;同一部位多个淋巴结肿大,短径≥5 mm;特殊部位如食管旁、气管食管沟、心膈角淋巴结长径≥5 mm。也有学者认为气管食管沟淋巴结一旦显影就进行勾画。CT 判断纵隔淋巴结有无转移,主要根据所发现的淋巴结大小进行推断,单以 10mm 为标准,可能会漏照较多的癌性淋巴结,应协同 PET-CT 进行辅助诊断。

(2)CTV

❖CTV 的确立来源于病理学研究,因为食管癌具有直接浸润、壁内浸润、多中心起源和跳跃性转移的特点,所以目前 CTV 的定义仍存在争议。CTV 包括 CTV 原发肿瘤和区域淋巴结。

❖CTVt:病理学研究显示除非是全食管照射,无论食管原发肿瘤外放边界如何,漏照肿瘤的概率是始终存在的,故制定 CTVt 时需综合考虑靶区照射的安全性和患者的耐受性。20 世纪 90 年代,美国的治疗标准 CTVt 为全食管,随着后来研究的深入开展,治疗理念也由疗效、治疗的毒副作用及患者的耐受性而有所改变。目前 NC-CN 指南建议的 CTVt 包括原发瘤沿食管/贲门方向外扩 3～4 cm,轴向外扩 1 cm 范围。日本的食管癌治疗指南讲 CTVt 分为两步实现,命名为 CTV_1 和 CTV_2。CTV_1:内窥镜检查或 CT 所显示 GTV 的整体食管环周,头脚方向 3～4 cm,并包括区域淋巴结在内的高危范围。CTV_2:为 CTV_1 照射 40～46 Gy 后,缩野至食管原发病变头脚方向 2 cm,径向外扩 0.5 cm;以及转移淋巴结外扩约 0～0.5 cm 范围。

❖ 淋巴结引流区:食管癌淋巴结转移极为复杂,缺乏明显节段性,涉及部位多,范围广泛。NCCN 指南自 2018 年起对食管癌 ENI 区域有相对具体的推荐,CTVn 的范围取决于原发肿瘤的位置。颈段食管癌 CTVn 包括双锁上和较高危的颈部淋巴引流区,尤其是 N_1 及以上的患者;胸上段食管癌 CTVn 包括双锁上及食管旁淋巴结;胸中段 CTVn 包括食管旁淋巴;胸下段食管癌 CTVn 包括食管旁、胃左、脾门和腹腔淋巴引流区。

❖ 日本食管癌指南对 CTVn 的建议为,颈段食管癌 CTVn 包括颈段食管癌:从颈深至气管分叉淋巴结(102 mid 至 107);胸上段食管癌 CTVn 包括从锁上淋巴结至中纵隔食管旁淋巴结(104 至 108);胸中段食管癌 CTVn 包括从锁上淋巴结至下纵隔食管旁淋巴结(104 至 110 或 104 至胃旁)或从喉返神经(106rec)和上纵隔淋巴结(105)至胃旁淋巴结;胸下段食管癌 CTVn 包括从喉返神经(106rec)和上纵隔淋巴结(105)至胃旁淋巴结;对于高龄或存在并发症的患者建议只照射原发肿瘤周围淋巴结区域。

❖ 我国各肿瘤中心对 CTVn 的定义并不相同,选择性淋巴引流区照射(electivenodalirradiation,ENI)和累及野照射(involved-fieldirradiation,IFI)目前尚无定论。

(3)PTV

❖ GTV 及 CTV 所在部位体内运动度+摆位误差(可以根据各自医院实测结果和 IGRT 使用情况)。一般为 CTV 基础上外扩 0.6～0.8 cm。

(4)照射剂量

❖ RTOG8501 和 9405 研究显示在同步化疗基础上,标准放疗剂量为 50.4 Gy。日本多采用 60 Gy 为标准放疗剂量,但同步放化疗期间多采用分段治疗。我国目前常用剂量为 60 Gy(2.0 Gy/次,30 次,5 次/周),也进行着根治性放疗剂量对比的临床研究。对于放疗前有深在溃疡、穿孔和瘘高危的患者,单次剂量不应高于 1.8 Gy,放疗总剂量也应做出相应调整。

(5)同步化疗方案

❖ 指南Ⅰ类推荐为 5-FU+顺铂、5-FU+奥沙利铂或紫杉醇和卡培他滨,其他备选方案(2B 类证据)为顺铂联合紫衫或多西他赛、伊立替康联合顺铂、紫杉醇联合氟尿嘧啶或卡培他滨。

（6）正常组织限量

❖ 双肺平均≤14～16 Gy，V_{20}≤25％～28％，V_{30}≤15％～18％，患者肺功能较差或同步化疗时剂量限制应更严格；脊髓最高剂量＜45 Gy；心脏平均剂量≤30 Gy；胃 V_{40}＜40％，胃不能有高剂量点。

2. 新辅助治疗

◆CROSS 研究报道之前，新辅助放化疗对比单纯手术价值尚不明确。CROSS 研究显示新辅助放化疗较单纯手术可提高局部进展期食管癌和 AEG 生存率且治疗相关毒性反应可耐受。但 75％的患者为食管下段和食管胃交接部癌，且病理类型中食管鳞癌仅占 23％。我国 NEOCRTE5010 研究证实可手术切除食管鳞癌新辅助放化疗优于单纯手术，但目前尚无 5 年生存率的随访研究结果。而日本食管癌学会目前并不推荐新辅助放化疗的模式，认为 Ⅱ 期和 Ⅲ 期食管癌患者新辅助化疗为标准治疗，这主要基于 JCOG9907 研究，结果显示新辅助化疗组 5 年生存率优于辅助化疗组。

◆虽然新辅助放化疗的价值逐渐明确并引起重视，但术前放疗靶区范围国内外研究存在较大差异，临床研究严重匮乏，无不同照射范围的临床研究对比。CROSS 研究对于靶区建议，GTV 为原发病变和区域肿大淋巴结，PTV 为 GTV 近端扩 4 cm，远端扩 3～4 cm，轴向扩 2 cm 的范围，放疗剂量 41.4 Gy/23 f。NEOCRTE5010 研究 GTV 为原发食管肿瘤和转移淋巴结，CTV 为亚临床病灶（食管肿瘤上下 3 cm 正常食管）及相应食管旁淋巴引流区，PTV 在 CTV 基础上外扩 8 mm，，放疗剂量 40 Gy/20 f。

3. 术后放疗

◆NCCN 指南建议食管腺癌患者若未接受过术前放化疗，经过 R_0 切除术后淋巴结阴性的 $pT_{2～4a}$ 分期患者可以观察或采用术后放化疗，而术后淋巴结阳性者建议术后放化疗或者术后化疗。未接受术前放化疗的 T_1N_0 和进行过术前放化疗的 $T_{any}N_{any}$ 患者可进行观察。

◆NCCN 指南对于鳞癌患者，R_0 切除术后无论 T 和 N 状况如何均建议观察。而国内学者对于食管鳞癌术后辅助放疗的价值尚有不同见解，国内学者多建议 $T_{3～4}$ 期和/或淋巴结阳性患者可行术后预防性照射，但循证医学证据尚不充分。此外术后放疗价值的研究主要基于传统的左胸单切口入路手术方式，该术式胸腹两野淋巴结清扫程度有限，而目前食管癌根治术在右胸入路两切口和三切口及腔镜技术下的术后辅助放疗价值，临床数据尚不多见。此外术后预防性照射的 CTV 范围尚未达成共识，大小野照射似乎对生存的影响不大，越来越多的学者倾向于以高危复发区域作为术后预防性照射的重点，即双侧锁骨上＋中上纵隔区域，并根据食管原发肿瘤病变部位进行适当调整。

七、Ⅳ期食管癌

●既往认为对于Ⅳ期患者，仅行姑息治疗即可，但随着治疗理念的不断更新和放射治疗技术的进步，在晚期肿瘤的综合治疗中，尤其在全身病变控制稳定的情况下，放疗可减轻局部病灶的瘤负荷并缓解症状，提高局控从而进一步使生存获益。但仍需要开展多中心前瞻随机对照研究来提供更多较为客观的数据。

八、复发转移性食管癌

●NCCN 指南建议对于之前行手术治疗但未行放化疗的局部复发患者,可以行放化疗、化疗、手术或姑息/支持治疗;对于之前行放化疗但未行手术的局部复发患者,可以考虑挽救性手术切除,若无法耐受手术治疗的可以进行姑息/支持治疗。对于远处转移的患者,KPS 评分≥60 或 ECOG≤2 者可以行基因检测,有突变的患者可以进行靶向治疗、姑息治疗或支持治疗,无突变的患者可以选择化疗、姑息治疗或支持治疗。对于 KPS 评分<60 或 ECOG≥3 者,进行姑息治疗或支持治疗。

九、放疗并发症及处理

●可根据 RTOG 放射损伤分级标准或 CTCAE 通用毒性事件标准毒副反应评价,必要时予以对症治疗。

■放射性食管炎:① 解除食管平滑肌痉挛和保护食管黏膜:硫糖铝 0.5 g,3~4 次/天,饭前半小时服;②抑制胃酸,雷尼替丁或奥美拉唑;③对症治疗:止吐、止血、镇静、抗感染;④皮质激素的应用:3 级以上食管炎可考虑应用,以减轻放射损伤,改善病程。必要时应用抗生素预防感染;⑤注意饮食:应予以高热量、高蛋白质、高维生素易消化的饮食。

■放射性肺炎:重症放射性肺炎危及生命,需引起高度重视。

◆肾上腺皮质激素:单日累计计量 20~40 mg 甲基强的松龙或相当剂量激素药物(4 mg 甲基强的松龙相当于 0.75 mg 地塞米松或 20 mg 氢化考的松或 5 mg 强的松)的短程激素治疗。

◆中医药治疗:养阴清肺法、活血化瘀法、清肺化痰法、解毒散结润肺法等。

◆抗生素:放射性肺炎是一种非感染性炎症,但多数患者合并细菌或真菌感染,抗生素一般用于并发有感染的急性放射性肺炎。

■放射性心脏损伤:目前对 RHID 尚缺乏行之有效的治疗方法,因此做好 RIHD 的防护非常重要。最根本的措施是尽可能减少胸部放疗过程中患者心脏所受到的辐射剂量,加强对胸部肿瘤治疗患者的心脏监测,早期发现 RHID。有文献报道复方丹参、中药生脉注射液、血活素、氟伐他汀、依那普利、激素(小剂量)、1,6 二磷酸果糖、核糖、泛癸利酮、左卡尼汀等对 RIHD 有一定疗效。

■食管穿孔和出血:食道癌穿孔被认为是灾难性的并发症之一,最常见于胸背部疼痛、临床分期为 T_4 期、溃疡型食管癌患者。放疗中穿孔的基本理论认为是肿瘤的消退速度与正常组织修复不均衡所致。需禁经口进食,可行胃造瘘术。呕血发生率为 1%~3%,严重者危及生命。对于那些有明显溃疡,特别是有毛刺状突出的较深溃疡患者,放疗应根据情况慎重选择。

(王 军 曹 峰)

第四节 胸 腺 瘤

一、概述

● 胸腺瘤属于罕见肿瘤,年发病率约 0.5 人/10 万,占纵隔肿瘤的 20%,占成人前纵隔肿瘤的 50%,好发于 40~60 岁成年人。

● 胸腺瘤常合并免疫/非免疫介导的副肿瘤综合征,如重症肌无力(≤30%)、纯红细胞增多症(5%~10%)、Good 综合征(3%~6%)。40%~50% 无临床症状,多因其他疾病于胸片检查时发现前纵隔肿块。

● 有症状者常表现为胸痛、咳嗽、呼吸困难、声音嘶哑、乏力、上腔静脉压迫综合征和/或副肿瘤综合征等。

● 胸腺瘤常有包膜,可呈浸润性生长,常浸润胸膜、肺等周围组织,也可出现淋巴及血行转移。

● 胸腺瘤对放化疗相对敏感,预后与 Masaoka 分期、WHO 组织分型、是否 R_0 切除、治疗模式等有关。胸腺瘤对放化疗相对敏感,总体预后较好,5 年生存率约 78%。

● 胸腺癌/类癌属胸腺肿瘤中恶性程度更高的恶性肿瘤,对放化疗抗拒,预后差。

二、临床表现

● 多数胸腺瘤的主要是临床表现:局部压迫症状以及副瘤综合征表现。

■ 胸腺瘤多数呈惰性进展,40%~50% 无临床症状,症状多继发于纵隔肿块或由肿块局部压迫所致,包括胸痛、咳嗽、吞咽困难、呼吸困难、上腔静脉压迫综合征、乏力、体重下降、厌食。

■ 约 45% 胸腺瘤患者合并重症肌无力,15% 的重症肌无力患者存在胸腺瘤;3% 胸腺瘤患者并发纯红细胞再生障碍,50% 纯红细胞再生障碍患者存在胸腺瘤;3% 胸腺瘤患者并发成年型低丙种球蛋白血症,10% 低丙种球蛋白血症患者存在胸腺瘤。

● 胸腺癌较少并发副肿瘤综合征,胸腺类癌可并发间皮瘤、库欣综合征、类重症肌无力综合征、SIADH 和低钙血症等副肿瘤综合征。

三、诊断

● 体检纵隔肿块或胸腺瘤可疑者经病理明确诊断,详细分期、分型对后续治疗具有重要价值。须与淋巴瘤、胸腺囊肿、肺癌、纵隔转移癌、生殖细胞肿瘤等相鉴别。胸部增强 CT 是最重要的诊断方式,怀疑胸腺癌等高侵袭性肿瘤时,可考虑 PET-CT 检查,将有利于综合评估。具体诊断流程如图 4-15 所示。

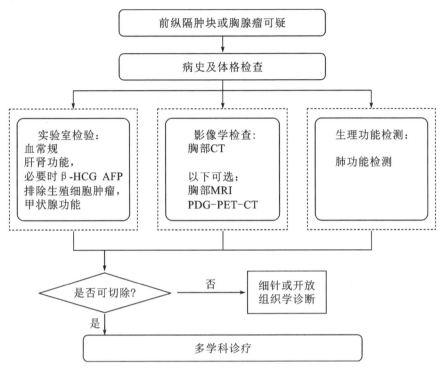

图 4-15　诊断流程图

四、分期系统

●胸腺瘤有多种分期系统。其中,1981 年提出的 Masaoka 分期和 1994 年 Koga 改良的 Masaoka 分期(表 4-18)是目前运用相对广泛的分期系统。鉴于 Masaoka 分期为 30 多年前小样数据分析结果,2014 年国际肺癌协会/国际胸腺肿瘤协作组(IASLC/ITMIG)对大样本进行回顾分析提出了胸腺瘤/癌 TNM 分期(表 4-19、表 4-20)。

表 4-18　Masaoka-koga 改良分期

Masaoka-Koga 分期 系统	Ⅰ期	肉眼包膜完整,镜下无包膜侵犯
	Ⅱ期	Ⅱa 期 镜下穿透包膜
		Ⅱb 期 肉眼浸润周围脂肪组织或较多粘连但未穿透纵隔胸膜/心包膜
	Ⅲ期	肉眼侵犯邻近器官(如心包、大血管或肺)
	Ⅳ期	Ⅳa 期 胸膜或心包膜播散
		Ⅳb 期 淋巴造血系统转移

表 4-19　IASLC/ITMIG TNM 分期

T（显微镜下表现和病理评估）	T₁	T₁ₐ	肿瘤包膜完整或不完整,仅侵及纵隔脂肪层
		T₁ᵦ	侵及纵隔胸膜
	T₂		肿瘤直接侵犯心包膜
	T₃		肿瘤侵犯以下结构:肺、头壁静脉、上腔静脉、胸壁、膈神经、心包膜外肺门血管
	T₄		肿瘤侵犯以下结构:主动脉弓血管、主肺动脉、心肌、气管或食管
N	N₀		无区域淋巴结转移
	N₁		胸腺前/周围淋巴结转移
	N₂		胸腔内深部或颈部淋巴结转移
M	M₀		无胸膜、心包膜转移及无远处转移
	M₁		M₁ₐ孤立的胸膜或心包膜结节
	M₁ᵦ		肺内转移或远处器官转移

表 4-20　IASLC/ITMIG TNM 分期 2

Ⅰ 期	T₁	N₀	M₀
Ⅱ 期	T₂	N₀	M₀
Ⅲa 期	T₃	N₀	M₀
Ⅲb 期	T₄	N₀	M₀
Ⅳa 期	T_any	N₁	M₀
	T_any	N₀~₁	M₁ₐ
Ⅳb 期	T_any	N₂	M₀~₁ₐ
	T_any	N_any	M₁ᵦ

五、病理

● 胸腺瘤/癌起源于胸腺上皮细胞。胸腺瘤存在多个病理分型,WHO 胸腺瘤组织学分型是胸腺瘤独立预后因素,经过多次更新延用至今。

（一）2004 年 WHO 分型

■2004 年对 1999 年 WHO 胸腺瘤的组织学分进修修订,取消了 C 型胸腺瘤作为胸腺癌的同义词,将胸腺神经内分泌肿瘤列入胸腺癌,将胸腺瘤的组织学分为 A、AB、B_1、B_2、B_3（其他罕见胸腺瘤）及胸腺癌。

◆A 型胸腺瘤:即髓质型或梭型细胞胸腺瘤。

◆AB 型胸腺瘤:即混合型胸腺瘤。

◆B 型胸腺瘤:按照逐渐增加的上皮细胞/淋巴细胞及核异型上皮细胞比例又分为 3 个亚型。

❖B_1 型胸腺瘤:即富含淋巴细胞的胸腺瘤、淋巴细胞型胸腺瘤、皮质为主型胸腺瘤或器官样胸腺瘤。

❖B_2 型胸腺瘤:即皮质型胸腺瘤。

❖B_3 型胸腺瘤:即上皮型、非典型、类鳞状上皮胸腺瘤。

■胸腺癌≠侵袭性胸腺瘤,胸腺癌占胸腺肿瘤的 5％～35％。根据分化程度把胸腺癌分为鳞状细胞癌、黏液表皮样癌等。胸腺类癌较为罕见,占前纵隔肿瘤＜5％。WHO 胸腺瘤病理分型还包括微小结节胸腺瘤、化生性胸腺瘤、镜下胸腺瘤、硬化型胸腺瘤、脂肪纤维腺瘤。

（二）国际胸腺恶性肿瘤兴趣组织 2015 版胸腺瘤 WHO 分级共识

■由于一些胸腺瘤亚型之间形态学的延续及胸腺瘤和胸腺癌在形态学上存在重叠,导致不同诊断者对某些病例仍存在分类困难、诊断重复性差的问题。因此,2011 年 ITMIG 通过表格化列出每一分型的主要及次要诊断标准及免疫组化标记量化模糊边界对 2004 年版 WHO 分型再次进行修订,使易重叠分型间边界更清楚,同时明确包括 A 型胸腺瘤在内的所有胸腺瘤皆表现出一定的恶性生物学行为,并且规定混合成分肿瘤应在主要成分后面标注所有组成。

六、治疗原则

（一）基本原则

1. 外科治疗

◆手术是可切除胸腺瘤主要的治疗手段,完全切除术（R_0）是独立的预后因素。

2. 放射治疗

◆Ⅱ～Ⅲ期或术后肿瘤残留辅助放疗。

◆不可手术患者的同步放化疗。

◆化疗敏感性差的不可手术患者,可考虑诱导放疗及复发后的放疗。

3. 化学治疗

◆适应证包括新辅助化疗、同步放化疗、姑息性治疗。

◆化疗总反应率达 60％～77％。

◆常用一线方案:顺铂,多柔比星联合环磷酰胺(CAP)± 强的松;顺铂,多柔比星,长春新碱联合环磷酰胺(ADOC);顺铂联合依托泊苷(PE);卡铂联合紫杉醇(适用胸腺癌)。

(二)放射治疗

■约 40% 的患者 R_0 切除术后仍将复发,放疗在胸腺瘤的治疗中起重要作用。

1. 术后辅助放疗的意义

◆尚不推荐 I 期患者 R_0 切除后行辅助放疗。

◆辅助放疗是 II～III 期术后肿瘤残留患者的重要辅助治疗手段。

◆对于 II～III 期手术 R_0 切除患者目前尚存争议,尤其 II 期 R_0 切除术后患者。多个临床研究结果表明存在近切缘或 WHO B_2、B_3 型及胸腺癌等高危因素的 II 期 R_0 术后行术后辅助放疗(PORT)可提高局控率,改善生存。

2. 放疗在不可切除胸腺瘤的意义

◆对于 PS 评分良好的不可手术胸腺瘤患者,积极的多学科联合治疗措施可达到较好结果。

◆新辅助化疗或术前同步放化疗可使不可手术胸腺瘤降期或减瘤转变为可手术。可供选择的化疗方案包括 CAP±强的松、EP、ADOC 等。

◆对于新辅助放、化疗后仍不能手术切除患者,同步或序贯放、化疗可以改善患者预后。

(三)治疗推荐

■ I 期:手术,完整切除(R_0)整个胸腺。

■ II 期:完整切除(R_0)± 术后放疗(II 期 R_0 术后辅助放疗尚存争议,但一般推荐依据术后局部复发风险±术后放疗),术后需放疗的高危因素包括肿瘤紧邻手术切缘或肿瘤累及边缘、胸腺癌或胸腺类癌。

■ III 期:尽可能完整切除,然后行术后放疗。

◆若潜在可切除:推荐术前放疗± 化疗(含顺铂为基础的方案)→手术。

◆若不可切除:放化疗或根治性放疗。

■ IV 期:诱导化疗 →放疗和/或手术。

七、放疗技术

(一)模拟定位及靶区设计

■模拟定位采取手臂高举过头顶的仰卧体位,固定体位。

■推荐放疗应采用适形图像引导为基础的放疗技术,如 IMRT、3D-CRT、螺旋断层放疗等以减少对周围正常组织的损伤。

■外科手术时留置金属夹有利用于确定手术切除边界和/或不可切除的残留病灶所在位置,这对术后放疗靶区的设计起重要作用。

■靶区定义如表 4-21 所示。

表 4-21　胸腺瘤模拟靶区定义

靶区	定义和描述
GTV	肿瘤原发灶 非 R_0 切除后肿瘤残留病灶
CTV	包括术前影像以及术中所见评估的术后高危区,如潜在残留病灶和部分切除后的整个胸腺区域、淋巴结转移灶所在区域
PTV	CTV+1.5～2 cm 若 4D CT 定位,应包括观察到的靶区运动

(二)剂量推荐

■术前放疗:总剂量 45 Gy,1.8 Gy/f。

■术后辅助放疗视手术边界而定。

　　◆辅助放疗剂量低于 50 Gy 将不利于局部控制。

　　◆术后预防放疗:50 Gy,1.8～2.0 Gy/f。

　　◆镜下切缘阳性、肿瘤残留或不可切除:60 Gy,1.8～2.0 Gy/f。

(三)正常组织剂量限量

■与肺癌放疗限量相同,但因胸腺瘤预后普遍较肺癌预后更佳,建议尽量减少正常组织限制剂量(表 4-22)。运用蒽环类药物化疗时,心脏受量更限量。

表 4-22　正常组织剂量限量

组织	单纯放疗	放化疗	术前放化疗
脊髓	$D_{max}<45$ Gy	$D_{max}<45$ Gy	$D_{max}<45$ Gy
肺	MLD≤20 Gy	MLD≤20 Gy	MLD≤20 Gy
	$V_{20}≤40\%$	$V_{20}≤35\%$	$V_{20}≤30\%$
		$V_{10}≤45\%$	$V_{10}≤40\%$
		$V_5≤65\%$	$V_5≤55\%$
		$V_{30}≤45\%$	$V_{30}≤45\%$
心脏	$V_{30}≤40\%$	$V_{30}≤40\%$	$V_{30}≤40\%$
	平均剂量<26 Gy	平均剂量<26 Gy	平均剂量<26 Gy
食道	$D_{max}≤80$ Gy	$D_{max}≤80$ Gy	$D_{max}≤80$ Gy
	$V_{70}<20\%$	$V_{70}<20\%$	$V_{70}<20\%$
	$V_{50}<50\%$	$V_{50}<40\%$	$V_{50}<40\%$
	平均剂量<34 Gy	平均剂量<34 Gy	平均剂量<34 Gy

八、放疗并发症

●急性早期反应:皮肤反应,疲乏,吞咽困难,咽痛,咳嗽,呼吸困难,L'hermitte 综合征(放射性脊髓炎),急性放射性肺炎。

●晚期反应:心包炎,限制性心肌病,心肌梗死,慢性心衰,放射性心肌病,放射性肺炎及肺纤维化。

九、预后因素及随访

- 预后取决于疾病本身及治疗相关因素(表4-23)。
- 随访:治疗后的前2年内每4~6个月复查一次,2年后每年一次,胸腺癌持续随访5年,胸腺瘤随访10年。推荐胸部增强CT随诊。

表4-23 预后因素

预后因素分类	具体
疾病相关因子	分期;WHO病理分型;并发重症肌无力增加手术死亡率;红细胞发育不全及低丙种球蛋白血症等副瘤综合征预后相对差
患者相关因子	性别及种族非独立预后因子;根治性治疗患者治疗前的PS状态、体重下降、贫血亦非独立预后因子
治疗相关因子	是否R_0切除;完整、部分切除或仅活检的长期总生存分别为82%、72%、27%;放疗剂量

(曾治民　刘安文　李建成)

第五节　气管恶性肿瘤

一、疾病概述

- 气管的上界为环状软骨下缘,下至隆突下缘,成人平均气管长度为11~12 cm。
- 气管原发性恶性肿瘤极为少见,其年发病率约为0.1人/10万,约占呼吸道肿瘤的0.2%。
- 原发性气管肿瘤在成人中以恶性肿瘤居多,约占90%;而在儿童中仅占10%~30%。
- 气管肿瘤种类甚多,最常见病理类型是鳞状上皮细胞癌(52.4%),次之为囊性腺样癌。
- 囊性腺癌可沿着气管壁向远方扩展,其气管外扩散(58%)的发生率比鳞状细胞癌高3倍,因此较鳞癌局部复发率更高。
- 气管肿瘤总体预后较差,早期可完全切除的病例5年生存率可超过50%,而不能手术切除的病例仅为10%。

二、临床表现

- 气管肿瘤症状不典型,常见症状包括呼吸困难(58%)、咳嗽(54%)、咯血(45%)、喘息(36%),其他症状和体征包括反复发生的肺炎和声带麻痹。
- 因症状非特异性,气管肿瘤误诊率极高,部分患者明确诊断时已经出现严重的气管阻塞,甚至危及生命。

三、疗前检查

- 一般情况:一般状况评分、体重、营养评估;详尽的病史;原发灶、浅表淋巴结查体。
- 实验室检查:血常规、肝肾功能等。

● 肺功能检查是一种无创简便的生理功能监测工具,一定程度上能提示病变的部位、大小、气管阻塞程度。

● 支气管镜是最常用的检查手段,可帮助评估肿瘤的位置、累及范围,确定肿瘤与隆突、环状软骨的解剖关系,还可取组织病理活检协助诊断。在一些危及生命的情况下其至有助于确定肿瘤的可切除性、缓解气道梗阻。

● 影像学检查:头颈部及胸部增强 CT 扫描有助于评估肿瘤是否侵及临近组织和评估淋巴结转移;MRI 也应用于气管肿瘤的诊断,并未显现出优势。

四、分期和治疗原则

(一)分期

■ 因其气管肿瘤罕见,目前并无大数据为基础的分期系统。2006 年,Macchiarini 根据第 7 版 TNM 分期原则修订的分期系统可作为参考(表 4-24)。

表 4-24　气管恶性肿瘤分期

T 分期	T_0	未发现原发肿瘤	
	T_{is}	原位癌	
	T_{1a}	<3cm,局限于黏膜层	
	T_{1b}	≥3cm,局限于黏膜层	
	T_2	侵犯软骨环或外膜	
	T_3	侵犯喉、隆突或主支气管	
	T_4	侵犯临近组织	
N 分期	N_0	影像学及体检无淋巴结转移证据	
	N_1	局部淋巴结转移	
		上 1/3	最上纵隔、上气管旁、血管前、气管后淋巴结
		中 1/3	上气管旁、下气管旁、血管前、气管后、淋巴主动脉旁淋巴结
		下 1/3	上气管旁、血管前、气管后、主动脉弓下淋巴结
	N_{1a}	1~3 个淋巴结转移	
	N_{1b}	≥3 个淋巴结转移	
	N_2	区域淋巴结转移	
		上 1/3	下气管旁、主动脉弓下淋巴结
		中 1/3	最上纵隔、主动脉弓下淋巴结
		下 1/3	最上纵隔、肺韧带淋巴结
M 分期	M_0	无远处转移	
	M_{1a}	除外 N_1、N_2 的淋巴结转移	
	M_{1b}	远处转移	

(二)治疗原则

■手术治疗:气管肿瘤的首选治疗是根治性切除和受累气道的再吻合,完全切除术是独立的预后因素。而当肿瘤长度超过气管的50%、重要器官(心、主动脉等)受累的情况下,可视为手术禁忌证。

■放疗:①不能完全手术切除的局部肿瘤(手术禁忌包括肿瘤涉及气管长度的50%)。②患者全身状况差,无法耐受手术。③多站淋巴结转移或远处转移等。④术后局部复发等。然而有学者认为应常规行术后放疗,对于气管鳞癌,即使手术切缘阴性,术后辅助放疗也能提高总生存期;腺样囊性癌对放疗敏感性较低,但术后辅助放疗可有效降低据不复发率。对不能手术的患者,体外放疗或气管内近距离放疗在生存上有一定程度获益。

■化疗:目前缺乏前瞻性随机对照研究,化疗的作用尚不明确。建议与其他方式联合治疗,目前常用的包括含卡铂和紫杉醇、顺铂、5-FU 等方案,尚在研究中。

五、放射治疗技术

●推荐放疗应采用适形、图像引导为基础的放疗技术,如 IMR、3D-CRT、TOMO 等以减少对周围正常组织的损伤。

●体位固定和 CT 扫描:模拟定位采取手臂高举过头顶的仰卧体位,固定体位。

●靶区设计:GTV:综合临床查体、气管镜检查、CT 影像学、PET-CT 资料确定肿瘤的侵犯范围,包括肿瘤原发灶及非 R0 切除后肿瘤残留病灶。CTV:潜在残留病灶;包全整个纵隔(下界距隆突下至少 6 cm),包括锁骨上区(≥45 Gy)PTV＝CTV＋(1.5～2)cm;若 4D-CT 定位,应包括观察到的靶区运动。

●剂量推荐:根治性放疗:总剂量 60 Gy;chow 等研究认为剂量超过 60 Gy 未明显提高生存率,甚至引起严重并发症的发生。肿瘤扩展超出气管壁且不可手术者,根治剂量进行放疗时有患瘘的高危险性,在这种情形下,采用延长疗程的姑息:剂量推荐 45 Gy/(4～5)周。

●以下情况建议腔内放疗:肿瘤局限气管腔内;无明显肿大淋巴结;外照射后肿瘤明显缩小者(推荐剂量 15～18 Gy)。

●正常组织限量如表 4-25 所示。

表 4-25 正常组织限量

器官	单纯放疗
声门/喉	$D_{max} < 45$ Gy
脊髓	$D_{max} < 45$ Gy
肺	$D_{max} < 45$ Gy
	MLD ≤ 20 Gy
	$V_{20} ≤ 40\%$
心脏	$V_{30} ≤ 40\%$

续表

器官	单纯放疗
食道	平均剂量＜26 Gy
	D_{max}≤80 Gy
	V_{70}＜20％
	V_{50}＜50％
	平均剂量＜34 Gy

六、放疗并发症

● 急性早期反应：急性气管阻塞、放射性气管炎、气管食管瘘、放射性食管炎、L'hermitte 综合征（放射性脊髓炎）、急性放射性肺炎等。
● 晚期反应：气管狭窄、放射性心肌病、放射性肺炎及肺纤维化等。

（刘安文　李建成）

第六节　恶性胸膜间皮瘤

一、疾病概况

● 发生于胸膜的恶性肿瘤，也称弥漫性恶性胸膜间皮瘤，也可发生在腹膜、心包膜、睾丸鞘膜等位置。
● 发生率非常低，近年有上升趋势，约占恶性肿瘤0.04％，云南省大姚县为高发区，国外发病率高于国内，英国、澳大利亚、比利时为高发国家。
● 高发年龄为40～60岁，男性比女性多发，男女比例在3：1以上。
● 闪石棉比温石棉致癌性更强。胸膜间皮瘤与石棉粉尘的接触有关，约75％的病例有石棉接触史。
● SV40也是重要病因，可与石棉互相促进各自的致癌作用。
● 石棉所致胸膜间皮瘤潜伏期平均48.7年。
● 右侧胸腔多见，占60％，可累及胸壁、肺、纵隔，70％有胸腔内淋巴结转移，多发生在肺门、纵隔、乳腺内和锁骨上淋巴结。
● 白细胞高低、组织学类型、性别与预后有关。
● 组织形态多样，分上皮型、肉瘤型与混合型。上皮型多见，占50％，预后较好。

二、临床特征及相关检查

（一）临床特征

■ 常见症状：胸痛（80％），咳嗽（60％），呼吸困难（42％），胸腔积液（40％），胸壁肿物（20％）。

■**非特异性症状**:消瘦乏力,发热,关节肿痛,贫血。

■**压迫症状**:上腔静脉压迫综合征,霍纳综合征,脊髓、膈神经、食管受压。

(二)相关检查

■详细的一般情况记录,包括身体状况评分、体重、营养评估;详尽的职业史;体格检查。

■**实验室检查**:血常规、肝肾功能。

■**影像学检查**:胸部 CT。胸部 MRI 及 FDG-PET-CT 可选。

■**分子生物学检查**:PAS-D(极少阳性)、单克隆抗体(角蛋白环形强阳性、D2-40 上皮来源阳性率高)、Leu-M$_1$ 缺乏表达、骨桥蛋白高。

■**病理检查**:肿物穿刺活检、胸腔镜下活检。

三、分期及治疗原则

(一)分期

■AJCC TNM 分期如表 4-26 所示。

表 4-26　恶性胸腺间皮瘤 AJCC TNM 分期

	T$_x$	原发肿瘤无法评估
	T$_0$	无原发肿瘤证据
	T$_1$	肿瘤局限于同侧的壁层胸膜、有或没有纵隔或横膈胸膜侵犯
	T$_{1a}$	没有侵及脏层胸膜
	T$_{1b}$	侵及脏层胸膜
T 分期	T$_2$	肿瘤侵及任意一处同侧胸膜(胸膜顶、纵隔、横膈和脏层胸膜),并至少具备下列一项特征:①侵及膈肌;②侵及脏层胸膜下肺实质
	T$_3$	局部晚期肿瘤,有潜在切除可能。侵及所有同侧胸膜(胸膜顶、纵隔、横膈和脏层胸膜),至少具备下列一项特征:①侵及胸内筋膜;②侵及纵隔脂肪;③侵及胸壁软组织的单个、可完整切除的病灶;④非透壁性心包浸润
	T$_4$	不可切除的局部晚期肿瘤。侵及所有同侧胸膜(胸膜顶、纵隔、横膈和脏层胸膜),至少具备下列一项特征:①胸壁弥漫型浸润或多个病灶,有或没有肋骨破坏;②直接经膈肌侵入腹腔;③直接侵及对侧胸膜;④直接侵及纵隔器官;⑤直接侵及纵隔脊柱;⑥穿透心包的内表面,有或没有心包积液或侵犯心肌
	N$_x$	淋巴结转移情况无法评估
	N$_0$	无区域淋巴结转移
N 分期	N$_1$	转移至同侧支气管肺或肺门淋巴结
	N$_2$	转移至同侧纵隔或隆突下淋巴结,包括同侧的内乳核隔旁淋巴结
	N$_3$	转移至对侧纵隔、对侧内乳、同侧或对侧锁骨上淋巴结

续表

M 分期	M_0	无远处转移
	M_1	远处转移
临床分期	Ⅰ期	$T_1 N_0 M_0$
	Ⅰa期	$T_{1a} N_0 M_0$
	Ⅰb期	$T_{1b} N_0 M_0$
	Ⅱ期	$T_2 N_0 M_0$
	Ⅲ期	$T_{1\sim2} N_{1\sim2} M_0$,$T_3 N_{0\sim2} M_0$
	Ⅳ期	$T_4 N_{0\sim3} M_0$ $T_{1\sim4} N_3 M_{1a}$ $T_{1\sim4} N_{0\sim3} M_1$

(二)治疗原则

1. 手术治疗

◆孤立性胸膜间皮瘤,首选手术治疗。分根治性、减瘤性与减症性手术。

◆根治性手术:胸膜全肺切除术(切除胸膜、肺、部分心包和膈肌及受累的胸壁),手术创伤大,5%手术死亡率,适用于Ⅰ期病变、上皮型、病变局限在壁层胸膜患者。Wron报道中位生存为19个月,2、5年生存率为37%、10%。

◆减瘤术:部分胸膜切除术,手术创伤难度小,不易完全切除肿瘤,80%有肿瘤残留。

◆减症性手术:滑石粉胸膜固定术,电视胸腔镜下行胸膜固定术。

2. 化学治疗

◆有效单药:多柔比星、铂类、丝裂霉素、吉西他滨等,反应率为10%~20%。

◆联合化疗反应率为30%~40%,Chahinian报道多柔比星+顺铂与丝裂霉素+顺铂反应率分别为24%,中位生存期分别为8.8和7.7个月。

◆培美曲塞二钠Ⅱ期临床研究结果显示有效率为14%,培美曲塞二钠联合顺铂Ⅲ期临床研究结果显示反应率为41%,中位生存期为12.1月。

四、放射治疗

(一)放疗的适应证和禁忌证

■对放疗敏感,疗效差的原因在于胸膜的特殊结构和在胸膜弥漫生长,不易避开肺组织、纵隔器官和肝脏。

■放射治疗适应证:胸膜外肺或胸膜切除术后辅助放疗、胸膜外肺或胸膜切除术后残留病灶放疗、姑息治疗(疼痛、骨转移、脑转移)。

■禁忌证：一般情况差，不能耐受放射治疗。合并有其他严重并发症，不宜放射治疗者。

(二)放疗新技术应用

■三维适形放疗和 IMRT 的剂量学优势，对术后放疗带来一定程度的突破。

■旋转容积调强技术，克服一些常规放疗不能克服的困难，能够给予更高的肿瘤剂量和更少的正常组织照射，提高疗效。

■下胸壁活动度较大，行 4D-CT 定位、图像引导下放射治疗，提高肿瘤放射剂量，增加肿瘤控制，同时保护肺组织。

(三)放疗定位

■CT 定位：患者取仰卧位，个体化头枕，双手臂举过头顶，采用胸膜热塑面罩固定，3 mm 层厚平扫＋增强 CT 扫描，范围为环甲膜至肝脏下缘水平。

(四)放疗靶区范围

■原发肿瘤 GTV 的勾画：综合手术、CT/MRI 影像学、PET-CT 资料确定肿瘤的侵犯范围，包括肉眼肿瘤的范围。术后放疗应包括外科夹(肉眼残留的指示)。

■原发肿瘤 CTV 的勾画：术后辅助放疗应包括整个胸膜表面、外科夹及任何可能残留的部位。

■PTV：应考虑靶区位移和日常摆位误差。

(五)剂量及分割模式

■放疗推荐剂量如表 4-27 所示。

表 4-27　恶性胸膜间皮瘤放疗推荐剂量

治疗类型		总剂量	单次剂量	治疗时间
EPP 术后	切缘阴性	50～54 Gy	1.8～2.0 Gy	5～6 周
	镜下－肉眼切缘阳性	54～60 Gy	1.8～2.0 Gy	6～7 周
姑息性	结节复发所致的胸壁疼痛	20～40 Gy 或 30 Gy	≥4 Gy 3 Gy	1～2 周 2 周
	脑或骨多发转移	30 Gy	3 Gy	2 周
胸膜切除/剥脱术后	切缘阴性	45～50.4 Gy	1.8～2.0 Gy	5～6 周
	镜下－切缘阳性	50～54 Gy	1.8～2.0 Gy	5～6 周

(六)危及器官限值

■危及器官限量如表 4-28 所示。

表 4-28　恶性胸膜间皮瘤危及器官限量

危及器官	限量
脊髓	$D_{max} < 45$ Gy
肺	MLD< 8.5 Gy $V_{20} \leqslant 30\%$ $V_{30} \leqslant 15\%$ $V_5 \leqslant 50\%$
心脏	$V_{30} \leqslant 40\%$ 平均剂量< 26 Gy

（七）放疗并发症及处理

■放射性食管炎：按分级适当使用少量激素和抗生素治疗。

■放射性肺损伤：按分级选择观察、对症治疗、抗生素、糖皮质激素、吸氧等。

■心脏损伤：急性心包炎首选激素治疗，心律失常使用抗心律失常药物，持续 ST-T 改变的患者采取保养心肌的措施。

（姚奇伟　刘智华　李建成）

参考文献

[1] Vansteenkiste JF. PET scan in lung cancer：current recommendations and innovation[J]. J Thoracic Oncol,2006,1(1)：71-73.

[2] Vansteenkiste JF. CT-scans and PET-scans：a good partnership[J]. Lung Cancer,2004,45(1)：29-30.

[3] Rodriques G,Choy H,Bradley J,et al. Definitive radiation therapy in locally advanced non-small cell lung cancer：Executive summary of an American Society for Radiation Oncology（ASTRO）evidence-based clinical practice guideline[J]. Pract Radiat Oncol,2015,5(3)：141-148.

[4] Lawrence B. Marks,Ellen D. Yorke,Andrew Jackson,et al. Use of normal tissue complication probability models in the clinic[J]. Int J Radiation Oncology Biol. Phys,2010,76(3)：S15-S18.

[5] Auperin A,Arriagada R,Pignon JP,et al. Prophylactic cranial irradiation for patients with small-cell cancer in complete remission. Prophylactic Cranial Irradiation Overview Collaborative Group[J]. N Engl J Med,1999,341(7)：476-484.

[6] Schreiber D,Rineer J,Weedon J,et al. Survival outcomes with theuse of surgery in limited-stage small cell lung cancer：should its role bere-evaluated[J]. Cancer,2010,116(5)：1350-1357.

[7] Wong AT,Rineer J,Schwartz D,et al. Assessing the impact of postoperative radiation therapy for completely resected limited-stage small cell lung cancer using the national cancer database[J]. J Thorac Oncol,2016,11(2)：242-248.

[8] Schild SE,Bonner JA,Shanahan TG,et al. Long-term results of a phase Ⅲ trial comparing once-dailyradiotherapy with twice-daily radiotherapy in limited-stage small-cell lung cancer[J]. Int J Radiat Oncol Biol Phys,2004,59(4)：943-951.

[9] Choi NC,Herndon JE,Rosenman J,et al. Phase I study to determine the maximum-tolerated doseof ra-

diation in standard daily and hyperfractionated-accelerated twice-daily radiation schedules with concurrent chemotherapy for limited-stage small-cell lung cancer[J]. J Clin Oncol,1998,16(11):3528-3536.

[10] Miller KL,Marks LB,Sibley GS,et al. Routine use of approximately 60 Gy once-daily thoracicirradiation for patients with limited-stage small-cell lung cancer[J]. Int J Radiat Oncol Biol Phys,2003,56(2):355-359.

[11] Roof KS,Fidias P,Lynch TJ,et al. Radiation dose escalation in limited-stage small-cell lung cancer[J]. Int J Radiat Oncol Biol Phys,2003,57(3):701-708.

[12] Jeremic B,Shibamoto Y,Nikolic N,et al. Role of radiation therapy in the combined-modality treatmentof patients with extensive disease small-cell lung cancer:a randomized study[J]. J Clin Oncol,2015,33(18):2092-2099.

[13] Yee D,Butts C,Reiman A,et al. Clinical trial of post-chemotherapy consolidation thoracic radiotherapyfor extensive-stage small cell lung cancer[J]. Rep Pract Oncol Radiother,2013,19(4):234-238.

[14] Slotman BJ,van Tinteren H,Praag JO,et al. Use of thoracic radiotherapy for extensive stage small-celllung cancer:a phase 3 randomised controlled trial[J]. Lancet,2015,385(9962):36-42.

[15] Slotman BJ,van Tinteren H,Praag JO,et al. Use of thoracic radiotherapy for extensive stage small-cell lung cancer:a phase 3 randomised controlled trial. The Lancet,2015,385(9962):36-42.

[16] Slotman B,Faivre-Finn C,Kramer G,Rankin E,Snee M,Hatton M,et al. Prophylactic Cranial Irradiation in Extensive Small-Cell Lung Cancer. New England Journal of Medicine. 2007;357(7):664-72.

[17] Siegel RL,Miller KD,Jemal A. Cancer Statistics[J]. Ca Cancer J Clin,2018,68(1):7-30.

[18] Guo LW,Huang HY,Shi JF,et al. Medical Expenditure for Esophageal Cancer in China:a 10-year Multicenter Retrospective Survey(2002-2011)[J]. Chin JCancer,2017,36(1):73-84.

[19] Njei B,McCarty TR,Birk JW. Trends in Esophageal Cancer Survival in United States Adults from 1973 to 2009:A SEER Database Analysis[J]. Journal of gastroenterology and hepatology,2016,31(6):1141-1146.

[20] Arnold M,Soerjomataram I,Ferlay J,et al. Global incidence of oesophageal cancer by histological subtype in 2012[J]. Gut,2015,64(3):381-387.

[21] Rice TW,Ishwaran H,Ferguson MK,et al. Cancer of the Esophagus and Esophagogastric Junction:An Eighth Edition Staging Primer[J]. J Thorac Oncol,2017,12(1):36-42.

[22] Japan Esophageal Society. Japanese Classification of Esophageal Cancer,11th Edition:part Ⅱ and Ⅲ [J]. Esophagus,2017,14(1):37-65.

[23] Ando N,Kato H,Igaki H,et al. A randomized trial comparing postoperative adjuvant chemotherapy with cisplatin and 5-fluorouracil versus preoperative chemotherapy for localized advanced squamous cell carcinoma of the thoracic esophagus(JCOG9907)[J]. Ann SurgOncol,2012,19(1):68-74.

[24] Vlacich G,Samson PP,Perkins SM,et al. Treatment utilization andoutcomes in elderly patients with locally advanced esophageal carcinoma:a review of the National Cancer Database[J]. Cancer Med,2017,6(12):2886-2896.

[25] Shapiro J,van Lanschot JJB,Hulshof MCCM,et al. Neoadjuvantchemoradiotherapy plus surgery versus surgery alone for oesophageal or junctional cancer(CROSS):long-term results of a randomised controlled trial[J]. Lancet Oncol,2015,16(9):1090-1098.

［26］ Ruffini E,Detterbeck F,Van Raemdonck D,et al. Thymic carcinoma:a cohort study of patients from the European society of thoracic surgeons database[J]. J Thorac Oncol,2014,9(4):541-548.

［27］ Masaoka A,Monden Y,Nakahara K,et al. Follow-up study of thymomas with special reference to their clinical stages[J]. Cancer,1981,48(11):2485-2492.

［28］ Omasa M,Date H,Sozu T et al:Postoperative radiotherapy is effective for thymic carcinoma but not for thymoma in stage Ⅱ and Ⅲ thymic epithelial tumors:The Japanese Association for Research on the Thymus Database Study[J]. Cancer,2015,121(7):1008-1016.

［29］ Kondo K,Monden Y. Therapy for thymic epithelial tumors:a clinical study of 1,320 patients from Japan[J]. The Annals of thoracic surgery,2003,76(3):878-884.

［30］ Jackson MW,Palma DA,Camidge DR et al:The Impact of Postoperative Radiotherapy for Thymoma and Thymic Carcinoma[J]. J Thorac Oncol,2017,12(4):734-744.

［31］ Chang JH,Kim HJ,Wu HG et al:Postoperative Radiotherapy for Completely Resected Stage Ⅱ or Ⅲ Thymoma[J]. Journal of Thoracic Oncology,2011,6(12):2142-2143.

［32］ Kim ES,Putnam JB,Komaki R,et al. Phase Ⅱ study of a multidisciplinary approach with induction chemotherapy,followed by surgical resection,radiation therapy,and consolidation chemotherapy for unresectable malignant thymomas:final report[J]. Lung Cancer,2004,44(3):369-379.

［33］ Kashima J,Okuma Y,Murata H,et al. Chemoradiotherapy for unresectable cases of thymic epithelial tumors: a retrospective study[J]. Journal of thoracic disease,2017,9(10):3911-3918.

［34］ Bianchi AS,Bianchi T. Malignant mesothelioma:global incidence and relationship with asbestos[J]. Industrial health,2007,45(3):379-387.

［35］ Gee GV,Stanifer ML,Christensen BC,et al. SV40 associated miRNAs are not detectable in mesotheliomas[J]. British journal of cancer,2010,103(6):885-888.

［36］ Pass HI,Lott D,Lonardo F,et al. Asbestos exposure,pleural mesothelioma and serum osteopontin levels[J]. New England journal of medicine,2005,353(15):1564-1573.

［37］ Truini A,Coco S,Alama A,et al. Role of microRNAs in malignant mesothelioma[J]. Cellular and Molecular Life Sciences,2014,71(15):2865-2878.

［38］ Hirayama N,Tabata C,Tabata R,et al. pleural effusion VEGF levels as prognostic factor of malignant pleural mesothelioma[J]. Respiratory medicine,2011,105(1):137-142.

第五章 乳腺癌

一、疾病概况

● 乳腺癌是女性最常见的恶性肿瘤之一,发病率逐年上升,目前居城市女性恶性肿瘤的首位。

● 乳腺癌好发于40~60岁,以围绝经期最多见,但有年轻化的趋势。

● 男性乳腺癌占所有乳腺癌的1%左右。且男性乳腺癌的HR阳性率约为90%,高于女性患者。

● 病因学调查研究显示,乳腺癌的发生与年龄、遗传因素、月经婚育史、膳食结构、环境因素等密切相关。

● 家族性乳腺癌多数与基因突变有关,其中最主要的基因是BRCA1和BRCA2。携带有突变的BRCA1和BRCA2的妇女终生乳腺癌发生风险分别为36%~87%和45%~84%。

● 通过采用综合治疗手段,乳腺癌已经成为疗效最佳的实体肿瘤之一。

二、临床特征及相关检查

● 常见的临床表现:乳腺肿块、乳房表面皮肤改变(酒窝征、橘皮样变)、区域淋巴结(腋窝、锁骨上)肿大、乳头溢液、乳头和乳晕异常(乳头回缩、皮肤湿疹样改变)。

● 80%的乳腺癌患者以乳腺肿块首诊,大多数为无痛性肿块,仅少数伴有不同程度隐痛或刺痛。

● 乳腺癌好发部位:最常见的为外上象限,其次为内上象限,最少的为内下象限。

● 最常见的淋巴结转移部位是腋窝,据统计40%的患者确诊时有腋窝淋巴结的转移。其次是锁骨上和内乳淋巴结。

● 乳腺癌常见的远处转移部位有骨、肺、脑、肝等。

● 乳腺部位的影像学检查方法主要有乳腺X线检查、乳腺超声和乳腺MRI。

三、临床/病理分期和分子分型

(一)乳腺癌TNM临床分期
■ 乳腺癌TNM临床分期如表5-1所示。

表 5-1　乳腺癌 TNM 临床分期

T （原发 肿瘤）	T_X	原发肿瘤无法确定（例如已切除）
	T_0	原发肿瘤未查出
	T_{is}	原位癌
	T_{is}（DCIS）	导管原位癌
	T_{is}（LCIS）	小叶原位癌
	T_{is}（Paget）	不伴肿瘤的乳头派杰氏病（注：伴有肿块根据肿块大小分期）
	T_1	肿瘤最大直径≤2 cm
	T_{1mic}	微小浸润性癌，最大直径≤0.1 cm
	T_{1a}	肿瘤最大直径>0.1 cm，≤0.5 cm
	T_{1b}	肿瘤最大直径>0.5 cm，≤1.0 cm
	T_{1c}	肿瘤最大直径>1.0 cm，≤2.0 cm
	T_2	肿瘤最大直径>2.0 cm，≤5.0 cm
	T_3	肿瘤最大直径>5.0 cm
	T_4	不论肿块大小，直接侵犯胸壁或皮肤（胸壁包括肋骨、肋间肌、前锯肌，但不包括胸肌）
	T_{4a}	侵犯胸壁
	T_{4b}	患侧乳房皮肤水肿（包括橘皮样变），溃破或卫星状结节
	T_{4c}	和 T_{4b} 并存
	T_{4d}	炎性乳腺癌
N（区域 淋巴结 转移）	N_x	区域淋巴结无法分析（如已被切除）
	N_0	区域淋巴结无转移
	N_1	同侧淋巴结转移，可活动
	N_2	同侧转移性淋巴结相互融合，或与其他组织固定；或临床无证据显示腋淋巴结转移的情况下，存在临床明显的内乳淋巴结转移
	N_{2a}	同侧转移性淋巴结相互融合，或与其他组织固定
	N_{2b}	临床无证据显示腋淋巴结转移的情况下，存在临床明显的内乳淋巴结转移
	N_3	同侧锁骨下淋巴结转移；或有临床证据显示腋淋巴结转移的情况下，存在临床明显的内乳淋巴结转移；或同侧锁骨上淋巴结转移，伴或不伴腋淋巴结或内乳淋巴结转移
	N_{3a}	同侧锁骨下淋巴结转移及腋淋巴结转移
	N_{3b}	同侧内乳淋巴结转移及腋淋巴结转移
	N_{3c}	同侧锁骨上淋巴结转移

M （远处 转移）	M_x	有无远处转移无法评估
	M_0	无远处转移
	M_1	有远处转移

（二）乳腺癌 TNM 病理分期

乳腺癌 TNM 病理分期（UICC 第 8 版，2017）如表 5-2 所示。

表 5-2　乳腺癌 TNM 病理分期

原发 肿瘤 （浸润 性癌） （pT）	pT_x	原发肿瘤不能被估量
	pT_0	无原发肿瘤证据
	pT_{is}（DCIS）	导管原位癌
	pT_{is}（Paget's）	乳头 Paget 病，不伴随乳腺实质中的浸润性癌和/或原位癌（DCIS 和/或 LCIS）成分
	pT_1	肿瘤最大径≤20 mm
	pT_{1mi}	肿瘤最大径≤1 mm（微小浸润性癌）
	pT_{1a}	1 mm＜肿瘤最大径≤5 mm
	pT_{1b}	5 mm＜肿瘤最大径≤10 mm
	pT_{1c}	10 mm＜肿瘤最大径≤20 mm
	pT_2	20 mm＜肿瘤最大径≤50 mm
	pT_3	肿瘤最大径＞50 mm
	pT_4	任何大小肿瘤直接侵犯胸壁和/或皮肤（形成溃疡或肉眼肿块）；仅有肿瘤侵及真皮不诊断 T_4
	pT_{4a}	侵犯胸壁（不包括单纯胸大、小肌受累）
	pT_{4b}	皮肤溃疡，和/或同侧肉眼可见的卫星结节，和/或皮肤水肿（包括橘皮征）但不到炎性乳癌的诊断标准
	pT_{4c}	T_{4a} 和 T_{4b}
	pT_{4d}	炎性乳癌
区域 淋巴 结（pN）	pN_x	不能评估区域淋巴结
	pN_0	无区域淋巴结转移或仅有 ITCs
	pN_0（i－）	组织学无转移，IHC 阴性
	pN_0（i＋）	仅有 ITCs：肿瘤细胞簇≤0.2 mm（单个淋巴结中可有多灶 ITC，最大者必须≤0.2 mm；若 ITCs 细胞总数大于 200，则应诊断为微转移）
	pN_0（mol－）	组织学无转移，RT-PCR 阴性

	pN$_0$(mol+)	未检测到 ITCs，但 RT-PCR 阳性
	pN$_{1mi}$	微转移(约 200 个细胞，>0.2 mm，≤2.0 mm)
	pN$_{1a}$	1～3 个淋巴结有转移，至少一个肿瘤灶>2.0 mm
	pN$_{1b}$	转移至同侧内乳前哨淋巴结(胸骨旁，转移灶>0.2 mm)，腋窝淋巴结阴性
	pN$_{1c}$	N$_{1a}$ 和 N$_{1b}$
	pN$_{2a}$	4～9 个腋窝淋巴结转移(至少 1 个肿瘤灶>2.0 mm)
	pN$_{2b}$	临床检测到内乳(胸骨旁)淋巴结转移(有或无病理证实)，不伴腋窝转移
	pN$_{3a}$	≥10 个腋窝淋巴结有转移(至少 1 个肿瘤灶>2.0 mm)或锁骨下淋巴结(腋顶部)转移
	pN$_{3b}$	pN$_{1a}$ 或 pN$_{2a}$ 伴有 cN$_{2b}$(影像学证实的内乳淋巴结转移)；或 pN$_{2a}$ 伴有 pN$_{1b}$
	pN$_{3c}$	转移至同侧锁骨上淋巴结
远处转移(M)	cM$_0$(i+)	无临床或影像学证据证实远处转移；但在没有转移症状和体征的患者中，分子生物学或显微镜下检测到循环血中、骨髓中或其他非区域淋巴结组织中有≤0.2 mm的肿瘤细胞群
	pM$_1$	临床和影像学手段检查到远处转移和/或组织学证实转移灶>0.2 mm

(三)乳腺癌分期

■乳腺癌分期如表 5-3 所示。

表 5-3　乳腺癌分期

0 期	T$_{is}$ N$_0$ M$_0$
Ⅰa 期	T$_1$ N$_0$ M$_0$
Ⅰb 期	T$_{0\sim1}$ N$_{1mi}$ M$_0$
Ⅱa 期	T$_{0\sim1}$ N$_1$ M$_0$，T$_2$ N$_0$ M$_0$
Ⅱb 期	T$_2$ N$_1$ M$_0$，T$_3$ N$_0$ M$_0$
Ⅲa 期	T$_{0\sim2}$ N$_2$ M$_0$，T$_3$ N$_{1\sim2}$ M$_0$
Ⅲb 期	T$_4$ N$_{0\sim2}$ M$_0$
Ⅲc 期	T$_{any}$ N$_3$ M$_0$
Ⅳ 期	T$_{any}$ N$_{any}$ M$_1$

(四)分子分型

■Luminal A 型：ER(+)或 PR(+)，HER-2(−)，Ki-67≤30%。

■Luminal B 型：ER(+)或 PR(+)，HER-2(−)，Ki-67>30%。ER(+)或 PR(+)，HER-2

（＋）。

■HER-2 阳性型：ER（－），PR（－），HER-2（＋）。

■Basal-like 型：ER（－），PR（－），HER-2（－）。

四、治疗原则

●目前乳腺癌的治疗原则是综合治疗，结合患者的年龄、分期、病理、免疫组化、基因检测等因素，合理选择并综合应用包括手术治疗、化学治疗、放射治疗、内分泌治疗、靶向治疗、免疫治疗等在内的多种治疗方法，提高生存率和改善患者的生活质量。

五、手术治疗

●乳腺癌手术范围主要包括乳腺和腋窝两部分。

●乳腺部分的手术大体分为保乳手术和乳腺切除术。根据切除的范围不同，保乳手术可有肿瘤扩大切除术、象限切除术，乳腺切除术有根治术、改良根治术、乳腺单纯腺体切除术。

●腋窝淋巴结的处置方式有前哨淋巴结活检术和腋窝淋巴结清扫术。前哨淋巴结具有创伤小且相关并发症少等优点，是临床淋巴结阴性的早期乳腺癌患者的推荐方式。对于临床检查腋窝淋巴结无明确转移的患者，前哨淋巴结活检阴性的患者可以免除腋窝淋巴结清扫；若前哨淋巴结活检阳性，可进行腋窝淋巴结清扫。

●下列情况应进行腋窝淋巴结的清扫：①临床腋窝淋巴结阳性且经穿刺/手术活检证实有转移的患者；②前哨淋巴结阳性，且不符合 ACOSOG Z0011 入组标准的患者如 T_3、超过 2 枚前哨阳性及需全部乳腺切除者；③不能施行前哨淋巴结活检或者前哨淋巴结活检失败；④T_4 的患者；⑤前哨淋巴结活检后腋窝复发的患者。

●手术后的病理应包括以下几个主要方面：组织学类型和分级，肿瘤大小，有无脉管侵犯，有无皮肤和胸壁侵犯，切缘情况，淋巴结清扫数目及转移情况，免疫组化（ER、PR、HER2、Ki67 等指标）情况。

六、放射治疗

（一）术后辅助放疗的适应证

1. 保乳术后

◆原则上，所有接受保乳手术的患者均需要接受术后放射治疗。

◆但是对于年龄≥70 岁（有建议研究＞65 岁），且肿瘤≤2 cm、无淋巴结转移、ER 受体阳性并接受规范内分泌治疗的患者，可以考虑省略术后放疗。

2. 乳腺切除术后

◆符合以下任一条件的患者，应考虑给予术后辅助放疗：①T_3 或 T_4；②N_2 及以上；③$T_{1～2}N_1$ 的患者，推荐术后辅助放疗，但对其中的无明显高危复发因素，即年龄≥50 岁、肿瘤分级Ⅰ～Ⅱ级、无脉管瘤栓、腋窝淋巴结转移数 1～2 个、激素受体阳性的患者，可考虑省略放疗。

3. 新辅助化疗后术后

◆保乳术后的患者即使病理完全缓解,也需要术后放疗。

◆乳腺切除术后的患者,$cT_{3\sim4}$、$cN_{1\sim3}$ 或 pN＋者需术后放疗。

◆以上放疗指征基于目前的研究证据,主要依据新辅助化疗前的分期决定放疗与否,但多项研究显示新辅助化疗后达病理完全缓解(pCR)的患者局部复发率较低,因此还有待进一步研究结果。

(二)放疗定位

■根据手术方式、乳腺形态、肿瘤位置、放疗范围等可选择仰卧位或俯卧位两种体位方式。对于乳腺体积较大、悬垂型、不需要照射淋巴引流区的保乳术后的患者可考虑俯卧位放疗。

■仰卧位定位,选择合适的乳腺托架固定,双上肢外展上举,充分暴露乳腺/胸壁和锁骨上区,保乳术后患者触诊乳腺腺体放置金属丝标记乳腺范围,乳腺切除术后的患者胸壁切口放置金属标记。等中心标记点放置在患侧乳腺皱褶下 $1\sim2$ cm 处骨性胸廓相对平坦处(图 5-1)。

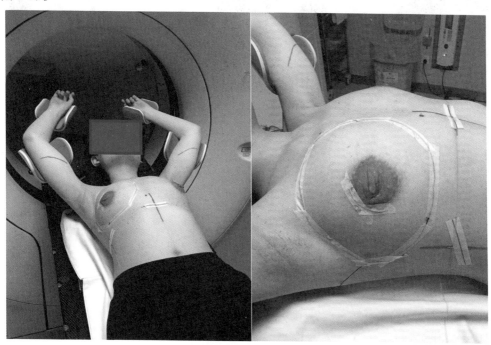

图 5-1　乳腺改良根治术后仰卧位

■俯卧位定位,选择合适的俯卧位托架固定,双上肢上举,患侧乳腺自然下垂,健侧乳腺应用托板托起,避免影响切线野的入射。

(三)放疗靶区范围

1. 保乳术后

◆腋窝淋巴结清扫或前哨淋巴结活检证实无淋巴结转移的患者,照射范围为患侧全乳腺(图 5-2),且原则上推荐行瘤床加量。

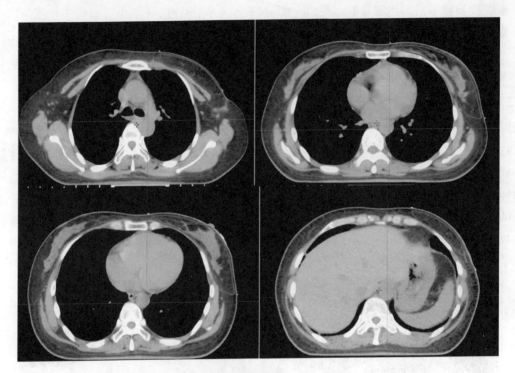

图 5-2　乳腺保乳术后全乳靶区勾画

◆对于浸润性乳腺癌保乳术后,具备下列任一项需要瘤床补量照射:①年龄≤50 岁;②年龄 51~70 岁伴组织高分级;③切缘阳性。同时满足下列全部条件者可考虑免除瘤床补量照射:年龄>70 岁、ER/PR 阳性、中低组织分级、广泛切缘阴性(≥2 mm)。

◆对于导管原位癌保乳术后,具备下列任何一项者应考虑瘤床补量照射:①年龄≤50 岁;②高组织学分级;③切缘阳性或切缘近端阳性(<2 mm)。

◆前哨淋巴结活检无转移、孤立癌细胞转移或淋巴结微转移者,不需要腋窝清扫或腋窝放疗。

◆前哨淋巴结活检发现转移淋巴结 1~2 个转移,不需要腋窝清扫,可考虑行全乳腺高切线野放疗。

◆对于哨位淋巴结活检显示 3 枚以上淋巴结转移者,需行腋窝淋巴结清扫或腋窝放疗。

◆对于哨位淋巴结或腋窝淋巴结 3 枚以上转移者,建议行相应淋巴引流区放疗,淋巴引流区的指征和具体范围参考乳腺切除术后。

◆对于同时满足以下条件的低危患者,也可考虑行部分乳腺照射:①年龄≥50 岁;乳腺浸润性导管癌单灶病变且肿瘤直径≤2 cm;手术切缘阴性≥2 mm;经腋窝清扫或前哨淋巴结活检证实无腋窝淋巴结转移;无脉管瘤栓;且 ER 受体阳性。②低中级别导管内癌;且肿瘤直径≤2 cm;手术切缘阴性≥3 mm。

2. 乳腺切除术后

◆需要术后放疗的患者,大多数情况下照射范围应包括胸壁及锁骨上下区;对于 T_3N_0 的患者,且无淋巴结转移高危因素,可以考虑只做胸壁野的放疗。

◆对腋窝淋巴结转移≥4 个的患者,或者腋窝淋巴结转移 1～3 个,且肿瘤位于内象限并伴有一些高危因素的患者,在保证心肺安全的前提下,考虑照射内乳引流区。

◆前哨淋巴结活检发现淋巴结转移,但未行腋窝清扫或腋窝清扫不彻底的患者,应考虑行腋窝淋巴引流区的放疗。

3. 新辅助化疗后术后

◆目前建议依据新辅助化疗前的分期和手术方式,放疗范围参考无新辅助化疗的患者。

(四)剂量及分割模式

■保乳术后:全乳＋/－区域淋巴结照射剂量为 50 Gy/2 Gy/25 次,瘤床可序贯或同步加量照射至 60～65 Gy。对不需要淋巴引流区照射的患者,大分割放疗可替代常规分割放疗作为标准方案。推荐大分割放疗的剂量为:40 Gy/15 次或 42.5 Gy/16 次,或参加不同分割剂量的临床试验。

■乳腺切除术后:乳腺切除术后的照射剂量为 50 Gy/25 次。

(五)放射治疗与全身治疗的时序安排

■有辅助化疗的患者,术后放疗应在化疗结束后开展。目前不支持同步放化疗。

■无辅助化疗的患者,在切口愈合良好的前提下,建议术后 4～8 周开始放射治疗。

■术后曲妥珠单抗治疗的患者,可以和放疗同时进行。但放疗开始前,要确认左心室射血分数(LVEF)大于 50％,同时放疗计划尽可能降低心脏的照射剂量,对于左侧乳腺癌的患者,应谨慎考虑内乳照射的适应证。

■辅助内分泌治疗可以与术后放射治疗同期开展。

(六)局部区域复发后的放射治疗

■胸壁和锁骨上区是乳腺癌根治术或改良根治术后复发最常见的部位。

■对于根治术或改良根治术后胸壁复发的患者,能手术切除者应先争取切除病灶,切口愈合后即可进行放疗;胸壁多发病灶无法手术切除者,可直接进行放疗;既往未做过放射治疗的患者,放射治疗范围应包括胸壁(图 5-3)和锁骨上下淋巴引流区(图 5-4),腋窝及内乳区不做预防性照射。

■单纯锁骨上区复发的患者,研究显示颈部淋巴结清扫不提高生存,因此首选放化疗。如既往未接受术后放射治疗,照射靶区需包括患侧全胸壁及锁骨上下淋巴引流区。

■单纯腋窝复发的患者,对于单发或数量较少的孤立结节,可首先考虑手术治疗,而后再行放化疗综合治疗;而对于弥漫性的腋下淋巴结肿大,与周围组织发生粘连或造成周围组织水肿,无法行外科手术切除者,放疗和化疗是局部控制的主要手段。

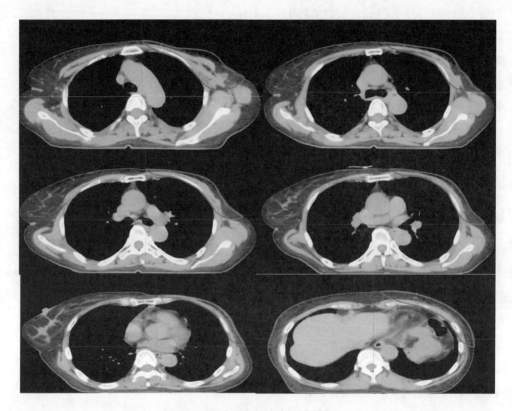

图 5-3 乳腺改良根治术后胸壁靶区

■既往做过放射治疗的复发患者,需要参考肿瘤复发间隔时间、首程放疗的剂量范围和副反应程度及再程放疗的可能疗效和副反应,来决定是否进行再程放疗。再程放疗时,仅照射复发肿瘤部位,不推荐大范围预防照射。

■预防部位的放射治疗剂量为 DT 45～50 Gy/25 f/5 周,复发部位缩野补量至 DT 60～66 Gy/30～33 f/6～6.5 周。

■局部区域复发患者在放射治疗前应取得复发灶的细胞学或组织学诊断。

(七)晚期乳腺癌的姑息和减症放疗

■骨转移放射治疗主要目的是缓解骨痛和降低病理性骨折的危险,放射治疗缓解骨疼痛率为 50%～80%。对于脊椎及股骨等负重部位的骨转移,建议及时放疗(图 5-4)。

■目前临床常用的照射剂量及分割方法主要有:30 Gy/10 次、24 Gy/6 次、20 Gy/5 次和 8 Gy/1 次。这几种照射剂量在缓解骨疼痛方面具有相同的疗效,而分次放疗疼痛复发再次放疗的比率低于单次放疗患者。

■由于乳腺癌骨转移患者的生存期相对较长,对于单发的骨转移,或者当照射野内有重要器官和照射野比较大时,宜进行多次分割照射。

■放疗是脑转移治疗的重要手段,放射治疗控制乳腺癌脑转移的总有效率可达 66%。但具

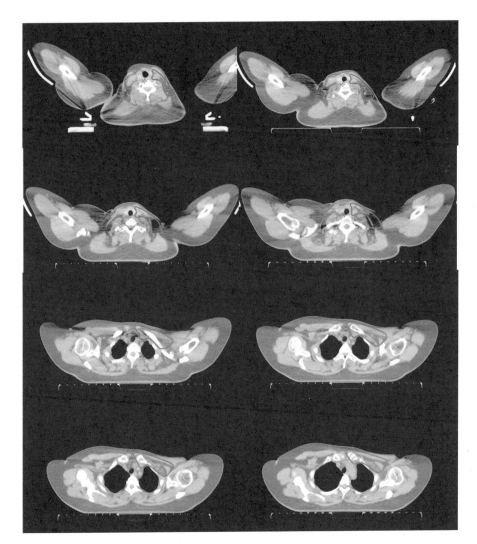

图 5-4　乳腺改良根治术后锁骨上下区的勾画

注:红色为勾画的靶区,绿色、棕色和黄色分别为腋窝 L_3、L_2 和 L_1 的范围

体的放疗范围和方式尚存在争议。

七、放疗毒副反应

(一)放射性皮肤损伤

■皮肤反应是乳腺癌最常见的急性副反应,表现为水肿、红斑、疼痛和干湿性脱皮等。一般出现在放疗 3~6 周及放疗结束后 2 周内。

■根据 RTOG 急性放射损伤分级标准,皮肤放疗反应分级:0 级为皮肤无变化;1 级为滤泡样暗红色红斑、脱发、出汗减少、干性脱皮;2 级为触痛性或鲜色红斑、皮肤皱褶处片状湿性脱皮、中度水肿;3 级为皮肤皱褶以外部位的融合的湿性脱皮,凹陷性水肿;4 级为溃疡、出血、坏死。

■个人的护理对减轻放射性皮肤损伤很重要。穿宽松透气的衣物,注意保持照射野皮肤的干燥、清洁,避免摩擦及抓挠,避免使用刺激性的洗浴用品。放疗期间可涂抹一些放射防护性的乳膏。一旦出现湿性脱皮,需要酌情暂停放疗,给予创面的换药,预防继发感染。

(二)放射性肺损伤

■接受乳腺癌术后全乳或胸壁放疗的患者,肺部不可避免的要接受一定射线的照射,但有症状的放射性肺炎发生率并不高。多数仅为影像学上的轻度渗出性表现。只有少数患者会有咳嗽、发热、胸痛等症状。

■急性放射性肺炎多发生在放疗后的1～3个月。

■放射性肺损伤的发生与肺的照射体积和剂量、基础肺功能及是否接受化疗等因素有关。

■急性放射性肺损伤 RTOG 分级标准:0 级:无变化;1 级:轻度干咳或劳累时呼吸困难;2 级:持续咳嗽需麻醉性止咳药/稍活动即呼吸困难,但休息时无呼吸困难;3 级:重度咳嗽,对麻醉性止咳药无效,或休息时呼吸困难/临床或影像有急性放射性肺炎的证据/间断吸氧或可能需类固醇治疗;4 级:严重呼吸功能不全/持续吸氧或辅助通气治疗;5 级:致命性。

■对于有明显症状的急性放射性肺炎的治疗包括:①吸氧、祛痰及支气管扩张剂的应用;②应用肾上腺皮质激素减轻病变部位的炎性反应和间质水肿;③抗生素的应用。放射性肺炎是一种淋巴细胞性肺炎,因此当没有并发感染时,抗生素的仅作为预防性用药。

(三)放射性心脏损伤

■轻度急性心脏损伤仅表现为心电图或放射学的改变,重度可出现心力衰竭。

■放射治疗对心脏的影响临床表现往往在放射治疗后许多年才会出现,晚期心脏损伤主要为心肌损伤,临床为类似于缩窄性心包炎或者严重心力衰竭的表现。

■左侧乳腺癌的放疗,特别是左侧内乳区的放疗会大大增加心脏受照射的体积及剂量,从而增加放射性心脏损伤的发生率。现代放射治疗技术,包括调强放射治疗、呼吸门控技术、质子放疗等均可以降低心脏受照射的体积及剂量,从而可能减少放射性心脏损伤的发生。

(四)上肢淋巴水肿

■上肢淋巴水肿是由于治疗后淋巴回流受阻,组织液积聚造成的上肢肿胀,是严重影响患者生活质量的并发症。

■临床表现为患侧上肢肿胀、沉重、疼痛、麻木,皮肤紧绷、僵硬、增厚或皮革样感觉,不能握拳,上肢活动及功能受限,进一步发展可形成"象皮肿"。

■多数学者将健患肢体积差≥200 mL 或 10%,以及上肢周径差≥2 cm 作为诊断标准。

■对于上肢淋巴水肿发生的影响因素,不同研究报道不尽相同。多数研究认为腋窝淋巴结清扫、淋巴引流区的放疗、诊断时体重指数≥30、术后并发症是上肢淋巴水肿发生的高危因素。

■对于临床腋窝淋巴结阴性的患者,前哨淋巴结活检术可取代腋窝淋巴结清扫术,这样可以明显降低上肢淋巴水肿的发生率。

■上肢淋巴水肿一旦出现很难治愈,但早期干预可以减缓进展并改善症状。非手术治疗为首选治疗。对于重度特别是出现纤维化的患者,保守治疗效果有限,可考虑手术治疗重建淋巴回路。

(五)臂丛神经损伤

■放射性臂丛神经损伤在术后辅助放疗的患者中很少见。但是对于区域复发而行锁骨上下区二次放射治疗的患者,应警惕放射性的臂丛损伤或者组织纤维化造成的臂丛神经受压。

■臂丛神经损伤重在预防,应严格掌握二次放疗的指征,谨慎选择放疗的范围和剂量。对于已经发生特别是有临床症状的患者,早期可以给予肾上腺皮质激素及营养神经的药物,包括维生素 B、甲钴胺及神经节苷脂等治疗,晚期在排除肿瘤复发后,可以给予松解疗法。

八、随访

●临床体检:前 2 年每 4～6 个月一次,其后 3 年每 6 个月一次,5 年后每年一次。

●乳腺超声:每 6 个月一次。

●乳腺 X 线检查:每年一次。

●胸片或胸部 CT:每年一次。

●腹部超声:每 6 个月一次,3 年后改为每年一次。

●存在腋窝淋巴结转移 4 个以上等高危因素的患者,行基线骨显像检查,全身骨显像每年一次,5 年后可改为每 2 年一次。

●血常规、血液生化、乳腺癌标志物的检测每 6 个月一次,3 年后每年一次。

●应用他莫昔芬的患者每年进行一次盆腔妇科检查。

(徐　敏　李建彬)

参考文献

[1] Corradini S,Niyazi M,Niemoeller OM,et al. Adjuvant radiotherapy after breast conserving surgery - a comparative effectiveness research study[J]. Radiotherapy and oncology,2015,114(1):28-34.

[2] Holloway CL,Panet-Raymond V,Olivotto I. Hypofractionation should be the new 'standard' for radiation therapy after breast conserving surgery[J]. Breast,2010,19(3):163-167.

[3] Bartelink H,Maingon P,Poortmans P,et al. Whole-breast irradiation with or without a boost for patients treated with breast-conserving surgery for early breast cancer:20-year follow-up of a randomised phase 3 trial[J]. Lancet Oncol,2015,16(1):47-56.

[4] Bartelink H,Maingon P,Poortmans P,et al. Whole-breast irradiation with or without a boost for patients treated with breast-conserving surgery for early breast cancer:20-year follow-up of a randomised phase 3 trial[J]. Lancet Oncol,2015,16(1):47-56.

［5］ Bonneau C,Hequet D,Estevez JP,et al. Impact of axillary dissection in women with invasive breast cancer who do not fit the Z0011 ACOSOG trial because of three or more metastatic sentinel lymph nodes[J]. Eur J Surg Oncol,2015,41(8):998-1004.

［6］ Selz J,Le Scodan R,Ménard J,et al. Indication of radiotherapy after neoadjuvant chemotherapy in breast cancer[J]. Cancer Radiother,2014,18(3):229-234.

［7］ Nguyen TT,Hoskin TL,Habermann EB,et al. Breast Cancer-Related Lymphedema Risk is Related to Multidisciplinary Treatment and Not Surgery Alone:Results from a Large Cohort Study[J]. Ann Surg Oncol,2017,24(10):2972-2980.

［8］ Chandra RA,Miller CL,Skolny MN,et al. Radiation therapy risk factors for development of lymphedema in patients treated with regional lymph node irradiation for breast cancer[J]. Int J Radiat Oncol Biol Phys,2015,91(4):760-764.

［9］ Kim M,Kim SW,Lee SU,et al. A model to estimate the risk of breast cancer-related lymphedema: combinations of treatment-related factors of the number of dissected axillary nodes,adjuvant chemotherapy,and radiation therapy[J]. Int J Radiat Oncol Biol Phys,2013,86(3):498-503.

［10］ Thorsen LB,Offersen BV,Dan H,et al. DBCG-IMN:A Population-Based Cohort Study on the Effect of Internal Mammary Node Irradiation in Early Node-Positive Breast Cancer[J]. J Clin Oncol,2016,34(4):314-320.

［11］ Andratschke N,Maurer J,Molls M,et al. Late radiation-induced heart disease after radiotherapy. Clinical importance,radiobiological mechanisms and strategies of prevention[J]. Radiother Oncol,2011,100(2):160-166.

［12］ McCloskey SA,Lee SP,Steinberg ML. Roles and types of radiation in breast cancer treatment:early breast cancer,locoregionally advanced,and metastatic disease[J]. Curr Opin Obstet Gynecol,2011,23(1):51-57.

［13］ Gerber B,Freund M,Reimer T. Recurrent breast cancer:treatment strategies for maintaining and prolonging good quality of life[J]. Dtsch Arztebl Int,2010,107(6):85-91.

［14］ Livi L,Meattini I,Di Cataldo V,et al. Postmastectomy radiotherapy in breast cancer adjuvant treatment[J]. Minerva Chir,2010,65(5):527-536.

［15］ Kumar S,Juresic E,Barton M,et al:Management of skin toxicity during radiation therapy:a review of the evidence[J]. J Med Imaging Radiat Oncol,2010,54(3):264-279.

［16］ Kunkler IH,Williams LJ,Jack WJ,et al. Breast-conserving surgery with or without irradiation in women aged 65 years or older with early breast cancer(PRIME Ⅱ):a randomised controlled trial[J]. Lancet Oncol,2015,16(3):266-273.

第六章 消化系统肿瘤

第一节 胃 癌

一、疾病概况

● 我国胃癌发病率仅次于肺癌居第二位,死亡率排第二位。

● 我国早期胃癌占比很低,仅约 20%,大多数发现时已是进展期,总体 5 年生存率不足 50%。

● 根治性手术切除是治愈胃癌的唯一手段。

● 胃癌可能的病因主要包括饮食、环境、微生物、遗传、肥胖和基因改变六大因素。饮食因素中,高盐、熏制、腌渍食物及吸烟、饮酒等是胃癌发生的危险因素;微生物中,幽门螺旋杆菌、EB 病毒与胃癌发生发展的关系尚待进一步研究证实;遗传因素中,遗传性非息肉性结直肠癌(HNPCC)、家族性腺瘤性息肉病(FAP)及乳腺癌易感基因(BRCA2)基因突变与胃癌发生有关。

● 食管胃交界部腺癌可分为 3 型。Ⅰ型:相当于远端食管腺癌,肿瘤中心位于食管胃交界部上 1～5 cm 处。Ⅱ型:相当于贲门腺癌,肿瘤中心位于食管胃交界部上 1 cm 至交界部下 2 cm 处。Ⅲ型:相当于贲门下腺癌,肿瘤中心位于食管胃交界部下 2～5 cm 处。

● 早期胃癌是指癌组织局限于黏膜层或者黏膜下层的胃癌,大体分型如下。Ⅰ型:隆起型。Ⅱ型:浅表型。Ⅲ型:凹陷型。

● 进展期胃癌大体分型采用 Borrmann 分型法。Ⅰ型:蕈伞型。Ⅱ型:局限溃疡型。Ⅲ型:浸润溃疡型。Ⅳ型:弥漫浸润型。

● 胃癌组织学分型分为 WHO 分型和 Lauren 分型。WHO 分型分为癌和类癌,前者可分为乳头状腺癌、管状腺癌、黏液腺癌、印戒细胞癌等;Lauren 分型分为肠型、弥漫型、混合型和未定型。

二、临床特征及相关检查

(一)临床特征

■症状:胃癌缺乏特异性临床症状,早期胃癌常无症状,常见的临床症状有上腹不适或疼痛、食欲减退、嗳气、返酸、恶心、呕吐、黑便等。进展期胃癌除上述症状外,常出现体重减轻、贫血、乏力、胃部疼痛持续加重且向腰背放射。胃癌一旦穿孔,可出现剧烈腹痛的胃穿孔症状。晚期患者可出现严重消瘦、贫血、水肿、发热、黄疸和恶病质。

■体征:上腹部深压痛、肿块;锁骨上窝淋巴结肿大、腹水征、下腹部盆腔包块、脐部肿物、直肠前窝种植结节、肠梗阻表现均为胃癌晚期的重要体征。

(二)相关检查

■胃镜:内镜及内镜下活检是目前诊断胃癌的金标准,近年来无痛胃镜发展迅速,并已应用于胃癌高危人群的内镜筛查。

■超声胃镜检查:可显示病变部位胃壁层次结构,判断浸润深度,是对胃癌 T 分期的有益补充。

■X 线气钡双重对比造影:定位诊断优于常规 CT 或 MRI,对临床医师手术方式及胃切除范围的选择有指导意义。

■超声检查:判断颈部、锁骨上淋巴结有无转移;超声引导下肝脏、淋巴结穿刺活检有助于肿瘤的诊断及分期。

■CT:CT 检查应为首选临床分期手段。CT 对进展期胃癌的敏感度为 65%～90%,早期胃癌约为 50%;T 分期准确率为 70%～90%,N 分期为 40%～70%。不推荐使用 CT 作为胃癌初诊的首选诊断方法,但在胃癌分期诊断中推荐为首选影像方法。

■MRI:推荐对 CT 对比剂过敏者或其他影像学检查怀疑转移者使用。增强 MRI 是胃癌肝转移的首选或重要补充检查。

■腹腔镜:对怀疑腹膜转移或腹腔内播散者,可考虑腹腔镜探查有无腹膜转移。

■PET-CT:可辅助胃癌分期,但不做常规推荐。

■发射单光子计算机断层扫描仪(ECT):对高度怀疑骨转移的患者可行骨扫描检查。

■肿瘤标志物:建议常规推荐 CEA、CA199 和 CA72-4,可在部分患者中进一步检测 AFP 和 CA125,CA125 对于腹膜转移,AFP 对于特殊病理类型(肝样腺癌)的胃癌,均具有一定的诊断和预后价值。

■疗前检查如下。

◆详细的一般情况记录,包括详尽的病史,以及身体状况评分、营养评估、体重、查体(浅表淋巴结及腹部查体)。

◆询问是否有内科并发症及其他既往病史。

◆镜检:胃镜、超声胃镜检查。

◆病理检查:内镜下活检。

◆影像学检查:胸部 CT、腹部 CT、盆腔 CT,必要时行骨扫描或 PET-CT。

◆实验室检查:血常规,肝肾功能,幽门螺旋杆菌,肿瘤标志物 CEA、CA199 和 CA72-4,便潜血。

三、分期及治疗原则

(一)分期

■胃癌 AJCC 第 8 版分期如表 6-1、表 6-2、表 6-3、表 6-4 所示。

表 6-1　胃癌 AJCC 第 8 版分期

原发肿瘤（T）	T_x	原发肿瘤无法评估
	T_0	无原发肿瘤的证据
	T_{is}	原位癌：上皮内肿瘤，未侵及固有层，高度不典型增生
	T_1	肿瘤侵犯固有层、黏膜肌层或黏膜下层
	T_{1a}	肿瘤侵犯固有层或黏膜肌层
	T_{1b}	肿瘤侵犯黏膜下层
	T_2	肿瘤侵犯固有肌层[①]
	T_3	肿瘤穿透浆膜下结缔组织，而尚未侵犯脏层腹膜或邻近结构[②,③]
	T_4	肿瘤侵犯浆膜(脏层腹膜)或邻近结构[②,③]
	T_{4a}	肿瘤侵犯浆膜(脏层腹膜)
	T_{4b}	肿瘤侵犯邻近结构
区域淋巴结(N)	N_x	区域淋巴结无法评估
	N_0	区域淋巴结无转移
	N_1	1~2 个区域淋巴结有转移
	N_2	3~6 个区域淋巴结有转移
	N_3	7 个或 7 个以上区域淋巴结有转移
	N_{3a}	7~15 个区域淋巴结有转移
	N_{3b}	16 个或 16 个以上区域淋巴结有转移
远处转移(M)	M_0	无远处转移
	M_1	有远处转移
组织学分级(G)	G_x	分级无法评估
	G_1	高分化
	G_2	中分化
	G_3	低分化，未分化

[①]肿瘤可以穿透固有肌层达胃结肠韧带或肝胃韧带或大小网膜，但没有穿透覆盖这些结构的脏层腹膜。在这种情况下，原发肿瘤的分期为 T_3 期。如果穿透覆盖胃韧带或网膜的脏层腹膜，则应当被分为 T_4 期。

[②]胃的邻近结构包括脾、横结肠、肝脏、膈肌、胰腺、腹壁、肾上腺、肾脏、小肠及后腹膜。

[③]经胃壁内扩展至十二指肠或食管的肿瘤不考虑为侵犯邻近结构，而是应用任何这些部位的最大浸润深度进行分期。

表 6-2　胃癌临床分期（cTNM）

分期	N_0	N_1	N_2	N_3	N_{any}，M_1
T_{is}	—	—	—	Ⅳb
T_1	Ⅰ	Ⅱa	Ⅱa	Ⅱa	Ⅳb
T_2	Ⅰ	Ⅱa	Ⅱa	Ⅱa	Ⅳb
T_3	Ⅱb	Ⅲ	Ⅲ	Ⅲ	Ⅳb
T_{4a}	Ⅱb	Ⅲ	Ⅲ	Ⅲ	Ⅳb
T_{4b}	Ⅳa	Ⅳa	Ⅳa	Ⅳa	Ⅳb
T_{any}，M_1	Ⅳb	Ⅳb	Ⅳb	Ⅳb	Ⅳb

表 6-3　胃癌病理分期（pTNM）

分期	N_0	N_1	N_2	N_{3a}	N_{3b}	N_{any}，M_1
T_{is}	—	—	—	—	—	Ⅳ
T_1	Ⅰa	Ⅰb	Ⅱa	Ⅱb	Ⅲb	Ⅳ
T_2	Ⅰb	Ⅱa	Ⅱb	Ⅲa	Ⅲb	Ⅳ
T_3	Ⅱa	Ⅱb	Ⅲa	Ⅲb	Ⅲc	Ⅳ
T_{4a}	Ⅱb	Ⅲa	Ⅲa	Ⅲb	Ⅲc	Ⅳ
T_{4b}	Ⅲa	Ⅲb	Ⅲb	Ⅲc	Ⅲc	Ⅳ
T_{any}，M_1	Ⅳ	Ⅳ	Ⅳ	Ⅳ	Ⅳ	Ⅳ

表 6-4　胃癌新辅助治疗后分期（ypTNM）

分期	N_0	N_1	N_2	N_3	N_{any}，M_1
T_1	Ⅰ	Ⅰ	Ⅱ	Ⅱ	Ⅳ
T_2	Ⅰ	Ⅱ	Ⅱ	Ⅲ	Ⅳ
T_3	Ⅱ	Ⅱ	Ⅲ	Ⅲ	Ⅳ
T_{4a}	Ⅱ	Ⅲ	Ⅲ	Ⅲ	Ⅳ
T_{4b}	Ⅲ	Ⅲ	Ⅲ	Ⅲ	Ⅳ
T_{any}，M_1	Ⅳ	Ⅳ	Ⅳ	Ⅳ	Ⅳ

（二）治疗原则

■应当采取综合治疗的原则，即根据肿瘤病理学类型及临床分期，结合患者一般状况和器官功能状态，采取多学科综合治疗（MDT）模式，有计划、合理地应用手术、化疗、放疗、靶向及免疫治疗等治疗手段，达到根治或最大限度地控制肿瘤、延长患者生存期、改善生活质量的目的。

■ 早期胃癌且无淋巴结转移证据,可根据肿瘤侵犯深度,考虑内镜下治疗或手术治疗,术后无须辅助化疗或放疗。

■ 局部进展期胃癌或伴有淋巴结转移的早期胃癌,应当采取以手术为主的综合治疗。根据肿瘤侵犯深度及是否伴有淋巴结转移,可考虑直接行根治性手术或术前先行新辅助放化疗,再考虑根治性手术。成功实施根治性手术的局部进展期胃癌,需根据术后病理分期决定辅助治疗方案。

■ 复发/转移性胃癌应当采取以药物治疗为主的综合治疗手段,在恰当的时机给予姑息性手术、放射治疗、介入治疗、射频治疗等局部治疗,同时也应当积极给予止痛、支架置入、营养支持等最佳支持治疗。

◆ 手术在胃癌治疗中的作用如下。

❖ 手术切除是胃癌的主要治疗手段,也是目前治愈胃癌的唯一方法。

❖ 胃癌手术分为根治性手术与非根治性手术。根治性手术应当完整切除原发病灶,并且彻底清扫区域淋巴结,主要包括标准手术、改良手术和扩大手术;非根治性手术主要包括姑息手术和减瘤手术。

❖ 根治性手术:①标准手术以根治为目的,要求必须切除 2/3 以上的胃,并且进行 D_2 淋巴结清扫。②改良手术主要针对分期较早的肿瘤,要求切除部分胃或全胃,同时进行 D_1 或 D_1 + 淋巴结清扫。③扩大手术包括联合脏器切除或(和)D_2 以上淋巴结清扫的手术。

❖ 对于不同部位的胃癌,胃切除范围是不同的。位于胃下部癌进行远端胃切除术或者全胃切除术,位于胃体部癌进行全胃切除术,位于胃食管结合部癌进行近端胃切除术或者全胃切除术。

❖ 根据临床分期:①$cT_{2\sim4}$ 或 $cN(+)$ 的胃癌,通常选择标准胃部分切除或者全胃切除术。②$cT_1N_0M_0$ 胃癌,根据肿瘤位置,除了可以选择上述手术方式以外,还可以选择近端胃切除、保留幽门的胃切除术、胃局部切除术等。③联合脏器切除的问题,如果肿瘤直接侵犯周围器官,可行根治性联合脏器切除。对于肿瘤位于胃大弯侧,存在淋巴结转移时,考虑行联合脾切除的全胃切除手术。其他情况下,除了肿瘤直接侵犯,不推荐行预防性脾切除术。

❖ D_1 切除包括切除胃大、小网膜及其包含在贲门左右、胃大、小弯及胃右动脉旁的幽门上、幽门下淋巴结及胃左动脉旁淋巴结。对于 $cT_{1a}N_0$ 和 $cT_{1b}N_0$、分化型、直径 < 1.5 cm 的胃癌行 D_1 清扫;对于上述以外的 cT_1N_0 胃癌行 D_1 + 清扫。

❖ D_2 切除是在 D_1 的基础上,再清扫腹腔干、肝总动脉、脾动脉和肝十二指肠韧带的淋巴结。至少清扫 16 枚以上的淋巴结才能保证准确的分期和预后判断。对于 $cT_{2\sim4}$ 或者 $cN(+)$ 的肿瘤应进行 D_2 清扫。

◆ 化疗在胃癌治疗中的作用分为姑息化疗、辅助化疗、新辅助化疗和转化治疗。

❖ 姑息化疗:适用于全身状况良好、主要脏器功能基本正常的无法切除、术后复发转移或姑息性切除术后的患者。

❖ 辅助化疗:适用于 D_2 根治术后病理分期为Ⅱ期及Ⅲ期者。联合化疗在 6 个月内完成,单药化疗不宜超过 1 年。辅助化疗方案推荐氟尿嘧啶类药物联合铂类的两药联合方案。对体力状况差、高龄、不耐受两药联合方案者,考虑采用口服氟尿嘧啶类药物的单药化疗。

❖ 新辅助化疗:对无远处转移的局部进展期胃癌($T_{3/4}$、N+),推荐新辅助化疗,应当采用铂类与氟尿嘧啶类联合的两药方案,或在两药方案基础上联合紫杉类组成三药联合的化疗方案,不宜单药应用。新辅助化疗的时限一般不超过 3 个月,应当及时评估疗效,并注意判断不良反应,避免增加手术并发症。

❖ 转化治疗:对于初始不可切除但不伴有远处转移的局部进展期胃癌患者,可考虑化疗,或同步放化疗,争取肿瘤缩小后转化为可切除。

◆ 靶向治疗在胃癌治疗中的地位如下。

❖ 胃癌最重要的两个靶点分别是人表皮生长因子受体 2(HER-2)和血管内皮生长因子受体(VEGFR)。

❖ 对人表皮生长因子受体 2(HER-2)过表达(免疫组化染色呈+++,或免疫组化染色呈++且 FISH 检测呈阳性)的晚期胃或胃食管结合部腺癌患者,推荐在化疗的基础上,联合使用分子靶向治疗药物曲妥珠单抗。适应人群为既往未接受过针对转移性疾病的一线治疗患者,或既往未接受过抗 HER-2 治疗的二线及以上治疗患者。

❖ 阿帕替尼是高度选择 VEGFR-2 抑制剂,其适应证是晚期胃或胃食管结合部腺癌患者的三线及三线以上治疗,且患者接受阿帕替尼治疗时一般状况良好。

四、放射治疗

(一)放疗的适应证和禁忌证

1. 放疗指征

◆ 一般情况好,KPS≥70 分或 ECOG 0~2 分。

◆ 局部晚期胃癌的术前放疗:对于可手术切除或者潜在可切除的局部晚期胃癌,采用术前放疗同步化疗或联合诱导化疗可提高 R_0 手术切除率及 pCR 率,改善长期预后。

❖ 无远处转移。

❖ 临床诊断:T_3、T_4 和(或)局部区域淋巴结转移。

◆ 不可手术切除的胃癌放疗指征如下。

❖ 无远处转移。

❖ 外科评估临床诊断:T_{4b}。

❖ 拒绝接受手术治疗或因内科疾病原因不能耐受手术治疗的胃癌患者。

◆ 术后辅助放疗指征如下。

❖ 无远处转移。

❖ 非根治性切除,有肿瘤残存,切缘阳性。

❖ <D_2 手术:术后病理提示 T_3、T_4 和(或)淋巴结转移。

❖ D_2 手术:N_2/N_3 的患者可能从术后放疗中获益。

◆局部区域复发的胃癌:如果无法再次手术且未曾接受过放疗,身体状况允许,可考虑同步化放疗,化放疗后 6~8 周评价疗效,期望争取再次手术。

◆晚期胃癌的减症放疗:远处转移的胃癌患者,推荐可通过照射原发灶或转移灶,实施以缓解梗阻、压迫、出血或疼痛为目的的减症治疗,以提高患者生存质量。

2. 禁忌证

◆一般情况差,不能耐受放射治疗。合并有其他严重并发症,不宜放射治疗者。

(二)放疗新技术应用

■IMRT 技术包括容积旋转调强放疗(VMAT)技术及螺旋断层调强放疗(TOMO)等,比三维适形放疗(3D-CRT)拥有更好的剂量分布适形性和均匀性,结合靶区内同步加量(SIB)放疗剂量模式,可在不增加正常组织受照剂量的前提下,提高胃肿瘤照射剂量。

■应用 MRI-CT 定位融合,其目的是提高各种影像设备图像融合的准确性,以利于更为合理准确地勾画靶区。

■在多数加速器上均安装 EPID/IGRT 设备,先进的 EPID/IGRT 设备还可以进行剂量分布计算和验证。如果将治疗机与影像系统结合在一起,每日治疗时采集有关的影像学信息,可确定治疗靶区,更好地减小治疗的摆位误差。

(三)放疗定位

■定位前准备:预约定位后给予饮食指导,训练 4 h 内不进食、少量饮水的习惯。正式定位当日前空腹 4 h。定位前 5 min 口服 300~500 mL 饮用水,此后每次放疗前 5 min 均饮用相同数量的水。

■CT 定位:患者仰卧位,腹膜固定,层厚 5 mm 扫描,应用静脉增强对比剂,扫描范围从气管分叉至 L_4 椎体下缘。

(四)放疗靶区范围

1. 胃癌淋巴结引流区分组

◆日本胃癌研究会为适应胃癌根治手术、清除淋巴结的需要,明确规定了胃周各个部位淋巴结的代号、位置与相邻淋巴结的界限。根据 1993 年第 12 版《胃癌处理规约》将胃癌相关淋巴结引流区域分为以下各组。

❖No(1)贲门右淋巴结:位于腹段食管和贲门的右前方。与(3)组的分界为与胃左动脉上行支进入胃壁的第一支,此支以下者为(3)组。

❖No(2)贲门左淋巴结:沿左膈下动脉贲门食管支分布,位于腹段食管和贲门的左后方。

❖No(3)小弯淋巴结:沿胃小弯分布,位于胃前内侧壁与肝内下缘之间。与(1)组分界如前述,与(5)组的分界为胃右动脉向胃小弯分出的第 1 支,此支以下者为(5)组。

❖No(4)大弯淋巴结:沿胃网膜左、右动脉分布,由于卧位扫描的缘故,胃大弯与立位时相比出现转位,在 CT 轴位上,体上部大弯的淋巴结位于胃的外、后侧壁,体下部的淋巴结则常显示于胃外侧壁与前腹壁之间的区域。该组又分为两个亚组,沿胃网膜右动脉分布者为大弯右组(4d),沿胃网膜左动脉和胃短动脉靠近胃者为大弯左组(4s)。

将位于胃短动脉靠近胃者称为(4sa),沿胃网膜左动脉分布者为(4sb)。(4s)与(10)脾门淋巴结的界限是胃网膜左动脉向胃大弯发出的第1支,位于此支上者为(4sb)。

❖ No(5)幽门上淋巴结:含胃右动脉根部的淋巴结,与(3)组分界如前述。

❖ No(6)幽门下淋巴结:位于胃网膜右动脉进入胃大弯的第1支(含此支)与胃网右静脉和胰十二指肠前下静脉的汇合部之间。

❖ No(7)胃左动脉干淋巴结:分布于胃左动脉干周围,即从胃左动脉根部至上行支的分支部。

❖ No(8)肝总动脉干淋巴结:分布于肝总动脉干周围,分为两个亚组,位于肝总动脉前面与上缘的称(8a),位于后面者称(8p)。

❖ No(9)腹腔动脉周围淋巴结:即腹腔干与胃左动脉根、肝总动脉根、脾动脉根部的淋巴结,其中任何一条动脉根部的淋巴结均列入本组。

❖ No(10)脾门淋巴结:位于胰尾末端与脾门之间,沿脾动脉分支分布排列。

❖ No(11)脾动脉干淋巴结:沿脾动脉干分布,包括胰后淋巴结。与(10)的界限是胰尾末端。近端(11p)与远端(11d)以脾动脉的中心为界。

❖ No(12)肝、十二指肠韧带内淋巴结:位于肝十二指肠韧带内,肝总动脉上方层面,沿肝门静脉、胆管分布的淋巴结。该组又分为:(12a)沿肝动脉分布,(12b)沿胆管分布,(12c)位于胆囊管,(12p)位于门静脉后面,(12h)位于肝门部。(12a)与(12b)的分界是胆管左缘。

❖ No(13)胰头后淋巴结:位于胰头后面,内侧界是门静脉左缘,上下界与胰头上下缘水平一致,与(11)的界限是肠系膜下静脉进入脾静脉的汇合处。

❖ No(14)肠系膜根部淋巴结:位于胰腺后方,沿肠系膜上动静脉分布的淋巴结,其上界为胰腺下缘。沿肠系膜上静脉的淋巴结称(14v),肠系膜上动脉的淋巴结称(14a)。

❖ No(15)结肠中动脉周围淋巴结:位于横结肠系膜内,沿结肠中动脉分布的淋巴结。

❖ No(16)主动脉周围淋巴结:分布于腹主动脉周围。以左肾静脉下缘为界,分为上、下(a,b)区。又以腹腔干水平,将(a)区分为(a₁)、(a₂);以肠系膜下动脉水平,将(b)区分为(b₁)、(b₂)。

❖ No(17)胰头前淋巴结:与(13)位置相对应,位于胰头前部。

❖ No(18)胰下淋巴结:位于胰体尾交界部下缘。

❖ No(19)膈下淋巴结:位于膈肌腹侧面,主要沿膈下动脉分布(沿左膈下动脉食管贲门支分布的淋巴结是(2)组淋巴结,左膈下动脉分叉以外的淋巴结为(19)组淋巴结。

❖ No(20)食管裂孔部淋巴结:位于膈肌食管裂孔部。

❖ No(105)胸上部食管旁淋巴结。

❖ No(106)胸部气管淋巴结。

❖ No(107)气管分叉淋巴结。

❖ No(108)胸中部食管旁淋巴结。

❖ No(109)肺门淋巴结。

❖ No(110)胸下部下食道旁淋巴结。

❖No(111)膈上淋巴结。

❖No(112)后纵隔淋巴结。

2. 术前放疗

(1)2009 年公布的 EORTC-ROG 共识建议的靶区勾画要点

❖大体肿瘤靶区(GTV)包括原发肿瘤 GTVp 和转移淋巴结 GTVn。GTVp 需根据内镜结果和基线腹部增强 CT 等影像学检查共同确定范围。GTVn 的勾画可结合超声内镜及腹部增强 CT 结果。PET 是否能更清楚地显示原发灶的范围尚不明确,PET 和 CT 对阳性淋巴结的敏感性欠佳。

❖临床肿瘤靶区(CTV)为 CTVp+CTVn+高危淋巴结引流区。CTVn 为 GTVn 外扩 0.5 cm。原发灶部位不同,相应的 CTV 范围各异。

◎胃食管结合部癌:其中 CTVp 为 GTVp 外扩 1.5 cm,高危淋巴引流区如下。①Siewert Ⅰ型相应的预防照射淋巴结区:(1)、(2)、(7)、(9)、(19)、(20)、(110)、(111)、(112)。②Siewert Ⅱ型相应的预防照射淋巴结区:(1)、(2)、(3)、(4a)、(7)、(9)、(11p)、(19)、(20)、(110)、(111)。③SiewertⅢ型相应的预防照射淋巴结区:(1)、(2)、(3)、(4sa)、(7)、(9)、(10)、(11)、(19)、(20)、(110)、(111)。

◎胃上部癌(除胃食管结合部癌外):CTVp 至少在 GTVp 基础上外扩 5 cm,高危淋巴引流区包括(1)、(2)、(3)、(4sa)、(4sb)、(7)、(9)、(10)、(11)、(19)。

◎胃中部癌:CTVp 包括全胃(从贲门至幽门),高危淋巴引流区包括(1)、(2)、(3)、(4)、(5)、(6)、(7)、(8)、(9)、(10)、(11)、(18)、(19)。

◎胃下部癌:CTVp 至少在 GTVp 基础上外扩 5 cm,高危淋巴引流区包括(3)、(4d)、(5)、(6)、(7)、(8)、(9)、(11p)、(12)、(13)、(17)、(18)。

❖计划靶区(PTV)应根据 ICRU50、62 报告确定,PTV 定义为内靶区(ITV)加摆位误差,各单位根据临床实践情况外扩。

(2)NCCN 指南

❖近端三分之一/胃食管结合部癌:照射野应该包括远端食管 3~5 cm、左半横膈膜和邻近的胰体部。高危淋巴结区包括:邻近的食管周围、胃周、胰腺上、腹腔干淋巴结和脾门淋巴结区。

❖中三分之一/胃体癌:高危淋巴结区包括邻近的胃周、胰腺上、腹腔干、脾门、肝门和胰十二指肠淋巴结。

❖远端三分之一/胃窦癌:如果肿瘤扩展到胃十二指肠结合部,放射野应包括胰头、十二指肠第一和第二段。高危淋巴结区包括:胃周、胰腺上、腹腔干、肝门和胰十二指肠淋巴结。

3. 术后放疗

◆美国 Gunderson&Tepper 教授所编写的 *Clinical Radiation Oncology* 一书认为术后放疗范围(CTV)应包括吻合口、瘤床和高危区域淋巴结,如有淋巴结阳性还需酌情包括残胃。

❖ 仔细阅读手术记录,切缘≤3 cm时,必须包括吻合口及以上2 cm,十二指肠断端也需包括2 cm的长度。注:远端胃切除术可采用毕Ⅰ或毕Ⅱ式吻合,前者将残胃断端和十二指肠断端行端端吻合,后者将残胃断端和正常空肠壁行端侧吻合,十二指肠断端旷置。全胃切除术常采用Rouxen Y吻合,截断空肠,将空肠远端穿过横结肠系膜切口上提,将食管断端与空肠远端行端侧吻合,空肠近端与横结肠系膜切口以下的空肠远端行端侧吻合,十二指肠断端旷置。

❖ T_3、T_4病变应包括瘤床(根据术前影像资料确定位置,术中放置的标记,勾画受侵的器官和组织),如果高质量的手术切除,$T_{3\sim4a}$可以不照射瘤床,T_{4b}应该照射瘤床及银夹标志的可能肿瘤残留区域。

❖ 高危淋巴结引流区,同NCCN指南。

◎ 近端三分之一/胃食管结合部原发癌:同术前。

◎ 中三分之一/胃体癌:同术前。

◎ 远端三分之一/胃窦癌:如果肿瘤扩展到胃十二指肠结合部,射野应包括胰头和十二指肠残端3~5 cm。高危淋巴结引流区包括:胃周、胰腺上、腹腔干、肝门和胰十二指肠淋巴结。

4. 根治剂量放疗

◆ 对于高龄、因身体状况无法耐受手术或者拒绝手术、Ⅳ期经过全身治疗后转移病灶控制稳定的胃癌患者,可考虑择期给予胃原发病灶及转移淋巴结根治剂量放疗,放疗的靶区目前无明确的定义,一般临床经验是根据病灶范围的大小,在GTV的基础上适当外扩为CTV,不建议按照术前或术后的预防淋巴引流区域照射,可以根据临床实际情况酌情包括GTV邻近的高危淋巴引流区域照射,以减少放疗的毒性反应。

5. 复发转移病灶的放疗

◆ 对于吻合口复发不考虑手术切除的患者,或者腹膜后、纵隔、锁骨上等部位淋巴结转移的患者,经过全身治疗后转移病灶控制稳定,可考虑择期给予吻合口复发病灶及转移淋巴结放疗,以提高复发转移病灶的控制率。放疗的靶区无明确的定义,一般临床经验是根据病灶范围的大小,在GTV的基础上适当外扩为CTV,以减少放疗的毒性反应。

6. 脑转移、骨转移等转移病灶的姑息放疗

◆ 同其他肿瘤脑转移、骨转移病灶的放疗原则。

(五)剂量及分割模式

■ 术前:EORTC-ROG共识建议放疗技术采用3D-CRT或IMRT技术,射线能量使用4~18 MV的X线。建议处方剂量为45 Gy/25 f,1.8 Gy/f,5 f/周;总的治疗时间不能超过37d。NCCN指南推荐41.4~50.4 Gy,1.8~2.0 Gy/f,5 f/周。

■ 术后:NCCN指南建议术后放疗剂量45~50.4 Gy,单次1.8 Gy。对切缘阳性、有残留灶的患者,在周围限制器官剂量可耐受的情况下,应酌情加量。

■ 根治性放疗:56~60 Gy,1.8~2.0 Gy/f,5 f/周。根据周围限制器官剂量可耐受的情况下

尽可能提高剂量以提高局控率。复发转移病灶放疗:吻合口复发病灶 54～56 Gy,转移淋巴结 56～60 Gy,1.8～2.0 Gy/f,5 f/周。充分考虑吻合口瘘的风险,根据周围限制器官剂量可耐受的情况下尽可能提高剂量以提高局控率。

(六)同步化疗

■NCCN 指南推荐术前同步化疗方案可选择紫杉醇联合卡铂、氟尿嘧啶类药物(5-FU 或卡培他滨)联合顺铂或奥沙利铂。术后同步化疗方案可选择氟尿嘧啶类药物为基础的方案。

■虽然 NCCN 指南并未指明 S_1 在同步化疗中的作用,考虑到日本的 ACTS-GC 研究奠定了 S_1 在胃癌辅助化疗中的地位,也可以在同步化疗中酌情使用 S_1 替代 5-FU 或卡培他滨。

(七)危及器官限值

■危及器官限值如表 6-5 所示。

表 6-5　胃癌危及器官限值

危及器官	限量
脊髓	$D_{max} < 45$ Gy
肺	$V_{20} < 20\%$ 或 $V_5 < 50\%$
心脏	$V_{30} < 40\%$ 或 $V_{50} < 25\%$
肾脏	$V_{20} < 70\%$ 或 $D_{mean} < 15～18$ Gy
肝脏	$V_{30} < 30\%$ 或 $D_{mean} < 25$ Gy
小肠(单独小肠肠管)	$V_{15} < 120$ cm^3
小肠(腹膜后腔隙中全部潜在空间)	$V_{45} < 195$ cm^3

(八)放化疗并发症及处理

1. 局部反应

◆化疗局部反应主要为药物局部渗漏引起组织反应和坏死及栓塞性静脉炎。

◆放疗引起的局部反应如下。

❖早期不良反应:局部水肿、放射性胃及食管黏膜损伤及由此引起的恶心、呕吐、消化不良等消化道反应,对症支持治疗为主。

❖晚期不良反应:肝脏、肾脏、胰腺、小肠及脊髓损伤对应的反应,还有局部组织纤维化及出血。预防为主,限制正常组织的受照射剂量和体积。

2. 全身反应

(1)造血系统

❖白细胞特别是粒细胞的减少,必要时予集落刺激因子,减少化疗剂量或停药,注意预防感染,必要时予抗生素治疗。

❖血小板减少,避免使用抗凝的药物,予白介素-11、血小板生长因子,计数过低者有条件时应输注单采血小板。

❖血红蛋白减少,可使用促红细胞生长素,必要时吸氧,过低时予输注红细胞治疗。

（2）消化道反应

❖食欲不振,一般无须处理,孕酮类药物有助于改善食欲。

❖恶心、呕吐,对症使用止吐药物。

❖黏膜炎,止痛,营养支持。

❖肝肾毒性:对症保肝、水化治疗。

五、随访

● 治疗后 1 个月、3 个月复查,2 年内每 3 个月复查一次,5 年内每半年复查一次,5 年后每年复查一次。

● 每次复查项目如下。

■ 记录症状、身体状况评分、营养状态评估、体重、浅表淋巴结及腹部查体,评价治疗后的毒副反应。

■ 血液学检查:血常规、肝肾功能、肿瘤标志物 CEA、CA199 和 CA72-4。

■ 影像学检查:腹部增强 CT、胸部平扫 CT、盆腔增强 CT,必要时复查 ECT 或 PET-CT。

（李永恒　盛雪晴　耿建昊　蔡　勇　王维虎）

第二节　原发性肝癌

一、疾病概况

● 原发性肝癌(主要为肝细胞癌和胆管细胞癌)发病率在全球男性中位居第 7 位,在女性中位居第 9 位。根据 2015 年中国恶性肿瘤发病和死亡分析,我国肝癌发病率居第 4 位,而死亡率居第 3 位。肝细胞癌(hepatocellular carcinoma,HCC)占原发性肝癌的 85% ～ 90%,是其主要的病理类型。肝细胞肝癌常见于男性,男女发病率比约为 9:1,胆管细胞癌男女发病率比约为 2:1。

● 肝细胞癌发病因素较为公认的有乙型肝炎病毒或丙型肝炎病毒感染、黄曲霉毒素摄入及长年饮用不洁水。此外,饮酒、吸烟、缺硒等亦被认为与肝细胞癌的发病有关。

● 胆管细胞癌的发病因素有胆管囊肿、胆管结石、感染肝吸虫和一些化学物质如氧化钍等。

● 肝细胞癌的发生与乙型肝炎病毒、丙型肝炎病毒感染密切相关。我国肝细胞癌患者中约 95% 曾发生乙型肝炎病毒感染,约 10% 曾发生丙型肝炎病毒感染,其中部分为重叠感染。

● 肝癌预防措施应包括"防霉、改水、防肝炎"七字诀。还应包括乙肝疫苗接种、慎用血液制品、杜绝医源性感染、禁酒与控烟等。

● 对肝癌高危人群的筛查,有助于早期发现、早期诊断、早期治疗,是提高肝癌疗效的关键。

二、临床特征及相关检查

(一)临床特征

■肝癌早期大多数患者无典型症状和体征,少数患者可以有上腹部闷胀、腹痛、乏力和食欲不振等症状。

■随着肿瘤变大,肝癌患者会出现肝区疼痛、食欲减退、腹胀、乏力、消瘦、发热、黄疸,但这些大多已属于中晚期症状,而且缺乏特异性。

■有肝病基础者可出现牙龈出血或鼻出血;合并肝硬化门脉高压者,也可出现上消化道出血。肿瘤位于肝脏包膜下,易破裂导致包膜下出血或腹腔积血。

■副癌综合征表现为红细胞增多症、低血糖症等。其他副癌综合征包括高血钙、高纤维蛋白原血症、高胆固醇血症等,但临床实践中并不多见。

■中晚期肝癌常见的阳性体征包括肝脏肿大、伴或不伴结节、上腹肿块、黄疸、腹水、脾肿大、下肢浮肿。如肝硬化明显,可出现肝掌、蜘蛛痣,部分男性患者出现乳房发育,门脉高压或下腔静脉阻塞者则会出现腹壁静脉曲张。

■肝癌常见并发症包括肝癌结节破裂、上消化道出血、肝功能障碍、胸水、感染等。肝功能障碍表现为黄疸、腹水、凝血功能障碍、肝昏迷。

(二)疗前检查

■详细的一般情况记录,包括身体状况评分、体重、营养评估及详尽的病史。

■实验室检查:血常规,肝肾功能,凝血功能,乙肝"两对半"和丙肝抗体,HBV DNA 和 HCV mRNA 扩增状况,肿瘤标志物。

■影像学检查:腹部超声、腹部 CT、腹部 MRI、选择性肝动脉造影,胸部 CT、脑 CT 或 MRI、ECT。

■病理检查:可通过超声引导下经皮肝穿刺空心针活检或细针穿刺进行组织学或细胞学检查,明确病理类型。

■肝脏储备功能评估,常用 Child-Pugh 评分,具体见表 6-6。

表 6-6　Child-Pugh 肝功能分级

检查/分值	1	2	3
总胆红素(μmol/L)	<34	34～51	>51
白蛋白(g/L)	>35	28～35	<28
凝血酶原时间延长(s)	1～3	4～6	>6
腹水	无	少量	中等量
肝性脑病	无	1～2	3～4

注:A 级,5～6 分;B 级,7～9 分;C 级,10～15 分

■询问是否有内科并发症及既往病史。

(三)肝癌的诊断标准

■病理组织学和(或)细胞学是诊断原发性肝癌的金标准。

■肝细胞癌最常用的标志物为血清甲胎蛋白(AFP),70%肝细胞癌患者血清中 AFP 升高。

■CA19-9 可作为胆管细胞癌的标记物,70%胆管细胞癌患者出现血清 CA19-9 升高。

■对肝细胞肝癌,在病理诊断缺失的情况下,可使用临床诊断标准。同时满足以下条件中 A ＋B(a)两项或者 A＋B(b)＋B(c)三项时,可以确立 HCC 的临床诊断。

◆A.具有肝硬化及 HBV 和(或)HCV 感染的证据。

◆B.典型的 HCC 影像学特征:同期多排 CT 扫描和(或)动态对比增强 MRI 检查显示肝脏占位在动脉期快速不均质血管强化,而静脉期或延迟期快速洗脱。

❖a.如果肝脏占位直径≥2 cm,CT 和 MRI 两项影像学检查中有一项显示肝脏占位具有上述肝癌的特征,即可诊断 HCC。

❖b.如果肝脏占位直径为 1~2 cm,则需要 CT 和 MRI 两项影像学检查都显示肝脏占位具有上述肝癌的特征,方可诊断 HCC。

❖c.血清 AFP≥400 μg/L 持续 1 个月或≥200 μg/L 持续 2 个月,并能排除其他原因引起的 AFP 升高(排除慢性或活动性肝炎、肝硬化、睾丸或卵巢胚胎源性肿瘤及怀孕等。)

■鉴别诊断:肝细胞肝癌需与肝血管瘤、转移性肝癌、肝腺瘤、局灶性结节样增生、炎性假瘤、肝肉瘤、肝内液性占位等相鉴别。

■肝癌的诊断可参考肝癌诊断路线图(图 6-1)。

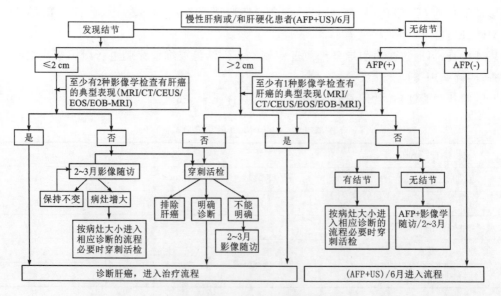

图 6-1　肝癌诊断路线图

三、分期及治疗原则

(一)分期

■肝细胞癌 AJCC(第 7 版)、AJCC(第 8 版)分期对比如表 6-7 所示。

表 6-7　肝细胞癌 AJCC(第 7 版)、AJCC(第 8 版)分期对比

肝细胞癌			AJCC(第 7 版)分期	AJCC(第 8 版)分期
T 分期	T_x		原发肿瘤无法评估	原发肿瘤无法评估
	T_1	T_{1a}	孤立的肿瘤无血管浸润	孤立的肿瘤最大径≤2 cm
		T_{1b}		孤立的肿瘤最大径＞2 cm,无血管侵犯
	T_2		孤立的肿瘤浸润血管,或多发肿瘤都不＞5 cm	孤立的肿瘤最大径＞2 cm,有血管侵犯,或者多发的肿瘤,无一最大径＞5 cm
	T_3	T_{3a}	多发肿瘤＞5 cm	多发的肿瘤,至少有一个最大径＞5 cm
		T_{3b}	单个或多发肿瘤,不论大小,侵及门静脉的主要属支或肝静脉	
	T_4		直接侵及除胆囊外的邻近器官,或穿透腹膜	任意大小的单发或多发肿瘤,累及门静脉的主要分支或者肝静脉;肿瘤直接侵及除囊外的邻近器官,或穿透腹膜
N 分期	N_x		区域淋巴结无法评估	区域淋巴结无法评估
	N_0		无区域淋巴结转移	无区域淋巴结转移
	N_1		区域淋巴结转移	区域淋巴结转移
M 分期	M_0		无远处转移	无远处转移
	M_1		远处转移	远处转移
肝细胞癌临床分期	I	I a	$T_1 N_0 M_0$	$T_{1a} N_0 M_0$
		I b		$T_{1b} N_0 M_0$
	II		$T_2 N_0 M_0$	$T_2 N_0 M_0$
	III	III a	$T_{3a} N_0 M_0$	$T_3 N_0 M_0$
		III b	$T_{3b} N_0 M_0$	$T_4 N_0 M_0$
		III c	$T_4 N_0 M_0$	—
	IV	IV a	$T_{any} N_1 M_0$	$T_{any} N_1 M_0$
		IV b	$T_{any} N_{any} M_1$	$T_{any} N_{any} M_1$

■肝内胆管细胞癌 AJCC(第 7 版)、AJCC(第 8 版)分期对比如表 6-8 所示。

表 6-8　肝内胆管细胞癌 AJCC(第 7 版)、AJCC(第 8 版)分期对比

胆管细胞癌			AJCC(第 7 版)分期	AJCC(第 8 版)分期
T 分期	T_x		原发肿瘤无法评估	原发肿瘤无法评估
	T_{is}		原位癌(胆管内)	原位癌(胆管内)
	T_1	T_{1a}	单个病灶无血管浸润	孤立的肿瘤最大径≤5 cm,无血管侵犯
		T_{1b}		孤立的肿瘤最大径>5 cm 无血管侵犯
	T_2	T_{2a}	单个病灶浸润血管	孤立的肿瘤,有血管侵犯,或者多发的肿瘤,有或无血管侵犯
		T_{2b}	多个病灶,有或无血管浸润	
	T_3		穿透腹膜,或直接侵及局部肝外结构	肿瘤穿透脏层腹膜
	T_4		胆管周围浸润	直接侵犯局部肝外结构
N 分期	N_x		区域淋巴结无法评估	区域淋巴结无法评估
	N_0		无区域淋巴结转移	无区域淋巴结转移
	N_1		区域淋巴结转移	区域淋巴结转移
M 分期	M_0		无远处转移	无远处转移
	M_1		远处转移	远处转移
胆管细胞癌临床分期	0		$T_{is} N_0 M_0$	$T_{is} N_0 M_0$
	I	Ia	$T_1 N_0 M_0$	$T_{1a} N_0 M_0$
		Ib		$T_{1b} N_0 M_0$
	II		$T_2 N_0 M_0$	$T_2 N_0 M_0$
	III	Ⅲa	$T_3 N_0 M_0$	$T_3 N_0 M_0$
		Ⅲb		$T_4 N_0 M_0$ $T_{any} N_1 M_0$
	IV	Ⅳa	$T_4 N_0 M_0$ $T_{any} N_1 M_0$	$T_{any} N_{any} M_1$
		Ⅳb	$T_{any} N_{any} M_1$	

(二)治疗原则

■原发性肝癌的治疗分为局部治疗与全身治疗。局部治疗有外科手术切除、肝动脉栓塞化疗、射频治疗和局部放射治疗;全身治疗有化疗、分子靶向和免疫治疗。具体可参考原国家卫计委《原发性肝癌诊疗规范 2017 年版》肝癌临床分期及治疗路线图(图 6-2)。

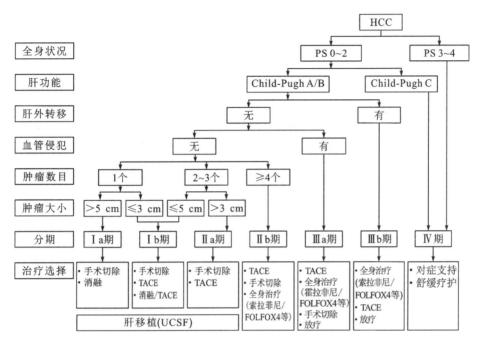

图 6-2 《原发性肝癌诊疗规范 2017 年版》肝癌临床分期及治疗路线图

■肝癌治疗领域的特点是多种方法、多个学科共存。须重视多学科诊疗团队的模式,从而避免单科治疗的局限性。

◆放射治疗可结合其他治疗方法,对多期肝癌均适用。

◆外科手术是原发性肝癌重要的治疗手段,但 80％肝癌患者在确诊为原发性肝癌时,或因肿瘤大、癌栓或远处转移、肝功能较差及其他内科疾病,而失去手术切除的机会。

◆非手术治疗最常见的是经肝动脉栓塞化疗,射频和瘤内酒精注射主要针对小于 3 cm 的肝内肿瘤。

◆索拉非尼、仑伐替尼是目前获得批准治疗不能手术切除和远处转移的肝癌的一线分子靶向药物,瑞戈非尼推荐为索拉非尼失败后的二线靶向药物。

◆传统的细胞毒性药物在肝癌中的单药或传统联合用药有效率均不高,且毒副作用大,可重复性差。奥沙利铂在我国被批准用于治疗不适合手术切除或局部治疗的局部晚期和转移性肝癌。可选含奥沙利铂的 FOLFOX4 方案。

◆免疫治疗均有一定的抗肿瘤作用,但尚需大规模的临床研究加以验证。中医药治疗能够改善症状、提高机体的抵抗力、减轻放化疗不良反应、提高生活质量,但是尚缺乏高级别的循证医学证据的充分支持。

四、放射治疗

(一)放疗的适应证和禁忌证

1. 肝细胞癌的放疗适应证
   ◆HCC 患者无论肿瘤位于何处,都可考虑外放疗可能带来的好处,但肝功能为 Child-Pugh C 级为放疗的相对禁忌。HCC 放射治疗之前必须需评估患者肝功能储备。
   ◆小肝癌不宜手术切除者,立体定向放疗与射频消融均可作为替代治疗。
   ◆HCC 窄切缘术后需要术后辅助放疗。
   ◆对局限于肝内的 HCC,接受介入栓塞化疗后有肿瘤残存者,外放疗可以补充介入治疗的不足,巩固疗效,延长患者生存期。
   ◆HCC 伴门静脉/下腔静脉癌栓者,应该给予外放疗,可参考肝癌合并门静脉癌栓治疗中国专家共识(图 6-3)。

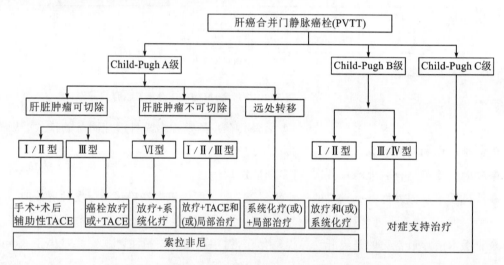

图 6-3　肝癌合并门静脉癌栓治疗中国专家共识

   ◆HCC 伴肝外转移(淋巴结、骨、肾上腺、肺、脑转移等),转移灶浸润、压迫导致的症状如疼痛、黄疸、咳嗽等,外放疗可以有效缓解症状,提高生存质量。

2. 肝内胆管细胞癌的放疗适应证
   ◆小肝内胆管细胞癌不宜外科手术切除者,应该考虑立体定向放疗。
   ◆不能手术切除的肝内胆管细胞癌,可接受外放疗或放化疗结合的综合治疗。
   ◆对 R_0 切除的肝内胆管细胞癌,不必术后辅助放化疗;R_1 或 R_2 切除者,术后放化疗可延长患者生存期。

3. 原发性肝癌放疗禁忌证
   ◆肝功能 Child-Pugh C 级、肝内病灶巨大、没有足够的正常肝脏作为储备。
   ◆一般情况差,不能耐受放射治疗。合并有其他严重并发症,不宜放射治疗者。

(二)放疗技术

■ 与普通二维照射技术和三维适形放疗（three dimensional conformal radiotherapy，3D-CRT）相比，调强放疗（intensity-modulated radiation therapy，IMRT）、图像引导的调强放疗（image-guided radiation therapy，IGRT）可以显著提高肝内肿瘤的照射剂量，同时降低正常肝脏组织的照射剂量，从而提高 HCC 的控制率及患者对于肝脏放疗的耐受性。

■ 螺旋断层放疗（tomotherapy，TOMO）的优点是适用于多靶区治疗，且具有较好的剂量学分布优势。

■ 立体定向放疗主要适用于小肝癌，在大肝癌或癌栓上的应用也有报道。

■ 质子、重离子等粒子治疗（particle therapy）肝细胞肝癌已逐步开展，其毒副作用小，但目前尚缺少疗效比较确定的临床研究。

(三)放疗定位

■ 定位前准备：定位前空腹 4 h，定位前半小时口服 300 mL 稀释的肠道对比剂（饮用水 500 mL＋60% 泛影葡胺 20 mL 混合），定位上机前口服剩余的 200 mL 造影剂，充分显影十二指肠。

■ CT 定位：患者仰卧位，体膜固定，应用静脉增强对比剂，层厚 5 mm 扫描，扫描范围从膈上 4～5 cm 至 L_4 椎体下缘。

■ MRI 定位技术可增加病灶边界可辨识度，CT 定位和 MRI 定位图像采集时患者应尽可能取同一固定体位。

■ 定位之前可在肿瘤周围正常肝组织内植入多枚金属标记物用于后续治疗中的复位、肿瘤呼吸动度评估、肿瘤的实时追踪及射线门控。

■ 腹部加压能够简单易行地减少肝脏呼吸动度。

(四)放疗靶区范围

1. 大体肿瘤体积（gross tumor volume，GTV）勾画
   ◆ 利用 CT（或 4D-CT）定位，充分结合 MRI 图像和 TACE 后的碘油沉积 CT 图像，确定肝癌大体肿瘤的范围（GTV）。
   ◆ 建议对 HCC 原发肿瘤和瘤栓分别进行勾画和定义。原发肿瘤 GTV 按照动脉期进行勾画，而瘤栓 GTV 需要在静脉期或者延迟期进行勾画。
   ◆ 采用与定位 CT 同体位的 MRI 定位，MRI 定位及 CT 定位图像融合，更有利于精确定义 GTV 靶区。
   ◆ 既往经过 TACE 治疗患者，GTV 建议包括肝内碘油沉积范围。

2. 临床靶体积（clinical target volume，CTV）勾画
   ◆ CTV 为 GTV 三维方向外扩 5～10 mm。
   ◆ HCC 出现淋巴引流区转移相当少见，因此，CTV 一般不包括淋巴引流区。对于已经出现淋巴结转移的患者，CTV 必须包括下一站淋巴引流区。

◆对立体定向放疗,一般不外扩 CTV,因为立体定向放疗的剂量递减,已经足够消灭 GTV 周围的亚临床病变。

3. 计划靶体积(planning target volume,PTV)范围

◆根据不同中心实际情况决定,既往研究结果显示,至少需 10 mm 外扩距离,对于转移淋巴结外扩 5 mm 即可,如果采用 4D-CT 或呼吸门控技术,外扩距离可以适当缩小。

(五)处方剂量及分割模式

1. 常规分割放疗剂量

◆对常规分割方式进行放疗的肝癌患者,肿瘤的放疗剂量基本上取决于全肝和/或周围胃肠道的耐受量,大部分的报道以 40~70 Gy 为常规分割剂量。

◆可参考韩国 HCC 患者放疗处方剂量建议推荐(表 6-9)。

表 6-9　韩国 HCC 患者放疗处方剂量建议

正常肝脏接受 50%处方剂量照射的百分比	处方剂量(Gy)
<25%	≥59.4
25%~49%	45~54
50%~75%	30.6~45
>75%	不治疗

注:正常肝脏:肝脏体积减去大体肿瘤(GTV)体积

2. SBRT 放疗剂量

◆立体定向放疗的最佳剂量分割模式目前尚无统一标准,既往的研究中,SBRT 治疗 HCC 的剂量分割模式主要分为 3 种:3 f×10~20 Gy,4~6 f×8~10 Gy,10 f×5~5.5 Gy。

◆对于直径<3 cm、肝功能储备良好的 HCC 患者(CP-A5),处方剂量建议 3 f×15~25 Gy。

◆对于直径在 3~5 cm 之间、相对肝功能储备不足的 HCC 患者(CP-A6),处方剂量建议 5 f×10~12 Gy。

◆对于直径>5 cm、肝功能储备不良的 HCC 患者(CP-B),处方剂量建议 5~10 f×5.5 Gy。

(六)危及器官剂量限值

■肝功能为 Child-Pugh A 级者行三维适形或调强放疗时,常规分割放疗的全肝耐受量约为 28~30 Gy,或每次分割剂量 4~8 Gy 的全肝耐受量为 23 Gy,或常规分割放疗肝脏耐受量 V_{30}<60%。肝功能为 Child-Pugh B 者,肝脏对射线的耐受量明显下降。

■正常肝脏耐受的剂量限制推荐如表 6-10 所示。

表 6-10　正常肝脏耐受剂量限制

放疗方法	肝脏耐受剂量限制	备注
常规分割	<28 Gy 或 V_{30}<60%	正常肝组织 CP A 级
每次分割剂量 4~8 Gy	<23 Gy	
SBRT,3~6 f	<13 Gy×3 f 或<18 Gy×6 f	
	<6 Gy×4~6 f	正常肝组织 CP B 级
	≥700 mL,≤15 Gy×3 f	正常肝组织 CP A 级
	≥800 mL,≤18 Gy×3 f	

注:正常肝脏:肝脏体积减去大体肿瘤(GTV)体积;CP:Child-Pugh 分级。

■其他危及器官剂量限值(RTOG 1112 正常组织的剂量限制推荐)如表 6-11 所示。

表 6-11　其他危及器官剂量限值

危及器官	限制剂量(Gy)
食管(0.5 cm³)	<32
胃(0.5 cm³)	<30
十二指肠(0.5 cm³)	<30
小肠(0.5 cm³)	<30
大肠(0.5 cm³)	<32
脊髓 PRV(0.5 cm³)	<25
双肾平均剂量	≤10

(七)放疗并发症及处理

■恶心呕吐:止吐、抑酸。

■骨髓抑制:升白细胞、升血红蛋白、升血小板对症处理。

■肝功能损伤:保肝药物治疗。

■胃肠道出血:抑酸,及时止血、输血、纠正凝血功能异常。

■放射性肝病(RILD):是肝脏放疗的严重放射性并发症,制定放疗方案时应尽量避免发生。

五、随访

●治疗后 3 个月复查,以后 2 年内为每 3 个月复查一次,5 年内每半年复查一次,5 年后每年复查一次。

●每次复查项目如下。

　　■症状、体征病史记录,身体状况评分,体重,营养状态评估,评价治疗后的早晚期毒副反应。

■血液学检查：血常规、肝肾功能、凝血功能、肿瘤指标、病毒感染指标（放疗前升高者，口服抗病毒治疗药物后需要监测，每月1次）、机体免疫指标（可选）。

■影像学检查：腹部CT或腹部MRI、胸部平片或胸部CT、脑CT或脑MRI、PET-CT或ECT（每半年至一年复查一次）。

（王维虎　朱向高　董德左　王洪智）

第三节　胰　腺　癌

一、疾病概况

● 胰腺癌的发病率位列中国城市男性恶性肿瘤发病率的第8位，且有快速上升趋势。

● 胰腺癌是恶性程度很高的肿瘤，根据美国癌症学会2017年发布的数据，胰腺癌在癌症死因中高居第4位。

● 胰腺癌高发于40岁以上的中老年人，男女发病率类似。

● 吸烟、高脂饮食和体重指数超标可能是胰腺癌的主要危险因素；另外，糖尿病、过量饮酒及慢性胰腺炎等与胰腺癌的发生也有一定关系。

● CDKN2A、BRCA1/2、PALB2等基因突变与家族性胰腺癌发病密切相关。

● 胰腺横卧于腹膜后，与胃和十二指肠毗邻，分为头、颈、体、尾四部分。

● 胰腺癌多发生在胰头部（65%～70%），多为起源于胰腺导管上皮的恶性肿瘤（导管腺癌），有少部分为神经内分泌肿瘤。

● 胰腺周围有丰富的淋巴引流网络，胰头的淋巴注入胰十二指肠上、下淋巴结，胰体的淋巴向上和向下分别注入胰上和胰下淋巴结，胰尾的淋巴汇入脾门淋巴结，各淋巴结注入腹腔淋巴结和肠系膜根部淋巴结，最终汇入腹主动脉周围淋巴结。

二、临床特征及相关检查

（一）临床特征

■ 不明原因的体重减轻及上腹疼痛为胰腺癌的好发症状，其他症状包括厌食、消化不良和腹泻等，发生于胰头部的肿瘤，常压迫胆道引起梗阻性黄疸。

■ 早期体格检查一般无明显体征，当疾病处于进展期时，可以出现黄疸、肝脏增大、胆囊肿大、上腹部肿块及腹腔积液等阳性体征。

■ 胰腺癌患者的体能状况评估有别于其他肿瘤，全面体能状态评估应该包括体能状态评分、疼痛、胆道梗阻和营养状况4个方面；体能状态良好具体标准如下：①ECOG评分≤1分；②疼痛控制良好，疼痛数字分级法（NRS）评估值≤3；③胆道通畅；④体重稳定。

（二）相关检查

■ 实验室检查：血常规、血型、凝血功能、血生化（尤其是 ALT、AST、TBIL 等的变化）、肿瘤标记物（CA19-9 诊断胰腺癌的敏感性及特异性较高，但需排除胆道梗阻和胆管感染等因素）。

■ 影像学检查：包括腹部超声、腹部 CT（中腹部薄层动态增强/胰腺薄层动态增强是诊断胰腺病变的最佳 CT 技术）、腹部增强 MRI、内镜逆行胰胆管造影（ERCP）、PET-CT 和内镜超声（EUS）等；由于各种检查技术的特点不同，选择时应遵循"完整（显示整个胰腺）、精细（层厚 2～3 mm 的薄层扫描）、动态（动态增强、定期随访）、立体（多轴面重建，全面了解毗邻关系）"的基本原则。

■ 病理：组织病理学和/或细胞学是诊断胰腺癌的金标准，目前获得组织病理学或细胞学的方法：①EUS 或 CT 引导下的穿刺活检；②腹水脱落细胞学检查；③腹腔镜或开腹手术下探查活检。

■ 询问是否有内科并发症及既往病史。

三、分期及治疗原则

（一）分期

■ 胰腺癌的 AJCC（第 7 版）、AJCC（第 8 版）分期对比如表 6-12 所示。

表 6-12　胰腺癌 AJCC（第 7 版）、AJCC（第 8 版）分期对比

分期		AJCC（第 7 版）	AJCC（第 8 版）
T 分期	T_x	原发肿瘤无法评估	原发肿瘤无法评估
	T_0	未见原发肿瘤证据	未见原发肿瘤证据
	T_{is}	原位癌	原位癌（包括高级别胰腺上皮内肿瘤、导管内乳头状黏液状瘤、黏液囊性肿瘤）
	T_1	肿瘤局限于胰腺内，且最大径≤2 cm	肿瘤局限于胰腺内，且最大径≤2 cm（T_{1a}：肿瘤最大径≤0.5 cm；T_{1b}：肿瘤最大径在 0.5～1 cm 间；T_{1c}：肿瘤最大径在 1～2 cm 间）
	T_2	肿瘤局限于胰腺，最大径＞2 cm	肿瘤最大径在 2～4 cm（包含 4 cm）间
	T_3	超出胰腺，但没有侵犯腹腔动脉或肠系膜上动脉	肿瘤最大径大于 4 cm
	T_4	侵及腹腔动脉或肠系膜上动脉（不可切除原发灶）	肿瘤侵犯腹腔干、肠系膜上动脉和/或肝动脉

续表

分期		AJCC（第 7 版）	AJCC（第 8 版）
N 分期	N_x	区域淋巴结无法评估	区域淋巴结无法评估
	N_0	无区域淋巴结转移	无区域淋巴结转移
	N_1	区域淋巴结转移	1～3 枚区域淋巴结阳性
	N_2	区域淋巴结转移	≥4 枚区域淋巴结阳性
M 分期	M_0	无远处转移	无远处转移
	M_1	远处转移	远处转移
整体 分期	0 期	$T_{is} N_0 M_0$	$T_{is} N_0 M_0$
	Ⅰa 期	$T_1 N_0 M_0$	$T_1 N_0 M_0$
	Ⅰb 期	$T_2 N_0 M_0$	$T_2 N_0 M_0$
	Ⅱa 期	$T_3 N_0 M_0$	$T_3 N_0 M_0$
	Ⅱb 期	$T_{1\sim3} N_1 M_0$	$T_{1\sim3} N_1 M_0$
	Ⅲ 期	$T_4 N_{any} M_0$	$T_4 N_{any} M_0$、$T_{1\sim3} N_2 M_0$
	Ⅳ 期	$T_{any} N_{any} M_1$	$T_{any} N_{any} M_1$

（二）治疗原则

1. 手术在胰腺癌治疗中的作用

◆目前手术是胰腺癌的标准根治性治疗手段，但就诊时仅 15％～20％的患者可手术切除，术前应该进行多学科讨论，充分评估根治性切除的把握性，还要明确肿瘤是否有远处转移和并发症。

◆针对胰头癌，应进行标准的胰十二指肠切除术，需要完整切除胰腺钩突及系膜组织；肠系膜上动脉右侧、后方和前方的淋巴脂肪组织，根治性手术应达到胆管、胃（或十二指肠）、胰颈和后腹膜切缘阴性。扩大区域淋巴结清扫不能改善患者的预后。对胰体尾癌应行胰体尾和脾切除术；部分肿瘤较小的患者，可考虑腹腔镜胰体尾切除术。肿瘤累及全胰或胰腺内有多发病灶，可以考虑全胰切除术。

◆经影像学检查，发现以下情况之一应判定为肿瘤不可切除：①有远处转移；②不可重建的肠系膜上－门静脉侵犯；③胰头癌：肿瘤包绕肠系膜上动脉超过 180°或累及腹腔干和下腔静脉；④胰体尾癌：肿瘤累及肠系膜上动脉或包绕腹腔动脉干超过 180°。

2. 化疗在胰腺癌的作用

◆与单纯手术相比，术后辅助化疗可以防止或延缓肿瘤复发，提高术后长期生存率，因此，积极推荐术后实施辅助化疗。术后辅助化疗方案推荐氟尿嘧啶类药物（包括 S_1 胶囊及 5-FU/LV)或吉西他滨(gemcitabine,GEM)单药治疗;对于体能状态良好患者,可以考虑联合化疗。

◆对于潜在可切除的胰腺癌患者,如体能状况良好,可以采用联合化疗方案或单药进行术前治疗,降期后再行手术切除。通过新辅助治疗不能手术切除者,改用晚期胰腺癌的一线化疗方案。

◆对于不可切除的局部晚期或转移性胰腺癌,积极的化学治疗有利于减轻症状、延长生存期和提高生活质量。

◆化疗联合靶向治疗:569 例晚期或转移性胰腺癌患者,随机分组接受厄洛替尼联合 GEM 或 GEM 单药治疗。结果显示:与 GEM 单药治疗组相比,厄洛替尼联合 GEM 组在 mOS(HR=0.82,P=0.038)和 mPFS(HR=0.77,P=0.004)方面均显示出有统计学意义的改善。随机对照Ⅱ期临床研究结果显示:与 GEM 单药相比,GEM 联合尼妥珠单抗组的 mOS 延长,分别为 8.7 个月和 6.0 个月(P=0.21),mPFS 分别为 5.4 个月和 3.7 个月(P=0.06)。

3. 介入治疗

◆由于胰腺癌的供血多为乏血供和多支细小动脉供血等特征,介入治疗效果有限,对于梗阻性黄疸可考虑行胆管引流术或内支架置入术。

4. 营养支持

◆在判定全身营养状况和患者胃肠道功能状况基础上制订营养治疗计划。生命体征平稳而自主进食障碍者,如患者有意愿时应予营养治疗,其中胃肠道功能者良好者以肠内营养为主。无胃肠道功能者可选择胃肠外营养,一旦肠道功能恢复,或肠内营养治疗能满足患者能量及营养素需要量,即停止胃肠外营养治疗。营养治疗同时应监测24 h出入量、水肿或脱水、电解质等。生命体征不稳和多脏器衰竭者原则上不考虑系统性的营养治疗。

四、放射治疗

(一)放射治疗原则

■对于胰腺癌来说,放射治疗是整个治疗的重要的组成部分。

■Ⅰ/Ⅱ期胰腺癌的术后放疗(化疗有或无)的作用存在争议,对于胰腺癌术后局部残存、切缘不净或淋巴结阳性者,既往回顾性分析结果显示术后同步放化疗可以弥补手术的不足。但目前暂无高级别循证医学依据。

■术前新辅助放化疗目前应用日趋广泛,术前放化疗可缩小肿瘤、降低分期,同时筛选对治疗相对敏感者,临界可切除胰腺癌(BRPC)被认为是新辅助放化疗的获益人群。对于可切除的胰腺癌新辅助放化疗可能提高 R₀切除率,并可改善患者生存,但目前证据均为回顾性分析及Ⅱ期研究结果。

■同步放化疗是局部晚期胰腺癌的主要治疗手段之一。以 GEM 或 5-FU 类药物为基础的同步放化疗可以提高局部晚期胰腺癌的中位生存期,缓解疼痛症状从而提高临床获益率,成为局部晚期不可手术胰腺癌的首选治疗手段。

■对于于高龄、一般情况差及有并发症评估无法耐受根治性放化疗的不可手术切除胰腺癌患者,可考虑行姑息放疗。如疼痛明显且应用止痛药物不能缓解疼痛或无法耐受因使用大剂量吗啡引起的便秘等副反应时,建议行姑息放疗缓解疼痛。

■术中放射治疗(IORT)是将高能加速器产生的高能电子线通过限光筒引导到需要照射的部位进行照射,因而术中放疗的优点是靶向性好,对肿瘤部位集中剂量照射,同时保护周围正常组织和器官。其在胰腺癌的治疗作用中分为两方面:胰十二指肠切除术+术前放射治疗和不可手术切除胰腺癌探查术后照射。

(二)放射治疗的新技术

■调强放疗(IMRT、VMAT、TOMO)技术及基于多线束(X 射线或 γ 射线)聚焦的立体定向放射治疗(SBRT)技术正越来越多地用于胰腺癌的治疗,放疗剂量模式也逐渐向高剂量、少分次方向改变,局部控制率、疼痛缓解率及生存率都获得了改善和提高。

■核磁共振定位(MRI)及 PET-CT 定位可对胰腺癌的靶区勾画提供了更进一步的影像学参考信息。采用 4D-CT 或呼吸门控技术可限制胰腺肿瘤活动度,减少相关误差。

■开展胰腺癌的精准放射治疗,应细化到放疗各个环节,提高靶区勾画准确性,减少摆位误差及呼吸运动等因素干扰至关重要。

(三)放疗定位

■定位前准备:定位前空腹 4 h,定位前半小时口服 300 mL 稀释的肠道对比剂(饮用水 500 mL+60％泛影葡胺 20 mL 混合),定位上机前口服剩余的 200 mL 造影剂,充分显影十二指肠。

■CT 定位:患者仰卧位,腹膜固定,增强 CT 扫描,层厚 3～5 mm,扫描范围从气管分叉至 L_4 椎体下缘。如对 CT 造影剂过敏,可改用 CT 平扫+MRI 定位,MRI 定位体位及腹膜与 CT 定位相同。

(四)放疗靶区范围

1. 术后放疗靶区(参考 2012 年 RTOG 胰腺癌术后靶区勾画共识)

◆瘤床:结合术前影像学资料确定瘤床,若有术中植入的金标则需包含在内。术前瘤床各方向外扩 0.5～1.0 cm。

◆胰空肠吻合口(PJ):吻合口各方向外扩 0.5～1.0 cm。若为胃空肠吻合,根据临床情况可不包含吻合口。

◆淋巴引流区:包括腹腔干动脉(CA)、肠系膜上动脉(SMA)、门静脉(PV)、腹主动脉。CA、SMA、PV 各方向外扩 1.0～1.5 cm,多数情况下 1 cm 足够。腹主动脉区域从 PJ、PV、CA 最上层面至 L_2 椎体下缘(GTV 位置低则至 L_3 椎体),右侧外扩 2.5～3 cm,左侧外扩 1.0 cm,前方外扩 2.0～2.5 cm,后方外扩 0.2 cm 至椎体前缘。

◆CTV 范围:需包括瘤床区域、术中植入的金标、术后残存肿瘤、潜在侵犯或残存区域等,以及胰腺空肠吻合部,并三维外扩 0.5～1 cm,并包括淋巴引流区。CTV 后界不超过椎体前缘 0.5 cm,CTV 边界不可突入危及器官内,若 PJ 不能确定则不勾画入 CTV。

2. 根治性放疗或术前新辅助放疗靶区

◆GTV 范围:根据定位 CT/MRI 及影像学检查或术中置放的金标勾画,包括胰腺病灶及转移淋巴结区域。

◆CTV 范围:为 GTV 外放的区域,并且包括临床潜在的侵犯区域,无须包括整个胰腺,对于预防区域淋巴结照射(ENI)目前尚存在争议。Jame 等对局部晚期不可手术切除胰腺癌患者给予吉西他滨联合胰腺原发灶(外扩 1 cm)同步放化疗,其结果显示,4 例(5%)患者出现胰腺周围淋巴结复发,全部患者中位生存时间达 11.2 月。提示未行 ENI 照射的同步放化疗相对安全,区域淋巴结复发率较低,但治疗靶区需个体化。

◆PTV 范围:根据不同中心实际情况决定,既往研究结果显示,至少需 10 mm 外扩距离,对于转移淋巴结外扩 5 mm 即可,如果采用 4D-CT 或呼吸门控技术,外扩距离可以适当缩小。

3. 立体定向放疗(SBRT)靶区

◆SBRT 一般用于不可手术切除胰腺癌或临床试验,根据 4D-CT 图像或根据术中置放的金属标记勾画 GTV,CTV 为 GTV 外扩 5 mm,PTV 在胰头部为 CTV 外放 5 mm,胰体尾可外扩 5～10 mm。

(五)放疗处方剂量

■术后放疗推荐剂量 45～50.4 Gy,单次 1.8～2 Gy,瘤床和吻合口根据临床具体情况补量 5～9 Gy。

■根治性/术前放疗推荐剂量 45～54 Gy(根据临床情况可>54 Gy),单次 1.8～2.5 Gy,或采用总剂量 36 Gy,单次 2.4 Gy。

■如考虑行术前 SBRT 放疗,则推荐剂量为 30～45 Gy/3 f 或 25～45 Gy/5 f。

■目前建议术中放射治疗的剂量不能一次给予超过 20 Gy,如果照射野包括胃、十二指肠或小肠的体积过多,建议剂量在 12.5 Gy 以下。术后(1 个月内)补充外照射(EBRT)30 Gy/10 f 或 40 Gy/20 f。

■姑息放疗推荐剂量为 25～36 Gy,单次 2.4～5 Gy,具体剂量需根据患者状况调整。

(六)危及器官勾画及限量

■肾脏:肾盂是输尿管上端延伸形成的漏斗状结构,上腹部肿瘤放疗勾画肾脏时常包括肾盂。

■肝脏:勾画肝脏时应除外胆囊。下腔静脉与肝脏分离后应除外下腔静脉。在简易勾画肝脏时,若 Ⅰ 段位于门静脉后方则除外门静脉,若 Ⅰ 段位于门静脉左方则包括门静脉,门静脉的分支和其他血管在肝脏勾画时应包括在内。

■胃:勾画胃壁时最好使用口服对比剂。胃的勾画应包括整个器官。贲门起始于胃食管结合部尾端。胃底是胃的头侧部分,与左半横膈膜相接,位于贲门的左侧和上方。胃体是胃的中心部分,也是最大部分。胃窦是形成幽门的通道。

■十二指肠:第一部分位于胆总管、门静脉、下腔静脉前方。第二部分(降部)与胰头相邻,位于 $L_1 \sim L_3$ 椎体右侧,平行于下腔静脉右侧,在 L_3 椎体层面转向内侧而形成第三部分。第三部分(水平部)横穿腹主动脉和下腔静脉的左侧和前方、肠系膜上动脉和肠系膜上静脉的后方。第四部分(升部)从 L_3 椎体左侧至胰体。冠状位图像有助于精确勾画,尤其是第三部分未扩张的情况下。肠系膜下静脉有助于明确十二指肠与空肠的过渡。

■肠管:区分小肠和结肠的最佳方法是在扫描前 30 min 口服造影剂,勾画出含有造影剂的小肠。在没有口服造影剂的情况下,可快速简单地勾画肠袋,包含小肠和结肠。

■脊髓:按照脊髓腔的骨性界限勾画脊髓至 L_2 下缘,不包括神经孔。

■胰腺癌放疗正常组织限量如表 6-13 所示。

表 6-13 胰腺癌放疗正常组织限量(以 95%PTV 50.4 Gy/1.8 Gy/28 f 为例)

器官	限量
肾脏	双肾平均剂量<18 Gy;若仅有一侧肾脏,15%肾脏剂量<18 Gy,30%肾脏剂量<14 Gy
肝脏	平均剂量≤30 Gy
胃和小肠	最大剂量≤58 Gy;10%胃或小肠剂量<56 Gy,15%胃或小肠剂量<52 Gy
十二指肠	最大剂量<55 Gy
脊髓 PRV	最大剂量<45 Gy

*:对于接受 SBRT 放疗患者,十二指肠副反应与照射体积明显相关,剂量限制更严格。

(七)放疗并发症的处理

■恶心、呕吐:建议治疗期间定期口服止吐药物处理,如体重下降明显,给予胃肠外营养直肠并静脉止吐处理。

■胃及十二指肠溃疡:建议治疗期间定期口服抑酸药物,必要时监测便常规,如发生消化道出血,及时给予生长抑素及止血处理。

■骨髓抑制:建议治疗期间密切复查血常规。每周如出现骨髓抑制可增加复查频率;如出现骨髓抑制,建议对症处理如下。

◆白细胞特别是粒细胞的降低,口服升白药物,必要时予集落刺激因子,注意预防感染。

◆血小板减少时,避免使用抗凝的药物,予白介素-11 及口服升血小板药物,血小板降低明显者有条件时应输注单采血小板,给予止血药物,预防出血。

◆血红蛋白减少,口服生血药物,必要时使用促红细胞生长素,过低时可考虑输注红细胞治疗。

■肝功能异常:建议治疗期间密切复查肝功能,如转氨酶升高,给予降酶处理;如胆红素升高,给予利胆处理,同时定期查体,关注患者有无黄疸。

■腹痛:明确疼痛性质,排除肿瘤相关压迫性疼痛后给予止痛处理以保证患者生活质量。

五、随访

● 治疗后 1 个月、3 个月复查,2 年内每 3 个月复查一次,5 年内每半年复查一次,5 年后每年复查一次。

● 每次复查项目如下。

■症状、体征病史记录,身体状况评分,体重,营养状态评估,腹部查体,评价治疗后的毒副反应。

■血液学检查:血常规、肝肾功能、肿瘤标记物(CA19-9)。

■影像学检查:腹部 MRI/CT,腹部超声,胸 CT(每半年或每年复查)。

(王维虎　朱向高　李　帅　王洪智)

第四节　肝转移瘤放疗

一、疾病概况

● 肝脏是恶性肿瘤发生远处转移的最常见部位之一,由于大多数消化道器官静脉引流通过肝脏的门静脉系统,因此消化道肿瘤更容易转移到肝脏。结直肠癌肝转移瘤是最常见的发生原因,有 15%～25% 结直肠癌患者在确诊时即合并有肝转移。

● 未经治疗的肝转移患者中位生存时间仅 6.9 个月,无法切除患者的 5 年生存率低于 5%。

● 有一部分最初肝转移灶无法根除的患者,经治疗后可以转化为可切除或达到疾病完全缓解状态。

二、临床特征及相关检查

(一)临床特征

■发生肝转移的患者可无任何症状,也可引起乏力、厌油、上腹闷痛等症状。

■发生肝脏广泛转移时可引起肝功能不全、肝硬化体征,如肝掌、腹水征等。

(二)相关检查

■疗前检查:详细的一般情况记录,包括身体状况评分、体重、营养评估,以及详尽的病史,原发灶及肝脏查体。实验室检查:血常规、肝肾功能、CEA、AFP、CA199 等,影像学检查包括:肝脏增强 MRI、胸部 CT、腹部超声、骨扫描、患者晚期建议 PET-CT。

三、治疗原则

● 手术治疗:手术完全切除肝转移灶是目前治愈结直肠癌肝转移的最佳方法,符合条件的患者均应在适当时候接受手术治疗。部分最初肝转移灶无法切除的患者,经治疗后转化可切除病灶时也应适时接受手术治疗。影响手术失败的原因较多,各家的报道不一,包括年龄、原发肿瘤的期别、肿瘤大小、转移个数、卫星结节、双叶转移、转移症状、手术边界和 CEA 等许多因素。在结直肠癌原发灶能够或已经根治性切除并且肝转移灶可完全(R_0)切除,且要求保留足够的功能性肝组织情况下,应选择手术切除治疗。

● 化疗:全身化疗是最常用的治疗肝转移的方法,如原发肿瘤对化疗敏感,应首选化疗。在全身化疗后,选择配合其他治疗可望部分达到长期缓解,甚至治愈。系统性化疗包括新辅助化疗及辅助化疗。即使肝转移瘤可通过手术切除,术后的复发还是比较常见,发生率可达 75%,目前术后辅助化疗常规应用于临床。5-FU/LV(或卡培他滨)联合奥沙利铂或伊立替康的化疗方案具有较高转化切除率。肝转移灶转为可切除或可以达到疾病完全缓解状态的患者,即应接受肝转移灶切除手术或手术联合其他肿瘤局部毁损手段,术后再予以辅助化疗。

● 放射治疗:采用超分割或限制肝脏受照射体积,针对转移灶的局部剂量可提高到 60～70 Gy,并可获得较高的局部控制率(12 个月＞80%)。可运用的技术包括:三维适形放射治疗、立体定向放射治疗和调强放射治疗。肝脏受到射线的剂量必须在安全范围,以防止严重放射性肝损伤出现。SBRT 对不可切除的肝转移患者是一种无创性、耐受性好且有效的治疗手段,多数研究结果会受到其他预后因素的影响,包括原发灶的不同、转移的数目和大小及之前的系统治疗等。

四、随访

● 2 年内每 3～6 个月检测 CEA 等适当肿瘤标志物、肝脏超声、病史询问和体格检查一次。
● 2 年后每 6 个月一次,共 5 年。每年一次胸腹、盆腔增强 CT 检查。

(陆合明　李香龙)

第五节　直　肠　癌

一、疾病概况

● 2018 年全球结直肠癌发病率占男性恶性肿瘤第三位及女性第二位。55% 的病例发生在较发达的地区。

- 2018年全球直肠癌患者有70万新发病例和31万死亡病例。在2012年确诊的全球136万例直肠癌患者中,中国直肠癌的新发病例占全球新发病例的18.6%,已成为全球直肠癌每年新发病例最多的国家。

- 身高体重指数(BMI)、肥胖及Ⅱ型糖尿病被视为危险因素。

- 长期溃疡性结肠炎和克罗恩病,过量食用红色或过度加工过的肉类,吸烟,以及中度/重度饮酒会增加患病风险。大蒜、牛奶、钙和高膳食纤维食物具有保护性作用。规律使用非甾体类抗炎药(NSAIDs)与发病率降低有关,并且维生素D可能通过肿瘤免疫起到保护作用。

- 直肠癌发生的遗传因素包括染色体不稳定性(CIN)和微卫星不稳定性。

- 直肠癌相关最常见的遗传疾病是Lynch综合征和家族性腺瘤性息肉病。

- 根据ESMO-2017指南的建议,以肿瘤下缘距肛缘距离0~5 cm为低位直肠癌,5~10 cm为中位直肠癌,10~15 cm为高位直肠癌。

- 直肠以腹膜返折为界,分为腹膜返折以上及腹膜返折以下,腹膜反折一般距离肛缘8~10 cm。上段直肠与结肠类似,前方及侧方包绕浆膜;中段直肠前方有浆膜覆盖,后方为盆筋膜;下段直肠完全由盆筋膜包绕。

- 直肠的血供:直肠上动脉来自肠系膜下动脉,供应齿状线以上的肠壁;直肠下动脉来自髂内动脉;骶正中动脉供应直肠后壁;肛管动脉来自阴部内动脉。

- 直肠癌的淋巴引流途径:①直肠上部的淋巴管沿直肠上血管引流,向上注入肠系膜下淋巴结;②直肠下段淋巴管汇入髂内淋巴结或髂总淋巴结;③部分汇入骶前淋巴结,注入主动脉下淋巴结及髂总淋巴结;④齿状线下方的少数集合淋巴管汇入坐骨直肠窝内淋巴结。

- 直肠癌以腺癌最为常见,还包含少见的原发性直肠神经内分泌肿瘤、恶性黑色素瘤、淋巴瘤、软组织肉瘤、其他特殊类型等。

- 直肠癌预后风险和疗效预测评价体系:血清CEA水平、肿瘤退缩评分、环周切缘、淋巴管血管侵犯、神经周围侵犯、微卫星不稳定、*KRAS/NRAS*基因突变及*BRAF*基因突变。

二、临床特征及相关检查

(一)临床特征

- 早期结直肠癌可无明显症状,病情发展到一定程度可出现下列症状:排便习惯改变;大便性状改变(变细、血便、黏液便等);腹痛或腹部不适;腹部肿块;肠梗阻相关症状;贫血及全身症状;如消瘦、乏力、低热等。侵犯前列腺、膀胱、子宫、阴道、骶前神经以及肝脏、腹腔、肺、骨等转移相关症状。

(二)疗前检查

- 详细的一般情况记录,包括身体状况评分、体重、营养评估;详尽的病史(家族史)。

■查体。

■一般状况评价、贫血相关体征、全身浅表淋巴结特别是腹股沟及锁骨上淋巴结的情况。

■腹部视诊和触诊,检查有无肠型、肠蠕动波;腹部叩诊及听诊检查,了解有无移动性浊音及肠鸣音异常。

■直肠指检:凡疑似直肠癌者必须常规做肛门直肠指检。了解直肠肿瘤大小、大体形状、质地、占肠壁周径的范围、基底部活动度、肿瘤下缘距肛缘的距离、肿瘤向肠外浸润状况、与周围脏器的关系等,同时观察有无指套血染。

(三)实验室检查

■血常规:了解有无贫血、感染等。

■尿常规:观察有无血尿,结合泌尿系影像学检查了解肿瘤是否侵犯泌尿系统。

■大便常规＋潜血:注意有无红细胞、白细胞。针对消化道少量出血的诊断有重要价值。

■生化:电解质及肝肾功能等。

■直肠癌患者在诊断时、治疗前、评价疗效时、随访时必须检测 CEA、CA19-9;有肝转移患者建议检测 AFP;疑有腹膜、卵巢转移患者建议检测 CA125。

■镜检:推荐全结肠镜检查。

■影像学检查:胸部＋全腹＋盆腔 CT 增强扫描;直肠 MRI 扫描;必要时可行 PET-CT。直肠腔内超声用于早期直肠癌(T_2期及以下)分期诊断。

■病理:通过肠镜活检、硬管直肠肛门镜活检或扩肛活检等获得。

　　◆病理内容:病理类型、错配修复基因表达情况(*MLH1*、*MSH2*、*MSH6* 和 *PMS2*)、分子病理检测 *K-ras*、*N-ras* 及 *BRAF* 基因状态。

　　◆新辅助放化疗后出现的肿瘤退缩可能导致后期无法在手术前获得明确的病理 诊断,因此对于接受新辅助放化疗的患者必须在治疗开始前获得明确的病理诊断。

　　◆2010 年 AJCC 第七版推荐 TRG 评估方法(Ryan 等提出并修改):TRG 只限于原发肿瘤病灶。

　　　❖0:完全退缩,镜下无可见的肿瘤细胞。

　　　❖1:中等退缩,镜下仅见单个或小灶肿瘤细胞。

　　　❖2:轻微退缩,肿瘤残留但少于纤维化间质。

　　　❖3:无退缩,无或少量肿瘤细胞坏死;广泛的残留肿瘤。

　　◆询问是否有内科并发症及既往病史。

三、分期及治疗原则

(一)分期

■直肠癌 AJCC(第 7 版)、AJCC(第 8 版)分期对比如表 6-14 所示。

表 6-14　直肠癌 AJCC(第 7 版)、AJCC(第 8 版)分期

分期			AJCC(第 7 版)分期	AJCC(第 8 版)分期
T分期	T_x		原发肿瘤无法评价	原发肿瘤无法评价
	T_0		无原发肿瘤证据	无原发肿瘤证据
	T_{is}		原位癌:黏膜内癌(侵犯固有层,未侵透黏膜肌层)	原位癌:黏膜内癌(侵犯固有层,未侵透黏膜肌层)
	T_1		肿瘤侵犯黏膜下(侵透黏膜肌层但未侵入固有肌层)	肿瘤侵犯黏膜下(侵透黏膜肌层但未侵入固有肌层)
	T_2		肿瘤侵犯固有肌层	肿瘤侵犯固有肌层
	T_3		肿瘤穿透固有肌层未穿透腹膜脏层到达结直肠旁组织	肿瘤穿透固有肌层未穿透腹膜脏层到达结直肠旁组织
	T_4		肿瘤侵犯腹膜脏层或侵犯或粘连于附近器官或结构	肿瘤侵犯腹膜脏层或侵犯或粘连于附近器官或结构
	T_{4a}		肿瘤穿透脏层腹膜	肿瘤穿透脏层腹膜
	T_{4b}		肿瘤直接侵犯或附着于其他器官或结构	肿瘤直接侵犯或附着于其他器官或结构
N分期	N_x		区域淋巴结无法评价	区域淋巴结无法评价
	N_0		无区域淋巴结转移	无区域淋巴结转移
	N_1	N_{1a}	有 1 枚区域淋巴结转移	有 1 枚区域淋巴结转移
		N_{1b}	有 2~3 枚区域淋巴结转移	有 2~3 枚区域淋巴结转移
		N_{1c}	无区域淋巴结转移,但有肿瘤结节存在:浆膜下、肠系膜或无腹膜覆盖的结肠旁,或直肠旁/直肠系膜组织	肿瘤沉积(TD):特指存在于原发肿瘤淋巴引流区域内(结肠系膜和直肠系膜的脂肪组织内)的孤立肿瘤结节。多数 TD 源于血管淋巴管浸润,其内没有可辨认的淋巴结、血管、神经结构是诊断要点
	N_2	N_{2a}	4~6 枚区域淋巴结转移	4~6 枚区域淋巴结转移
		N_{2b}	7 枚或以上区域淋巴结转移	7 枚或以上区域淋巴结转移

分期		AJCC(第7版)分期	AJCC(第8版)分期
M 分 期	M_x	远处转移无法评价	远处转移无法评价
	M_0	无远处转移	无远处转移
	M_1 　M_{1a}	远处转移局限于单个器官或部位	转移灶局限在一个器官或部位(如肝脏、肺脏、卵巢、区域外淋巴结等),即便是肺脏、卵巢这样分为左右两侧的器官内存在多发转移,也被定义为 M_{1a} 期
	M_{1b}	转移至一个以上器官/部位,或腹膜转移	转移灶超出一个器官或部位,但没有腹膜转移
	M_{1c}		腹膜转移(无论是否合并其他器官部位的转移)
临 床 分 期	0	$T_{is} N_0 M_0$	$T_{is} N_0 M_0$
	Ⅰ	$T_1 N_0 M_0$ $T_2 N_0 M_0$	$T_1 N_0 M_0$ $T_2 N_0 M_0$
	Ⅱ 　Ⅱa	$T_3 N_0 M_0$	$T_3 N_0 M_0$
	Ⅱb	$T_{4a} N_0 M_0$	$T_{4a} N_0 M_0$
	Ⅱc	$T_{4b} N_0 M_0$	$T_{4b} N_0 M_0$
	Ⅲ 　Ⅲa	$T_{1\sim2} N_1/N_{1c} M_0$ $T_1 N_{2a} M_0$	$T_{1\sim2} N_1/N_{1c} M_0$ $T_1 N_{2a} M_0$
	Ⅲb	$T_{3\sim4a} N_1/N_{1c} M_0$ $T_{2\sim3} N_{2a} M_0$ $T_{1\sim2} N_{2b} M_0$	$T_{3\sim4a} N_1/N_{1c} M_0$ $T_{2\sim3} N_{2a} M_0$ $T_{1\sim2} N_{2b} M_0$
	Ⅲc	$T_{4a} N_{2a} M_0$ $T_{3\sim4a} N_{2b} M_0$ $T_{4b} N_{1\sim2} M_0$	$T_{4a} N_{2a} M_0$ $T_{3\sim4a} N_{2b} M_0$ $T_{4b} N_{1\sim2} M_0$
	Ⅳ 　Ⅳa	$T_{any} N_{any} M_{1a}$	$T_{any} N_{any} M_{1a}$
	Ⅳb	$T_{any} N_{any} M_{1b}$	$T_{any} N_{any} M_{1b}$
	Ⅳc	—	$T_{any} N_{any} M_{1c}$

注:cTNM是临床分期,pTNM是病理分期;前缀y用于接受新辅助(术前)治疗后的肿瘤分期(如ypTNM),病理学完全缓解的患者分期为 $ypT_0 N_{0c} M_0$,可能类似于0期或1期。前缀r用于经治疗获得一段无瘤间期后复发的患者(rTNM)。

第8版分期系统认为TD是较差的预后因素,并继续把TD划归为 N_{1c},同时明确TD不改变原发肿瘤T分期。如果不伴有区域淋巴结转移,TD会改变N分期($N_0 \to N_{1c}$);如果合并区域淋巴结转移,TD数目无须计算到阳性淋巴结数量。

(二)总体治疗原则

■ I期：T_1可行局部切除术,有高危因素者,推荐行根治性手术(高危因素详见外科部分)；T_2建议根治性手术,如拒绝根治手术者,建议术后放疗。

■ II期/III期：新辅助放化疗＋手术；术后病理$T_{3\sim4}$/N_+未行术前放化疗者,推荐行术后同步放化疗。

■ IV期：对于转移病灶可切除或潜在可切除的IV期直肠癌患者,建议化疗±原发病灶放疗,治疗后重新评估可切除性；转移病灶必要时行立体定向放疗或姑息减症放疗。

■ 不能手术切除的IV期：化疗、化疗＋靶向治疗、姑息治疗等。

■ 局部区域复发直肠癌：可切除的局部复发患者,若既往未接受盆腔放疗,推荐行术前同步放化疗,放化疗后手术切除。不可切除局部复发患者,若既往未接受盆腔放疗,推荐行术前同步放化疗,放化疗后重新评估,并争取手术切除。

(三)手术在直肠癌治疗中的作用

1. 直肠癌局部切除($cT_1N_0M_0$)

　　◆早期直肠癌($cT_1N_0M_0$)如经肛门切除必须满足如下要求：肿瘤大小＜3 cm；切缘距离肿瘤＞3mm；活动,不固定；距肛缘8 cm以内；仅适用于T_1期肿瘤；无血管淋巴管浸润(LVI)或神经浸润(PNI)；高—中分化；治疗前影像学检查无淋巴结转移的征象；内镜下切除的息肉,伴癌浸润,或病理学不确定,需追加扩大的局部切除。

2. 局部进展期直肠癌($cT_{2\sim4}$,$N_{0\sim2}$,M_0)

　　◆必须行根治性手术治疗。中上段直肠癌推荐行低位前切除术；低位直肠癌推荐行腹会阴联合切除术或慎重选择保肛手术。

　　◆中下段直肠癌必须遵循直肠癌全系膜切除术(TME)原则,尽可能锐性游离直肠系膜。尽量保证环周切缘阴性,对可疑环周切缘阳性者,应加后续治疗。

　　◆在根治肿瘤的前提下,尽可能保留肛门括约肌功能、排尿和性功能。

　　◆切除原发肿瘤,保证足够切缘,远切缘至少距肿瘤远端2 cm。下段直肠癌(距离肛门＜5 cm)远切缘距肿瘤1～2 cm者,建议术中冰冻病理检查证实切缘阴性。中上段直肠癌直肠系膜远切缘距离肿瘤下缘≥5 cm或切除全直肠系膜。

　　◆切除引流区域淋巴脂肪组织。淋巴结清扫数目＞12个。

　　◆肿瘤侵犯周围组织器官者争取联合脏器切除。

　　◆对于已经引起肠梗阻的可切除直肠癌,推荐行I期切除吻合,或Hartmann手术,或造口术后II期切除,或支架植入解除梗阻后限期切除。I期切除吻合前推荐行术中肠道灌洗。如估计吻合口瘘的风险较高,建议行Hartmann手术或I期切除吻合及预防性肠造口。

　　◆如果肿瘤局部晚期不能切除或临床上不能耐受手术,推荐给予姑息性治疗,包括选用放射治疗来处理不可控制的出血和疼痛,近端双腔造口术、支架植入来处理肠梗阻及支持治疗。

　　◆术中如有明确肿瘤残留,建议放置银夹作为后续放疗的标记。

◆目前 NCCN 指南推荐长程放化疗后 5～12 周行手术治疗,短程放疗结束后 1～2 周行手术。

3. 转移性直肠癌的治疗

◆针对原发肿瘤的局部治疗和针对远处转移的全身治疗都是必需的,应通过 MDT 讨论如何安排局部治疗和全身治疗的顺序问题,对健康威胁最大的优先处理。

4. 补充概念

◆直肠系膜:指包绕直肠的疏松的结缔组织,其内富含淋巴、血管组织,外表覆盖一层盆筋膜。

◆全直肠系膜切除(TME):在中低位的直肠癌手术中,强调在骶前间隙中直视下,利用锐性手段将直肠及其完整的系膜游离至盆底肌水平,按此原则切除的中低位直肠癌标本包括了病变所在的肠段及其完整的直肠系膜。

◆环周切缘(CRM):即肿瘤浸润最深处与直肠系膜切除边界间的最短距离,当该距离小于 1 mm 时被认为存在环周切缘阳性。研究发现,环周切缘阳性(小于等于 1 mm)是导致直肠癌术后局部复发的主要因素。

◆直肠癌侵犯壁外血管形成癌栓(EMVI):盆腔高分辨率 MRI 判断直肠癌浸出固有肌层后侵犯周围血管并形成癌栓,即 EMVI。MRI 能从多角度追踪观察直肠周围血管,根据血管形态不规则、血管流空征象部分或全部为肿瘤信号所代替诊断 EMVI 阳性。

(四)靶向治疗在直肠癌治疗中的地位

■直肠癌最重要的两个靶点分别是表皮生长因子受体(EGFR)和血管内皮生长因子受体(VEGFR)。

■西妥昔单抗是 EGFR 的单克隆抗体,与 EGFR 特异性结合阻断下游信号通路 RAS/RAF/MAPK,但目前术前联合西妥昔单抗或奥沙利铂+西妥昔单抗的Ⅱb 期研究并不能提高 pCR 率。

■VEGF 单克隆抗体(贝伐单抗),直肠癌术前放化疗联合贝伐单抗研究 pCR 率为 16%～32%,但手术相关并发症如出血、穿孔、伤口愈合及需要再次手术机会增加。

■目前靶向治疗不作为局部进展期直肠癌常规推荐。

(五)化疗在直肠癌中的作用

1. 术前同期放化疗给药方案

◆放疗+卡培他滨:放疗 5 周,期间口服卡培他滨 $825mg/m^2$,每天 2 次,每周 5 d。

2. 术后辅助化疗

◆术后总的辅助治疗的疗程包括化疗和放疗不超过 6 个月。术后辅助治疗建议及早开始,不迟于 8 周。

◆Ⅱ～Ⅲ期直肠癌根治术后,推荐先行同步放化疗再行辅助化疗或先行 1～2 周期辅助化疗、同步放化疗再辅助化疗的夹心治疗模式。

◆术前新辅助放化疗的患者,应接受术后辅助治疗,总的辅助治疗的疗程推荐为 6 个月。对于接受新辅助放化疗且术后病理显示肿瘤退缩明显 ypN_0 的患者,与患者充分沟通后,可考虑氟尿嘧啶类单药辅助化疗。

◆氟尿嘧啶为基础的单药方案:卡培他滨、简化的双周 5-FU 输注/LV 方案(sLV5FU2)。

◆联合化疗方案:CapeOx(又称 XELOX)、mFOLFOX6。

四、放射治疗

(一)放疗的适应证和禁忌证

1. 适应证

◆对于临床分期Ⅱ/Ⅲ期的可切除、局部不可切除直肠癌;2017 版 NCCN 指南推荐如下治疗选择。

❖长程放化疗+手术+辅助化疗。

❖短程放疗(T_4 患者不予推荐)+手术。

❖化疗+长程放化疗+手术。

❖对于局部不可切除的直肠癌患者行术前同步放化疗后重新评估,如果可以 R_0 切除,则建议手术,否则行根治性放化疗;对于术前临床分期为Ⅰ期,而术后病理分期Ⅱ/Ⅲ期的直肠癌患者,推荐行术后放化疗。

❖未行术前新辅助放疗患者如有会阴部伤口愈合不良、肠道功能恢复差等术后情况,可适当延迟术后辅助放疗开始时间,建议不超过 12 周。

◆高龄、心肺功能不全等原因无法耐受手术的患者建议行根治性放疗。

2. 禁忌证

◆合并有其他严重并发症,不宜放射治疗者。

(二)直肠癌放疗要点

■术前放疗相比术后放疗优势:①有助于提高切除率,也增加了保留肛门括约肌率;②术前照射肿瘤组织血供好,氧含量较高,对放射治疗更敏感;③术前放疗还可以减少小肠产生的放射性损伤,因为术后小肠易于坠入并粘连于盆腔;④由于用照射野外的结肠来吻合,减少了吻合口狭窄和晚期放射性肠炎发生的概率(术前照射的肠管会被切除)。

■术前放疗的缺点是对极少数不需要新辅助放疗的早期患者产生了过度治疗。

■新辅助治疗后 50%~60%的直肠癌患者可获得肿瘤降期,pCR 率达 10%~30%。直肠癌患者对新辅助治疗的反应与疾病预后相关。

■新辅助治疗达到 cCR 的患者或许可以避免外科手术,即"等待观察(wait-and-see)";另外一些学者则认为可行微创手术,即仅将原发灶局部切除来达到保肛的目的,但该模式的应用尚需要大样本量的长期随访结果来验证。

(三)放疗新技术应用

■应用 MRI-CT 定位融合,以利于更为合理准确地勾画靶区。

■采用影像引导放射治疗 IGRT,每天治疗时采集有关的影像学信息,确定治疗靶区,更好地减小治疗的摆位误差。

■局部加量可采用术中放疗、腔内照射或外照射技术。

■放射性粒子植入治疗不推荐常规应用。

■ 三维适形或调强放疗技术均可采用。已有多项研究证实,在直肠癌放射治疗中,IMRT 较 3D－CRT 可以在保证满意的靶区剂量覆盖的基础上减少小肠受照的高剂量区域。

(四)放疗定位

1. 定位前准备

◆ 定位前 1 h 排空膀胱和直肠。

◆ 将 20 mL 碘海醇溶于 600～800 mL 饮用水中,于定位前 1 h 分次饮入以显影小肠,并使膀胱充盈以减少小肠的受照射量。

◆ 以后每次治疗时采用同样方法饮水 600～800 mL。

2. 定位方式

◆ 二维和三维适形(3D-CRT)放疗时俯卧位应用 Belly 板相比仰卧位能有效地减少小肠受照射剂量,但是俯卧的体位会使患者产生不适感,尤其是老年和结肠造瘘术后的患者,因而导致治疗体位的重复性差。

◆ 调强放疗(IMRT)、旋转容积调强放疗(VMAT)、螺旋断层放疗(TOMO)技术下,仰卧位和俯卧位的危及器官受量无显著差异,因此定位时可根据采用的治疗技术选取俯卧位或仰卧位。

◆ 术后放疗时由于盆腔脏器的切除使小肠易坠入盆腔,采用俯卧位应用 Belly 板将腹部垂于孔内更有利于减少小肠受量。

◆ 定位和放疗过程中热塑体膜固定。

◆ 为明确肛缘或会阴(APR 术后)的位置可在肛门口或会阴瘢痕处放置铅点标记。

◆ 定位 CT 扫描的大概范围:上界为第二腰椎上缘,下界为股骨中段水平。

◆ 注射碘造影剂,层厚 5 mm 逐层扫描。

◆ 推荐同时应用 MRI 定位。CT/MRI 融合有助于明确肿瘤范围,以便更精确地进行 GTV 勾画。

(五)放疗靶区范围

1. 直肠癌术前靶区定义

◆ 原发肿瘤 GTV 的勾画:GTV 为定位影像上可见的直肠肿瘤及相应的盆腔转移淋巴结。

◆ GTV 的勾画主要参考核磁影像的 T_2 序列,同时借助弥散加权成像序列。采用与定位 CT 同体位的 MRI 定位,MRI 定位及 CT 定位图像融合。

◆ GTV 上、下界的确定需要参考肠镜和肛门指诊。

◆ 原发肿瘤 CTV 的勾画:CTV 应包括肿瘤上下 2 cm 边界、整个直肠系膜区、直肠上动脉淋巴引流区、骶前区、髂内血管淋巴引流区、闭孔淋巴引流区。

◆ 当肿瘤侵犯前方器官时,应包括髂外淋巴引流区;当肿瘤侵犯阴道下 1/3 或侵犯肛门内外括约肌时应包括腹股沟淋巴引流区。

2. 直肠癌术后靶区定义

◆ GTV:R_2 切除后影像上可见残留肿瘤。

◆CTV$_1$：包括 GTV、术后高危区(包括 R$_1$ 切除后瘤床区及可疑残留区)。

◆CTV$_2$：应包括整个直肠系膜区、直肠上动脉淋巴引流区、骶前区、髂内血管淋巴引流区、闭孔淋巴引流区；髂外和腹股沟淋巴引流区的勾画原则同术前；APR 术后应包括坐骨直肠窝及会阴区；低位前切除术后应包吻合口。

◆CTV 勾画应包括髂内和闭孔血管周围 7 mm 边界，可包括 99% 的引流淋巴结区域。

◆CTV 后界和侧界应外扩到盆壁肌肉和骨的内缘，前界外扩到膀胱后壁 1 cm，以适应膀胱充盈的变化。

◆骶前区应包括骶骨前方 1 cm 以上的区域。

◆进行 CTV 勾画时应避免将骨质及盆腔侧壁的肌肉包括在内。

◆PTV 的确定主要依据各家单位的摆位误差。

(六)剂量及分割模式

■NCCN 推荐盆腔照射剂量为 45～50 Gy/25～28 f。

■对于可切除肿瘤，照射 45 Gy 之后应考虑对瘤床和两端 2 cm 范围予追加剂量。

■术前放疗追加剂量为 5.4 Gy/3 f，术后放疗为 5.4～9 Gy/3～5 f。

■对于不可切除的肿瘤，如果技术上可行，考虑周围正常组织情况，放疗剂量可以局部加量至 54～56 Gy，评估后决定是否可切除。

■腔内超声或盆腔核磁诊断 T$_3$ 的直肠癌可采用 25 Gy/5 f 的短程放疗。

(七)危及器官限值

■直肠癌危及器官限值如表 6-15 所示。

表 6-15　直肠癌危及器官限值

危及器官	限量	勾画范围
直肠	$V_{30} < 50\%$ $V_{40} < 40\%$	从肛管与直肠的交界处齿状线为下界，勾画至直肠在轴面上失去圆形形态，并与乙状结肠相连接前
肛门＋直肠	—	以肛缘(在定位时标记不透 X 线的标记物)为下界勾画，结束于直肠在轴面上失去圆形形态，并与乙状结肠相连接前
小肠	$V_{50} < 5\%$ $V_{15} < 120$ cm^3 小肠肠袢的体积 $V_{15} < 120$ cm^3，基于整个腹膜腔的体积 $V_{45} < 195$ cm^3	为与大肠区分，扫描前 1h 口服造影剂，然后勾画含有造影剂的小肠
结肠	$D_{max} < 45$ Gy $V_{30} < 200$ cm^3	从肛门—直肠勾画结束的位置开始勾画大肠，根据接受治疗的体积包括部分或所有的升结肠、横结肠、降结肠和乙状结肠

续表

危及器官	限量	勾画范围
膀胱	$V_{50}<5\%$ $V_{40}<35\%$ $V_{35}<50\%$	从膀胱的基底部到顶部完整勾画
股骨头	$V_{20}<50\%$ $V_{30}<50\%$ $V_{40}<35\%$ $V_{50}<5\%$	在骨窗下勾画股骨头及股骨颈

（八）放疗并发症及处理

1. 急性毒性
- ◆血液学毒性:骨髓抑制、肝肾功能损伤等,1~2周复查血常规、生化1次,对症升白细胞、升血小板、改善贫血、保肝等治疗。
- ◆皮肤反应:1度:暴露、透气并保持干燥,忌用凡士林软膏或湿敷。放射野内皮肤尽量减少涂抹肥皂和用力搓擦;2度:予以三乙醇胺等皮肤保护剂治疗;3度,此时应停止局部放疗,用含抗生素软膏。一般放疗后1~3个月皮肤红肿会逐渐消退,但色素沉着会持续更长时间。
- ◆急性放射性肠炎:表现为黏液便、大便次数增多、肛门下坠感及里急后重感、肛周疼痛等。大便次数增多者适当给予止泻、消炎、补液治疗。放疗期间避免饮酒或辛辣刺激食物。
- ◆急性泌尿系损伤:表现为尿频、尿急、尿痛、排尿困难等症状。适量饮水。如出现尿路感染,必要时可配合使用抗生素。
- ◆卵巢、睾丸功能障碍:年轻患者尽量保护卵巢和睾丸功能,采用IMRT或档铅。如有生育要求需求提前到生殖中心进行性生殖细胞储备。

2. 远期毒性
- ◆放射性肠炎:表现为大便次数增多、便血,轻者可使用肠道保护剂治疗,严重者行手术治疗。
- ◆术后或放疗后引起的泌尿生殖功能障碍,如性功能障碍、阴道干燥、性交疼痛和尿失禁等。

五、随访

- ■随访频率:前2年每3个月1次,然后每6个月1次直至5年,5年后每年1次。
- ■随访内容:体格检查(包括肛门指诊),血CEA,肝脏超声检查(Ⅰ~Ⅱ期),每年1次盆腔增强MRI,每年1次胸腹增强CT(Ⅲ期或CEA、B超异常时),结肠镜检查(推荐术后1年内进行结肠镜检查,如果术前因肿瘤梗阻无法行全结肠镜检查,术后3~6个月检查;每次肠镜检查若发现进展期腺瘤(绒毛状腺瘤,直径大于1 cm,或有高级别不典型增生),需在1

年内复查,若未发现进展期腺瘤,则 3 年内复查,然后每 5 年 1 次)。

(蔡　勇　宋马小薇　张扬子　耿建昊　李永恒　王维虎)

参考文献

[1] Vansteenkiste JF. PET scan in lung cancer:current recommendations and innovation[J]. J Thoracic Oncol,2006,1(1):71-73.

[2] Vansteenkiste JF. CT-scans and PET-scans:a good partnership[J]. Lung Cancer,2004,45(1):29-30.

[3] Auperin A,Arriagada R,Pignon JP,et al. Prophylactic cranial irradiation for patients with small-cell cancer in complete remission. Prophylactic Cranial Irradiation Overview Collaborative Group[J]. N Engl J Med,1999,341(7):476-484.

[4] Schreiber D,Rineer J,Weedon J,et al. Survival outcomes with theuse of surgery in limited-stage small cell lung cancer:should its role bere-evaluated? [J].Cancer,2010,116(5):1350-1357.

[5] Wong AT,Rineer J,Schwartz D,et al. Assessing the impact of postoperative radiation therapy for completely resected limited-stage small cell lung cancer using the national cancer database[J]. J Thorac Oncol,2016,11(2):242-248.

[6] Turrisi AT,Kim K,Blum R,et al. Twice-daily compared with once-daily thoracic radiotherapy inlimited small-cell lung cancer treated concurrently with cisplatin and etoposide[J]. N Engl J Med,1999,340(4):265-271.

[7] Schild SE,Bonner JA,Shanahan TG,et al. Long-term results of a phase Ⅲ trial comparing once-dailyradiotherapy with twice-daily radiotherapy in limited-stage small-cell lung cancer[J]. Int J Radiat Oncol Biol Phys,2004,59(4):943-951.

[8] Choi NC,Herndon JE,Rosenman J,et al. Phase I study to determine the maximum-tolerated doseof radiation in standard daily and hyperfractionated-accelerated twice-daily radiation schedules with concurrent chemotherapy for limited-stage small-cell lung cancer[J]. J Clin Oncol,1998,16(11):3528-3536.

[9] Miller KL,Marks LB,Sibley GS,et al. Routine use of approximately 60 Gy once-daily thoracicirradiation for patients with limited-stage small-cell lung cancer[J]. Int J Radiat Oncol Biol Phys,2003,56(2):355-359.

[10] Roof KS,Fidias P,Lynch TJ,et al. Radiation dose escalation in limited-stage small-cell lung cancer[J]. Int J Radiat Oncol Biol Phys,2003,57(3):701-708.

[11] Jeremic B,Shibamoto Y,Nikolic N,et al. Role of radiation therapy in the combined-modality treatmentof patients with extensive disease small-cell lung cancer:A randomized study[J]. J Clin Oncol,2015,33(18):2092-2099.

[12] Yee D,Butts C,Reiman A,et al. Clinical trial of post-chemotherapy consolidation thoracic radiotherapyfor extensive-stage small cell lung cancer[J]. Rep Pract Oncol Radiother,2013,19(4):234-238.

[13] Vlacich G,Samson PP,Perkins SM,et al. Treatment utilization andoutcomes in elderly patients with locally advanced esophageal carcinoma:a review of the National Cancer Database[J]. Cancer Med,2017,6(12):2886-2896.

[14] Bianchi AS,Bianchi T. Malignant mesothelioma:global incidence and relationship with asbestos[J]. Industrial health,2007,45(3):379-387.

[15] Hirayama N,Tabata C,Tabata R,et al. pleural effusion VEGF levels as prognostic factor of malignant

pleural mesothelioma[J]. Respiratory medicine,2011,105(1):137-142.

[16] Andratschke N,Maurer J,Molls M,et al. Late radiation-induced heart disease after radiotherapy. Clinical importance,radiobiological mechanisms and strategies of prevention[J]. Radiother Oncol,2011, 100(2):160-166.

[17] McCloskey SA,Lee SP,Steinberg ML. Roles and types of radiation in breast cancer treatment:early breast cancer,locoregionally advanced,and metastatic disease[J]. Curr Opin Obstet Gynecol,2011,23 (1):51-57.

[18] Gerber B,Freund M,Reimer T. Recurrent breast cancer:treatment strategies for maintaining and prolonging good quality of life[J]. Dtsch Arztebl Int,2010,107(6):85-91.

[19] Livi L,Meattini I,Di Cataldo V,et al. Postmastectomy radiotherapy in breast cancer adjuvant treatment[J]. Minerva Chir,2010,65(5):527-536.

[20] Kumar S,Juresic E,Barton M,et al. Management of skin toxicity during radiation therapy:a review of the evidence[J]. J Med Imaging Radiat Oncol,2010,54(3):264-279.

[21] 中国生物医学工程学会精确放疗分会肝癌学组中华医学会放射肿瘤学分会,中国研究型医学会放射肿瘤学分会肝癌学组与消化系统肿瘤专家委员会. 2016 年原发性肝癌放疗共识[J]. 中华放射肿瘤学杂志,2016,25(11):1141-1150.

[22] Choi C,Koom W S,Kim T H,et al. A Prospective Phase 2 Multicenter Study for the Efficacy of Radiation Therapy Following Incomplete Transarterial Chemoembolization in Unresectable Hepatocellular Carcinoma[J]. Int J Radiat Oncol Biol Phys,2014,90(5):1051-1060.

[23] Meng M,Cui Y,Lu Y,et al. Transcatheter arterial chemoembolization in combination with radiotherapy for unresectable hepatocellular carcinoma:A systematic review and meta-analysis[J]. Radiotherapy and Oncology,2009,92(2):184-194.

[24] Zou L,Zhang B,Chang Q,et al. 3D conformal radiotherapy combined with transcatheter arterial chemoembolization for hepatocellular carcinoma[J]. World J Gastroenterol,2014,20(45):17227-17234.

[25] Yamada K,Izaki K,Sugimoto K,et al. Prospective trial of combined transcatheter arterial chemoembolization and three-dimensional conformal radiotherapy for portal vein tumor thrombus in patients with unresectable hepatocellular carcinoma[J]. Int J Radiat Oncol Biol Phys,2003,57(1):113-119.

[26] Huang Y,Hsu H,Wang C,et al. The Treatment Responses in Cases of Radiation Therapy to Portal Vein Thrombosis in Advanced Hepatocellular Carcinoma[J]. Int J Radiat Oncol Biol Phys,2009,73 (4):1155-1163.

[27] Yoon S M,Lim Y,Won H J,et al. Radiotherapy Plus Transarterial Chemoembolization for Hepatocellular Carcinoma Invading the Portal Vein:Long-Term Patient Outcomes[J]. Int J Radiat Oncol Biol Phys,2012,82(5):2004-2011.

[28] Chung S R,Kim J H,Yoon H,et al. Combined Cisplatin-Based Chemoembolization and Radiation Therapy for Hepatocellular Carcinoma Invading the Main Portal Vein[J]. Journal of Vascular and Interventional Radiology,2015,26(8):1130-1138.

[29] 全国肝癌合并癌栓诊治研究协作组. 肝细胞癌合并门静脉癌栓多学科诊治中国专家共识(2016 年版)[J]. 中华消化外科杂志,2016,15(5):411-416.

[30] Seo Y S,Kim M,Yoo S Y,et al. Preliminary result of stereotactic body radiotherapy as a local salvage treatment for inoperable hepatocellular carcinoma[J]. J Surg Oncol,2010,102(3):209-214.

[31] Kang J,Kim M,Cho C K,et al. Stereotactic body radiation therapy for inoperable hepatocellular carci-

noma as a local salvage treatment after incomplete transarterial chemoembolization[J]. cancer,2012, 118(21):5424-5431.

[32] Bujold A,Massey C A,Kim J J,et al. Sequential Phase I and Ⅱ Trials of Stereotactic Body Radiotherapy for Locally Advanced Hepatocellular Carcinoma[J]. J Clin Oncol,2013,31(13):1631-1639.

[33] Wahl D R,Stenmark M H,Tao Y,et al. Outcomes After Stereotactic Body Radiotherapy or Radiofrequency Ablation for Hepatocellular Carcinoma[J]. J Clin Oncol,2016,34(5):452-459.

[34] Sanuki N,Takeda A,Oku Y,et al. Stereotactic body radiotherapy for small hepatocellular carcinoma: A retrospective outcome analysis in 185 patients[J]. Acta Oncologica,2013,53(3):399-404.

[35] Wang W,Wang Z,Wu J,et al. Survival benefit with IMRT following narrow-margin hepatectomy in patients with hepatocellular carcinoma close to major vessels[J]. Liver Int,2015,35(12):2603-2610.

[36] Yoon H I,Lee I J,Han K,et al. Improved oncologic outcomes with image-guided intensity-modulated radiation therapy using helical tomotherapy in locally advanced hepatocellular carcinoma[J]. J Cancer Res Clin Oncol,2014,140(9):1595-1605.

[37] Perz J F,Armstrong G L,Farrington L A,et al. The contributions of hepatitis B virus and hepatitis C virus infections to cirrhosis and primary liver cancer worldwide[J]. J Hepatol,2006,45(4):529-538.

[38] 谢春芳,刘孟忠,习勉. 肝癌影像学 GTV 与病理学 GTV 关系的研究[J]. 中国肿瘤临床,2010,37 (21):1245-1248.

[39] Wang M,Ji Y,Zeng Z,et al. Impact Factors for Microinvasion in Patients with Hepatocellular Carcinoma:Possible Application to the Definition of Clinical Tumor Volume[J]. Int J Radiat Oncol Biol Phys,2010,76(2):467-476.

[40] Ben-Josef E,Normolle D,Ensminger W D,et al. Phase Ⅱ trial of highdose conformal radiation therapy with concurrent hepatic artery floxuridine for unresectable intrahepatic malignancies[J]. J Clin Oncol, 2005,23(34):8739-8747.

[41] Guha C,Kavanagh B D. Hepatic Radiation Toxicity:Avoidance and Amelioration[J]. Seminars in Radiation Oncology,2011,21(4):256-263.

[42] Liang S,Zhu X,Xu Z,et al. Radiation-induced liver disease in three-dimensional conformal radiation therapy for primary liver carcinoma:the risk factors and hepatic radiation tolerance[J]. Int J Radiat Oncol Biol Phys,2006(65):425-434.

[43] Kim T H,Kim D Y,Park J,et al. Dose-volumetric parameters predicting radiation-induced hepatic toxicity in unresectable hepatocellular carcinoma patients treated with three-dimensional conformal radiotherapy[J]. Int J Radiat Oncol Biol Phys,2007,67(1):225-231.

[44] Moore MJ,Goldstein D,Hamm J,et al. Erlotinib plus gemcitabine compared with gemcitabine alone in patients with advanced pancreatic cancer:a phase Ⅲ trial of the National Cancer Institute of Canada Clinical Trials Group [J]. J Clin Oncol,2007,25(15):1960-1966.

[45] Varadhachary GR,Wolff RA,Crane CH,et al. Preoperative Gemcitabine and Cisplatin Followed by Gemcitabine-Based Chemoradiation for Resectable Adenocarcinoma of the Pancreatic Head [J]. J Clin Oncol,2008,26(26):3487-1995.

[46] Sr PJL,Yang F,Cardenes H,et al. Gemcitabine Alone Versus Gemcitabine Plus Radiotherapy in Patients With Locally Advanced Pancreatic Cancer:An Eastern Cooperative Oncology Group Trial [J]. J Clin Oncol,2011,29(31):4105-4112.

[47] Huguet F,Goodman KA,Azria D,et al. Radiotherapy technical considerations in the management of

locally advanced pancreatic cancer: American-French consensus recommendations [J]. Int J Radiat Oncol Biol Phys,2012,83(5):1355-1364.

[48] Herman JM,Chang DT,Goodman KA,et al. Phase 2 multi-institutional trial evaluating gemcitabine and stereotactic body radiotherapy for patients with locally advanced unresectable pancreatic adeno-carcinoma [J]. Cancer,2015,121(7):1128-1137.

[49] Rodel C,Liersch T,Becker H,et al. Preoperative chemoradiotherapy and postoperative chemotherapy with fluorouracil and oxaliplatin versus fluorouracil alone in locally advanced rectal cancer:initial results of the German CAO/ARO/AIO-04 randomised phase 3 trial[J]. Lancet Oncol,2012,13(7):679-687..

[50] Gay HA,Barthold HJ,O'Meara E,et al. Pelvic normal tissue contouring guidelines for radiation therapy:a Radiation Therapy Oncology Group consensus panel atlas[J]. Int J Radiat Oncol Biol Phys,2012,83(3):e353-e362.

第一节 肾 癌

一、疾病概况

● 肾癌又叫肾细胞癌,是肾脏最常见的恶性肿瘤,占原发性肾恶性肿瘤的85%。肾细胞癌发病率近年来有所升高,仅次于膀胱癌,居泌尿系统肿瘤第2位。占成人全部恶性肿瘤的2%～3%,其中发达国家发病率明显高于发展中国家,男性发病高于女性,高发年龄位于50～70岁年龄段。

● 肾癌的病因尚未明确,可能的危险因素有吸烟、肥胖、高脂饮食等,还可能与环境、饮食、职业及遗传等因素有关。

● B超是筛查早期肾癌最简便的方法,但是对于早癌进行普查成本仍较大,可以从特定的高危人群着手进行二级预防。如一些先天遗传性疾病患者(如VHL病等)。

● 早期肾癌缺乏特异性表型,约30%患者确诊时已属晚期且预后较差。但是随着影像学发展,早期肾癌的发现率升高,使得根治性手术切除的机会大大增加。晚期患者也因分子靶向药物的进步而大大获益。免疫治疗的发展,亦使得晚期肾癌患者的疗效得到了明显改善。

● 肾癌多为单侧单发,双侧多发极少见。病理类型可分为透明细胞癌、乳头状癌、嫌色细胞癌、集合管癌等。其中以透明细胞癌最为常见,占肾癌病理类型的80%～85%。

● 约30%患者确诊时已有远处转移,肾癌可直接浸润至肾周筋膜及同侧肾上腺。经肾门淋巴结转移至下腔静脉淋巴结及主动脉旁淋巴结。晚期常见肺转移,其次是骨、肝及脑。

二、临床特征及相关检查

(一)临床特征

■ 由于肾脏解剖隐匿,早期缺乏典型的临床表现。典型的临床表现为特征性的肾癌三联征,即腰痛、包块和血尿。当出现三联征的患者往往提示已进入中晚期。

■ 随着影像学的发展,约50%的无症状患者可以早期发现。

■ 血尿在早期可表现为无痛性、间断性或全程肉眼血尿。当有血栓通过输尿管时可有肾区绞痛。血尿严重程度与肿瘤状态及疾病分期无相关性。如外生性肿瘤,即便分期较晚也可不出现血尿。

- 早期肾癌腰痛性质及位置不典型,常不被重视。进展期肾癌常因压迫周围组织而出现较为明显的疼痛。
- 由于肾脏位于腹部较深位置,肿块很难触及。只有当肿瘤体积较大,可在腹部扪及。肿块性质多边界欠清,质地较硬。若位置固定,不随呼吸运动和运动,提示已侵犯临近脏器或腰大肌。

(二)相关检查

- 超声是发现早期肾癌最简便的手段,可发现 3 cm 以下的肾占位,对鉴别肾癌、错构瘤等良性病变有重要价值。
- 尿路造影可以发现有无肾盂肾盏受压变形及积水,对肾脏功能有重要应用价值,但对于肾癌的诊断不作为常规检查。
- CT 是诊断肾癌重要的影像学手段。敏感度可达 95% 以上,可发现直径 ≥0.5 cm 的肿块,对于鉴别肿块性质、分期及指导手术有着重要作用。
- MRI 表现不一,对于发现癌栓、显示肾周受侵情况及对碘过敏患者有着重要的检查意义。
- 除以上检查外还可进行放射性核素显像及血管造影检查。
- 细针穿刺病理活检是确诊肾癌的金标准。

三、分期及治疗原则

(一)分期

- 美国癌症委员会(AJCC)TNM 分期(2016 年第 8 版)如表 7-1 所示。

表 7-1　肾癌 TNM 分期

T 分期(原发肿瘤)	T_X	原发肿瘤不能评估
	T_0	没有原发肿瘤证据
	T_1	肿瘤最大径 ≤7 cm,且局限在肾内
		T_{1a} 肿瘤最大径 ≤4 cm,且局限在肾内
		T_{1b} 肿瘤最大径 >4 cm,≤7 cm;且局限在肾内
	T_2	肿瘤最大径 >7 cm,且局限在肾内
		T_{2a} 肿瘤最大径 >7 cm,≤10 cm;且局限在肾内
		T_{2b} 肿瘤最大径 >10 cm,且局限在肾内
	T_3	肿瘤浸润主要血管和肾周组织,但未浸润同侧肾上腺、肾筋膜
		T_{3a} 肿瘤明显浸润至肾静脉及其分支,或浸润至腹膜或肾窦内脂肪,但未超过肾筋膜
		T_{3b} 肿瘤明显浸润至膈下的腔静脉
		T_{3c} 肿瘤明显浸润至膈上的腔静脉或累及腔静脉壁
	T_4	肿瘤浸润超过肾筋膜(包括连续浸润至同侧肾上腺)

续表

N 分期 （区域 淋巴结）	N_x	区域淋巴结不能评估		
	N_0	无区域淋巴结转移		
	N_1	区域淋巴结有转移		
M 分期 （远处 转移）	M_0	无远处转移		
	M_1	有远处转移		
临 床 分 期	Ⅰ 期	T_1	N_0	M_0
	Ⅱ 期	T_2	N_0	M_0
	Ⅲ 期	$T_{1\sim2}$	N_1	M_0
		T_3	N_1	M_0
	Ⅳ 期	T_4	N_{any}	M_0
		T_{any}	N_{any}	M_1

（二）治疗原则

■手术是治疗局限性肾癌首选的方法，常见的术式有根治性肾切除和保留肾单位的肾切除。除此之外介入治疗也可用于无法手术切除的患者，减轻肿瘤负荷，增加手术切除率等。转移性肾癌治疗原则主要有分子靶向治疗和免疫治疗，单纯放疗或化疗疗效较差，不作首选。

■对于 Ⅰ 期（pT_{1a} 和 pT_{1b}）患者，首选部分肾切除。对于中央型肿瘤或不适合部分肾切除的患者，也可选择根治性肾切除，术后需密切随访。

■对于 Ⅱ 期和 Ⅲ 期的患者，可以选择根治性肾切除术，依据术前影像分期和术后病理，当患者为透明细胞癌或具有高危复发风险时，应当辅助舒尼替尼（2B 类）靶向治疗，并密切监测。

■Ⅳ 期的患者治疗包括手术治疗、放射治疗、靶向治疗、化疗和免疫治疗。

■若原发灶潜在切除，但转移灶为寡转移的患者，可以选择根治性肾切除＋寡转移灶切除术。对于不可手术的患者，可以选择射频。对于多发转移的患者，部分患者可以选择减瘤性肾切除术。对于不可手术的患者，应当选择分子靶向治疗或免疫治疗等全身治疗手段。

■对于复发或不可手术切除的患者，可以根据是否为透明细胞癌选择合适的分子靶向治疗，若病理为透明细胞癌，可以选择分期靶向治疗（索拉菲尼、舒尼替尼、阿西替尼、依维莫司等）、抗 PD-1 免疫治疗（如纳武单抗），也可选择贝伐单抗，或者嘱患者入组临床试验。

■对于病理类型为非透明细胞癌的患者，首选加入临床试验，亦可选择卡博替尼或贝伐单抗等靶向治疗。晚期肾癌患者单纯化疗疗效较差，细胞毒性药物（如吉西他滨＋顺铂或卡铂、吉西他滨＋紫杉醇）对局部治疗有一定效果。

■局部治疗在肾癌中的地位：肾癌常见的局部治疗包括射频消融、冷冻治疗、高强度聚焦超声和介入治疗。对于部分 T_1 的患者可以选择射频消融，但是局部复发率高于传统手术。

■全身治疗在肾癌中的地位：免疫治疗近些年对晚期转移性肾癌具有一定疗效，如抗 PD-1 治疗。分子靶向治疗是晚期肾透明细胞癌的首选治疗措施，分子靶向药物的发展使得晚期转移性肾癌患者的生存期大大延长。

■放疗在肾癌治疗中的地位：肾癌对放疗并不敏感，在放疗中应用价值有限，对于术后辅助治疗，仅适用于切缘阳性、有淋巴结转移或不能耐受手术的病例，以及晚期肾癌患者的姑息行放疗。

四、放射治疗

(一)术前新辅助放疗

■多数研究认为术前新辅助放疗对 5 年总生存率无影响，但大多数研究的放疗剂量均不足 30 Gy，并未达到根治性剂量，存在一定设计缺陷。

(二)辅助放疗

■对于局部晚期肾癌患者，有的研究认为术后辅助放疗的局控率和生存率要优于单纯手术。肾癌术后辅助放疗提高了 5 年生存率。Miyanaga 的研究发现手术＋辅助放疗对比单纯手术来说，5 年和 10 年的生存率分别为 56％、34％和 37％、19％，术后复发率由 25％降至 7％。但是也有研究发现，术后辅助放疗并未明显提高局控率和生存率。有研究分析了肾癌治疗的失败模式，发现单纯局部失败较罕见，远处转移是主要的失败模式，因而辅助放疗并非必要。

(三)姑息放疗

■肾癌放疗不敏感，单纯放疗疗效不佳，但可作为不可切除肾癌的姑息治疗手段，达到缓解症状提高生活质量的目的。对于转移灶，单纯放疗可以取得一定的疗效。立体定向放疗和全脑放疗对于不可手术切除的脑转移患者是可行的。有研究表明约 80％的脑转移患者可从脑放疗中得到症状的缓解。临床有 30％～40％的局部晚期肾癌患者发生骨转移，肾癌骨转移影像学表现为典型的溶骨性骨质破坏，并导致一系列的骨性事件，如疼痛、脊髓压迫等。有两项采用不同的放疗技术的研究发现，放疗可以使患者骨转移症状得到改善。

（张宗恺　李夷民　林　勤）

第二节　膀　胱　癌

一、疾病概况

●膀胱癌在全球癌症发病率中排名第九。埃及、西欧和北美的发病率最高，而亚洲国家的发病率最低。超过 90％的新发病例发生在 ≥55 岁的人群中。

●膀胱癌的发病因素是多因素、多基因、多步骤参与形成的过程。目前比较公认的危险因素有吸烟和职业性接触芳香胺化合物。随着分子生物技术的发展，对膀胱癌的生物学行为也有了更加深刻的认识。目前已知的膀胱癌相关癌基因有 H-ras、Her-2、ccnd1、c-myc、FGFR3 等。亦伴随抑癌基因的失活，如 TP53、PTEN 等。

- 膀胱癌按生长方式可分为 3 类,其诊断、治疗措施有所不同。第一类是乳头状癌,其治疗目的主要是延缓其向高级别发展。第二类为内翻性乳头状瘤,其治疗目的是在不影响生存的情况下,明确是否需要膀胱全切,以及对于高复发风险的患者是否需要系统的治疗来提高治愈率。第三类为非浸润性非乳头状癌(原位癌)。不同的治疗手段通过不同的机制发挥抗肿瘤作用,临床治疗目标是如何组合治疗模式使得患者获益最大化。

- B 超是膀胱癌患者最简便的检查方法,可以显示肿瘤部位、大小、数目,了解淋巴结转移情况及是否存在周围脏器受侵。CT 和 MRI 都具有一定诊断价值,CT 可以用于鉴别诊断,帮助临床分期,但对 5 mm 以下病灶的诊断较为局限。MRI 可以准确地判断肿瘤大小和浸润深度,当患者存在肾功能不全时,MRI 可通过水成像使得无功能肾的上尿路系统清晰显像。

- 膀胱癌患者最常见的症状是镜下和肉眼血尿,其次为尿频、尿急等膀胱刺激征,尿路感染症状较少见。上尿路梗阻或疼痛常提示疾病已发展至中晚期。当出现以上临床症状,患者应尽早行膀胱镜检查,明确肿瘤是否局限于膀胱内。还可通过膀胱镜进行组织活检明确诊断。

- 膀胱癌绝大多数病理类型为尿路上皮癌($>90\%$),其次为鳞癌和腺癌,约占 8%。组织学分级基于镜下肿瘤组织特征和形态,将乳头状肿瘤分为低级别和高级别。按照病理分类系统分为高、中、低分化,分别用 G_1、G_2、G_3 表示。

二、临床分期

- 美国癌症委员会(AJCC)TNM 分期(2017 年第 8 版)如表 7-2、图 7-1 所示。

表 7-2　膀胱癌 AJCC(第 8 版)分期

T 分期(原发肿瘤)	T_X	原发肿瘤不能评估
	T_0	没有原发肿瘤证据
	T_a	非浸润性乳头状癌
	T_{is}	尿路上皮原位癌:"扁平肿瘤"
	T_1	肿瘤侵犯固有层(上皮下结缔组织)
	T_2	肿瘤侵犯固有肌层
	T_{2a}	肿瘤侵犯固有浅肌层(内侧 1/2 肌层)
	T_{2b}	肿瘤侵犯固有深肌层(外侧 1/2 肌层)
	T_3	肿瘤侵犯膀胱周围组织
	T_{3a}	显微镜可见肿瘤侵犯膀胱周围组织
	T_{3b}	肉眼可见肿瘤侵犯膀胱周围组织(膀胱外肿块)
	T_4	侵犯以下组织:前列腺间质、精囊、子宫、阴道、盆腔壁、腹壁
	T_{4a}	肿瘤侵犯前列腺间质、精囊、子宫、阴道
	T_{4b}	肿瘤侵犯盆腔壁或腹壁

N 分期（区域淋巴结）	N_x	区域淋巴结不能评估		
	N_0	无区域淋巴结转移		
	N_1	单个区域淋巴结转移（膀胱周围、闭孔、髂内/外，或骶前淋巴结）		
	N_2	多个区域淋巴结转移（膀胱周围、闭孔、髂内/外，或骶前淋巴结）		
	N_3	髂总淋巴结转移		
M 分期（远处转移）	M_0	无远处转移		
	M_1	有远处转移		
	M_{1a}	远处转移仅限于髂总动脉以外的淋巴结		
	M_{1b}	非淋巴结远处转移		
临床分期	0a	T_a	N_0	M_0
	0is	T_{is}	N_0	M_0
	Ⅰ	T_1	N_0	M_0
	Ⅱ	T_{2a}、T_{2b}	N_0	M_0
	Ⅲa	T_{3a}、T_{3b}、T_{4a}	N_0	M_0
		$T_{1\sim4a}$	N_1	M_0
	Ⅲb	$T_{1\sim4a}$	N_2、N_3	M_0
	Ⅳa	T_{4b}	N_{any}	M_0
		T_{any}	N_{any}	M_{1a}
	Ⅳb	T_{any}	N_{any}	M_{1b}

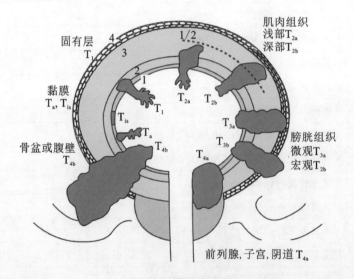

图 7-1 膀胱癌分期

三、放疗在膀胱癌治疗中的作用

- 对于 T 分期在 T_a、T_1、T_{is} 的患者,多以分化较好的乳头状癌为主,这些患者多采用传统的保留膀胱的手术治疗,包括经尿道膀胱肿瘤切除术。其 5 年生存率可达 70%～90%,但复发率较高。有文献报导,放射治疗对于 T_1、G_3 的患者有一定疗效,辅助放疗可以提高 5 年至 10 年生存率。

- 对于 T 分期在 $T_{3\sim4}$ 的患者,在系统治疗后盆腔复发风险较高(复发率达 20%～45%,5 年生存率为 10%～50%)。有研究报道称,局部晚期患者辅助放疗可以提高生存率,但临床证据仍不足,缺乏前瞻性的研究。一项纳入 236 例患者的研究发现,术后辅助放疗对比单纯手术可以提高患者 5 年 DFS 及局控率。还有一项近期的 Ⅱ 期临床研究发现辅助放化疗对比辅助化疗,放化疗组患者的 3 年局控率显著提高,DFS 和 OS 略有提高。并且放化疗组 3 级以上消化道毒性发生率较低。尽管没有充分的证据证明辅助放疗确实提高患者 OS,但是对于 $T_{3\sim4}/N_{0\sim2}$ 的患者,术后辅助放疗仍然是一种合理的选择。术后病理提示手术切缘阳性或者淋巴结转移阳性的患者,具有较高的盆腔复发风险(40～45%),辅助放疗可以明显改善盆腔失败率。对于未行同步化疗的患者,可以给予 45～50.4 Gy 剂量的放疗。相对于单纯辅助化疗的患者,应用辅助化疗序贯放疗的模式也是合理的。究竟如何最佳的结合放疗与化疗使得患者获益最大化,仍需要大量的临床数据研究。对于 Ⅱ 期～Ⅲa 期患者,在保留膀胱术后可以辅以同步放化疗。前提是患者无肾盂积水且经尿道最大限度的切除肿瘤组织。放疗联合以铂类为基础的化疗或 5-FU 联合丝裂霉素化疗作为放疗增敏是普遍的选择,并且已有大量研究证实其疗效。对于术后的患者,辅助放疗剂量应当限制在 60～66 Gy 以内。在第 1 周和第 4 周可给予放疗同步化疗增敏。也可考虑在给予 40～45 Gy 诱导放疗后行手术切除。有两项研究结果显示,对比单纯放疗,同步放化疗使患者更为获益。

- 对于 Ⅲb 患者,包括系统性降期治疗和同步放化疗。一项基于 1783 例患者的研究发现,对比单纯行化疗患者,同步放化疗的患者有着较高的中位 OS。在进行系统性降期治疗后,CR 的患者可以等待观察,直至病情进展。PR 的患者可考虑膀胱切除术或同步放化疗。对于效果不明显的患者可采取更后线的治疗措施。

- 对于 Ⅳa 期患者,针对不同 M 分期(M_0 或 M_{1a}),其主要治疗手段亦不同。M_0 期患者,目前推荐的治疗措施是降期治疗或同步放化疗后进行手术。若基础治疗后无肿瘤残存的证据,可以考虑巩固治疗或根治性放疗。若患者先前给予 40～45 Gy 的诱导放疗,可以继续追加根治性放疗剂量。此外,若患者未行诱导放疗,则可以行同步放化疗。总的来说,Ⅳa 期患者是不可手术切除的,但是如果患者对系统性治疗反应较好的话,降期后仍可考虑手术根治。对于 M_{1a} 患者,应当以系统治疗或姑息性同步放化疗为主。对于有治疗意图的患者也可考虑根治性手术切除。在转移病灶 CR 的情况下,仍可考虑进行手术治疗或根治性同步放化疗。

- 约有 4% 的患者已经确诊已有远处脏器的转移。膀胱癌局部复发率为 10%～30%,远处转移较为普遍。放疗主要为姑息性治疗手段,旨在减轻症状,这类患者应多以全身治疗为主。

●总之,膀胱癌是一种多重预后的疾病,患者无论处在哪一分期或原发部位,都有着复发的风险。降低复发率、提高局控率是我们的治疗目的,因为复发多为浅表复发,仍可考虑镜下切除。对于病变广泛的患者,放射治疗包括立体定向放疗或三维适形放疗等精确的放疗手段仍可为提高患者的生存质量提供帮助。对于晚期转移性膀胱癌,大量新型药物已被证实疗效明确,并优于传统治疗手段。

四、放射治疗的实施

●定位:患者仰卧位,定位前可留置尿管,定位时可注入造影剂 300～400 mL,拍摄定位片(图 7-2)。若 CT 下定位,则嘱患者定位前 1 h 排空膀胱,半小时后口服泛影葡胺造影剂 500 mL。体膜固定,静脉血管增强扫描,扫描范围。L_4 上缘至坐骨结节下 3 cm,层厚 3～5 mm(图 7-3)。

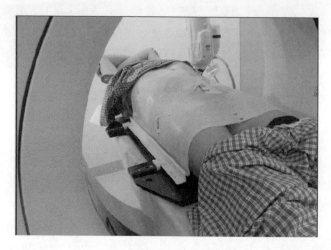

图 7-2　患者 CT 模拟机下定位

●靶区勾画:CTV_1:为预防性照射范围,包括排空的膀胱、近端尿道(男性还应包括前列腺)、区域淋巴结(髂内、髂外、闭孔)。CTV_2(同步加量照射范围或后期补量照射范围)应包括膀胱或部分膀胱及其周围 2 cm 外放边界。

●处方剂量:根治性放疗剂量应为 60～66 Gy,采用单次 1.8～2.0 Gy 常规分割;术前诱导放疗患者建议 40～45 Gy/20～25 f,术后辅助放疗患者推荐处方剂量为:DT 50 Gy/25 f,对于术后残存病灶应给予根治行放疗剂量。对于根治行放疗患者,应当后程缩野,大野照射45～60 Gy 后缩野补量 15～20 Gy。姑息性放疗患者多采用大分割,30 Gy/10 f。

●常规放疗技术:与其他盆腔肿瘤放疗一样,采用前后左右四野对穿的箱式照射。这种放疗方式可以得到均匀的剂量分布,且靶区漏照概率低,覆盖范围广。由于照射范围较大,因而急慢性毒副反应也较大。

●三维适形和调强放疗技术:适形放疗和调强放疗在射野上与照射范围形状基本保持一致,特别是调强放疗,不仅适形性较好,同时拥有均匀的剂量分布。但由于调强放疗剂量梯度跌落陡峭,加之盆腔器官动度较大,因而靶区漏照概率及 OAR 进入高剂量区的范围可能增加,这要求我们具有精确的摆位及重复性和一致性较好的治疗前准备(如膀胱、直肠充盈等）。图像引导（IGRT）放疗技术（图7-4），可以帮助我们获得患者治疗前的解剖状态，充分发挥适形调强放疗的优势，大大降低放疗的毒副作用。

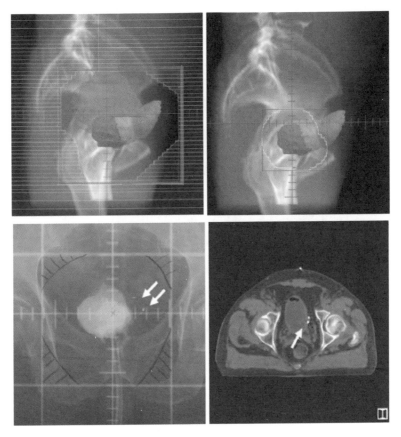

图 7-3　模拟定位图像

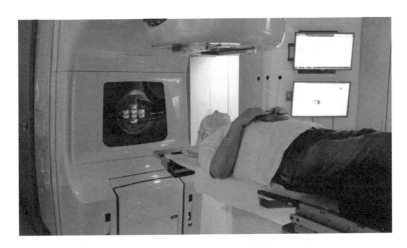

图 7-4　图像引导放疗技术

（张宗恺　李夷民　林　勤）

第三节　前　列　腺　癌

一、前列腺解剖

●前列腺位于膀胱与盆底之间。其底部邻接膀胱颈,尖部向下,尖部和底部之间为体部,中央有一纵行浅沟称为中央沟。精囊位于前列腺后上,前壁紧邻耻骨,后壁依托直肠壶腹部,侧壁和下壁与肛提肌相邻。其组织学有腺体和肌纤维组成,前列腺分为 4 个区,即基质区、外周区、中央区和移行区。前列腺癌常发生外周区,而增生常发生移行区(图 7-5)。

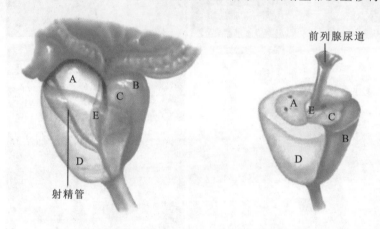

图 7-5　前列腺解剖

A:中央区;B:纤维区;C:移行区;D:外周区;E:尿道周围腺体区

二、疾病概况

●据估计,2014 年美国新发病例为 233 000 例,死亡人数为 29 480 例,前列腺癌是美国男性中最常被诊断出的癌症和第二大常见癌症死亡原因。由于前列腺特异抗原(PSA)检测策略在美国的广泛使用,大多数男性临床确诊时病灶仅局限于腺体,这也导致早期干预及死亡率下降。我国前列腺癌的发病率随着寿命的延长及 PSA 的广泛应用,发病率逐年上升,2012 年我国肿瘤登记年报显示前列腺癌发病率达 10/10 万,位居男性肿瘤第六位。

●前列腺癌多发生于老年人,40 岁后发病率缓慢增加,中位发病年龄在 60～70 岁。前列腺特异抗原(PSA)筛查是早期诊断前列腺癌最有效的方法。

●前列腺癌局部可侵犯精囊腺、膀胱和尿道。由于前列腺和直肠间有直肠膀胱筋膜存在,因而向后侵犯直肠较少见。前列腺癌常见的淋巴结转移部位是闭孔淋巴结,其次分别为髂内、髂外、髂总、骶前和腹主动脉旁。晚期也可转移至纵隔和锁骨上。若髂外和髂内无转移,则骶前转移的概率很低。晚期前列腺癌常见骨转移,约 80% 的骨转移影像学表现为成骨性改变。广泛转移常见肺、肝转移。

● 前列腺癌早期症状常不典型，仅当肿瘤增大出现压迫症状时具有一定临床表现。主要的临床症状多为尿路梗阻，如尿流中断、尿频、尿急、排尿困难等。血尿少见。晚期也可出现脏器转移症状，如骨转移所致的疼痛和病理性骨折等。

● 直肠指检是前列腺癌重要的诊断操作，可评估前列腺大小、外形、有无结节、肿块大小、质地等。实验室检查 PSA 和游离 PSA 具有重要诊断意义。影像学首选 MRI 评估（图 7-6），也可选择 B 超或 CT。

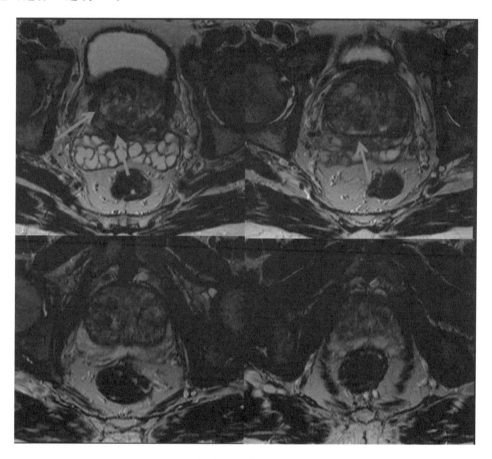

图 7-6　MRI 是前列腺诊断的重要影像学方法

● 经直肠前列腺多点穿刺活检是确诊前列腺癌的金标准。前列腺恶性肿瘤常分为上皮和间叶来源，上皮恶性肿瘤常见的是前列腺腺癌，约占病理类型的 95%。依照 Gleason 评分 WHO 评分对前列腺癌进行分级具有重要的预后意义。

三、临床分期

● 美国癌症委员会（AJCC）TNM 分期（2017 年第 8 版）如表 7-3 所示。临床分期如表 7-4 所示。组织学分级如表 7-5 所示。局限期前列腺癌分组如表 7-6 所示。

表 7-3　前列腺癌 AJCC（第 8 版）分期

T 分期（原发肿瘤）	T_X	原发肿瘤不能评估
	T_0	没有原发肿瘤证据
	T_1	临床表现不明显不易发现的肿瘤
	T_{1a}	组织学检查偶然发现的肿瘤，占切除前列腺组织 5% 以内
	T_{1b}	组织学检查偶然发现的肿瘤，占切除前列腺组织 5% 以上
	T_{1c}	经针刺活检证实的不易发现的一侧或两侧的肿瘤
	T_2	肿瘤可见，局限于前列腺内
	T_{2a}	肿瘤累及前列腺一叶的 1/2 以内
	T_{2b}	肿瘤累及范围大于前列腺一叶的 1/2，但仅累及前列腺一叶
	T_{2c}	肿瘤累及前列腺两叶
	T_3	肿瘤侵犯前列腺外，但无粘连或浸润邻近结构
	T_{3a}	前列腺外侵犯（单侧或双侧）
	T_{3b}	肿瘤侵犯精囊腺
	T_4	肿瘤侵犯精囊外邻近组织，包括外括约肌、直肠、膀胱、提肌和/或骨盆壁等，或者与之紧密固定
N 分期（区域淋巴结）	N_x	区域淋巴结不能评估
	N_0	无区域淋巴结转移
	N_1	有区域淋巴结转移
M 分期（远处转移）	M_0	无远处转移
	M_1	有远处转移
	M_{1a}	非区域淋巴结转移
	M_{1b}	骨转移
	M_{1c}	其他部位转移，伴或不伴骨转移

表 7-4　前列腺癌临床分期

分期	T	N	M	PSA	分级
I	$cT_{1a\sim c}$，cT_{2a}	N_0	M_0	<10	1
I	pT_2	N_0	M_0	<10	1
IIa	$cT_{1a\sim c}$，cT_{2a}，pT_2	N_0	M_0	10≤PSA<20	1
IIa	cT_{2b}，cT_{2c}	N_0	M_0	<20	1
IIb	$T_{1\sim 2}$	N_0	M_0	<20	2
IIc	$T_{1\sim 2}$	N_0	M_0	<20	3
IIc	$T_{1\sim 2}$	N_0	M_0	<20	4

续表

分期	T	N	M	PSA	分级
Ⅲa	$T_{1\sim2}$	N_0	M_0	$\geqslant20$	$1\sim4$
Ⅲb	$T_{3\sim4}$	N_0	M_0	PSA_{any}	$1\sim4$
Ⅲc	T_{any}	N_0	M_0	PSA_{any}	5
Ⅳa	T_{any}	N_1	M_0	PSA_{any}	any
Ⅳb	T_{any}	N_{any}	M_1	PSA_{any}	any

表 7-5 前列腺癌组织学分级

分级	Gleason 评分	Gleason 系统
1	$\leqslant6$	$\leqslant3+3$
2	7	$3+4$
3	7	$4+3$
4	8	$4+4,3+5,5+3$
5	9 或 10	$4+5,5+4,5+5$

表 7-6 局限期前列腺癌分组

低风险组	中风险组	高风险组
$T_{1\sim2a}$	$T_{2b\sim2c}$	$T_{3\sim4}/N_1$
PSA<10 ng/mL	PSA 10~20 ng/mL	PSA>20 ng/mL
GS<7	GS=7	GS 8~10
预计寿命<10~20 年:随诊观察 预计寿命≥10~20 年:近距离放疗或外照射治疗 也可考虑根治性手术+盆腔淋巴结清扫	外照射+近距离治疗;或外照射治疗,并新辅助及辅助内分泌治疗 4~6 个月 也可考虑根治性手术+盆腔淋巴结清扫	外照射治疗,并新辅助及辅助内分泌治疗 2~3 年

四、放疗在前列腺癌治疗中的作用

● 前列腺癌放射治疗技术有外照射、后装、质子重离子技术。外照射放疗包括 IMRT、大分割和立体定向放疗。有研究显示,IMRT 和 SBRT 具有相同的限制毒性,而质子放疗技术尽管大大降低了泌尿系统毒副作用,但是却增加了肠道的毒性。而质子放疗费用昂贵,较难普及。因而采用大分割放疗相对更为经济。前列腺癌放疗应当具有高度的适形性,而光子和质子放疗都可达到这一目的,并且对于生化复发率的控制和远期毒副作用都是可接受的。

● 最近几十年间,外照射技术的发展使得放疗可以给予靶区更高的剂量。3D-CRT 技术通过 CT 获得治疗时患者的内部解剖状态,使我们在安全范围内照射更高的处方剂量。第二代适形放疗技术,即适形调强放疗,越来越广泛地应用于临床实践。在某些研究中 IMRT 降低胃肠道毒性的风险和提高了挽救性治疗的发生率,但并不是所有的研究都有一致的结论,尽管 IMRT 的费用高于 3D-CRT。

●针对前列腺癌大分割放疗(2.4~4 Gy/f,4~6 周结束)已开展多项随机对照研究,其疗效与常规分割相当。在部分研究认为其毒性反应在中等大分割中与常规分割是类似的。对其疗效结论不一,有的研究认为是非劣效性,也有研究认为大分割放疗的疗效低于常规分割。这些副反应及疗效的不同导致分割模式选择不同,但是研究者认为,随着更多的临床证据,大分割放疗对于患者是较为方便的,不失为一种临床选择。放疗过程中的图像引导技术使得放疗范围更加精确,大大降低了急慢性毒副反应,提高疗效,降低治疗难度。

●这些技术大大提高靶区剂量,也提高了生物学效应。一项纳入 301 例 $T_{1b\sim3}$ 期患者的分析显示,78 Gy 对比 70 Gy,无复发率分别为 78% 和 59%,特别是对于中危患者更为获益(78% 比 39%)。另一项研究也显示随着剂量的递增(75.6~90 Gy),中、高危患者的 OS 获益明显。依照这些研究,常规分割模式下的放疗剂量,传统的 70 Gy 显然是不够的,对于低危患者应当提高至 75.6~79.2 Gy,中高危患者应给予高达 81.0 Gy 的根治性剂量。

●对于局限期前列腺癌,放疗与外科手术疗效相当,并且有着外科手术无法比拟的优势,如出血、麻醉等风险。放疗适用于各年龄段的患者,放疗所致尿失禁和尿道狭窄风险较低,保护了患者生殖器官。

●由于外照射周期较长,约 50% 患者在此期间出现膀胱直肠刺激症状,并且会带来晚期的直肠毒性和远期的勃起功能障碍。直肠毒副反应与直肠受照剂量有关,直肠受量又取决于靶区处方剂量。生物等效材料的应用或许可以改善,FDA 已批准其应用。一项多中心三期临床试验结果显示,通过应用生物等效材料的保护,2 级以上肠道毒性的发生率由 5.7% 降至 0。

●对于低危前列腺癌患者,根治性外照射与手术具有相当的 PFS。一项纳入 3 546 例患者的研究发现,通过随访 15~25 个月,DFS 是稳定的。RTOG 0126 的一项随机对照研究对比了 79.2 Gy/44 f 和 70.2 Gy/39 f 的疗效,发现对于低危患者,剂量递增减小了复发率,但是不改善 OS,且增加了晚期毒副反应。

●一项纳入 415 例中高危患者的研究证实了外照射放疗的疗效。RTOG 8531 研究对比了放疗联合去势治疗与单纯去势治疗的疗效。另有两项三期临床试验也分析了去势治疗联合放疗的疗效,都证实了放疗明显改善了中、高危患者的 DFS 和 OS。

五、放射治疗的实施

●放疗的原则:根治性前列腺癌放疗的照射部位为前列腺、精囊腺和盆腔淋巴引流区。Roach 公式进行风险评估:①预测包膜受侵风险:3/2(PSA)+(GS-3)×10。②精囊腺受侵:(PSA)+(GS-6)×10。③淋巴结转移风险:2/3(PSA)+(GS-6)×10。

●模拟定位:提前 1 h 排空直肠和膀胱,饮稀释对比剂水 1 000 mL 充盈小肠并嘱憋尿。仰卧位体膜固定,前列腺附近放置 3 个定位标记。建议行增强 CT 扫描,扫描范围为 L_4 上缘至坐骨结节下 3 cm,层厚 3～5 mm。

● 靶区勾画:CTV:包括整个前列腺及其包膜。中、高危患者,CTV 还应包括部分精囊腺。对于淋巴结转移风险>15% 的患者,或 $T_{2c\sim4}$ 的患者,且 GS 评分≥6 分的局限期前列腺癌患者,CTV 应当考虑包括整个盆腔淋巴引流区(髂内、髂外和髂总)。PTV:前列腺和精囊腺附近:CTV 外放 10 mm,后方外扩 5 mm。盆腔淋巴引流区:CTV 头脚方向外扩 10 mm,前后左右外扩 7～10 mm。各单位可根据自己中心的摆位误差情况进行 PTV 的外扩(图 7-7)。

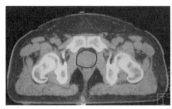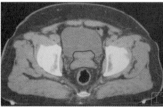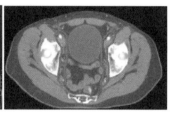

图 7-7　分别为增强 CT 定位后勾画的前列腺、精囊腺及侧方淋巴结

● 处方剂量:前列腺和精囊腺,低危患者剂量为 70～75 Gy/35～41 f;中危患者剂量为 75～80 Gy;高危患者应>75 Gy。并且应当给予盆腔淋巴引流区照射,盆腔淋巴引流区可给予 45～50 Gy。

● 常规放疗技术:与其他盆腔肿瘤放疗一样,采用前后左右四野对穿的箱式照射。这种放疗方式可以得到均匀的剂量分布,且靶区漏照概率低,覆盖范围广。由于照射范围较大,因而急慢性毒副反应也较大。

● 三维适形和调强放疗技术:适形放疗和调强放疗在射野上与照射范围形状基本保持一致,特别是调强放疗,不仅适形性较好,同时拥有均匀的剂量分布。但由于调强放疗剂量梯度跌落陡峭,加之盆腔器官动度较大,因而靶区漏照概率及 OAR 进入高剂量区的范围可能增加,这要求我们具有精确的摆位及重复性和一致性较好的治疗前准备(如膀胱、直肠充盈等)。图像引导(IGRT)放疗技术可以帮助我们获得患者治疗前的解剖状态,充分发挥适形调强放疗的优势,大大降低放疗的毒副作用。

● 图像引导技术:根据治疗中心摆位后,做 CBCT 扫描,获取图像,采用骨性配准与定位 CT 融合,读取各个方向轴的位移误差,若误差在 3 mm 以内,则可以开始治疗。

(张宗恺　李夷民　林　勤)

第四节　阴　茎　癌

一、疾病概况

● 少见的恶性肿瘤,占泌尿生殖系统恶性肿瘤的 2%。

● 由于存在地区、民族、宗教及卫生习惯等不同,发病率具有明显差异。阴茎癌在不做包皮环切术的国家和地区发病率较高,而在犹太民族和信奉伊斯兰教的穆斯林国家,发病率极低。

● 在欧洲、美国等发达国家地区阴茎癌发病率仅占所有恶性肿瘤的 0.4%~0.6%;而在亚洲、非洲、南美洲等发展中国家和地区的发病率较高,最高可占所有恶性肿瘤发病率的 10%。随着人民生活水平提高和卫生条件改善,我国阴茎癌发病率逐渐下降,发病率约为 0.53/10 万。

● 包茎和包皮过长是比较公认的危险因素,其他致病危险因素还包括慢性炎症、阴茎外伤、大量吸烟、多个性伴侣、生殖器疣或其他性传播性疾病尤其是 HIV 及 HPV 感染。

● 疾病可以发生在各个年龄组,但以 50~70 岁多见,疾病诊断平均年龄 60 岁,年龄越大发病可能性越高,在约 70 岁时发病率达最高。

● 阴茎鳞癌可发生于阴茎的任何部位,常见于阴茎头(34.5%)、包皮(13.2%)、阴茎体(5.3%),累及两个及以上部位(4.5%),另有 42.5% 定界不清。

● 阴茎两侧的淋巴引流间存在丰富的交通网,可认为阴茎淋巴引流为双侧,且呈渐进式淋巴转移。

● HPV 感染与阴茎癌病理分类关系密切,HPV 既往感染者组织学级别更高。

● 阴茎癌以鳞癌最为常见,约占 95% 以上,其次为乳头状癌,腺癌、基底细胞癌等少见,阴茎转移癌罕见。

二、临床特征及相关检查

(一)临床特征

■ 常见症状及体征:常表现为阴茎头部类丘疹、浸润性溃疡、疣状物或菜花样肿物,多无痛,包茎常掩盖其发生发展。晚期可伴阴茎疼痛、血性或脓性恶臭分泌物,可触及肿大淋巴结。

■ 腹股沟淋巴结为最常见转移部位。

■ 首诊时 40%~60% 可触及单侧或双侧腹股沟肿大淋巴结,其中约 50% 病理证实为转移性。

■ 确诊时有小于 3%~5% 的患者有远处转移,最常见转移部位为腹膜后淋巴结,其他常见转移部位为肺、肝、骨,脑转移罕见。

(二)疗前检查

■ 详细的一般情况记录,包括身体状况评分、体重、营养评估;详尽的病史;原发灶、腹股沟淋巴结进行详细查体,记录肿瘤位置、大小、形态、病灶数活动度,是否侵犯海绵体,注意阴茎根部及阴囊是否受侵;直肠指诊及双合诊有助于提供会阴体受侵及盆腔肿块信息;双侧腹股沟淋巴结触诊十分重要。

■ 影像学:MRI 及超声检查有助于评估肿瘤侵犯深度,CT 可评估腹股沟区、盆腔受累情况及鉴别有无远处转移。疑有远处转移时,可选择相应的盆腹腔 CT、胸片、放射性核素骨扫描等,PET-CT 也可作为选择之一。

■病理:对原发灶及肿大淋巴结应采用穿刺、切除或切取活检,以取得病理组织,明确诊断。

■询问是否有内科并发症及既往病史。

三、分期及治疗原则

(一)阴茎癌 TNM 分期

■阴茎癌 TNM 分期(AJCC UICC 第 8 版,2017)如表 7-7 所示。

表 7-7　阴茎癌 AJCC(第 8 版)分期

T (原发 肿瘤)	T_x	原发肿瘤无法评估
	T_0	无原发肿瘤证据
	T_{is}	原位癌(阴茎上皮内瘤变 PeIN)
	T_a	非浸润性局部鳞癌
	T_1	阴茎头:侵犯固有层
		包皮:侵犯表皮、固有层、或肉膜筋膜
		阴茎体:侵犯任意部位上皮及海绵体之间结缔组织
		任意部位淋巴血管或周围神经受侵均视为低分化
	T_{1a}	侵及上皮下结缔组织,无淋巴血管浸润,无周围神经受累,非低分化
	T_{1b}	侵及上皮下结缔组织,伴淋巴血管浸润,和/或周围神经受累,低分化
	T_2	侵及阴茎海绵体(阴茎头或阴茎腹侧轴)伴或不伴尿道受累
	T_3	侵及尿道海绵体(包括白膜),伴或不伴尿道受累
	T_4	侵及邻近组织(如阴囊、前列腺、耻骨)
N (局部 淋巴结)	cN_x	区域淋巴结无法评估
	pN_x	区域淋巴结无法评估
	cN_0	无可触及的或可见的腹股沟肿大淋巴结
	pN_0	无区域淋巴结转移
	cN_1	可触及的活动的单侧腹股沟淋巴结
	pN_1	单侧腹股沟淋巴结≤2,无淋巴结包膜外侵(ENE)
	cN_2	可触及的活动的单侧腹股沟淋巴结≥2 或双侧腹股沟淋巴结
	pN_2	单侧腹股沟淋巴结≥3 或双侧腹股沟淋巴结转移
	cN_3	可触及的固定的腹股沟肿块或盆腔淋巴结,单侧或双侧
	pN_3	转移淋巴结结外侵犯或盆腔淋巴结转移

M(远处转移)	M_0	无远处转移
	M_1	有远处转移
临床分期	0is 期	$T_{is} N_0 M_0$
	0a 期	$T_a N_0 M_0$
	Ⅰ期	$T_{1a} N_0 M_0$
	Ⅱa 期	$T_{1b} N_0 M_0$；$T_2 N_0 M_0$
	Ⅱb 期	$T_3 N_0 M_0$
	Ⅲa 期	$T_{1\sim3} N_1 M_0$
	Ⅲb 期	$T_{1\sim3} N_2 M_0$
	Ⅳ期	$T_4 N_{any} M_0$；$T_{any} N_3 M_0$；$T_{any} N_{any} M_0$
组织病理分级	G_x	病理分级不能评估
	G_1	高分化
	G_2	中分化
	$G_{3\sim4}$	低分化/未分化

(二)治疗原则

■阴茎癌的治疗方法主要有手术、放射治疗、激光治疗和化疗。根据原发肿瘤侵犯范围及淋巴结转移情况选择合适的治疗方法。原发灶的处理取决于肿瘤的位置、大小、侵犯深度及肿瘤分级。对于肿瘤较小、分期早、分化好且无淋巴结转移的原发肿瘤,可选择保留阴茎的治疗。治疗的方法包括器官保留性手术、激光治疗和放射治疗等。病变较晚期的肿瘤则需进行阴茎部分切除或阴茎全切除治疗。

■对腹股沟淋巴结明确转移者,必须行腹股沟淋巴结清扫术;而对于原发肿瘤存在淋巴结转移高风险的患者,腹股沟未触及肿大淋巴结,推荐行标准或改良的腹股沟淋巴结清扫术,有经验的中心可采用动态前哨淋巴结活检。

■20%～30%腹股沟淋巴结阳性的阴茎癌患者,往往也存在盆腔淋巴结转移。患者仅出现单个腹股沟淋巴结转移时,盆腔淋巴结转移风险不足 5%;而当盆腔淋巴结确诊转移时,患者 5 年生存率极差,甚至可低于 10%。因此,当组织病理证实腹股沟淋巴结转移≥2%时,许多学者推荐行盆腔淋巴结清扫术。

四、放射治疗

(一)放疗的适应证和禁忌证

■阴茎癌的放射治疗是保存器官功能的重要治疗手段。对于早期阴茎癌,放射治疗可根治,经选择的患者 90%以上经放疗后仍可保留性功能。对于腹股沟淋巴结存在转移的患者,不推荐腹股沟区淋巴结预防照射,因放疗可引起纤维化及淋巴管闭塞,易导致下肢水肿等并发症;对于术后腹股沟淋巴结转移者,特别是转移淋巴结结外侵犯时,应行腹股沟区包括髂血管淋巴引流区在内的预防性照射。

■阴茎癌常合并局部的感染,因此放疗前需要治疗已存在的感染部位,可用生理盐水冲洗及1/5 000高锰酸钾水浸泡。难以耐受放疗及合并严重内科并发症者,应纠正治疗前的不良状态,再考虑放射治疗。

(二)放疗新技术应用

■尽管在阴茎癌放射治疗方式中外照射治疗(EBRT)得到越来越广泛的应用,但塑料模具敷贴治疗或组织间插植仍应用于临床治疗。阴茎放疗时常用到中间有环形开口的辅助工具,以固定阴茎,保证治疗体位重复性高及照射剂量均匀分布。近距离放疗(IBT)可保留完整器官,因此常用于早期阴茎癌患者使用中央有一个开孔和数个小沟的圆柱形模板。也可采用 Ir^{192} 行组织间插植内照射。

■调强放疗技术也可用于阴茎癌的治疗,与常规放疗技术相比,调强放疗技术可带来物理剂量分布的优势,能够有效地提高肿瘤局部控制率,明显降低了肿瘤周围正常组织受量,减轻了放射治疗的远期毒副作用,提高了患者的生存质量。

(三)放疗定位

■对包茎或包皮过长者应先行包皮环切术或包皮切开松解术,避免放疗过程中包皮嵌顿可能。

■根据患者放疗方式的不同采取不同的体位。一种是将阴茎插入辅助工具(中间有环形开口的塑料盒子)后,阴茎与盒子之间填充等效材料,对这个盒子采用平行对穿的 X 线照射;另一种比较巧妙的照射方法:患者采用俯卧位,使患者阴茎悬挂并插入活动水盒中,摆位时射野对准阴茎末端上 1.5 cm,调整使射野包括原发肿瘤外 3 cm,阴茎缘外各扩 2 cm。治疗定位时,患者采用上述体位后行 CT 扫描,范围包括阴茎上下各 2 cm,建议扫描层厚 0.2 cm。

(四)放疗靶区范围及剂量分割模式

■随着放疗技术的不断更新,阴茎癌外照射技术应用越来越多,塑料模具敷贴治疗或组织间插植治疗已很少应用。原发灶肿瘤:目前推荐常规分割放疗方法(1.8~2.0 Gy/次),总剂量为 60~65 Gy,但最后 5~10 Gy 时应行缩野后放疗,以减少远期纤维化等放射治疗相关副作用。

■当采用俯卧位固定于活动水箱时,阴茎照射的 CTV 定义:从阴茎末端开始至原发肿瘤外 1 cm,由阴茎表皮至皮下 0.5 cm,自原发灶处再向阴茎海绵体内深入 0.5 cm。PTV 定义为 CTV 基础上只向阴茎根部方向外扩 1 cm。采用三维适形放疗,PTV≥50 Gy(2 Gy/次,10 次/2 周)。

■淋巴结:出现腹股沟淋巴结转移时,建议行双侧腹股沟淋巴引流区及盆腔髂血管淋巴引流区辅助放化疗。腹股沟和盆腔淋巴结引流区照射剂量为 45~50.4 Gy,对于肉眼可见的肿大淋巴结及淋巴结结外浸润的区域应适当推量,总剂量为 60~70 Gy。

(五)放疗并发症及处理

■阴茎放射治疗后常见的并发症有早期皮肤的急性反应,主要体现为脱皮、疼痛、肿胀、色素沉着等,严重者可出现皮肤溃烂、皮下组织肿胀伴疼痛等。通过一般的消炎对症处理后,症状往往得以缓解。主要的远期并发症为尿路狭窄和双下肢水肿、麻木等,其中约16%~19%的患者可发生尿路狭窄,但通过尿道扩张可缓解此症状。当肿瘤巨大且患者接受高剂量照射时,有发生阴茎坏死可能,但十分罕见。组织间插植治疗并发症与外照射相似。

■因放疗期间几乎所有患者均会出现照射区皮肤的急性反应,因此要求在治疗过程中照射区域保持清洁、干燥,当出现湿性反应时可使用重组人表皮生长因子凝胶外用涂抹,必要时应暂停放疗。

五、随访

●阴茎癌治疗方法及随访模式如表 7-8 所示。

表 7-8　阴茎癌治疗方法及随访

治疗方法	随访时间			检查方法	其他
	第 1~2 年	第 3~5 年	第 5~10 年		
保留阴茎治疗	3 个月	6 个月	12 个月	临床检查	—
阴茎切除术	6 个月	12 个月	—	临床检查	—
淋巴结 N_x	3 个月	6 个月	—	临床检查	—
淋巴结 N_0,N_1	6 个月	12 个月	—	临床检查	—
淋巴结 N_2,N_3	3~6 个月	6~12 个月	—	临床检查	影像检查

●临床检查:包括阴茎和腹股沟区域的检查。
●影像检查:胸部(CT 或 X 线)第 1~2 年每 6 个月检查一次;腹部/盆腔(CT 或 MRI)第 1年每 3 个月检查一次,然后第 2 年每 6 个月检查一次。
●临床淋巴结阴性和腹股沟转移低风险者,予以积极监测。
●如果临床检查异常,肥胖患者或腹股沟手术之前,可考虑行腹股沟区的超声、增强 CT 或增强 MRI 检查。

(周　瑞　李夷民　林　勤)

第五节　睾丸恶性肿瘤

一、疾病概况

●睾丸恶性肿瘤欧美国家发病率较高,我国发病率较低,小于 2/10 万人。
●肿瘤发生部位主要集中于阴囊内睾丸,异位睾丸亦可发生,如盆腔隐睾和腹股沟隐睾;隐睾发生恶性肿瘤概率较正常下降睾丸高 15～45 倍,盆腔隐睾较腹股沟隐睾发病概率约高 6 倍。

● 发病具有明显的地域差异,欧美国家发生率较高,而亚洲及非洲发病率最低。

● 发病具有人群特异性,好发于 15～45 岁青年男性,高发年龄为 20～35 岁之间。

● 睾丸发育不良综合征为睾丸恶性肿瘤的风险因素,包括隐睾、尿道下裂、不育症导致的精子形成减少,此外还包括遗传因素等。

● 睾丸精原细胞瘤局部侵犯能力较低,若出现淋巴结转移时,腹主动脉旁淋巴结常为其转移的第一站,亦可转移至纵隔和锁骨上淋巴结,腹股沟淋巴结转移少见;晚期可出现血行转移,最常见转移部位为肺。

● 所有组织学类型的生殖细胞肿瘤及原位生殖细胞癌中均可检测到染色体 12 异常。

● 临床常检测相关血清标志物为 AFP、HCG 和 LDH。血清 LDH 水平可作为晚期睾丸生殖细胞瘤的重要预后指标。

● 睾丸恶性肿瘤病理类型(表 7-9)分为生殖细胞瘤(约 95%)和非生殖细胞瘤,其中,精原细胞瘤占睾丸生殖细胞瘤的 50%～60%。

表 7-9　睾丸恶性肿瘤 WHO 病理分类

2016 年 睾丸肿瘤 WHO 病理分类	
生殖细胞	颗粒细胞瘤
来源于原位生殖细胞肿瘤的生殖细胞瘤(GCNIS)	成人型颗粒细胞瘤
原位生殖细胞瘤	幼年型颗粒细胞瘤
精原细胞瘤	卵泡膜瘤/纤维瘤类
胚胎性癌	其他性索/间质细胞瘤
卵黄囊瘤,青春期后型	混合型性索/间质瘤
滋养层细胞肿瘤	不能分类型性索/间质瘤
畸胎瘤,青春期后型	同时含有生殖细胞和性索/间质成分肿瘤
畸胎瘤伴体细胞性恶性肿瘤	性腺母细胞瘤
混合性生殖细胞肿瘤	卵巢上皮型肿瘤
与原位生殖细胞肿瘤无关的生殖细胞瘤	睾丸集合管和睾丸网肿瘤
精母细胞瘤	腺瘤
卵黄囊瘤,青春期前型	腺癌
混合性生殖细胞肿瘤,青春期前型	上皮旁结构肿瘤
性索/间质肿瘤	腺瘤样肿瘤
间质细胞瘤	间皮瘤
恶性间质细胞瘤	附睾肿瘤
支持细胞瘤	附睾囊腺瘤
恶性支持细胞瘤	乳头状囊腺瘤
大细胞钙化性支持细胞瘤	附睾腺癌
管内大细胞玻璃样变支持细胞瘤	精索和睾丸附件间质肿瘤

二、临床特征及相关检查

(一)临床特征

■常见症状及体征:通常表现为单侧睾丸的无痛性肿块,可由自查或创伤就诊发现;部分患者可同时伴有睾丸肿胀或下坠感。盆腔隐睾恶性肿瘤由于其位置特殊,早期症状不明显,病情发展至晚期时往往产生特有的临床表现,如下肢水肿、尿频、尿急、尿痛等。

■27%的患者以阴囊疼痛为第一主诉,7%的患者出现乳房发育,11%的远处转移患者会出现腰背部疼痛。

(二)治疗前检查

■睾丸影像:睾丸超声常确认睾丸肿块及探查对侧睾丸,敏感性几乎100%。

■影像:胸腹盆腔 CT 有助于判断纵隔淋巴结、肝、盆腹腔内情况,除外转移;对于高危患者,应行脑 CT 或 MRI 及放射性核素骨扫描等。

■血清学检测:AFP、HCG、LDH 作为睾丸恶性肿瘤预后因素,可指导肿瘤的诊断、分期。标志物检测应在睾丸切除术前及术后5~7 d。

■腹股沟探查及睾丸切除术:任何可以睾丸肿块,均应行腹股沟探查。经腹股沟高位睾丸切除是唯一正确的诊断及治疗手段;盆腔隐睾者,行活检或部分肿块切除;异位生殖细胞瘤常见原发于纵隔及腹膜后,此时应对睾丸进行探查,除外转移可能。

■睾丸切除术后明确病理诊断,指导术后治疗。病理取样标本应包括正常薄壁组织(如果有的话),可疑白膜及附睾。对精原细胞瘤和混合生殖细胞瘤应行免疫组化,检测 AFP、HCG。

三、分期及治疗原则

(一)睾丸肿瘤 TNM 分期

■睾丸肿瘤 TNM 分期(AJCC 第 8 版,2017)如表 7-10、表 7-11 所示。

表 7-10　睾丸肿瘤 AJCC(第 8 版)分期

cT (原发肿瘤)	cT_X	原发肿瘤无法评估
	cT_0	无原发肿瘤证据
	cT_{is}	管内精原细胞瘤(原位癌)
	cT_4	肿瘤侵犯阴囊,伴或不伴血管/淋巴侵犯
	T_{is} 和 T_4 由组织活检确定分期,其他均依据根治性睾丸切除术后分期,T_X 可用于其他临床分期	

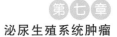

续表

pT（原发肿瘤）	pT_X	原发肿瘤无法评估
	pT_0	无原发肿瘤证据
	pT_{is}	管内精原细胞瘤（原位癌）
	pT_1	肿瘤局限于睾丸（包括睾丸网侵犯），无血管/淋巴侵犯
	pT_{1a}	肿瘤最大直径＜3 cm
	pT_{1b}	肿瘤最大直径≥3 cm
	pT_2	肿瘤局限于睾丸和附睾的肿瘤伴血管/淋巴侵犯；或肿瘤侵及肺门软组织或附睾或浸润包膜外内皮层，伴或不伴血管/淋巴侵犯
	pT_3	肿瘤侵犯精索伴或不伴血管/淋巴管浸润
	pT_4	肿瘤侵犯阴囊，伴或不伴血管/淋巴侵犯
	pT_1	亚组分型进适用于纯精原细胞瘤
N（局部淋巴结临床分期）	N_X	局部淋巴结无法评估
	N_0	无局部淋巴结转移
	N_1	淋巴结转移最大直径≤2 cm；多个淋巴结，最大直径≤2 cm
	N_2	淋巴结转移最大直径＞2 cm，但≤5 cm
	N_3	淋巴结转移最大直径＞5 cm
pN（局部淋巴结病理分期）	pN_X	局部淋巴结无法评估
	pN_0	无局部淋巴结转移
	pN_1	淋巴结转移最大直径≤2 cm；或阳性淋巴结≤5，且最大直径≤2 cm
	pN_2	淋巴结转移最大直径＞2 cm，但≤5 cm；或阳性淋巴结＞5，最大直径≤5 cm；或存在扩散到淋巴结外的证据
	pN_3	淋巴结转移最大直径＞5 cm
M（远处转移）	M_X	远处转移无法评估
	M_0	无远处转移
	M_1	远处转移
	M_{1a}	区域外淋巴结转移或肺转移
	M_{1b}	区域外淋巴结及肺以外的远处转移
S（血清肿瘤标志物）	S_X	血清标志物未测或不可用
	S_0	血清标志物水平在正常范围内
	S_1	LDH(U/l)＜1.5×N 和 HCG(mIU/mL)＜5 000 和 AFP(ng/mL)＜1 000
	S_2	LDH(U/l)1.5～10×N 或 HCG(mIU/mL)5 000～50 000 或 AFP(ng/mL)1 000～10 000
	S_3	LDH(U/l)＞10×N 或 HCG(mIU/mL)＞50 000 或 AFP(ng/mL)＞10 000

N 代表 LDH 测定正常值上限。

表 7-11 睾丸肿瘤 TNM 分期

0 期	pT_{is}	N_0	M_0	S_0
Ⅰ期	$pT_{1\sim4}$	N_0	M_0	S_X
Ⅰa 期	pT_1	N_0	M_0	S_0
Ⅰb 期	$pT_{2\sim4}$	N_0	M_0	S_0
Ic 期	T_{any}	N_0	M_0	$S_{1\sim3}$
Ⅱ期	T_{any}	$N_{1\sim3}$	M_0	S_X
Ⅱa 期	T_{any}	N_1	M_0	S_0
	T_{any}	N_1	M_0	S_1
Ⅱb 期	T_{any}	N_2	M_0	S_0
	T_{any}	N_2	M_0	S_1
Ⅱ期	T_{any}	N_3	M_0	S_0
	T_{any}	N_3	M_0	S_1
Ⅲ期	T_{any}	N_{any}	M_{1a}	S_X
Ⅲa 期	T_{any}	N_{any}	M_{1a}	S_0
	T_{any}	N_{any}	M_{1a}	S_1
Ⅲb 期	T_{any}	$N_{1\sim3}$	M_0	S_2
	T_{any}	N_{any}	M_{1a}	S_2
Ⅲc 期	T_{any}	$N_{1\sim3}$	M_0	S_3
	T_{any}	N_{any}	M_{1a}	S_3
	T_{any}	N_{any}	M_{1b}	S_{any}

（二）治疗原则

■睾丸恶性肿瘤目前治疗方式主要包括睾丸切除术、放射治疗及化疗。睾丸精原细胞瘤的术后治疗原则主要是根据肿瘤临床分期进行放疗或化疗，一旦睾丸切除术后伤口完全愈合即应开始放射治疗；早期非精原细胞瘤（NSGCT）术后治疗原则是根据血清肿瘤标志物情况予以观察、腹膜后淋巴结清扫或化疗。睾丸恶性肿瘤化疗敏感性高，晚期 NSGCT 治疗以化疗为主，标准化疗方案为 EP 或 BEP。

四、放射治疗

（一）放疗的适应证和禁忌证

■对于Ⅰ期和Ⅱa/b 期的精原细胞瘤术后治疗而言，放疗一直都作为标准方案。但近年来研究发现,放疗可增加心血管疾病及第二肿瘤的发生率,包括胰腺癌、胃癌、结肠癌等。因此各研究团队致力于不断完善和改进睾丸恶性肿瘤的放射治疗。

- ■ **适应证**:Ⅰ期精原细胞瘤标准治疗方案为经腹股沟高危睾丸切除术后行腹主动脉旁及同侧髂血管淋巴引流区照射,包括手术瘢痕,5年生存率可达90%。Ⅱa期和Ⅱb期患者,给予两个连续时相放疗(改良狗腿野及椎下野)。对于有生育要求的患者,应在行睾丸切除术前进行精液分析及建精子库冻存精子。

- ■ **禁忌证**:如果患者有马蹄(盆腔)肾、炎症性肠病或放疗病史,不应接受初始放疗;晚期肿瘤患者,伴明显恶病质,全身状况不允许放疗。来自中国医科院肿瘤医院的研究提示,Ⅰ期及非腹腔大肿块Ⅱ期的盆腔隐睾精原细胞瘤接受全腹照射,总生存及无病生存并无获益,但毒副反应增加,因此对于上述情况不推荐行全腹照射。

(二)放疗技术

- ■ IMRT 近年来运用于多种肿瘤的治疗,并且对正常组织的保护优于传统放射治疗技术。但对于睾丸恶性肿瘤而言,三维适形放疗(3D-CRT)为更适宜的治疗技术。相较于 IMRT 而言,以 CT 为基础的 AP-PA 3D-CRT 给予的平均剂量及双肾、肝脏、肠道的 $D_{50\%}$ 更低,因此,由 3D-CRT 导致的肾肝肠道继发肿瘤的危险性要低于 IMRT,故目前睾丸恶性肿瘤放疗方式仍首选 3D-CRT,而非 IMRT。

(三)放疗定位

- ■ 患者采用仰卧位,真空气垫固定,手臂置于身体两侧,推荐使用 CT 进行模拟定位。用模具固定体位可提高患者每天摆位的重复率。除外接受双侧睾丸切除术的患者,其他所有患者均使用阴囊罩,采用卷毛巾将双腿分开,间距与阴囊罩及阴囊托的直径相同。CT 扫描范围根据患者情况包括全腹盆腔、双侧腹股沟及睾丸。

(四)放疗靶区范围

- ■ 目前,Ⅰ期和Ⅱ期盆腔隐睾精原细胞瘤的放疗范围主要是腹主动脉旁及盆腔淋巴结,同时外推至原发瘤床或肿瘤原发部位的残留病灶,形成"曲棍球棍"或"狗腿"样照射野区。对于Ⅰ期患者术后多行腹主动脉旁照射,Ⅱ期患者术后多行改良狗腿野及椎下野两时相连续放疗(AP-PA)(图 7-8)。以下靶区勾画仅供参考。

1. 腹主动脉旁野(PA-条野)勾画范围

　　◆ 上界:T_{11} 椎体底部。

　　◆ 下界:L_5 椎体下缘。

　　◆ 侧边界:传统勾画中,PA 条状野宽约 10 cm,应包括 PA 椎体的横突尖部在 PA 条状野内,不同的患者肾脏的位置有变化。肾脏相对中小者,应在 T_{12} 水平;左右肾脏的 $D_{50\%}$ ≤8 Gy;如果只有一个肾脏,肾 $D_{15\%}$≤20 Gy。

　　◆ CTV 勾画范围:CTV 应包括主动脉和下腔静脉及侧扩 1.2～1.9 cm 的范围,具体包括主动脉旁、腔静脉旁、主动脉下腔静脉间隙及主动脉前淋巴结。

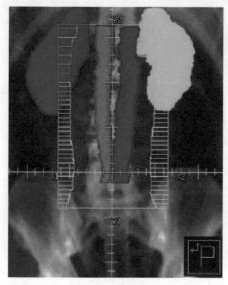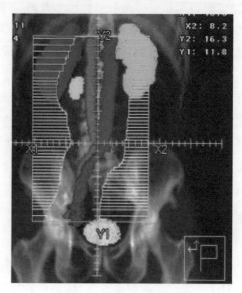

Ⅱ期放疗范围示意图　　　　　　　　Ⅱ期椎下野放疗范围示意图

图 7-8　Ⅱ期放疗范围示意图

◆PTV 勾画范围:CTV 外扩 0.5 cm。

◆将 PTV 外扩 0.7 cm 以解决光束半影。

◆对Ⅰ期患者,若具备同侧盆腔手术史,如腹股沟疝修补术及睾丸固定术时,还应勾画同侧髂淋巴结、腹股沟淋巴结及手术瘢痕。

2. 改良狗腿野勾画范围

◆改良狗腿野应包括腹膜后及同侧近端髂淋巴结。

(1)以骨性标志为准勾画靶区

❖上界:T_{11}椎体底部。

❖下界:髋臼顶部。

❖中界(改良狗腿野下部分):L_5 椎体对侧横突尖部至同侧闭孔中部。

❖侧界(改良狗腿野下部分):L_5 椎体同侧横突尖部与同侧髋臼外上缘的连线。

(2)以血管标志为准勾画靶区(优先选择)

❖上至 T_{11} 椎体下缘,下抵髋臼上缘,勾画腹主动脉、下腔静脉及同侧髂动脉。

❖CTV 勾画范围:上述结构外扩 1.2~1.9 cm。

❖PTV 勾画范围:CTV 外扩 0.5 cm。

❖将 PTV 外扩 0.7 cm 以解决光束半影。

❖若患者具有同侧盆腔手术史,如腹股沟疝修补术或睾丸固定术等,靶区范围还需包括腹股沟淋巴结和手术瘢痕。

3. 椎下野勾画范围

◆勾画 GTV 后,将 GTV 外扩 2 cm。

(五)剂量及分割模式

■Ⅰ期:20 Gy(2 Gy/次),每日一次(首选);或 25.5 Gy(1.5 Gy/次),每日一次。

■Ⅱ期:改良狗腿野,20 Gy(2 Gy/次),每日一次。

■椎下野(第二时相),Ⅱa 期,30 Gy(2 Gy/次),每日一次;Ⅱb 期,36 Gy(2 Gy/次),每日一次。

(六)放疗并发症

■放疗的主要近期毒副反应为胃肠道反应及骨髓抑制,远期毒副反应主要为不育、胃溃疡及继发第二肿瘤等。

(七)随访

■睾丸恶性肿瘤根据病理分类及治疗方式不同,随访要求不同。对于Ⅰ、Ⅱ期睾丸精原细胞瘤经放射治疗后随访要求具体如表 7-12、表 7-13 所示。

表 7-12　临床Ⅰ期精原细胞瘤:辅助治疗(化疗或放疗)后的监测

治疗方式	1 年	2 年	3 年	4~5 年	5 年以上
肿瘤标志物±体格检查	每 6~12 个月	每 6~12 个月	每年	每年	根据临床指示
腹部±盆腔 CT	每 6~12 个月	每 6~12 个月	36 个月一次	60 个月一次	
胸部 X 线	根据临床指示,对有症状的患者考虑行胸部增强 CT				

表 7-13　临床Ⅱa 期和体积不大Ⅱb 期精原细胞瘤:放疗或化疗后的监测

治疗方式	1 年	2 年	3 年	4~5 年	5 年以上
肿瘤标志物±体格检查	每 3 个月	每 6 个月	每 6 个月	每 6 个月	每 6 个月管理
腹部±盆腔 CT	第 3 个月,然后第 6~12 个月	每 6~12 个月	每年	根据临床指示	
胸部 X 线	每 6 个月	每 6 个月	根据临床指示		

(周　瑞　李夷民　林　勤)

参考文献

[1]　Janus CL,Mendelson DS. Comparison of MRI and CT for study of renal and perirenal masses[J]. Crit Rev Diagn Imaging,1991,32(2):69-118.

[2]　Amin MB,Greene FL,Edge SB,et al. The Eighth Edition AJCC Cancer Staging Manual:Continuing to build a bridge from a population-based to a more "personalized" approach to cancer staging[J]. CA Cancer J Clin,2017,67(2):93-99.

[3]　Chung SD,Huang KH,Lai MK,et al. Long-term follow-up of hand-assisted laparoscopic radical ne-

phrectomy for organ-confined renal cell carcinoma[J]. Urology,2007,69(4):652-655.

[4] Gabr AH,Gdor Y,Strope SA et al. Patient and pathologic correlates with perioperative and long-term outcomes of laparoscopic radical nephrectomy[J]. Urology,2009,74(3):635-640.

[5] Hollingsworth JM,Miller DC,Dunn RL,et al. Surgical management of low-stage renal cell carcinoma: Technology does not supersede biology[J]. Urology,2006,67(6):1175-1180.

[6] Shuch B,Lam JS,Belldegrun AS. Open partial nephrectomy for the treatment of renal cell carcinoma [J]. Curr Urol Rep,2006,7(1):31-38.

[7] Leibovich BC,Han KR,Bui MH,et al. Scoring algorithm to predict survival after nephrectomy and immunotherapy in patients with metastatic renal cell carcinoma:a stratification tool for prospective clinical trials[J]. Cancer,2003,98(12):2566-2575.

[8] Dutcher JP,Nanus D. Long-term survival of patients with sarcomatoid renal cell cancer treated with chemotherapy[J]. Med Oncol,2011,28(4):1530-3.

[9] Bird VG,Carey RI,Ayyathurai R,et al. Management of renal masses with laparoscopic-guided radiofrequency ablation versus laparoscopic partial nephrectomy[J]. J Endourol,2009,23(1):81-88.

[10] Kunkle DA,Uzzo RG. Cryoablation or radiofrequency ablation of the small renal mass:a meta-analysis [J]. Cancer,2008,113(10):2671-2680.

[11] Fokas E,Henzel M,Hamm K,et al. Radiotherapy for brain metastases from renal cell cancer:should whole-brain radiotherapy be added to stereotactic radiosurgery? analysis of 88 patients[J]. Strahlenther Onkol,2010,186(4):210-217.

[12] Schlesinger-Raab A,Treiber U,Zaak D,et al. Metastatic renal cell carcinoma:results of a population-based study with 25 years follow-up[J]. Eur J Cancer,2008,44(16):2485-2495.

[13] Zelefsky MJ,Greco C,Motzer R,et al. Tumor control outcomes after hypofractionated and single-dose stereotactic image-guided intensity-modulated radiotherapy for extracranial metastases from renal cell carcinoma[J]. Int J Radiat Oncol Biol Phys,2012,82(5):1744-1748.

[14] Amin MB,Greene FL,Edge SB,et al. The Eighth Edition AJCC Cancer Staging Manual:Continuing to build a bridge from a population-based to a more "personalized" approach to cancer staging[J]. CA Cancer J Clin,2017,67(2):93-99.

[15] Rodel C,Grabenbauer GG,Kuhn R,et al. Combined-modality treatment and selective organ preservation in invasive bladder cancer:long-term results[J]. J Clin Oncol,2002,20(14):3061-3071.

[16] Haque W,Verma V,Butler EB,et al. Chemotherapy Versus Chemoradiation for Node-Positive Bladder Cancer:Practice Patterns and Outcomes from the National Cancer Data Base[J]. Bladder Cancer, 2017,3(4):283-291.

[17] Negoita S,Feuer EJ,Mariotto A,et al. Annual Report to the Nation on the Status of Cancer,part Ⅱ: Recent changes in prostate cancer trends and disease characteristics[J]. Cancer, 2018, 124 (13): 2801-2814.

[18] Pan HY,Jiang J,Hoffman KE,et al. Comparative Toxicities and Cost of Intensity-Modulated Radiotherapy,Proton Radiation,and Stereotactic Body Radiotherapy Among Younger Men With Prostate Cancer[J]. J Clin Oncol,2018,36(18):1823-1830.

[19] Dearnaley DP, Khoo VS, Norman AR, et al. Comparison of radiation side-effects of conformal and conventional radiotherapy in prostate cancer: a randomised trial[J]. Lancet, 1999, 353(9149): 267-72.

[20] Hanlon AL, Watkins BD, Peter R, et al. Quality of life study in prostate cancer patients treated with three-dimensional conformal radiation therapy: comparing late bowel and bladder quality of life symptoms to that of the normal population[J]. Int J Radiat Oncol Biol Phys, 2001, 49(1): 51-59.

[21] Zelefsky MJ, Levin EJ, Hunt M, et al. Incidence of late rectal and urinary toxicities after three-dimensional conformal radiotherapy and intensity-modulated radiotherapy for localized prostate cancer[J]. Int J Radiat Oncol Biol Phys, 2008, 70(4): 1124-1129.

[22] Pollack A, Walker G, Horwitz EM, et al. Randomized trial of hypofractionated external-beam radiotherapy for prostate cancer[J]. J Clin Oncol, 2013, 31(31): 3860-3868.

[23] Arcangeli G, Saracino B, Arcangeli S, et al. Moderate Hypofractionation in High-Risk, Organ-Confined Prostate Cancer: Final Results of a Phase Ⅲ Randomized Trial[J]. J Clin Oncol, 2017, 35(17): 1891-1897.

[24] Incrocci L, Wortel RC, Alemayehu WG, et al. Hypofractionated versus conventionally fractionated radiotherapy for patients with localised prostate cancer(HYPRO): final efficacy results from a randomised, multicentre, open-label, phase 3 trial[J]. Lancet Oncol, 2016, 17(8): 1061-1069.

[25] Lee WR, Dignam JJ, Amin MB, et al. Randomized Phase Ⅲ Noninferiority Study Comparing Two Radiotherapy Fractionation Schedules in Patients With Low-Risk Prostate Cancer[J]. J Clin Oncol, 2016, 34(20): 2325-32.

[26] Catton CN, Lukka H, Gu CS, et al. Randomized Trial of a Hypofractionated Radiation Regimen for the Treatment of Localized Prostate Cancer[J]. J Clin Oncol, 2017, 35(17): 1884-1890.

[27] Yu JB. Hypofractionated Radiotherapy for Prostate Cancer: Further Evidence to Tip the Scales[J]. J Clin Oncol, 2017, 35(17): 1867-1869.

[28] Kuban DA, Tucker SL, Dong L, et al. Long-term results of the M. D. Anderson randomized dose-escalation trial for prostate cancer[J]. Int J Radiat Oncol Biol Phys, 2008, 70(1): 67-74.

[29] Dearnaley DP, Jovic G, Syndikus I, et al. Escalated-dose versus control-dose conformal radiotherapy for prostate cancer: long-term results from the MRC RT$_{01}$ randomised controlled trial[J]. Lancet Oncol, 2014, 15(4): 464-473.

[30] Potosky AL, Davis WW, Hoffman RM, et al. Five-year outcomes after prostatectomy or radiotherapy for prostate cancer: the prostate cancer outcomes study[J]. J Natl Cancer Inst, 2004, 96(18): 1358-1367.

[31] Mariados N, Sylvester J, Shah D, et al. Hydrogel Spacer Prospective Multicenter Randomized Controlled Pivotal Trial: Dosimetric and Clinical Effects of Perirectal Spacer Application in Men Undergoing Prostate Image Guided Intensity Modulated Radiation Therapy[J]. Int J Radiat Oncol Biol Phys, 2015, 92(5): 971-977.

[32] Hamstra DA, Mariados N, Sylvester J, et al. Continued Benefit to Rectal Separation for Prostate Radiation Therapy: Final Results of a Phase Ⅲ Trial[J]. Int J Radiat Oncol Biol Phys, 2017, 97(5): 976-985.

［33］ Mason MD，Parulekar WR，Sydes MR，et al. Final Report of the Intergroup Randomized Study of Combined Androgen-Deprivation Therapy Plus Radiotherapy Versus Androgen-Deprivation Therapy Alone in Locally Advanced Prostate Cancer［J］. J Clin Oncol，2015，33（19）：2143-2150.

［34］ 杨波，秦丽娟，赵于天，等. 俯卧位外照射治疗早期阴茎癌［J］. 实用临床医药，2011，15（19）：59-62.

［35］ 熊蔚，吴小候. 阴茎癌的治疗进展［J］. 重庆医学，2016，45（16）：2279-2282.

［36］ 朱耀，叶定伟. 阴茎癌诊治规范与进展［J］. 现代泌尿生殖肿瘤，2013，5（6）：375-377.

［37］ Frisch M，Biggar R J，Engels E A，et al. Association of cancer with AIDS-related immunosuppression in adults［J］. Jama，2001，285（13）：1736-1745.

第八章　妇科肿瘤

第一节　子宫内膜癌

一、疾病概况

- 子宫内膜癌发病率仅次于宫颈癌,占女性生殖系统恶性肿瘤发病率的第二位,居全球女性恶性肿瘤发病率的第六位。我国子宫内膜癌发病率近 20 年来呈持续上升趋势,中国国家癌症中心估计,2015 年我国的新发病例约 6.34 万例,死亡 2.18 万例。

- 发病危险因素:肥胖、糖尿病、高血压、初潮早与绝经晚、未孕和不孕、多囊卵巢及分泌激素的卵巢肿瘤、不正规的雌激素治疗、三苯氧胺等。

- 发病年龄:70%～75% 为绝经后妇女,平均年龄约 55 岁,近年来发病有年轻化趋势。

- 遗传因素:约 20% 内膜癌患者有家族史。遗传性非息肉性结直肠癌(hereditary non-polyposis colorectal cancer,HNPCC,又称 Lynch 综合征),终生发生子宫内膜癌的风险为 70%。

- 组织学类型:子宫内膜样腺癌最常见,约占 80%,常伴其他变异而分成不同亚型,如鳞状上皮分化型、绒毛腺管状型、分泌型、纤毛细胞型等。其他病理类型包括:黏液性癌、浆液性癌、透明细胞癌、神经内分泌肿瘤、混合型腺癌、未分化癌等。

- 分型:传统分型据发病机制和生物学行为特点将子宫内膜癌分为雌激素依赖型(Ⅰ型)和非雌激素依赖型(Ⅱ型)。癌症基因组图谱研究网络(TCGA)根据基因组学和蛋白组学分析,提出了新的分子分型:①POLE 突变型:超突变型,预后最好。②微卫星不稳定型(MSI):高突变型。③基因低拷贝型(CN-low):子宫内膜样癌。④基因高拷贝型(CN-high):主要为高度恶性浆液性癌,预后最差。

- 病理分级:子宫内膜样癌依据肿瘤中的实性范围进行组织学分级,以帮助判断预后并选择合理的治疗方案。WHO(2003)分级标准如下:G_1(高分化),实性区$\leqslant 5\%$;G_2(中分化),实性区占 6%～50%;G_3(高分化),实性区>50%。细胞异型性明显时分级应升高 1 级。

- 蔓延与种植:子宫内膜癌可沿子宫内膜向四周蔓延,向下至宫颈管内膜,向两侧沿子宫内膜蔓延到输卵管,向深层蔓延到子宫肌层,甚至浆膜层。癌细胞可通过宫颈管种植到阴道内,也可通过输卵管达盆腔,在腹膜、膀胱、子宫直肠窝、直肠等处种植。

● 淋巴转移：是主要转移途径，与病变期别、肌层浸润深度、病理组织学类型、细胞分化程度、肿瘤大小、肿瘤部位等因素有关。常见的淋巴结转移部位包括：宫旁、闭孔、髂内、髂外、骶前、髂总淋巴结、腹主动脉旁、腹股沟淋巴结。部分盆腔淋巴结阴性患者，可跳跃性发生腹主动脉旁淋巴结转移。

● 血行转移：常见转移部位为肺、肝、骨、脑等。

二、临床特征及相关检查

（一）临床特征

■ 症状：早期可无任何症状，90%患者的主要症状为异常阴道流血，包括绝经后阴道流血、月经紊乱等，异常阴道排液也是常见症状。晚期患者可出现下腹疼痛、压迫症状，甚至贫血、消瘦、发热等恶病质表现。

■ 体征：早期多数没有相关阳性体征，晚期可能有锁骨上或腹股沟淋巴结肿大。应注意是否有因长期失血出现贫血貌。

（二）相关检查

■ 妇科检查：双合诊、三合诊检查，评估阴道、宫颈、宫旁、直肠和盆壁受累情况。

■ 细胞学检查：阴道脱落细胞学检查阳性率不高，经宫腔获取内膜脱落细胞的准确性较高。

■ 子宫内膜活检：诊断性刮宫即分段诊刮术，应分别从宫颈管和宫腔获得组织，以便了解宫腔和宫颈管情况。

■ 宫腔镜直视下活检可直接观察宫内及颈管内病灶的外观形态、位置和范围，对可疑病灶进行直视下定位活检或切除。

■ 疗前评估检查如下。

◆ 血液检查：血常规、肝肾功能、肿瘤标记物，子宫内膜癌无特异敏感的标志物，但部分患者可出现 CA125、CA19-9、CEA 异常。

◆ 影像学检查：超声检查常为绝经后出血患者进行的初步检查手段。盆腔 MRI 是首选的影像学检查方法，能够清晰显示子宫内膜及肌层结构，用于明确病变大小、位置，肌层侵犯深度、侵犯及转移范围。CT、PET-CT 等检查也可用于明确肿瘤侵犯范围、判断肿瘤转移等情况。

三、分期及治疗原则

（一）分期

■ 临床分期：子宫内膜癌的 FIGO(1971)分期（表 8-1）是根据临床检查及辅助检查的结果做出的临床分期，已经很少应用，但仍适用于那些未手术的患者，如有保留生育功能要求的年轻患者、因严重内科疾患或手术禁忌证不能手术者、选择放疗患者。

表 8-1 子宫内膜癌的 FIGO(1971)分期

期别			肿瘤范围
Ⅰ 期	病变局限于宫体		
	Ia		子宫腔长度≤8 cm
	Ib		子宫腔长度>8 cm
Ⅱ 期	病变累及子宫颈		
Ⅲ 期	病变播散于子宫体外,盆腔内(阴道、宫旁组织可能受累,但未累及膀胱、直肠)		
Ⅳ 期	癌瘤累及膀胱或直肠,或有盆腔以外的播散		
	Ⅳa		癌瘤累及邻近器官
	Ⅳb		癌瘤播及远处器官

注:根据组织学病理腺癌分级:G_1:高分化腺癌;G_2:中分化腺癌,有部分实质区域的腺癌;G_3:大部分或全部为未分化癌。

■常用分期为子宫内膜癌的 FIGO(2009)手术-病理分期和 AJCC 第 8 版 TNM 分期(表 8-2)。

表 8-2 子宫内膜癌的 FIGO(2009)分期和 AJCC 第 8 版 TNM 分期

分期	FIGO 分期		肿瘤范围
T_x			原发肿瘤无法评估
T_0			没有原发肿瘤证据
T_{is}			原位癌(浸润前癌)
T_1	Ⅰ[a]		病变局限于宫体
T_{1a}		Ⅰa[a]	病变浸润<1/2 肌层
T_{1b}		Ⅰb[a]	病变浸润≥1/2 肌层
T_2	Ⅱ[a]		病变侵犯宫颈间质,但无宫体外蔓延[b]
T_3	Ⅲ[a]		病变局部和(或)区域扩散
T_{3a}		Ⅲa[a]	病变侵犯子宫浆膜和(或)附件[c]
T_{3b}		Ⅲb[a]	阴道和(或)宫旁
T_{3c}		Ⅲc[a]	盆腔和(或)腹主动脉旁淋巴结转移[c]
T_4	Ⅳ[a]	Ⅳa[a]	病变累及膀胱和(或)直肠黏膜[a]
N_x			区域淋巴结无法评估
N_0			没有淋巴结转移证据
$N_0(i+)$			区域淋巴结有≤0.2 mm 的孤立肿瘤细胞
N_1		Ⅲc1[a]	盆腔淋巴结阳性

分期	FIGO 分期	肿瘤范围
N_{1mi}	Ⅲc1	盆腔淋巴结阳性(直径>0.2 mm,≤2.0 mm)
N_{1a}	Ⅲc1	盆腔淋巴结阳性(直径>2.0 mm)
N_2	Ⅲc2[a]	腹主动脉旁淋巴结阳性和(或)盆腔淋巴结阳性
N_{2mi}	Ⅲc2	腹主动脉旁淋巴结阳性(直径>0.2 mm,≤2.0 mm)和(或)盆腔淋巴结阳性
N_{2a}	Ⅲc2	腹主动脉旁淋巴结阳性(直径>2.0 mm)和(或)盆腔淋巴结阳性
M_0		没有远处转移
M_1	Ⅳb[a]	远处转移包括腹股沟淋巴结,腹腔内、肺、肝或骨

注:[a],任何 G_1,G_2,G_3;b,仅宫颈管腺体癌为Ⅰ期,超过此范围则为Ⅱ期;c,腹水细胞学阳性必须单独报告,不改变分期。

(二)治疗原则

■子宫内膜癌的治疗应综合考虑患者的病情、年龄、全身状况、有无内科并发症等因素,首选手术,辅以放疗、化疗和内分泌等综合治疗。有严重内科并发症、高龄等不宜手术的,可采用放射治疗和药物治疗。

1. 手术

◆手术在子宫内膜癌治疗中的地位:手术是子宫内膜癌的主要治疗手段,除不能耐受手术或晚期无法手术的患者外,都应进行手术治疗。子宫内膜癌的标准分期术式为筋膜外全子宫切除+双附件切除+盆腔和主动脉旁淋巴结清扫术。

(1)全面分期手术

❖除了保留生育功能者,对于病灶局限于子宫的子宫内膜癌患者,全子宫+双附件切除是最基本的手术方式,局部晚期子宫内膜癌患者也可采用该术式。该手术可经腹、经阴道或腹腔镜或机器人腹腔镜完成。

❖术中肉眼评估腹膜、膈肌及浆膜层有无病灶,并在任何可疑部分取活检以排除子宫外病变。对浆液性腺癌、透明细胞癌和癌肉瘤患者进行大网膜活检。推荐留取腹水细胞学并单独报告。

❖切除可疑或增大的盆腔或腹主动脉旁淋巴结对排除淋巴结转移是非常重要的。对于病变局限于子宫的内膜癌患者,盆腔淋巴结切除术及病理学评估仍然是手术分期中的一个重要步骤。有深肌层浸润、高级别病变、浆液性腺癌、透明细胞腺癌或癌肉瘤等高危因素的患者,需切除肠系膜下和肾静脉水平以下的腹主动脉旁淋巴结。

(2)非全面分期手术

❖不适合行淋巴结切除术,或满足下列低危淋巴结转移因素者,也可以考虑不做淋巴结切除术:肿瘤侵犯肌层<1/2;肿瘤直径小于 2 cm;高分化或中分化。NCCN 指南推荐对病变局限子宫的子宫内膜癌可考虑前哨淋巴结活检,以替代系统淋巴结切除术。

（3）肿瘤细胞减灭术

❖探查发现有腹、盆腔内播散的患者，建议行减瘤性手术。

2. 全身化疗和激素治疗

◆全身化疗：化疗主要应用于晚期（Ⅲ～Ⅳ期）或复发患者，以及特殊病理类型患者。近年来也用于一些具有高危因素（Ⅰb期、G_3）的早期患者的术后辅助治疗。常用的联合化疗方案包括：卡铂/紫杉醇，顺铂/多柔比星，顺铂/多柔比星/紫杉醇，卡铂/多西他赛等。不能耐受者可使用单药方案，如顺铂、卡铂、多柔比星等。当细胞毒性药物不能控制病情时，可考虑加用贝伐珠单抗靶向治疗。

◆靶向治疗：包括血管内皮生长因子（VEGF）和 VEGFR 抑制剂、表皮生长因子受体（EGFR）和人表皮生长因子受体-2（HER-2）的抑制剂、雷帕霉素类似物（依维莫司、西罗莫司）等，尚处于研究阶段。

◆内分泌治疗：仅为子宫内膜癌的辅助治疗方法，常用的有孕激素，用于早期子宫内膜癌需保留生育功能的年轻患者及晚期、复发性或无法手术的患者。其他药物包括：选择性雌激素反应调节剂（SERM）、GnRH 激动剂（GnRH-a）、芳香化酶抑制剂、米非司酮。

四、放射治疗

（一）放射治疗的适应证和禁忌证

■辅助性放疗：放射治疗最常用于术后患者的辅助治疗。主要目的是对可能潜在的亚临床病灶区域进行预防照射，以提高疗效；对有残留的病灶区域进行照射，以减少复发。主要根据术中探查情况及术后病理结果来决定是否需要放射治疗，以及放射治疗的方法、剂量等。

■术后辅助放疗推荐如下。

◆全面分期术后辅助放疗如表 8-3 所示。

表 8-3　全面分期术后辅助放疗

分期	$G_{1\sim2}$级	G_3级
Ⅰa 期	观察或 阴道内照射（合并高危因素）	阴道内照射或 观察（仅限于无肌层侵犯且 LVSI 阴性）
Ⅰb 期	阴道内照射或 观察（无高危因素）	阴道内照射和/或外照射 ±系统治疗
Ⅱ 期	阴道内照射和/或外照射	外照射±阴道内照射±系统治疗（系统治疗为 2B 级证据）
Ⅲa～Ⅳa 期	外照射±阴道内照射±系统治疗或 系统治疗±阴道内照射	
Ⅳb 期	系统治疗±外照射±阴道内照射	

◆高危因素:年龄＞60 岁、淋巴脉管间隙浸润(lymphovascular invasion,LVSI);肌层浸润深度。

◆非全面分期术后辅助放疗如表 8-4 所示。

表 8-4 非全面分期术后辅助放疗

分期	观察
Ⅰa 期 $G_{1\sim2}$ 级(肿瘤小于 2 cm、LVSI 阴性)、Ⅰa 期 $G_{1\sim2}$ 级(肿瘤大于 2 cm 或 LVSI 阳性)、Ⅰa 期 G_3 级、Ⅰb 期、Ⅱ期	影像学评估或再行分期手术后参照全面分期手术后辅助治疗原则

◆特殊类型内膜癌(浆液性癌、透明细胞癌、未分化癌及癌肉瘤):术后如为 Ⅰa 期,建议行系统治疗＋阴道内照射;或外照射±阴道内照射(2B 级证据);或阴道内照射(仅限无肿瘤外侵的高选择性患者);或观察(仅限手术标本未发现肿瘤者)肿瘤靶向放疗。如为 Ⅰb 期、Ⅱ期和Ⅲ期、Ⅳ期患者,行系统治疗±外照射±阴道内照射。

◆保留生育功能的治疗,仅适用于满足以下所有条件者:分段诊刮标本经病理专家核实为分化好(G₁级)的子宫内膜样癌;MRI 检查(首选)或经阴道超声检查发现病灶局限于子宫内膜;影像学检查未发现可疑的转移病灶;无药物治疗或妊娠的禁忌证。可选择甲地孕酮、醋酸甲羟孕酮和左炔诺孕酮宫内缓释系统治疗,完成生育或内膜取样发现疾病进展后,行全子宫＋双附件切除＋手术分期。

■根治性放疗:因各种原因无法进行手术或拒绝手术者,可行进行根治性放疗。治疗前需要通过阴道超声、MRI、CT 等影像学检查判断有无肌层侵犯、宫外侵犯及淋巴结转移情况,进行综合评估后选择放疗方法。

■禁忌证:无绝对禁忌证。相对禁忌证包括:一般状态较差,合并重要器官严重功能不全,严重感染,严重骨髓抑制,无法耐受或配合治疗。

(二)放疗技术及进展

■体外照射:术后患者则需要包括阴道残端和淋巴引流区,根治性治疗还需包括原发肿瘤和盆腔内转移病灶,建议采用三维适形放疗或调强放疗等精准放疗技术,但需注意精确放疗技术中的质量验证(QA)和分次照射期间的器官移动的问题。

■腔内照射:肿瘤局限于宫体、G₁ 或 G₂ 级、没有肌层浸润或浸润深度不超过 50%,如果影像学检查未发现淋巴结肿大,可仅进行腔内照射。肿瘤肌层浸润深度超过 50%、G₃ 级肿瘤或肿瘤范围超出宫体,则需给予外照射和腔内照射。传统的腔内治疗没有统一的剂量参照点,主要通过 B 超、CT 或 MRI 等影像学检查的结果确定子宫壁的厚度,再进一步确定治疗时参考点的设定,或者通过 A 点与子宫中轴平行线的点(A-Line)作为剂量参照点。现在建议采用三维影像为基础的治疗计划,2015 年美国近距离放疗协会(ABS)提出了 CT 或 MRI 引导下的子宫内膜癌根治性放疗靶区的定义,根据临床肿瘤实际情况个体化给予放疗剂量。

■术后阴道残端腔内照射:早期子宫内膜癌术后最常见的复发部位为盆腔,其中 70% 以上为阴道残端复发。因此,阴道内照射是早期子宫内膜癌术后理想的辅助治疗手段,可单独应用或与外照射联合应用。

(三)外照射放疗定位

■CT 定位:定位前口服肠道显影剂,排空直肠,充盈膀胱,仰卧位/俯卧位,热塑体膜固定。扫描时阴道内置标记物,静脉注射增强对比剂(过敏或严重肾功能不全者除外),扫描层厚 5 mm。范围:盆腔放疗为 L_1 上缘,腹膜后延伸野的上界为 T_{10} 上缘,下界为坐骨结节下 5 cm,照射腹股沟区的下缘至坐骨结节下 10 cm。

(四)放疗靶区范围

1. 子宫内膜癌术后外照射靶区勾画
   - ◆CTV 包括阴道残端、阴道旁、宫旁组织及盆腔淋巴引流区,髂总或腹膜后淋巴结转移时包括腹主动脉旁淋巴引流区。
   - ◆GTV 包括术中残留或术后影像学阳性的淋巴结。
   - ◆淋巴引流区沿盆腔大血管(髂总动静脉、髂外动静脉、髂内动静脉)外放 7 mm 范围,髂外外侧组 1.7 cm。
   - ◆CTV 上段(髂总分叉上):包括髂总血管外扩 7 mm 范围;中线包括椎体前 1.5 cm 软组织;包括邻近可疑淋巴结、淋巴囊肿、手术标记。CTV 不包括椎体、小肠、腰大肌。
   - ◆CTV 中段(髂总分叉至阴道断端):包括髂内外血管外扩 7 mm 范围,骶前区域包到梨状肌出现层面(S_2 下缘);并包括邻近可疑淋巴结、淋巴囊肿、手术标记,CTV 不包括骨、小肠、肌肉。
   - ◆CTV 下段(阴道残端):向上包括阴道标记上 0.5~2 cm(根据小肠定);下端包括阴道残端下 3 cm 或闭孔下缘 1 cm,两侧包括阴道、宫颈旁软组织(外放 0.5 cm,可扩大到血管周和肠周脂肪),连接两侧淋巴结,在体中线可包括部分膀胱、直肠,形成前后径 1.5 cm的区域。
   - ◆PTV 为 CTV 外扩 7~10 mm,PGTVnd 为 GTVnd 外扩 5~7 mm。

2. 子宫内膜癌根治性放疗外照射靶区勾画
   - ◆综合治疗前的病情评估,包括体格检查及影像学资料确定的肿瘤侵犯范围。
   - ◆CTV 包括部分阴道、阴道旁、宫颈、宫旁、子宫及盆腔淋巴引流区。髂总或腹膜后淋巴结转移时,包括腹主动脉旁淋巴引流区(延伸野照射)。
   - ◆GTV 包括肉眼及影像学上可见的子宫肿瘤及其侵犯范围、盆腔转移淋巴结、腹主动脉旁转移淋巴结。
   - ◆盆腔淋巴引流区勾画方法同子宫内膜癌术后靶区勾画。
   - ◆腹主动脉旁淋巴引流区照射及勾画:上界为肾血管水平至 T_{10} 下缘,依据腹膜后淋巴结转移位置确定,范围包括腹主动脉左侧 15~20 mm、下腔静脉右侧 8~10 mm、血管腹侧 5~8 mm 区域。

◆PTV 为淋巴引流区 CTV 外扩 7~10 mm,子宫、宫颈、宫旁、上段阴道的 CTV 外扩 15~20 mm。PGTVnd 为 GTVnd 外扩 5~7 mm。

3. 子宫内膜癌根治性放疗时的腔内照射

◆常用的施源器有宫腔单管、后装黑曼式、"Y"形双管、伞状施源器等。

◆ABS 共识推荐以 MRI 作为治疗参考,GTV 包括 MRI T_2 加权像上可见的肿瘤区,CTV 包括全子宫、宫颈及阴道上段 1~2 cm。危及器官包括直肠、膀胱、乙状结肠、CTV 以外的阴道、小肠等。没有或不能行 MRI 检查者,根据 CT 影像资料来确定 CTV 范围。

◆子宫内膜癌术后腔内照射:疗前应仔细检查了解阴道残端的术后愈合情况及术后阴道解剖结构的改变,根据病情及局部解剖结构等具体情况来选择合适类型和大小的施源器。鉴于其明显的剂量学优势,推荐使用多通道柱状施源器。其他也可根据患者个体情况选择卵圆体、环形或 3D 打印等个体化施源器。推荐口服造影剂进行常规、CT 或 MRI 定位,明确残端等照射区域与小肠等危及器官的相对位置关系。照射范围通常为上 1/2 段阴道或阴道上段 3~5 cm,部分高危患者酌情考虑全阴道照射(浆液性乳头状癌、透明细胞癌、G_3 级及广泛脉管侵犯)。剂量参考点定义在阴道黏膜下 0.5 cm 或黏膜表面。

(五)剂量及分割模式

1. 外照射剂量与常规分割(表 8-5)

表 8-5 子宫内膜癌外照射剂量与常规分割

靶区名称	单次剂量	总剂量	分割
PCTV	1.8 Gy/次	45~50.4 Gy	25~28 次
PGTVnd	2.15 Gy/次	60.2 Gy	28 次

2. 根治性腔内照射剂量与分割

◆Ⅰ期如果仅行腔内照射患者,要求 90%CTV 体积接受的剂量(D_{90})≥48 Gy(EQD2)。与外照射联合应用,90%CTV≥65 Gy,GTV 80~90 Gy。

◆单独腔内照射:常用方式 6 Gy×6 次。

◆与外照射联合:常用方式 5 Gy×5 次。

3. 术后腔内照射剂量与分割

◆单独腔内照射:7 Gy×3 次、6 Gy×5 次或 5 Gy×6 次。

◆与外照射联合:4~6 Gy×2~3 次。

(六)危及器官限值

■子宫内膜癌外照射危及器官剂量限制如表 8-6 所示。

表 8-6 子宫内膜癌外照射危及器官限值

危及器官	照射剂量（Gy）	范围
直肠	$V_{40\sim45}$	<50%
膀胱	$V_{40\sim45}$	<50%
股骨头	V_{45}	<5%
结肠	V_{30}	<50%
	V_{15}	<90%
脊髓	$V_{30\sim35}$	<0.1 cm³
肾脏	V_{20}	<33%
肝脏	V_{20}	<33%
胃	V_{20}	<50%
小肠	V_{20}	<40%
	V_{54}	<2 cm³

■子宫内膜癌根治性放疗剂量限制：直肠、乙状结肠 $D_{2\,cm^3}\leqslant70\sim75$ G，小肠 $D_{2\,cm^3}\leqslant65$ Gy，膀胱 $D_{2\,cm^3}\leqslant80\sim100$ Gy。

（七）放疗并发症及处理（详见宫颈癌部分）

五、随访

● 治疗后第 1 个月复查，根据风险因素决定复查频率，2 年内每 3～6 个月复查一次，第 3～5 年内每 6～12 个月复查一次，以后每年一次。

● 复查内容如下。

■临床表现：阴道出血或分泌物异常，腹部、盆腔疼痛，泌尿系症状和/或排便习惯改变，性功能等。体征：有无腹股沟或锁骨上淋巴结，有无外阴、下肢水肿。

■妇科检查：对于有宫颈受累的患者需特别注意。

■常规检查：血、尿常规，肝肾功能，肿瘤标记物 CA125、CA199、CA153 等。

■影像学检查如下。

◆盆腔检查：治疗后一个月盆腔 MRI，以后每半年复查，并与既往比较。不能行 MRI 检查时，可检查盆腔 CT 或 B 超。

◆全身评估：每年查胸腹 CT 或胸片、腹部 B 超。

◆PET-CT：高复发风险或高度怀疑转移时推荐 PET-CT 检查。

（侯晓荣　胡　克）

第二节 宫 颈 癌

一、疾病概况

● 宫颈癌是全球女性第四常见的恶性肿瘤，发展中国家的宫颈癌发病占全球的 85％，90％ 死亡病例在发展中国家。近年来中国的宫颈癌发病率呈逐渐上升趋势，中国国家癌症中心估计我国 2015 新发病例约 9.89 万例，死亡病例为 3.05 万例。

● 多种高危因素可增加宫颈癌患病率，如性生活开始早、多个性伴侣、高危性伴侣、性传播疾病感染史、多产、吸烟、免疫抑制状态、使用口服避孕药等。

● 人乳头瘤病毒（human papillomavirus，HPV）的持续感染是宫颈癌的主要致病因素。从最初感染发展为高级别宫颈上皮内瘤变，并最终进展至浸润性宫颈癌，平均需 15 年。随着宫颈癌的早期筛查的广泛开展和多价 HPV 疫苗的接种，近年来欧美等发达国家的宫颈癌发病率和死亡率已明显降低。

● 在已发现的 40 多种生殖道黏膜 HPV 类型中，约 15 种具有致癌性，70％ 以上的宫颈癌病例中发现存在 HPV16 亚型和 HPV 18 亚型。

● 组织学类型：最常见的是鳞状细胞癌（90％ 以上）和腺癌（5％ 左右），其他类型占 5％ 以下，包括小细胞癌、透明细胞癌、肉瘤等。近年来，宫颈腺癌及腺鳞癌的发病比例有增加趋势。

● 直接蔓延：向下可浸润阴道穹隆、阴道（少数可经阴道黏膜淋巴管逆行播散，在远段阴道出现跳跃性转移病灶）；向上侵犯宫体；向两侧盆壁扩展，导致输尿管梗阻或肾盂积水；向前侵犯膀胱后壁；向后侵犯直肠。

● 淋巴结转移：盆腔淋巴结转移是宫颈癌最常见的转移途径，与病变期别、病理组织学类型、肿瘤大小、侵犯范围等因素有关，常见的淋巴结转移包括子宫宫颈旁、闭孔、髂内、髂外、骶前、髂总淋巴结。晚期可转移到腹主动脉旁淋巴结或纵隔、锁骨上淋巴结。

● 血行转移：相对少见，常见的转移部位为肺、肝和骨。

二、临床特征及相关检查

（一）临床特征

■ 症状：早期宫颈癌可无症状，常见就诊时症状有接触性阴道出血、不规则阴道出血或绝经后阴道出血，异常白带如血性白带、白带增多等。晚期疾病可表现为下腹疼痛或腰痛，有时伴有下肢放射痛。血管或淋巴管压迫回流不畅时，可引起患侧下肢或外阴水肿。当肿瘤侵犯肠道或泌尿系统时可有相应症状。发生转移时，可出现相应部位的症状。

■ 体征：宫颈病变可表现为糜烂、溃疡、宫颈外生性肿瘤，内生性肿瘤可致"桶状宫颈"，少数患者因肿瘤位于宫颈管内而无妇检可见病灶。

（二）相关检查

■妇科检查：双合诊、三合诊检查，评估阴道、宫颈、宫旁、直肠和盆壁受累情况。

■宫颈癌组织学检查：宫颈细胞学涂片检查是宫颈癌筛查的主要方法。

  ◆ASCUS：不典型上皮内病变，2/3 自行消退，6 个月后复查，如仍为异常，推荐行阴道镜活检。

  ◆LGSIL：低级别上皮内瘤变，1/2 自行消退，6 个月后复查，如仍为异常，推荐行阴道镜活检。

  ◆HGSIL：高级别上皮内瘤变，1/3 自行消退，推荐行阴道镜活检。

  ◆HPV 检测：联合宫颈细胞学检查可用于宫颈癌筛查。HPV16、HPV18 为高危亚型。

■宫颈活检及阴道镜检查如下。

  ◆对于有症状或肉眼可见病变提示宫颈癌的女性，必须通过病变活检确诊。

  ◆对于没有肉眼可见病变，但有症状的或宫颈细胞学检查结果异常的女性，应在阴道镜直视下进行活检。推荐 4 个象限多点活检。

  ◆如怀疑恶性肿瘤，但针对性的宫颈活检未发现恶性肿瘤（如病理为高级别宫颈上皮内瘤变、阴道镜检查不满意，或宫颈管内膜刮取术发现存在中、重度异型增生的女性），建议行宫颈锥形切除术。

■疗前评估检查如下。

  ◆血液检查：血常规，肝肾功能，感染指标，凝血功能，血清肿瘤标记物 SCCAg、CA125、CA199、CEA（根据病理类型）。

  ◆影像学检查：盆腔的增强 CT 扫描或增强 MRI 扫描，MRI 的敏感性高于 PET-CT（86.1% 比 63.1%，$P=0.002$），特异性低于 PET-CT（35.5% 比 80.6%，$P=0.002$）。全身评估包括胸腹部增强 CT 扫描或 PET-CT 检查。膀胱或直肠可疑受侵时，行膀胱镜或直肠镜检查。可选检查：静脉肾盂造影、肾血流功能显像。

三、分期及治疗原则

（一）分期

■目前临床常用的分期标准是宫颈癌国际妇产科联盟（international federation of gynecology and obstetrics，FIGO）2009 分期，这是临床分期，需要 2 位从事妇科肿瘤专业的专家进行盆腔查体确定，但需注意：怀疑膀胱或直肠侵犯时应用膀胱镜或直肠镜。MRI、CT 或联合 PET-CT 有助于制订治疗计划，除发现远处转移外不改变原来的分期。淋巴脉管间隙浸润（LVSI）并不改变 FIGO 的分期（图 8-1）。

■2018 年 FIGO 对宫颈癌 2009 分期进行了如下修订（表 8-7）。

  ◆Ⅰ期不再考虑病变的外侧扩散。

  ◆Ⅰb 期进一步细分，以最大径线 2 cm 为界，将原Ⅰb1 期分成Ⅰb1、Ⅰb2 期，原Ⅰb2 期变为Ⅰb3 期。

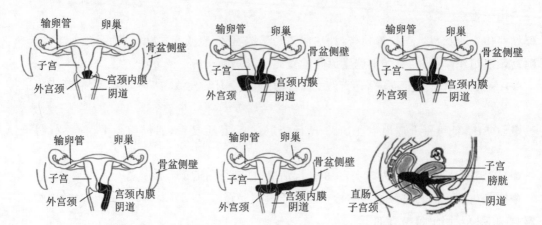

图 8-1　宫颈癌 FIGO 2009 分期

◆将淋巴结转移纳入分期，归为Ⅲc 期，单纯盆腔淋巴结转移为Ⅲc1 期，有腹主动脉旁淋巴结转移为Ⅲc2 期。

表 8-7　宫颈癌 FIGO 2009、2018 分期

	FIGO 2009	FIGO 2018
Ⅰ 期	仅镜下诊断为浸润癌，间质浸润深度不超过 5 mm，宽度不超过 7 mm	仅镜下诊断为浸润癌，间质浸润深度不超过 5 mm
Ⅰ a1	间质浸润深度不超过 3 mm，宽度不超过 7 mm	间质浸润深度不超过 3 mm
Ⅰ a2	间质浸润深度超过 3 mm，但不超过 5 mm，宽度超过 7 mm	间质浸润深度超过 3 mm，但不超过 5 mm
Ⅰ b 期	临床可见的病灶局限于子宫颈或镜下病变浸润深度≥5 cm	临床所见病灶局限于子宫颈或镜下病变浸润深度≥5 mm
Ⅰ b1	临床可见的病灶≤4 cm	浸润深度≥5 mm 而最大径线<2 cm 的浸润癌
Ⅰ b2	临床可见的病灶>4 cm	最大径线≥2 cm 而<4 cm 的浸润癌
Ⅰ b3	—	最大径线≥4 cm 的浸润癌
Ⅱ 期	浸润范围超过子宫，但未及盆壁或阴道下 1/3	浸润范围超出子宫，但未达盆壁或阴道下 1//3
Ⅱ a	无宫旁浸润	无宫旁浸润
Ⅱ a1	临床可见的病灶<4 cm	浸润癌最大径线<4 cm
Ⅱ a2	临床可见的病灶≥4 cm	浸润癌最大径线≥4 cm
Ⅱ b	有宫旁浸润	有宫旁浸润
Ⅲ 期	侵及盆壁和/或下 1/3 阴道，和/或导致肾积水或无功能肾	侵及盆壁和/或下 1/3 阴道，和/或导致肾积水或无功能肾，和/或累及盆腔和/或腹主动脉旁淋巴结

	FIGO 2009	FIGO 2018
Ⅲa	侵及下 1/3 阴道,未到盆壁	侵及下 1/3 阴道,未到达盆壁
Ⅲb	侵及盆壁,和/或引起肾积水或无功能肾	侵及盆壁,和/或引起肾积水或无功能肾
Ⅲc	—	盆腔和/或腹主动脉旁淋巴结受累,无论肿瘤的大小与范围(采用 r 与 p 标记)*
Ⅲc1	—	只有盆腔淋巴结转移
Ⅲc2	—	腹主动脉旁淋巴结转移
Ⅳ期	肿瘤侵及范围超出真骨盆或侵及膀胱或直肠黏膜(病理证实);泡状水肿不能分为Ⅳ期	肿瘤侵及范围超出真骨盆或侵及膀胱或直肠黏膜(病理证实);泡状水肿不能分为Ⅳ期
Ⅳa	侵及临近盆腔器官	侵及临近盆腔器官
Ⅳb	远处转移	远处转移

* 评估方法:r 影像,p 病理

(二)治疗原则

■早期年轻患者首选手术,尤其需要保留卵巢功能或高选择性可保留生育功能患者。局部进展期首选根治性放化疗。Ⅳb 期患者推荐系统化疗和个体化放疗。

1. 手术在宫颈癌治疗中的地位

◆保留生育功能的手术:Ⅰa1 期患者,要求保留生育功能患者,可选择保留生育功能的手术如锥切术,但需要注意基本条件包括:肿瘤浸润<3 mm,无血管、淋巴瘤内瘤栓,锥切的内、外切缘阴性。临床分期Ⅰa2 或Ⅰb1 期,肿瘤直径<2 cm,无血管、淋巴管内瘤栓,无淋巴结转移,经过高度选择的、要求保留生育功能的早期宫颈癌患者,可以行根治性子宫颈切除术。

◆非保留生育功能的手术:全子宫切除术(Ⅰ型)又称筋膜外全子宫切除术,改良的根治性全子宫切除术(Ⅱ型),根治性全子宫切除术(Ⅲ型),扩大的根治性全子宫切除术(Ⅳ型),部分盆腔廓清术(Ⅴ型)等。根据临床期别进行选择。

◆根治性放化疗后手术治疗:根治性放化疗后肿瘤持续残留,如能达到 R₀ 切除可选择。但根治性放化疗达 CR 后行根治性子宫切除术无治疗获益,泌尿系和肠道晚期 3、4 级并发症明显增高。

2. 化疗在宫颈癌治疗中的地位

◆同步化疗:根治性放疗中以顺铂为基础的同步放化疗已是标准方案,较单纯放疗降低了死亡风险 30%～50%,提高了总生存期和无疾病进展期,增加了急性血液系统毒性,晚期毒性反应无明显差别。

◆新辅助化疗:作为使肿瘤缩小、争取手术机会的方法,目前仍有争议。

◆放疗后巩固治疗:高复发转移风险患者,根治性放化疗后巩固化疗可能提高总生存率,但明显增加晚期 3、4 级毒副作用。

四、放射治疗

(一)放射治疗的适应证和禁忌证

■根治性放疗:适用于各期别宫颈癌患者,早期患者不能手术或拒绝手术可根治性放疗,Ⅰb2、Ⅱa2、Ⅱb~Ⅳa 期首选根治性放化疗。部分专家推荐对早期宫颈癌、影像学发现淋巴结转移或绝经后患者,行根治性放疗。

■辅助性放疗:早期宫颈癌术后有淋巴结转移、切缘阳性、宫旁受累等高危因素,术后同步放化疗;有大肿瘤浸润深、脉管瘤栓等中度危险因素者,需行术后辅助放疗。

■禁忌证:无绝对禁忌证。相对禁忌证包括:一般状态差,KPS<70 分,合并重要器官严重功能不全,合并急性传染病,严重骨髓抑制,罹患精神疾病无法配合治疗,急性盆腔炎,严重感染等。

(二)放疗技术及进展

■外照射:常规放疗技术根据骨性标记确定照射范围,前后对穿、前后四野或箱式四野照射,有严重不足,可能遗漏部分淋巴结,甚至宫颈、子宫靶区,正常组织毒性反应也较大。建议采用精确放疗技术,术后辅助放疗推荐 IMRT;根治性放疗推荐 3D-CRT 或图像引导下的IMRT。但需注意精确放疗技术中的质量保证(QA)和分次照射期间的器官移动的问题,根治性治疗的 IMRT 还需注意肿瘤退缩带来的靶区位置变化。

■近距离治疗:各期别宫颈癌根治性治疗均须结合近距离治疗,除不能行施源器置入术外,不建议用外照射替代近距离治疗。HDR 后装与 LDR 后装在疾病控制率和总生存率无明显统计学差异,毒性反应相当,且具有治疗时间短、操作方便、通过源驻留调整实现剂量优化的优点,已被临床广泛应用。三维近距离治疗技术比传统的二维腔内治疗技术,能更准确地评估靶区及危及器官受量,临床上已获得认可。

■阴道残端近距离放疗:宫颈癌根治术后阴道残端切缘阳性或切缘过近,阴道残端复发,推荐在外照射的基础上,补充阴道残端近距离放疗。根据阴道残端形态选择施源器,形态特殊者可制作个体化施源器。

(三)外照射放疗定位

■CT 定位:定位前口服肠道显影剂,排空直肠,充盈膀胱,仰卧位/俯卧位,热塑体膜或充气袋固定。扫描时阴道内置标记物,静脉注射增强对比剂(过敏或严重肾功能不全者除外),扫描层厚 5 mm。范围:盆腔放疗为 L_1 上缘,腹膜后延伸野的上界为 T_{10} 上缘,下界为坐骨结节下 5 cm,照射腹股沟区的下缘至坐骨结节下 10 cm。

(四)放疗靶区范围

1. 宫颈癌术后外照射靶区勾画
   ◆CTV:包括阴道残端及部分阴道、盆腔淋巴引流区,髂总或腹膜后淋巴结转移时包括腹主动脉旁淋巴引流区。

◆GTV:术后患者一般没有 GTV,如果手术没有切除或有残留者可勾画 GTV,包括残留原发肿瘤,术中残留或术后影像学阳性的淋巴结。

◆淋巴引流区包括盆腔大血管(髂总动静脉、髂外动静脉、髂内动静脉)外放 7 mm 范围,髂外外侧组 1.7 cm。Talyor 研究发现:血管周围外放 7 mm 可包括 91.1% 的髂总、98.4% 的髂外内侧组、94.2% 的髂外前组、99.7% 的闭孔、98.6% 的髂内淋巴结,但髂外外侧组仅能包括 40%,若外放至 1.5 cm 可包括 93.7%。

◆CTV 上段(髂总分叉上):包括髂总血管外扩 7 mm 范围;中线包括椎体前 1.5 cm 软组织;包括邻近可疑淋巴结、淋巴囊肿、手术标记。CTV 不包括椎体、小肠、腰大肌。

◆CTV 中段(髂总分叉至阴道断端):包括髂内外血管外扩 7 mm 范围,骶前区域包到梨状肌出现层面(S$_2$ 下缘);并包括邻近可疑淋巴结、淋巴囊肿、手术标记,CTV 不包括骨、小肠、肌肉。

◆CTV 下段(阴道残端):向上包括阴道标记上 0.5～2 cm(根据小肠定),下端包括阴道残端下 3 cm 或闭孔下缘 1 cm,两侧包括阴道、宫颈旁软组织(外放 0.5 cm,可扩大到血管周和肠周脂肪),连接两侧淋巴结,在体中线可包括部分膀胱、直肠,形成前后径 1.5 cm 的区域。

◆PTV 为 CTV 外扩 7～10 mm,PGTVnd 为 GTVnd 外扩 5～7 mm。

2. 宫颈癌根治性放疗外照射靶区勾画

◆综合妇科检查、盆腔 MRI、胸腹盆增强 CT、PET-CT 资料确定肿瘤浸润范围。

◆CTV 包括宫颈、子宫、宫旁、部分阴道及盆腔淋巴引流区。髂总或腹膜后淋巴结转移时,包括腹主动脉旁淋巴引流区(延伸野照射)。

◆GTV 包括宫颈肿瘤及其侵犯范围、盆腔转移淋巴结、腹主动脉转移淋巴结。

◆盆腔淋巴结勾画方法同宫颈癌术后靶区勾画。

◆阴道的照射范围,根据分期不同范围不同:小肿瘤或阴道未受侵包括上 1/2 阴道;上段阴道侵犯包括上 2/3 阴道;阴道广泛受侵需要包括全阴道。

◆宫旁的勾画:宫旁应该包到盆壁,在 GTV、子宫、宫颈、阴道旁上界输卵管/阔韧带顶部或肠管出现(与子宫倾角相关);前界为膀胱后壁,向后包括宫骶韧带和直肠系膜;两侧界为闭孔内肌/坐骨支内缘;下界为泌尿生殖隔。

◆腹主动脉旁淋巴引流区照射及勾画:上界为肾血管水平至 T$_{10}$ 下缘,依据腹膜后淋巴结转移位置确定,范围包括腹主动脉左侧 15～20 mm,下腔静脉右侧 8～10 mm,血管腹侧 5～8 mm 区域。

◆PTV 为淋巴引流区 CTV 外扩 7～10 mm,子宫、宫颈、宫旁、上段阴道的 CTV 外扩 15～20 mm。PGTVnd 为 GTVnd 外扩 5～7 mm。

3. 宫颈癌根治性放疗时的近距离放疗

◆施源器置入术:术前妇检、阅 MRI 或 CT 片→备皮、消毒、铺巾→置入 Foley 导尿管并拉至膀胱三角区(二维腔内放疗时导尿管球囊内注稀释的含碘对比剂,三维近距离治疗时导尿管球囊内注生理盐水)→置入阴道窥具充分暴露宫颈→阴道内消毒并清理宫颈口坏死物→探宫→宫腔施源器置入→阴道施源器置入→调整施源器位置并固定→阴道内湿纱布填塞固定→退出阴道窥具→外固定→直肠内标记管置入(二维腔内放疗)。

◆预期腔内放疗剂量分布不满意者,如Ⅲb等宫旁浸润严重者,可结合插植技术,建议在麻醉及超声引导下进行。

◆二维近距离放疗计划及实施:正交片定位。以A点为参考点(A点位于阴道穹隆上方2 cm旁开2 cm处),并需评估直肠、膀胱、宫颈、宫底参考点剂量。

◆三维近距离放疗计划及实施:CT/MRI定位。靶区勾画:参考ESTRO推荐,GTV包括宫颈肿瘤,HR CTV(高危CTV)包括宫颈及内照前认定的肿瘤扩展区,IR CTV(中危CTV)为HR CTV据肿瘤消退情况外放5~10 mm范围,通过DVH监测膀胱、直肠、乙状结肠$D_{2\,cm^3}$等小体积受量。

◆阴道受累较广,二维腔内放疗或三维近距离放疗剂量不能充分包括者,完成宫颈及邻近区域的近距离治疗后,用柱状施源器予阴道受累区域补量。

4. 宫颈癌术后近距离放疗

◆首次内照前妇检了解残端情况,选取形态、尺寸适合的施源器,置入时双膝屈曲,施源器平行于直肠、尿道方向,置于阴道顶端。推荐口服钡剂透视下观察小肠与残端距离,以黏膜下0.5 cm为处方剂量参考点,一般驻留上1/3阴道,或根据残端肿瘤情况增加驻留长度。

(五)剂量及分割模式

1. 外照射剂量与常规分割(表8-8)

表8-8　宫颈癌外照射剂量与常规分割

靶区名称	单次剂量	总剂量	分割次数
PCTV	1.8 Gy/次	45~50.4 Gy	25~28次
PGTVnd	2.15 Gy/次	60.2 Gy	28次

◆宫旁有肿瘤残留,根据情况适当外照射补量。

2. 近距离放疗剂量与分割

◆HDR:6 Gy×5次或7 Gy×4次。

◆术后:5 Gy/次(黏膜下0.5 cm处),2次/周,2~4次。

3. 内外照射叠加总剂量

◆内外照射计划通过EQD2(相当于2 Gy时的等效生物剂量)计算叠加。

◆EQD2总＝EQD2外照＋EQD2内照＝$Nd\left(\dfrac{d+\alpha/\beta}{2+\alpha/\beta}\right)+N_{内照}\,d_{内照}\left(\dfrac{d_{内照}+\alpha/\beta}{2+\alpha/\beta}\right)$

◆2~3 cm肿瘤 HR CTV剂量75~80 Gy,≥3 cm肿瘤或≥Ⅱb期 HR CTV剂量≥85 Gy。

(六)危及器官限值

1. 宫颈癌外照射危及器官剂量限制(表 8-9)

表 8-9　宫颈癌外照射危及器官限值

危及器官	照射剂量(Gy)	范围
直肠	$V_{40\sim45}$	<50%
膀胱	$V_{40\sim45}$	<50%
股骨头	V_{45}	<5%
结肠	V_{30}	<50%
	V_{15}	<90%
脊髓	$V_{30\sim35}$	<0.1 cm³
肾脏	V_{20}	<33%
肝脏	V_{20}	<33%
胃	V_{20}	<50%
小肠	V_{20}	<40%
	V_{54}	<2 cm³

2. 宫颈癌根治性近距离放疗剂量限制

◆二维 HDR:膀胱和直肠点剂量<A 点剂量的 60%～70%。

◆三维 HDR:直肠、乙状结肠 $D_{2\,cm^3}\leqslant70\sim75\ Gy$,膀胱 $D_{2\,cm^3}\leqslant85\ Gy$。

(七)放疗并发症及处理

1. 急性期放疗相关副作用

◆皮肤:精确放疗的皮肤、黏膜反应较常规放疗明显减轻,但照射腹股沟或阴道下段时,仍可有较重的皮肤、黏膜反应。治疗中注意保持皮肤适当的清洁、干燥。

◆消化系统反应:恶心、呕吐,腹部绞痛、腹泻在放疗开始 2～3 周时可发生,止吐药物和止泻药物可缓解症状。

◆泌尿系统:排尿困难、尿频、尿急等症状,可对症使用非甾体类抗炎药、抗痉挛药。

◆造血系统:治疗期间常有骨髓抑制,尤其同步放化疗者,可用粒细胞集落刺激因子。

2. 晚期放疗相关副作用

◆泌尿系统:尿频、尿急、血尿等。

◆肠道功能障碍:小肠粘连、狭窄、梗阻少见。出现放射性直肠炎时有里急后重、肛门坠胀、黏液便,甚至血便,对症处理,必要时药物灌肠。

◆生殖系统:不孕、绝经。阴道干燥、狭窄,可导致性功能障碍,建议放疗后进行长期的阴道扩张预防。

◆淋巴水肿:约有 1/4 的患者出现下肢甚至外阴水肿,可物理康复治疗。

◆造血、骨骼系统:长期骨髓抑制,程度轻者不用处理。盆骨骨折,易被误诊为骨转移。

五、随访

● 治疗后第 1 个月复查,根据风险因素决定复查频率,2 年内每 3～6 个月复查一次,第 3～5 年内每 6～12 个月复查一次,以后每年一次。

● 复查内容如下。

■ 症状、体征病史记录:身体状况评分,体重,营养状态评估。是否出现阴道出血或分泌物异常,腹部、盆腔疼痛,泌尿系症状和/或排便习惯改变,性功能障碍等。有无腹股沟或锁骨上淋巴结增大,有无外阴、下肢水肿。

■ 妇科检查:描述外阴、阴道、宫颈、宫旁情况。

■ 常规检查:血、尿常规,肝肾功能,肿瘤标记物 SCCAg、CEA、CA125、CA199(根据病理类型)。

■ 影像学检查如下。

◆ 盆腔检查:治疗后一月盆腔 MRI,以后每半年复查,并与既往比较。不能行 MRI 检查时,可行盆腔 CT 或 B 超检查。

◆ 全身评估:每年查胸腹 CT 或胸片、腹部 B 超。

◆ PET-CT:高复发风险或高度怀疑转移时推荐 PET-CT 检查。

(晏俊芳　胡　克)

第三节　卵　巢　癌

一、疾病概况

● 卵巢癌居全球女性恶性肿瘤发病率的第七位和死亡率的第八位致死因素,中国国家癌症中心估计我国 2015 年新发和死亡卵巢癌病例分别为 5.21 万和 2.25 万。

● 早期发现治愈率高,但因症状隐匿且缺少有效筛查,初诊时约 75% 患者为晚期。

● 病因尚不清楚。致病的危险因素包括:初潮早、初产年龄＞35 岁、无妊娠及哺乳史、绝经晚、促排卵药物使用、肥胖等。多产、哺乳、早绝经和长期口服避孕药者的卵巢癌发病风险降低。

● 约 5%～10% 的卵巢癌与遗传因素相关,如遗传性乳腺-卵巢癌综合征与 BRCA1 和 BRCA2 基因突变有关;Lynch Ⅱ型综合征发生子宫内膜癌、结肠癌、卵巢癌、胃癌的风险增加。

● 卵巢肿瘤常见的组织学类型为上皮性肿瘤(60%～85%)、生殖细胞肿瘤(15%～25%)和性索间质肿瘤(5%～10%)。上皮癌中浆液性癌最常见,占 40%～50%,其他包括黏液癌(10%～15%)、子宫内膜样癌(15%)、未分化癌(15%～20%)、透明细胞癌(30%～50%)、移行细胞癌(3%～5%)。

●发病年龄高峰因组织学类型而异,上皮癌为 40～70 岁,恶性生殖细胞瘤为 18～21 岁,性
索间质肿瘤可发生于任何年龄组,随年龄增长发病率缓慢增加。

●种植转移:最常见,可广泛种植在壁层腹膜及腹腔脏器浆膜上。即使经过规范性治疗,仍
有 20％～25％的早期患者和 70％～80％的晚期患者出现复发,以腹盆腔复发为主,仅
15％复发位于腹盆腔外。

●淋巴结转移:发生率为 50％～60％,腹腔与盆腔淋巴结转移发生率近似,晚期可发生锁骨
上或纵隔淋巴结转移。

●直接蔓延:可直接蔓延子宫、输卵管、阴道及盆腔其他组织。

●血行转移:常见的转移部位为肺、肝、骨和脑。

二、临床特征及相关检查

(一)临床特征

■症状体征:腹部包块为最常见症状,早期可无症状而不易被察觉,随疾病进展,可出现腹
痛、腹胀、腹部不适,有时伴有尿频、尿急、大便困难等压迫症状,偶见不规则阴道出血或月
经不调。晚期可有低热、食欲不振、乏力、消瘦、气短、恶心、呕吐等症状。腹部包块和腹水
是最常见的体征。

(二)相关检查

1. 疗前评估检查

　　◆血液检查:血常规,肝肾功能,感染指标,凝血功能。

　　◆血清肿瘤标记物检查如下。

　　　　❖CA125:80％的卵巢上皮癌有升高,可作为疗效监测及预后判断的指标。

　　　　❖CA199:敏感性较低。

　　　　❖CEA:晚期或黏液性囊腺癌常有升高。

　　　　❖HE4:可帮助确定盆腔肿块的恶、良性。

　　　　❖AFP 和 β-HCG:用于恶性生殖细胞肿瘤。

2. 影像学检查

　　◆盆腔 B 超:推荐经阴道超声。

　　◆盆腔的增强 CT 扫描或增强 MRI 扫描。

　　◆全身评估包括胸腹部增强 CT 扫描,有条件者建议进行 PET-CT 检查。

　　◆临床可疑脏器侵犯时行膀胱镜检查、肠镜检查、消化道造影或内镜检查。

3. 卵巢癌组织学检查

　　◆因有增加种植转移的风险,不推荐对拟诊早期卵巢癌患者的腹腔积液或占位性病变行
　　　穿刺检查。不适宜手术的巨块型患者,穿刺活检获得诊断可能是必要的。

　　◆手术探查:行麻醉状态下的肿瘤完整切除,送术中冰冻病理检查,如果为恶性,进一步
　　　行肿瘤细胞减灭术。

三、分期及治疗原则

(一)分期

■ FIGO 分期是使用最广泛的分期系统,需要彻底的手术探查。

■ 采用分期:卵巢癌的 AJCC 2017 分期和 FIGO 2013 分期(表 8-10、表 8-11)。

表 8-10　卵巢癌 AJCC 和 FIGO 分期

AJCC 分期	FIGO 分期	分期描述
T_x	—	原发肿瘤无法评估
T_0	—	无原发肿瘤证据
T_1	Ⅰ	肿瘤局限于卵巢(单侧或双侧)或局限于输卵管
T_{1a}	Ⅰa	肿瘤局限于单侧卵巢(包膜完整),或局限于输卵管,卵巢表面和输卵管表面没有肿瘤,腹水或腹腔冲洗液未发现恶性细胞
T_{1b}	Ⅰb	肿瘤局限于双侧卵巢(包膜完整)或局限于双侧输卵管,卵巢表面和输卵管表面没有肿瘤,腹水或腹腔冲洗液未发现恶性细胞
T_{1c}	Ⅰc	肿瘤局限于单侧或双侧卵巢或输卵管,并有以下情况之一
T_{1c1}	Ⅰc1	术中包膜破裂
T_{1c2}	Ⅰc2	术前包膜破裂或肿瘤位于卵巢或输卵管表面
T_{1c3}	Ⅰc3	腹水或腹腔冲洗液发现恶性细胞
T_2	Ⅱ	肿瘤累及单侧或双侧卵巢或输卵管,并延伸至盆腔
T_{2a}	Ⅱa	蔓延和/或种植到子宫和/或输卵管或卵巢
T_{2b}	Ⅱb	蔓延和/或种植到其他盆腔组织
T_3	Ⅲ	肿瘤位于单侧或双侧卵巢和/或输卵管或原发的腹膜癌,有镜下证实的盆腔外腹膜转移和/或腹膜后淋巴结的转移
T_{3a}	Ⅲa2	显微镜下的骨盆外(超过骨盆上缘)腹膜转移,伴或不伴腹膜后淋巴结阳性
T_{3b}	Ⅲb	盆腔外腹膜内肉眼可见转移,最大径不超过 2 cm,伴或不伴腹膜后淋巴结阳性
T_{3c}	Ⅲc	盆腔外腹膜内肉眼可见转移,最大径超过 2 cm 伴或不伴腹膜后淋巴结阳性(包括侵犯肝脏、脾脏包膜,但不伴任何实质器官的侵犯)
N_x	—	区域淋巴结无法评估
N_0	—	无区域淋巴结转移
$N_0(i+)$	—	孤立的肿瘤细胞在区域淋巴结中不大于 0.2 mm
N_1	Ⅲa1	仅有腹膜后淋巴结阳性(组织学证实)

AJCC 分期	FIGO 分期	分期描述
N_{1a}	Ⅲa1i	转移最大径≤1 cm
N_1	Ⅲa1ii	转移最大径>1 cm
M_0	—	无远处转移
M_1	Ⅳ	腹膜转移之外的远处转移,包括胸腔积液细胞学阳性,肝脏脾脏的实质转移,转移至腹外器官(包括腹股沟淋巴结和腹腔外的淋巴结转移),肠道的透壁侵犯
M_{1a}	Ⅳa	胸腔积液细胞学阳性
M_{1b}	Ⅳb	肝脏脾脏的实质转移,转移至腹外器官(包括腹股沟淋巴结及腹腔之外的淋巴结),肠道的透壁侵犯

表 8-11　卵巢癌 TNM 分期

Ⅰ期	T_1	N_0	M_0
Ⅰa 期	T_{1a}	N_0	M_0
Ⅰb 期	T_{1b}	N_0	M_0
Ⅰc 期	T_{1c}	N_0	M_0
Ⅱ期	T_2	N_0	M_0
Ⅱa 期	T_{2a}	N_0	M_0
Ⅱb 期	T_{2b}	N_0	M_0
Ⅲa1 期	$T_{1\sim2}$	N_1	M_0
Ⅲa2 期	T_{3a}	$N_x/N_0/N_1$	M_0
Ⅲb 期	T_{3b}	$N_x/N_0/N_1$	M_0
Ⅲc 期	T_{3c}	$N_x/N_0/N_1$	M_0
Ⅳ期	T_{any}	N_{any}	M_1
Ⅳa 期	T_{any}	N_{any}	M_{1a}
Ⅳb 期	T_{any}	N_{any}	M_{1b}

(二)治疗原则

■手术在卵巢癌的初始治疗中意义重大,可以切除肿瘤、明确诊断及分期、指导治疗、判断预后。大多数上皮癌患者术后均需接受辅助化疗。放疗在卵巢癌患者的治疗中使用范围尚小。

1. 手术在卵巢癌治疗中的地位

◆全面的分期手术:适用于临床可以的早期卵巢癌患者,其目的在于最大限度切除卵巢肿瘤,准确分期以选择最佳的后续治疗。计量腹腔游离液体或进行腹腔冲洗并行细胞学检查,仔细检查所有腹膜表面可能存在可见和可触及的转移性疾病的证据,尽可能切除大网膜或结肠下网膜,行筋膜外全子宫切除术及双侧输卵管卵巢切除术(早期可行单侧或双侧输卵管卵巢切除术)、盆腔及腹膜后淋巴结切除,并进行腹膜多点取样。

◆肿瘤细胞减灭术:是Ⅱ~Ⅳ期患者的初始治疗,在全面分期手术基础上,最大限度地减灭肿瘤细胞,使残余肿瘤的最大径<1 cm,或切除所有肉眼可见病灶。可考虑进行如下手术:盆腔廓清术、肠切除、膈面或其他腹膜面肿瘤灶剥离、脾脏切除、部分肝切除、胆囊切除、部分胃切除或膀胱切除、输尿管膀胱吻合术或胰体尾切除术。

◆二次手术:包括间隔肿瘤细胞减灭术和二次探查术仍有争议。初次治疗未行全面手术分期的患者,Ⅱ~Ⅳ期且残留肿瘤被认为无法切除的患者,可于3~6个周期化疗后完成手术。对于Ⅱ~Ⅳ期且残留肿瘤仍有潜在切除可能的所有患者,建议接受肿瘤细胞减灭术。

2. 化疗在卵巢癌治疗中的地位

◆早期患者术后辅助化疗:ICON 和 EORTC-ACTION 研究显示:Ⅰa 或 Ⅰb $G_{2~3}$、Ⅰc、Ⅱ期术后辅助化疗,5 年总生存率和无疾病进展期可分别提高 8%(82%比 74%)和 11%(76%比 65%)。关于辅助化疗的周期数,3 个周期和 6 个周期的化疗无明显统计学差异,但 6 周期方案毒性反应增加。

◆晚期患者术后辅助化疗:Ⅲ、Ⅳ期患者术后辅助化疗,可提高的总生存率和无疾病进展期。化疗方案为紫杉类+铂类的联合化疗,卡铂较顺铂的毒副作用低,耐受性更好,但骨髓抑制作用较强。化疗联合贝伐珠单抗有较大争议,不推荐作为一线方案。化疗方式包括静脉化疗±腹腔灌注化疗,腹腔灌注化疗可进一步提高无疾病进展期,但增加了毒性反应。GOG 172 试验中,接受顺铂/紫杉醇腹腔灌注化疗的Ⅲ期卵巢癌患者,较标准静脉化疗组的生存时间延长了 16 个月。化疗周期推荐给予 6~8 个周期。

◆新辅助化疗:新辅助化疗可降低手术前的肿瘤负荷,是否获益仍有争议。

四、放射治疗

(一)放射治疗的适应证和禁忌证

■复发性卵巢癌的治疗:目前是卵巢癌治疗中放疗主要适用范围,可提高局部控制率,甚至生存率。建议采用三维适形和调强技术,照射剂量推荐在 50~60 Gy,局部病灶的完全缓解率可达 7%~85%,合并放疗的复发性卵巢癌患者,其 2 年、5 年、10 年的 OS 分别为 46%~53%、34%~40%、19%,DFS 分别为 39%~42%、24%~34%、20%,LRFS 分别为 88%~96%、66%~71%、60%。

■全腹放疗:局部晚期初治卵巢癌患者超过 70%~80%会复发,腹腔播散是最常见的转移途径,全腹照射旨在降低腹膜种植概率及杀灭亚临床病灶,被推荐应用于有高危因素的卵巢癌患者的治疗。Rochet 等 2011 年的一项研究回顾分析显示,复发性卵巢癌患者中,全腹盆腔放疗＋化疗组比仅行化疗组的 5 年 PFS 提高了 20％(56％比 36％)。Dembo A 提出根据肿瘤分期、术后残留病灶体积及肿瘤的病理分级,将患者分为 3 个不同的危险人群(表 8-12)。低危险组行手术治疗,不需要辅助治疗。中危险组可行全腹放疗,可包含 1/3 卵巢癌患者。但因全腹放疗的毒性较大,限制了其广泛应用。

表 8-12　患者危险人群分级

分期	残余肿瘤	1 级	2 级	3 级
I	0	低度危险	中度危险	中度危险
II	0	中度危险	中度危险	中度危险
II	<2 cm	中度危险	中度危险	高度危险
III	0	中度危险	高度危险	高度危险
III	<2 cm	中度危险	高度危险	高度危险

■相对禁忌证:一般状态差,KPS<70 分,合并重要器官严重功能不全,合并急性传染病,严重骨髓抑制,罹患精神疾病无法配合治疗,严重感染等。

(二)放疗技术及进展
■外照射:常规放疗年代,照射技术相对简单,对正常组织保护不够,给予剂量只是正常组织的耐受剂量,因此对肿瘤的控制效果受限,且毒副作用较大。随着三维适形放疗及调强放疗等精确放疗技术的发展,卵巢癌放疗的研究开始增多。
■术中放疗:术中放疗应用于复发性患者的治疗,可减少术后放疗的时间及剂量。
■立体定向放疗:对于肺、骨、脑等转移灶多采用 SBRT,主要作用为缓解症状,控制肿瘤的进展。
■近距离治疗:约 10％的患者会出现阴道复发,可进行阴道残端腔内近距离治疗或作为外照射后补充剂量的方法。

(三)全腹放疗的放疗定位
■常规定位:前后对穿野包括整个腹膜,肾屏蔽用于后野。
■CT 定位:仰卧位/俯卧位,热塑体膜固定。包括全腹及全盆腔,扫描层厚 5 mm。

(四)放疗的靶区范围
■姑息放疗:选择性照射肿瘤局部侵犯区域。
■全腹范围:全腹和全盆腔,上界为膈面上 2 cm,下界为闭孔下缘,两侧达到侧腹膜。

(五)放疗剂量及分割模式
■外照射剂量与常规分割如表 8-13 所示。

表 8-13　靶区名称单次剂量总剂量分割次数

PGTV(姑息性放疗)	2 Gy/次	50～60 Gy	25～30 次
PCTV(全腹放疗)	1.2～1.5 Gy/次	30 Gy	20～25 次
PGTVnd(全腹放疗)	1.8～2.2 Gy/次	45～55 Gy	20～25 次

注:姑息性放疗时,可根据肿瘤大小和危及器官选择 SBRT

(六)危及器官限值

■参考宫颈癌外照射危及器官剂量限制。

(七)放疗并发症及处理

■急性期放疗相关副作用:恶心、呕吐、腹泻等消化道反应,可予止吐药物和止泻药物缓解症状。骨髓抑制,可用粒细胞集落刺激因子。

■晚期放疗相关副作用:慢性腹泻,小肠粘连、狭窄、梗阻,长期骨髓抑制等。

五、随访

●2 年内每 2～4 个月随访一次,第 3～5 年内每 3～6 个月随访一次,以后每年一次。

●复查内容如下。

　■症状、体征病史记录:身体状况评分,体重,营养状态评估,详细的妇科查体,注意浅表淋巴结查体。

　■实验室检查:血常规,肝肾功能,血清肿瘤标记物 CA125 等(根据病理类型)。

　■影像学检查:腹盆部 B 超或腹盆 CT/MRI,胸片或胸部 CT,PET-CT/PET。

(沈　晶　胡　克)

第四节　外　阴　癌

一、疾病概况

●外阴癌发病率较低,占妇科恶性肿瘤的 4%,近年来发病率和死亡率在逐渐上升。发病高峰年龄为 60～80 岁,年轻女性的发病率近年有增加趋势。

●HPV 与大部分外阴鳞状细胞癌有关,常见亚型为 HPV 16、18、33。发病危险因素还包括高龄、吸烟、慢性炎症(外阴营养不良)、免疫缺陷等。

●组织学类型:主要为鳞癌,占 90%;其他少见的病理类型有黑色素瘤、Paget 病、前庭大腺腺癌、疣状癌、基底细胞癌、肉瘤。

●直接蔓延:外阴癌的好发部位为大、小阴唇,占 75%～80%,其次是阴蒂和会阴区。以单发病灶为主,5%是多灶性病变。原发灶可直接侵犯至临近器官如阴道、尿道、肛门等,一侧病变可以蔓延至对侧。

●淋巴结转移:腹股沟淋巴结转移概率为 30%～50%,疾病早期即可发生腹股沟淋巴结转移,发生率与原发肿瘤大小、浸润深度相关。前哨淋巴结均位于股动脉内侧或前内侧,约 85% 前哨淋巴结是浅表的,15% 位于筛状筋膜深处。对侧腹股沟淋巴结转移也较多见,晚期可发生盆腔淋巴结转移。

●血行转移:相对少见,尤其在没有股动脉淋巴结受累或腹股沟≤3 个淋巴结阳性的患者中更为少见。血行转移部位包括肺、骨等。

二、临床特征及相关检查

(一)临床特征

■症状:早期可仅有外阴糜烂、溃疡,常伴有外阴瘙痒。最常见的症状为外阴肿物,随病情进展可有疼痛、出血。向临近器官蔓延,侵犯尿道、阴道口、肛门时,可引起排尿或排便困难。晚期可侵犯耻骨或扩展至盆腔内。腹股沟有较大淋巴结转移时可出现外阴、下肢水肿。

■体征:外阴病变可表现为糜烂、溃疡、外生性肿物,部分患者有腹股沟淋巴结增大。

(二)相关检查

■外阴癌组织学检查:外阴病变活检。

■疗前评估检查如下。

◆妇科检查:测量并记录原发肿瘤的直径及与中线结构(阴蒂、阴道、尿道、肛门)的关系,还检查会阴、肛门、阴道、尿道是否有播散、侵袭性病变。

◆腹股沟及锁骨上淋巴结触诊。

◆血液检查:血常规,肝肾功能,血清 SCCAg(鳞癌)、CA125。

◆影像学检查:盆腔的增强 CT 扫描或增强 MRI 扫描。增强 MRI 扫描对原发灶大小确定的准确率为 83%,对腹股沟淋巴结转移的准确率为 85%。PET-CT 敏感性为 80%,特异性为 90%。腹股沟 B 超可用于帮助判断腹股沟淋巴结转移情况。全身评估包括胸腹部增强 CT 扫描,有条件者推荐 PET-CT 检查。

三、分期及治疗原则

(一)分期

■目前临床常用的分期标准是 AJCC 2017 分期和 FIGO 2009 分期(表 8-14),是一种临床和手术/病理的混合分期。外阴黑色素瘤需参照黑色素瘤分期。TNM 分期如表 8-15 所示。

表 8-14　外阴癌 AJCC 和 FIGO 分期

AJCC 分期	FIGO 分期	分期描述
T_x	—	原发肿瘤不能被评估
T_0	—	没有原发肿瘤证据
T_1	I	肿瘤局限于外阴和(或)会阴

AJCC 分期	FIGO 分期	分期描述
T$_{1a}$	Ⅰa	肿瘤局限于外阴和(或)会阴,肿瘤直径≤2 cm,间质浸润深度≤1 mm
T$_{1b}$	Ⅰb	肿瘤局限于外阴和(或)会阴,肿瘤直径>2 cm,间质浸润深度>1 mm
T$_2$	Ⅱ	任何肿瘤大小且侵犯临近结构(下 1/3 尿道,下 1/3 阴道,肛门)
T$_3$	Ⅳa	任何肿瘤大小且局部侵犯更广(上 2/3 尿道、上 2/3 阴道、膀胱黏膜或直肠黏膜或固定在盆骨)
N$_x$	—	区域淋巴结不能评估
N$_0$	—	无区域淋巴结转移
N$_1$	Ⅲ	区域淋巴结内有孤立的肿瘤团,≤0.2 mm
N$_{1a}$	Ⅲa	1~2 个区域淋巴结转移,且每个直径<5 mm
N$_{1b}$	Ⅲa	1 个区域淋巴结转移直径≥5 mm
N$_2$	—	≥3 个区域淋巴结转移且直径<5 mm,或≥2 个区域淋巴结转移且直径≥5 mm,或淋巴结外受累
N$_{2a}$	Ⅲb	≥3 个淋巴结转移且每个直径<5 mm
N$_{2b}$	Ⅲb	≥2 个区域淋巴结转移且每个直径≥5 mm
N$_{2c}$	Ⅲc	淋巴结外受累
N$_3$	Ⅳa	区域淋巴结固定或溃疡
M$_0$	—	没有远处转移
M$_1$	Ⅳb	远处转移(包括盆腔淋巴结转移)

表 8-15　外阴癌 TNM 分期

Ⅰ	T$_1$	N$_0$	M$_0$
Ⅰa	T$_{1a}$	N$_0$	M$_0$
Ⅰb	T$_{1b}$	N$_0$	M$_0$
Ⅰ	T$_2$	N$_0$	M$_0$
Ⅲ	T$_{1~2}$	N$_{1~2c}$	M$_0$
Ⅲa	T$_{1~2}$	N$_1$	M$_0$
Ⅲb	T$_{1~2}$	N$_{2a}$,N$_{2b}$	M$_0$
Ⅲc	T$_{1~2}$	N$_{2c}$	M$_0$
Ⅳ	T$_{1~2}$	N$_3$	M$_{0~1}$
Ⅳa	T$_{1~2}$	N$_{any}$	M$_0$

续表

IVa	T_3	N_{any}	M_0
IVb	T_{any}	N_{any}	M_1

（二）治疗原则

■ 首选手术，放疗是外阴癌的主要辅助治疗方式，对不能手术和不适宜手术的患者可行放疗。化疗仅可作为较晚期或复发外阴癌的综合治疗手段。2018 年版 NCCN 指南如图 8-2 所示。

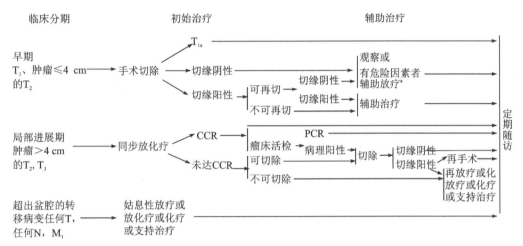

注：①危险因素包括：淋巴脉管浸润、近切缘、肿瘤大、浸润深、弥散浸润、淋巴结转移

图 8-2 外阴癌 2018 年版 NCCN 指南

1. 手术治疗原则

◆ T_1：根治性局部切除，又称广泛性局部切除。

◆ T_2：改良根治性外阴切除术，根据肿瘤位置，常包括改良根治性半切除术、改良根治性前外侧切除术、改良根治性后路外阴切除术。

◆ T_3：新辅助放化疗后据残余肿瘤大小及位置个体化选择手术。

◆ 切缘阳性或近切缘（切缘≤8 mm）再手术：需评估与中线结构关系及淋巴结状态后再考虑。

◆ 腹股沟淋巴结手术：Ⅰa 期可以不行淋巴结切除术，≥Ⅰb 期行腹股沟淋巴结清扫术，Ⅰb 或Ⅱ期也可以考虑行前哨淋巴结活检术。

2. 化疗在外阴癌治疗中的地位

◆ 术后同步放化疗：美国国家癌症数据库研究淋巴结阳性者术后同步放化疗，较单纯放疗降低死亡风险。

◆ 新辅助化疗：可使肿瘤缩小，争取根治性手术机会，多与新辅助放疗结合，目前仍处于研究阶段。

◆根治性放化疗:不能手术切除者,首选根治性放化疗,化疗方案为顺铂、顺铂＋5-FU 或 5-FU＋丝裂霉素。

四、放射治疗

(一)放射治疗的适应证和禁忌证

■辅助性放疗:原发灶≥4 cm 或切缘阳性或近切缘(切缘≤8 mm),伴或不伴区域淋巴结阳性者,需行术后辅助放疗。术后辅助放疗可增加切缘阳性或近切缘患者 5 年 OS(68% 比 29%)。术后辅助放疗可增加区域淋巴结阳性者 3 年 DFS(40% 比 26%)。

■术前新辅助放疗:病灶距中线结构过近不能 R_0 切除,病变累及肛门、直肠、尿道或膀胱,病变达盆壁,腹股沟大淋巴结转移者推荐术前新辅助放化疗。GOG101 研究新辅助放化疗后淋巴结 PCR 率为 40.5%,26% 的患者无病生存 56~89 个月(中位 78 个月)。GOG205 研究 T_3、T_4 外阴癌新辅助放化疗后,CCR 率为 64%,活检的 PCR 率高达 78%。

■根治性放疗:用于不能手术者,美国 M. D. Anderson 癌症中心回顾性研究单纯放疗(未分期)5 年 LC 和 DFS 可达 56%、52%。同步放化疗较单纯放疗可提高生存率。

■姑息放疗:主要用于止痛和缓解压迫。

■禁忌证:一般状态差,KPS<70 分,合并重要器官严重功能不全,合并急性传染病,严重骨髓抑制,罹患精神疾病无法配合治疗,急性盆腔炎,严重感染等。

(二)放疗技术及进展

■外照射:常规放疗技术根据骨性标记确定照射范围,前后对穿照射,蛙腿状,X 线与电子线混合线照射减少股骨头受量。IMRT 可减少股骨头、股骨颈、小肠、直肠、膀胱受量,同步放化疗患者中还可减少骨盆骨髓受量。但需注意 IMRT 可能出现皮肤或皮下组织欠量,必要时皮肤补量。

■近距离治疗:阴道受累者可通过近距离补量,不能手术者也可以通过经会阴组织间插植来局部补量。三维近距离治疗技术比传统的二维腔内治疗技术,能更准确地评估靶区及危及器官受量,临床上已获得认可。

(三)外照射放疗定位

■CT 定位:定位前口服肠道显影剂,排空直肠,充盈膀胱,仰卧位,蛙腿状,铅丝标记淋巴结、切口、肛门,热塑体膜或真空垫固定。扫描时静脉注射增强对比剂(过敏或严重肾功能不全者除外),扫描层厚 5 mm。范围:上界为 L_3 上缘,下界至坐骨结节下 10 cm。

(四)放疗靶区范围

■外阴癌外照射靶区勾画:尚无统一规范,本中心经验如下。

◆GTV 包括影像学可见的原发肿瘤病灶。

◆CTV_1 包括 GTV、全部外阴、邻近软组织。

◆CTV_2 包括盆腔及双侧腹股沟淋巴引流区,盆腔淋巴引流区勾画方法参照宫颈癌章节,腹股沟淋巴引流区勾画方法参照阴道癌章节,下界有争议,常用大隐静脉汇入股静脉处,或缝匠肌和长收肌交接处,或坐骨结节下缘或坐骨结节下 2.5 cm。

◆PTV 为 CTV₁ 外扩 10 mm,CTV₂ 外扩 7～10 mm,PTV 外放后缩至皮肤表面。

■近距离放疗:若阴道受累可通过阴道柱状施源器或个体化阴道施源器阴道补量,驻留长度依据放疗前阴道受累长度确定,驻留深度依据外照射后肿瘤残留情况而定。若外照射后外阴明显残留或阴道肿瘤残留深度>5 mm 者,可结合组织间插植局部补量。操作中注意质控,如施源器与受累阴道区域的贴合度,以及操作、治疗期间可能的施源器位置变化。

(五)剂量及分割模式

■术后辅助放疗:45～50.4 Gy(残留肿瘤至少 60 Gy),1.8～2 Gy/次。

■根治性放疗:59.4～64.8 Gy(部分大块病灶可至 70 Gy),1.8～2 Gy/次。

(六)危及器官限值

■外阴癌危及器官剂量限制如表 8-16 所示。

表 8-16　外阴癌危及器官限值

危及器官	照射剂量(Gy)	范围
直肠	$V_{40\sim45}$	<50%
膀胱	$V_{40\sim45}$	<50%
股骨头	V_{50}	<5%
结肠	V_{30}	<50%
	V_{15}	<90%
脊髓	$V_{30\sim35}$	<0.1 cm³
小肠	V_{20}	<40%
	V_{54}	<2 cm³

(七)放疗并发症及处理

1. 急性期放疗相关副作用

◆皮肤:外阴癌放疗最明显的急性反应,减少擦洗和衣物摩擦,保持通风透气,并配合三乙醇胺、薄荷淀粉、溃疡油、生长因子等药物外用也能减轻局部皮肤反应,尽量减少因皮肤反应重导致的放疗中断。

◆消化系统反应:肛门坠痛、里急后重,恶心、呕吐,腹部绞痛、腹泻常在放疗开始 2～3 周时开始发生,止痛、止吐和止泻药物缓解症状。

◆泌尿系统:尿痛、尿急等症状,可对症使用非甾体类抗炎药、抗痉挛药。

◆造血系统:治疗期间常有骨髓抑制,尤其同步放化疗者,可用粒细胞集落刺激因子。

2. 晚期放疗相关副作用

◆皮肤反应:皮肤溃疡,尤易见于术后患者,生长因子、换药可促进愈合。

◆泌尿系统:尿频、尿急、血尿等。

◆肠道功能障碍:小肠粘连、狭窄、梗阻少见。出现放射性直肠炎时有里急后重、肛门坠胀、黏液便,甚至血便,对症处理,必要时药物灌肠。

◆生殖系统:不孕、绝经。阴道干燥、狭窄,可导致致性功能障碍。

◆淋巴水肿:外阴及腹股沟淋巴水肿发生率高,穿戴弹力袜、物理康复治疗可帮助缓解。

◆造血、骨骼系统:长期骨髓抑制,程度轻者不用处理。盆骨骨折,易被误诊为骨转移。

五、随访

●对于Ⅰ、Ⅱ期前2年每6个月一次,然后每年一次;对于Ⅲ、Ⅳ期前2年每3个月一次;第3～5年,每6个月一次,然后每年一次。

●近10%患者在初始治疗5年后诊断出第二恶性肿瘤,长期随诊时注意其他肿瘤筛查。

●复查内容如下。

■症状、体征病史记录:身体状况评分,体重,营养状态评估。有无阴道出血或分泌物异常,腹部、盆腔疼痛,泌尿系症状和/或排便习惯改变,性功能障碍等。外阴及腹股沟区查体,有无外阴、下肢水肿。

■妇科检查:描述外阴、阴道、宫颈、宫旁、肛门情况。

■常规检查:血、尿常规,肝肾功能,血 SCCAg(鳞癌)。

■影像学检查如下。

◆盆腔检查:盆腔 MRI 或 CT 或 B 超,腹股沟 B 超。

◆全身评估:胸腹 CT 或胸片,腹部 B 超。

◆PET-CT:高复发风险或高度怀疑转移时推荐 PET-CT 检查。

(晏俊芳　胡　克)

参考文献

[1] Po tter R,Haie-Meder C,Van Limbergen E,et al. Recommendations from gynaecological(GYN)GEC ESTRO working group(Ⅱ):concepts and terms in 3D image-based treatment planning in cervix cancer brachytherapy-3D dose volume parameters and aspects of 3D image-based anatomy,radiation physics,radiobiology[J]. RadiotherOncol 2006,78(1):67-77.

[2] Stehman FB,Ali S,Keys HM,et al. Radiation therapy with or without weekly cisplatin for bulky stage 1B cervical carcinoma:follow-up of a Gynecologic Oncology Group trial[J]. Am J Obstet Gynecol,2007,197(5):503-506.

[3] Hricak H,Gatsonis C,Chi D S,et al. Role of imaging in pretreatment evaluation of early invasive cervical cancer:results of the intergroup study American College of Radiology Imaging Network 6651-Gynecologic Oncology Group 183[J]. JClinOncol,2005,23(23):9329-9337.

[4] Hancke K,Heilmann V,Straka P,et al. Pretreatment Staging of Cervical Cancer:Is Imaging Better Than Palpation? [J]. Annals of Surgical Oncol,2008,15(10):2856-2861.

[5] Balleyguier C,Sala E,Da C T,et al. Staging of uterine cervical cancer with MRI:guidelines of the European Society of Urogenital Radiology[J]. European Radiology,2011,21(5):1102-1110.

［6］ Cowan R A，Eriksson A G，Jaber S M，et al. A comparative analysis of prediction models for complete gross resection in secondary cytoreductive surgery for ovarian cancer［J］. Gynecologic Oncology，2017，145(2)：230-235.

［7］ K. D. Swenerton，J. L. Santos，C. B. Gilks，et al. Histotype predicts the curative potential of radiotherapy：the example of ovarian cancers［J］. Ann Oncol，2011，22(2)：341-347.

［8］ Yahara K，Ohguri T，Imada H，et al. Epithelial Ovarian Cancer：Definitive Radiotherapy for Limited Recurrence after Complete Remission［J］. International Journal of Radiation Oncology Biology Physics，2013，78(3)：S145-S146.

［9］ Machida S，Takei Y，Yoshida C，et al. Radiation therapy for chemotherapy-resistant recurrent epithelial ovarian cancer［J］. Oncology，2014，86(4)：232-238.

［10］ Choi N，Chang JH，Kim S，et al. Radiation for persistent or recurrent epithelial ovarian cancer：a need for reassessment［J］. Radiation Oncology Journal. 2017，35(2)：144-152.

第九章 骨及软组织肿瘤

第一节 躯干和四肢的软组织肿瘤

一、疾病概述

- 软组织是指间叶组织及与其交织生长的外胚层神经组织,包括纤维组织、脂肪组织、平滑肌组织、横纹肌组织、间皮组织、滑膜组织及分布于这些组织中的血管、淋巴管和外周神经。凡来源于上述软组织的恶性肿瘤统称为软组织肉瘤(soft tissue sarcoma,STS)。
- 我国发病率为 1.1~1.9/10 万,在儿童期软组织肉瘤发病次于白血病、脑肿瘤、淋巴瘤居第四位。
- 男性以恶性纤维组织细胞瘤、横纹肌肉瘤、脂肪肉瘤和血管肉瘤(大部分为 Kaposi 肉瘤)多见;女性主要为恶性纤维组织细胞瘤、脂肪肉瘤和平滑肌肉瘤。
- 通常认为,软组织肿瘤术后中位复发时间为 20 个月,在开始的 2 年内,复发风险最高可达 80%。

二、临床表现

- 临床上不同类型的肉瘤有其各自的好发部位,如恶性纤维组织细胞瘤、纤维肉瘤大多发生于躯干的皮内、皮下及浅筋膜等;脂肪肉瘤多发生在脂肪较多的臀部及大腿和腹膜后;滑膜肉瘤多发生于上肢和下肢关节;横纹肌肉瘤多发生于下肢肌层内;胚胎性横纹肌肉瘤多发生在眼眶、耳道、鼻腔和泌尿生殖器官;间皮肉瘤多发生于胸膜、腹膜;平滑肌肉瘤多发生在腹膜后和内脏组织等。
- 疼痛是软组织肉瘤常见的症状,其程度由其发生部位、肿瘤来源及与神经的关系等因素决定。血管平滑肌肉瘤及平滑肌肉瘤多有疼痛;纤维肉瘤则在肿块增长到一定程度才患有软组织肉瘤时,常能触到大小不等、形态不规则、质地各异的肿物。有些恶性程度高、发展迅速;位于隐匿部位(如腹膜后)的肿瘤如平滑肌肉瘤、横纹肌肉瘤等直径常超过 5 cm,甚至达 20~30 cm。纤维肉瘤、平滑肌肉瘤、横纹肌肉瘤等质地较硬,而血管肉瘤、淋巴管肉瘤、黏液肉瘤、脂肪肉瘤则较软,常有分叶或假波动感,有的肿块因生长迅速表面可破溃或内部出血等。
- 肿瘤侵犯胸腹膜、心包可出现胸腔积液、腹水、心包积液;软组织肉瘤也可因淋巴结转移而出现区域淋巴结肿大,常见于滑膜肉瘤(上皮型)、横纹肌肉瘤及恶性纤维组织细胞瘤等体检过程中,应注意检查手法要轻柔,切勿用力挤压按摩,以免导致医源性扩散。

三、疗前检查

● X线检查有助于了解肿瘤范围及其与邻近骨质的关系,钙化点表明肿瘤有过出血和坏死。检查还包括详尽的病史、原发灶、浅表淋巴结查体。

● CT检查可清楚地显示出肿瘤与正常软组织及邻近骨组织的系列横切面层次关系。动脉造影有助于了解肿瘤内血管的形态和分布,通过动态扫描、三维成像弥补平片和CT平扫的不足。软组织肉瘤表现为供血动脉增粗,并包绕受侵,其周围血管粗细不均,有狭窄甚至中断,出现增生的肿瘤血管,血流加快,还可出现动静脉瘘,造影剂在肿瘤内停留时间延长。

● MRI检查对于软组织肿瘤的诊断显著优于CT,它能从多切面显示各种组织的层次,明确肿瘤的侵犯范围。磁共振血管造影(MRA)有利于显示肿瘤与大血管的关系。

● 支气管镜是最常用的检查手段,可帮助评估肿瘤的位置、累及范围,确定肿瘤与隆突、环状软骨的解剖关系,还可取组织病理活检协助诊断。在一些危及生命的情况下甚至有助于确定肿瘤的可切除性、缓解气道梗阻。

● 病理学检查能做出最后诊断。为了防止医源性扩散,应行根治术或整个肿瘤切除后做病理检查,除非晚期才能做穿刺或表面咬取活检。免疫组织化学检查,可利用极微量的组织抗体检测标识软组织肉瘤的组织来源,从而弥补肿瘤病理学检查形态学诊断的不足。

四、分期和治疗原则

(一)分期

■ AJCC2010版的软组织肉瘤肿瘤分期标准如表9-1所示。

表 9-1 软组织肉瘤肿瘤 AJCC 2010 版分期

T 分期	T_0	未发现原发肿瘤
	T_x	原发肿瘤不能明确
	T_1	肿瘤直径$<5\ cm$
	T_{1a}	表浅肿瘤
	T_{1b}	深在肿瘤
	T_2	肿瘤直径$>5\ cm$
	T_{2a}	表浅肿瘤
	T_{2b}	深在肿瘤
N 分期	N_x	局部淋巴结不能评估
	N_0	影像学及体检无淋巴结转移证据
	N_1	局部淋巴结转移

M 分期	M$_x$	远处转移不能被评估
	M$_0$	无远处转移
	M$_1$	远处转移
组织学分级	G$_x$	无法评估
	G$_1$	分化好
	G$_2$	中等分化
	G$_3$	分化差
	G$_4$	分化差或未分化

■软组织肿瘤临床分期如表 9-2 所示。

表 9-2　软组织肿瘤临床分期

Ⅰ 期	T$_{1a\sim2b}$	N$_0$	M$_0$	G$_{1\sim2}$
Ⅱ 期	T$_{1a\sim2a}$	N$_0$	M$_0$	G$_{3\sim4}$
Ⅲ 期	T$_{2b}$	N$_0$	M$_0$	G$_{3\sim4}$
Ⅳ 期	T$_3$	N$_0$	M$_0$	任何分级

(二)治疗原则

■手术治疗:手术范围内亚临床病灶和可能的边缘残存灶的进一步清除,使得广泛切除术联合放疗成为了软组织肉瘤的标准选择性治疗。局部广泛切除术联合术后放疗可以替代截肢术。

■化疗:尽管不是软组织肉瘤标准治疗的必要部分,但作为一种辅助治疗方法日益受到重视。推荐对于大肿瘤、高分化、深部位,尤其是躯干部的软组织肉瘤、不能手术者、治疗后复发者考虑新辅助化疗＋广泛切除术＋放射治疗的综合治疗。

五、放射治疗技术

●推荐放疗应采用适形、图像引导为基础的放疗技术,如 IMRT、3D-CRT、TOMO 等以减少对周围正常组织的损伤。

(一)体位固定和 CT 扫描

■四肢使用支架或负压垫固定,头颈部使用热塑头罩固定,体部使用负压垫或热塑体罩固定。常规放疗通过影像学,最好是 CT、MRI、PET 等来确定肿瘤放疗范围,X 线模拟定位机下定位;已经手术切除者,术中留置瘤床范围的标示物对定位有帮助。适形放疗或适形调强放疗需要 CT 或 MRI 模拟定位。

(二)靶区设计

■对 G$_1$ 和直径＜5 cm 的肿瘤应包括肿瘤床外或 X 摄片所示病变外 5 cm 的范围或整个手

术野在内。对 $G_{1\sim2}$ 和直径＞5 cm 的肿瘤,应把放射野扩大到肿瘤床外 7 cm 以上的范围。对 G_3 和直径＞10 cm 的肿瘤,应把放射野扩大到肿瘤床外 10 cm 以上的范围,照射一定剂量后采用缩野技术。

(三)剂量推荐

■术前放疗:术前 50 Gy,2.0 Gy/次,4～6 周后手术,术后或术中再加 10～20 Gy,使总量达 65 Gy 左右。

■术后放疗:先给予中平面剂量 2.0 Gy/次,50～55 Gy/5～5.5 周,再针对原肿瘤床缩野照射,也可根据不同肿瘤深度采用不同能量的电子束照射,只需肿瘤量 10～15 Gy/1～1.5 周即可。放射总剂量根据病理分级,分别予不同辐射剂量:G_1 者 60 Gy,G_2 者 65 Gy,G_3 者 70 Gy。

■单纯放疗:总剂量 65～75 Gy,姑息性放疗 40～50 Gy,常规分割剂量或大分割剂量照射。

(四)放疗注意事项

■肢体软组织肉瘤早期一般不沿横向扩散,放射治疗野不应横贯下肢横径,至少应留有 2～3 cm 的条形区不受照射,以利于淋巴液引流。

■照射躯干部要注意保护肾脏、脊椎和消化系统器官,照射腹股沟区时要注意保护两侧睾丸,尽量采用切线照射或成角投照及 3D-CRT。

■对未被肿瘤侵犯的整段长骨和全关节腔也要尽量避免全照射,防止发生放射性骨折或关节僵直等不良后果。

■对位于足跟等易摩擦、碰撞部位,应尽量减少照射量。

■软组织肉瘤易累及肢体浅表组织,不宜用很高能量的 X 线照射,最好混合射线使用。

■多数软组织肉瘤放疗消退缓慢,有时需观察半年以上,在治疗时不要因肿瘤缩小不明显而无限增加剂量。

(五)正常组织限量

■软组织肿瘤正常组织限量如表 9-3 所示。

表 9-3　软组织肿瘤正常组织限量

肾脏	双肾 $D_{mean}\leqslant18$ Gy,双肾 $V_{12}<55\%$,$V_{20}<32\%$,$V_{23}<30\%$,$V_{28}<20\%$;全身照射时 $D_{mean}<10$ Gy
小肠	$D_{max}<54$ Gy,$V_{50}\leqslant2\%$,$V_{15}<120$ cm³(绝对容积) $V_{45}<195$ cm³(包括整个小肠及可移动腹膜空间)
股骨头	$D_{max}<52$ Gy,$V_{50}\leqslant10\%$,$V_{40}\leqslant40\%$
睾丸	$D_{max}<4$ Gy,TD50/5＝4 Gy,TD5/5＝1 Gy
卵巢	$D_{max}<12$ Gy,TD50/5＝6.25～12 Gy,TD5/5＝2～3 Gy

膀胱	前列腺癌放疗：$V_{65}<50\%$，$V_{70}<35\%$，$V_{75}<25\%$，$V_{80}<15\%$
	膀胱癌放疗：$V_{65}<100\%$
直肠	前列腺癌放疗：$V_{50}<50\%$，$V_{60}<35\%$，$V_{65}<25\%$，$V_{70}<20\%$，$V_{75}<15\%$
结肠	TD50/5＝65 Gy，TD5/5＝45 Gy
胃	$D_{max}<54$ Gy，TD50/5＝54 Gy，TD5/5＝45 Gy
肝脏	$D_{mean}\leqslant30$ Gy
骨盆骨髓	$D_{mean}＝20\sim30$ Gy，$V_{10}<90\%\sim95\%$，$V_{20}<76\%$，$V_{40}<37\%\sim40\%$

六、放疗并发症及处理

● 皮肤损伤：大剂量照射后，初期无明显皮肤反应，但以后可出现皮下组织纤维化，易发生溃疡、坏死。

● 肌肉损伤：大剂量照射后可能发生肌肉纤维化，大部分患者肌肉纤维化不严重，患者能耐受，少数患者因为同时发生严重皮下和肌肉纤维化，影响下肢运动功能，个别患者出现软组织坏死。不良反应：气管狭窄、放射性心肌病、放射性肺炎及肺纤维化等。

● 骨关节损伤：大剂量照射后，少数患者可发生病理性骨折；关节周围纤维化也会影响关节的活动。放射治疗后遗症发生率在6%左右，处理很困难，关键在预防。照射计划要合理，既要把该照射区包括在治疗范围内，同时又要尽量保护正常组织，减少不必要照射。出现皮肤溃疡坏死时，如范围小，损伤轻可用维生素 B_{12} 湿敷，重者可考虑全层植皮术。

（谢聪颖　费正华）

第二节　腹膜后区软组织肿瘤

一、疾病概述

● 腹膜后区是指界定于横膈以下和盆膈以上，后壁层腹膜与腹横筋膜间的潜在腔隙。
● 腹膜后区肉瘤约占机体发生全部恶性肿瘤的 0.1%。
● 占全部软组织肉瘤的 15% 和全部腹膜后肿瘤的 45%～55%。
● 脂肪瘤和脂肪肉瘤是成人患者最常见的组织学亚型，可占 25%～50%；儿童常见的腹膜后肉瘤则为横纹肌肉瘤、淋巴瘤和生殖细胞肿瘤。
● 腹膜后软组织肿瘤的高发年龄域为 40～50 岁，由于腹膜后区的扩容性较强，确认时肿瘤已达相当体积。

二、临床表现

- 80%～90%的就诊原因为腹部肿物,可触及但无触痛。
- 40%～70%的患者由于大肿物导致腹膜张力的增大而出现不定位性的腹部不适和非特异性胃肠道症状。
- 50%表现有自觉的疼痛;25%～35%的患者由于肿物延及或压迫腰骶神经丛或脊神经根部而出现远端神经症状和体征。
- 半数的患者会有体重的下降;20%～25%可能表现为胃肠道不全梗阻的症状或由于门静脉梗阻而导致的非肿瘤性腹腔积液。
- 当肿瘤侵袭内脏器官时,则可能发生梗阻、出血或穿孔等危重情况。
- 某些腹膜后肿瘤表现有肿瘤源性的综合征,如分化差的肉瘤产生胰岛素样物质或代谢过于活跃而消耗糖储备导致周期性低血糖,常见于脂肪肉瘤;神经母细胞瘤可伴有斜视时的眼肌震颤;生殖细胞肿瘤造成儿童的过早发育;嗜铬细胞瘤则可发生儿茶酚胺分泌过多所致的综合征等。

三、疗前检查

- 一般情况:一般状况评分、体重、营养评估;详尽的病史;原发灶、浅表淋巴结查体。
- CT 是目前腹膜后肿瘤应用最广泛的影像学检查手段。静脉内注射含碘对比剂是腹膜后肿瘤评估检查所必需的手段,在此基础上的血管成像技术,有助于准确评估肿瘤自身的血供情况及与邻近大血管的关系,为手术风险评估和方案的设计提供有力依据。
- 与 CT 相比,MRI 所特有的高软组织对比分辨率,奠定了其在腹膜后肿瘤影像检查中不可替代的地位。
- 如无特殊的禁忌理由,剖腹切除肿物或取得病理的诊断是需要的,超声或 CT 引导下的细针穿刺活检有时难以提供足以确定诊断的证据。
- 如果判断手术可完全切除肿物并已计划手术,则活检无须进行;如果影像学认证为淋巴肿瘤或生殖细胞肿瘤,则应实施穿刺活检;如果计划给予术前的放/化疗,则亦应于治疗前首先取得组织病理学的证实。

四、分期和治疗原则

(一)分期

■美国 NCI 所使用的腹膜后软组织肉瘤的分期标准如表 9-4 所示。

表 9-4　腹膜后软组织肉瘤美国 NCI 分期

T 分期	T_1	肿瘤直径<5 cm
	T_2	肿瘤直径>5 cm
	T_3	肿瘤侵犯大血管、神经和骨

续表

N 分期	N_0	影像学及体检无淋巴结转移证据
	N_1	局部淋巴结转移
M 分期	M_0	无远处转移
	M_1	远处转移
组织学分级	G_1	分化好
	G_2	中等分化
	G_3	分化差或未分化

■腹膜后软组织肉瘤临床分期如表 9-5 所示。

表 9-5　腹膜后软组织肉瘤临床分期

Ⅰ期	T_1	N_0	M_0	G_1
Ⅱ 期	T_2	N_0	M_0	G_1
	$T_{1\sim2}$	N_0	M_0	G_2
Ⅲ期	$T_{1\sim2}$	N_0	M_0	G_3
	$T_{1\sim2}$	N_1	M_0	$G_{1\sim3}$
Ⅳ期	T_3	$N_{0\sim1}$	M_0	$G_{1\sim3}$
	$T_{1\sim3}$	$N_{0\sim1}$	M_1	$G_{1\sim3}$

(二)治疗原则

■手术治疗:外科手术和预后相关因素分析手术切除腹膜后肿瘤依然是首选的治疗方式,而且是唯一可能取得治愈疗效的治疗方式。手术切口应选择中线位长切口或斜向 Y 型切口,而非侧向切口。腹膜后肿瘤血运丰富,血供则来源于中线,手术需首先控制上游血供,控制出血;另外,沿腹主动脉或下腔静脉侧壁向脊柱和腰大肌/股方肌走向的解剖十分重要,以了解肿瘤是否已侵及脊神经根和椎间孔,这决定了手术是否还可完全切除。由于肿瘤生长迅速,可能伴有较大区域的液化坏死,因此束缚有一定的压力,常需先予抽吸减压,穿刺口应予荷包缝合并编织缝合加固。多数肿瘤探查时可发现已有周围组织和器官的粘连或侵犯,当病变已侵犯腹主动脉、下腔静脉、髂或肠系膜上动脉、脊髓或神经丛时,手术将无法完整切除;当与腹腔或腹膜后脏器粘连时,常需邻近器官的部分切除;当已有腹膜种植或远位转移或肿瘤导致肠梗阻等危重临床情况时,部分的切除或减载手术,依然是有意义的外科程序。

■放疗治疗:由于腹膜后恶性肿瘤向周围软组织广泛浸润扩展的行为特征,多认为应给予术后的照射,然而至今,辅助放疗是否可改善患者的生存尚缺乏有力的证据。随着设备的不断进展及有关辅助、新辅助和术中放射治疗临床研究的进行,希望通过放射治疗减少局部复发乃至改善生存的尝试越来越多。

■化疗：对腹膜后的生殖细胞肿瘤和横纹肌肉瘤，常首先选择化疗，尤其是对儿童横纹肌肉瘤，VCR、ADM、ACD 和 CTX 药物的化疗已证明有很好的疗效。生殖细胞肿瘤则对 VP-16、DDP 和 VCR 的疗效较好，对于未取得完全缓解疗效的患者则联合以外科手术和放射治疗。对于多数腹膜后软组织肉瘤而言，完全切除术后给予以 ADM 为基础的化疗，未能证明使患者获益，因此目前无证据认定腹膜后肉瘤在手术与放射治疗后需常规给予化疗。

五、放射治疗技术

●推荐放疗应采用适形、图像引导为基础的放疗技术，如 IMRT、3D-CRT、TOMO 等以减少对周围正常组织的损伤。

(一)体位固定和 CT 扫描

■患者采用俯卧位，通过 CT、PET 等影像检查可确定瘤床及实体肿瘤的位置，进行热塑面罩固定，然后在模拟机拍摄定位片或在 CT 模拟机连续扫描获得定为图像，并将定为中心及相邻野共用界限标记在面罩上。建议扫描层厚为 3 mm。

(二)靶区设计

■对于术前放疗的病灶，剂量通常为 50 Gy，靶区包括 GTV 和 CTV_{50}，并需在定位 CT 上逐层勾画。术后放疗剂量通常为 66 Gy(边界阴性，低度恶性肿瘤剂量可为 60 Gy)。另外需要包括可能存在亚临床病灶的周边组织构成的 CTV。对于未切除的残留病灶，在周围正常组织耐受的情况下，通常剂量为 70 Gy，分次剂量是 2 Gy。

■GTV 采用体检和影像学所见大体肿瘤。CTV 包含所有存在亚临床灶播散风险的区域，长轴方向包括 GTV+2 cm 组织范围，横向边界包括周边 0.5～2 cm，不包括某些解剖结构和重要器官。例如，肿瘤靠近肝脏组织，则肝内边界为 0.5 cm 的肝组织，而肿瘤后方需包括 2 cm 边界以包括脂肪组织和血管。如果对侧肾功能正常，则可以考虑牺牲同侧肾脏，在这种情况下，对侧肾脏剂量需要尽量低。其他重要器官包括小肠、肝脏、脊髓和肺。PTV 采取：CTV+0.5 cm，实际操作中可遵循不同治疗机构方案和步骤。

(三)剂量推荐

■建议大体肿瘤的剂量是 50 Gy/25 次～50.4 Gy/28 次。

(四)正常组织限量

■腹膜后软组织肉瘤正常组织限量如表 9-6 所示。

表 9-6　腹膜后软组织肉瘤正常组织限量

肾脏	双肾 $D_{mean} \leqslant 18$ Gy，双肾 $V_{12} < 55\%$，$V_{20} < 32\%$，$V_{23} < 30\%$，$V_{28} < 20\%$；全身照射时 $D_{mean} < 10$ Gy
小肠	$D_{max} < 54$ Gy，$V_{50} \leqslant 2\%$，$V_{15} < 120$ cm³(绝对容积) $V_{45} < 195$ cm³(包括整个小肠及可移动腹膜空间)

续表

股骨头	$D_{max} < 52$ Gy，$V_{50} \leqslant 10\%$，$V_{40} \leqslant 40\%$
睾丸	$D_{max} < 4$ Gy，TD50/5=4 Gy，TD5/5=1 Gy
卵巢	$D_{max} < 12$ Gy，TD50/5=6.25~12 Gy，TD5/5=2~3 Gy
膀胱	前列腺癌放疗：$V_{65} < 50\%$，$V_{70} < 35\%$，$V_{75} < 25\%$，$V_{80} < 15\%$
	膀胱癌放疗：$V_{65} < 100\%$
直肠	前列腺癌放疗：$V_{50} < 50\%$，$V_{60} < 35\%$，$V_{65} < 25\%$，$V_{70} < 20\%$，$V_{75} < 15\%$
结肠	TD50/5=65 Gy，TD5/5=45 Gy
胃	$D_{max} < 54$ Gy，TD50/5=54 Gy，TD5/5=45 Gy
肝脏	$D_{mean} \leqslant 30$ Gy
骨盆骨髓	$D_{mean} = 20~30$ Gy，$V_{10} < 90\% \sim 95\%$，$V_{20} < 76\%$，$V_{40} < 37\% \sim 40\%$

六、放疗并发症及处理

● 腹膜后肿瘤照射后最常见的急性并发症为恶心、呕吐、腹泻、皮肤发红和乏力。照射野很大甚至包括邻近椎体时可以出现贫血粒细胞减少和血小板减少。

● 术前放疗相关并发症还包括伤口出血、伤口愈合不良或裂开、感染。术后放疗最主要的后遗症是小肠炎症、狭窄、穿孔、瘘及梗阻。

● 照射剂量大于 30 Gy 时肾炎发生的可能性增加，结果导致高血压的发生。晚期并发症的发生与剖腹探查的次数、照射的剂量和体积相关。

（谢聪颖　费正华）

第三节　骨　肿　瘤

一、疾病概述

● 原发骨肿瘤的发生率为 2~3/10 万人，占全部肿瘤的 2% 左右，其中又分为良性和恶性。

● 骨肿瘤的发病情况男性比女性稍多，原发性骨肿瘤中良性比恶性多见。

● 原发恶性骨肿瘤 60% 来自骨组织，40% 来自骨骼的附属组织。据文献报道原发性骨恶性肿瘤发生率为每年 10/100 万人。

● 病理许多肿瘤都有相当典型的大体病理，如外生性软骨瘤、组织细胞纤维瘤、纤维性发育异常、骨样骨瘤、软骨瘤、软骨母细胞瘤。

● 某些瘤样病变也有典型的大体病理特点，如骨囊肿、动脉瘤骨囊肿、嗜酸性肉肿、黏液囊肿。
- 大体病理出来提供病变的特点,也对肿瘤的侵袭性提供必要的根据。如果肿瘤浸润和破坏皮质骨和松质骨,突破骨膜,侵犯软组织,证明其有侵袭性。

二、临床表现

- 年龄:可成为决定性因素,例如,巨细胞瘤很少在青春期前发生,软骨肉瘤很少在儿童中发生,尤因肉瘤很少发生于 5 岁以前(转移性神经母细胞瘤更多见)和 30 岁以后(淋巴瘤更多见),浆细胞瘤和脊索瘤只在成年期才能见到。
- 肿瘤的生长速度:是一重要因素,如在骨肉瘤和皮质旁骨肉瘤中,如果有几年的病史及症状,提示是后者。
- 疼痛:支持骨样骨瘤及血管球瘤的诊断。在无症状的中心性软骨瘤中,如不伴骨折而出现疼痛时,常提示其恶性变。
- 发热:若患者年轻支持尤因肉瘤的诊断,而不支持淋巴瘤的诊断。
- 肿瘤的位置:肿瘤的大小和位置也相当重要。巨细胞瘤总是位于骺端或近骨端,而且通常的生长软骨停止生长时发生,在有生长软骨的干骺端,一般不是巨细胞瘤;软骨性肿瘤总是位于骺端或位于连接或跨越生长软骨的骨端,在颅骨中见不到软骨源性的肿瘤;成釉细胞瘤仅在胫骨或尺骨上发生;脊索瘤仅在颅底、骶骨或脊上发生。

三、疗前检查

- 一般情况:身体状况评分、体重、营养评估;详尽的病史;原发灶、浅表淋巴结查体。
- 实验室检查:血常规、肝肾功能等。
- X 线摄片检查在骨种诊断中必不可缺少,它可提供肿瘤的特点,并显示肿瘤对宿主骨的侵犯。
- CT 是重要的检查方法,应当加用造影剂以便看清主要血管和摄取造影剂后的肿瘤,使用骨或软组织窗来测定 CT 值扫描时应双侧对比进行。
- MRI 与 CT 相比,MRI 的优点:除可做横切面扫描外,还可做纵切面扫描对各种组织的分辨率高,在测量肿瘤在骨及髓腔中的范围上很有价值,并且不需要造影剂,为非创伤性检查,对患者无害。

四、分期和治疗原则

(一)分期

- 对原发性骨肉瘤目前尚无国际公认的分期体系。Enneking 分期系统根据病变的恶性程度、局部浸润、有无远处转移对肿瘤进行分类(表 9-7)。此分期为外科分期,供外科手术切除范围参考。原发性骨肉瘤临床分期如表 9-8 所示。

表 9-7　原发性骨肉瘤 Enneking 外期

分级（G）	G_1	低度恶性：外生性骨肉瘤，内生性骨肉瘤，继发性软骨肉瘤，纤维肉瘤，Kaposi 肉瘤，不典型恶性纤维组织细胞瘤，巨细胞肉瘤
	G_2	高度恶性：典型骨肉瘤，放射线诱发的肉瘤，Paget's 肉瘤，原发性软骨肉瘤，纤维肉瘤，恶性纤维组织细胞瘤，巨细胞肉瘤
局部浸润	T_1	间室内：骨内，骨旁，筋膜内
	T_2	间室外：软组织受侵，筋膜外或深筋膜受侵
转移（M）	M_0	无远处转移
	M_1	有远处转移

表 9-8　原发性骨肉瘤临床分期

Ⅰ期	Ⅰa 期	G_1	T_1	M_0
	Ⅰb 期	G_1	T_2	M_0
Ⅱ	Ⅱa 期	G_2	T_1	M_0
	Ⅱb 期	G_2	T_2	M_0
Ⅲ期		G_1 或 G_2	T_1 或 T_2	M_1

（二）治疗原则

- 手术治疗：骨肉瘤以手术治疗为主。根治术、截肢术后的 5 年生存率为 5%～20%。因血行转移多见，故一般术前行化疗或放疗，术后再化疗。
- 放疗治疗：骨肉瘤放疗敏感性差，一般作为骨肉瘤综合治疗的一部分，分术前放疗和术后放疗。
- 化疗：骨肉瘤化疗一般采用两种以上毒性不同的药物联合使用，较常用的是大剂量氨甲喋呤与四氢叶酸钙和阿霉素，手术前后也可应用大剂量顺铂进行动脉灌注治疗。

五、放射治疗技术

- 推荐放疗应采用适形、图像引导为基础的放疗技术，如 IMRT、3D-CRT、TOMO 等以减少对周围正常组织的损伤。

（一）体位固定和 CT 扫描

- 四肢长骨使用支架或负压垫固定，头颈部骨使用热塑头罩固定，体部使用负压垫或热塑体罩固定。常规放疗通过影像学，如 X 摄片、CT/MRI、PET、ECT 及血管造影等来确定肿瘤放疗范围，X 线模拟定位机下定位；已经手术切除者，术中留置肿瘤床范围的标记物对定位有帮助。适形放疗需要 CT 或 MRI 模拟定位。

（二）靶区设计

- 对 G_1 和直径<5 cm 的肿瘤宜包括肿瘤床外或影像学所示病变外 5～7 cm 的范围或整个手术野在内。对 $G_{1\sim2}$ 和直径>5 cm 的肿瘤，宜把放射野扩大到肿瘤床外 7～10 cm 的范围。对 G_3 和直径＞10 cm 的肿瘤,宜把放射野扩大到肿瘤床外 10～15 cm 的范围,同中心多野照射,照射一定剂量后采用缩野技术。

(三)剂量推荐

■术前放疗:45～50 Gy/5 周,4～6 周后手术,术后或术中再加照 20～30 Gy,使总量达 70 Gy 以上。

■术后放疗:先给予中平面剂量 45～50 Gy/5～6 周,再针对原肿瘤床缩野照射,使总量达 70 Gy 以上。

■单纯放疗:2.0 Gy/次或＞2.0 Gy/次,总剂量 70～80 Gy,姑息性放疗 50～60 Gy。

(四)放疗注意事项

■放射治疗野至少应留有 2～3 cm 的条形区免大剂量照射,以利于淋巴液引流。

■对于未被肿瘤侵犯的关节腔要避免全照射,防止发生关节僵直等后果。

■多数骨肉瘤放疗敏感差,不要过高增加剂量,采用综合治疗为好。

(五)正常组织限量

■骨肉瘤正常组织限量如表 9-9 所示。

表 9-9　骨肉瘤正常组织限量

名　称	损　伤	TD5/5	TD50/5	射野长度
生长期软骨	生长抑制	1 000	3 000	全长
骨(儿童骨)	矮小畸形	1 000	5 000	10 cm²
成人软骨	坏死	6 000	10 000	全器官
骨(成人骨)	硬化骨折	6 000	10 000	10 cm²
关节软骨		7 500		连接面照射
肌肉(儿童)	萎缩	2 000～3 000	4 000～5 000	全肌肉照射
肌肉(成人)	纤维化	6 000	8 000	全肌肉照射

六、放疗并发症

● 放射性皮肤损伤:大剂量照射后,初期无明显皮肤反应,但以后可出现皮下组织纤维化,易发生溃疡、坏死。

● 放射性肌肉损伤:大剂量照射后可能发生肌肉纤维化,大部分患者肌肉纤维化不严重,患者能耐受,少数患者因为同时发生严重皮下和肌肉纤维化,影响肢体运动功能,个别患者出现软组织坏死。

● 放射性骨与关节损伤:大剂量照射后,少数患者在外伤等诱因下可发生病理性骨折,关节周围纤维化也会影响关节的活动,对儿童会影响骨骼的发育。

(谢聪颖　费正华)

第四节　骨转移瘤

一、疾病概况

● 肿瘤骨转移发生率由高到低排序依次为乳腺癌、前列腺癌、甲状腺癌、肾癌和肺癌,其中,乳腺癌及前列腺癌发生率可达70%。

● 骨转移部位发生率由高到低:脊柱(腰椎)＞胸＞骨盆＞肋骨＞股骨＞颅骨,病变常位于红骨髓。

● 生存期与原发病及是否合并内脏转移有关。

● 约1%患者会发生骨性骨折,40%的病理性骨折发生在股骨。

二、临床特征及相关检查

(一)临床特征

■ 临床症状常隐匿出现,定位明确,多夜间加重,疼痛通常分为两种类型:①逐步进展的钝痛;②由运动引起的间断或爆发性尖锐疼痛。

(二)相关检查

■ 骨转移危害主要为骨相关事件(疼痛、骨折、脊髓压迫、高血钙症及需手术治疗或放射治疗的骨并发症)。

■ 建议全面仔细的骨骼检查及神经系统体格检查。

■ X光可用于寻找骨折或即将发生的骨折,但由于骨皮质受累出现相对较晚,因此对骨转移诊断不敏感。

■ 骨ECT扫描是主要的成像方式,尤其对于成骨性骨破坏较为敏感,但有一定的假阴性率及假阳性率(研究显示可达20%)。

■ MRI可用于评价骨小梁是否受侵,在评估脊柱骨转移时,MRI可以显示脊髓压迫或神经根损害。

■ 通常不需要活检和/或PET扫描,但如果常规影像学无法明确或无组织学依据可考虑这两种方法,PET扫描在显示溶骨性破坏方面较ECT更为敏感,各类检查示意图如图9-1所示。

■ 代谢标志物可供参考:血清碱性磷酸酶、血清Ⅰ型胶原碳端肽、尿Ⅰ型胶原氮端肽。

■ 根据成骨细胞及破骨细胞活化程度,将骨转移分为3类:成骨性破坏为主(甲状腺癌、前列腺癌)、溶骨性破坏为主(乳腺癌、肺癌)、完全性溶骨性破坏(骨髓瘤)。

三、治疗原则

(一)手术

■ 病理性骨折或即将发生的骨折会导致骨不稳定、功能丧失或神经压迫。轴向骨皮质受累

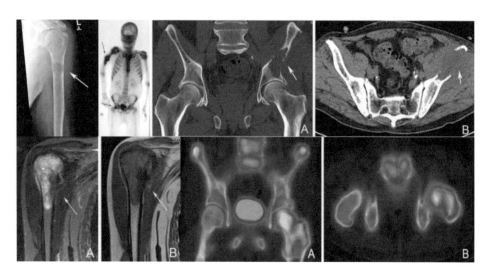

图 9-1　骨转移瘤各类检查示意图

>30 mm 和/或环周骨皮质受累>50％的患者发生骨折概率更高。

■ 根据 Mirels 评分系统(满分 12 分)评估骨折风险,包括疾病部位(上肢、下肢、股骨转子周围)、疼痛程度(轻度、中度、重度)、病变类型(成骨性、混合性、溶骨性)和皮质受损范围($<1/3$、$1/3\sim2/3$、$>2/3$)。评分 10～12 分者发生骨折概率 72％～100％,推荐评分≥9 分的患者进行预防性固定。

■ 脊柱不稳定肿瘤评分(SINS):基于患者和影像判断脊柱不稳定性。≥7 分为潜在不稳定,≥13 分则是不稳定的。

■ 椎体压缩骨折是常见的,可由癌症本身、放射性骨坏死或骨质疏松症(与内分泌治疗有关或无关)引起。

■ 开放手术通常能解除患者的神经压迫,保留神经功能,包括以下两种。

　◆椎体成形术:针对受损椎体经皮注射骨水泥。

　◆球囊扩张椎体后凸成形术:属于微创技术,经椎管内空腔开放填充聚甲基丙烯酸甲酯水泥,恢复椎体高度。

■ 国际多中心研究表明,对于压缩性骨折患者,椎体后凸成形术相对于非手术治疗能改善患者生活质量、体力状态,并在 1 个月后增加椎体活动度。

■ 椎体后凸成形术与外照射合理顺序及是否增加外照射疗效,目前还缺乏可靠的临床研究证据。

(二)放射治疗

1. 概述

　◆局部放疗推荐用于离散性疼痛病灶,能使 80％～90％的疼痛达到部分缓解,50％的疼痛完全缓解,多数于放疗后 10～14 d 开始起效,进行放疗时尽可能避免未受累的敏感组织。

　◆治疗时机:确诊骨转移后越早治疗,效果越好,未接受手术治疗的病理性骨折在放疗后有 35% 的患者能够愈合。

◆剂量分割有多种模式：8 Gy/1 f,20 Gy/5 f,24 Gy/6 f,30 Gy/10 f,以上模式疼痛缓解效果相当(包括脊柱部位)。

◆放疗期间可能存在"闪烁反应"(即放疗早期出现暂时性疼痛加重的情况),更多见于单次大剂量照射,通常皮质类固醇或非甾体类解热镇痛药可缓解。

◆持续性疼痛或姑息性放疗 1 个月以上疼痛再发的患者可进行再次放疗,注意限制正常组织剂量。

◆半身照射(又称大野照射或选择性系统照射),多数仅包括身体 1/3 部分,分为上半身照射(颈部至髂嵴)、中半身照射(膈肌至坐骨结节)、下半身照射(盆腔顶部至股骨下半部),用于多处骨转移且全身治疗无效的患者,RTOG 78-10 提示上半身照射单次最大耐受剂量为 6 Gy,中半身及下半身照射最大耐受剂量为 8 Gy;RTOG 88-22 研究分次量 2.5 Gy 的半身照射,发现多次半身照射最大耐受剂量为 17.5 Gy。目前没有证据显示分次半身照射疗效优于单次半身照射。半身照射副反应主要与受照器官有关,建议为预防恶性呕吐,放疗前 1 h 给予地塞米松及 5-HT₃ 受体阻滞剂。

◆骨转移疼痛复发再放疗:通常有 3 种情况可考虑再放疗(初程放疗后疼痛未缓解或再进展、初程放疗后疼痛部分缓解但希望通过再放疗进一步减轻疼痛、初程放疗后疼痛部分缓解或完全缓解但后来疼痛复发),目前再放疗的剂量及分割模式尚不明确。

2. 靶区范围

◆GTV:影像可见病灶。

◆CTV:GTV 所在椎体或 GTV 各方向外扩 1～2 cm,在解剖边界收回。

◆PTV:根据不同部位进行相应外扩,通常 5～10 mm。

3. 照射技术

◆普通放疗技术:颈椎、胸椎可采用高能光子线单后野照射,腰椎病变可采用前后对穿野照射,肋骨转移瘤可根据位置及范围选择光子切线野或电子线照射。

◆调强放疗技术:根据具体部位进行射野以达到临床要求(具体病例如图 9-2 所示)。

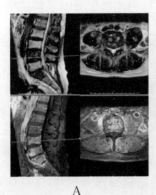 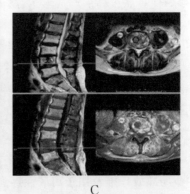

A   B   C

图 9-2　具体病例射野影像

A 为椎体转移瘤患者治疗前影像;B 为治疗靶区及剂量分布;C 为患者治疗后影像

◆立体定向体放疗(SBRT)技术:具有多种不同分割方式,同普通外照射相比有更高的等效生物剂量,具有良好的局部控制率和疼痛缓解率,并且放射性脊髓病等副反应发生率低。SBRT可作为放射抵抗性脊柱骨转移(如肾细胞癌、黑色素瘤)的首选治疗方法,也可作为既往外照射失败(包括边缘失败)的挽救治疗,一般仅限于1~2处的脊柱转移病变。

◆适应证:良好体力状态、转移部位少、范围不超过3个脊柱水平、无或最小的脊柱不稳定(SINS评分0~6)、无或最小的硬膜外病变(BILSKY 0~1)、原发病理相对放射抵抗、未行外照射或已完成外照射超过5个月。

◆禁忌证:较差的体力状态、广泛转移或进展性疾病、预期寿命短、病变累及超过3个脊柱水平或弥漫性脊柱病变、脊柱不稳定(SINS 13~18)、高级别硬膜外疾病(BLIGSY 3)、既往外照射未满3个月、不能耐受接近刚性的仰卧固定体位、不能进行全脊髓MRI和/或CT造影。

4. 放疗剂量及分割方式

(1)EBRT剂量

❖高质量荟萃分析的更新数据显示,长程和短程放疗分割方案疼痛缓解率相当,但随着患者生存时间延长,再治疗率随之升高,对于一般情况欠佳、预期生存期短、行动不便的患者,短程放疗可能更合适。

❖单次放疗研究提示单次照射缓解疼痛可能存在"阈剂量",推荐剂量8 Gy,至少为6 Gy。

❖多次放疗研究提示不同分割方案(15 Gy/5 f,20 Gy/5 f,25 Gy/5 f,30 Gy/10 f)疼痛完全缓解率和总缓解率均无显著性差异,放疗后病理性骨折发生率也相近。

❖单次照射对比多次照射方面,25个随机对照研究分析表明,两种方式应答率无差异(CR率为23%~24%)。多次照射组有降低脊髓压迫风险的趋势,单次照射组再治疗率比多次治疗组增加2.6倍。

❖RTOG9714研究898例KPS>40分的乳腺癌或前列腺癌患者,随机分为8 Gy/1 f和30 Gy/10 f,30 Gy组急性毒性发生率更高(10%比17%)。3个月后疼痛CR/PR率相当(8 Gy组:15%/50%,30 Gy组:18%/48%),但8 Gy组的3年再治疗率较高(18%比9%)。椎体转移亚组的结论相同。

(2)SBRT剂量

❖目前没有一致的标准剂量及分割模式,我们建议严格遵守公布的技术和剂量限制和/或注册临床试验。

❖Gerszten等前瞻性单臂研究393例(500个病灶)骨转移患者,采用SBRT(12.5~25 Gy/1 f)治疗,其中344个病灶之前接受过外照射。86%患者疼痛得到长期改善,初治病变局控率达90%,挽救性治疗局控率达88%,无放射性脊髓病发生。

❖根据溶解性椎体病变所占百分比,椎体进行SBRT后发生压缩骨折风险≥11.6%,疗前已存在的椎体塌陷,建议单次剂量≥20 Gy。

（三）放射性核素治疗

■ 适用于 ECT 显示多个有摄取的骨转移病灶，不适用于骨折、脊髓压迫、神经根压迫或大范围病变。

■ 必须有足够的血细胞计数，通常在没有骨髓抑制的情况下应用（化疗前 4 周或治疗后 6～8 周）。

■ ^{223}Ra 半衰期 11.4 d，显著改善总生存、延缓疾病进展、降低转移性去势抗性前列腺癌的 PSA 水平。

■ ^{89}Sr，发射纯 β 射线，半衰期 50.6 d，常用剂量 3～4 mCi，每 3～6 月用 1 次，应答率 40％～95％，1～4 周疼痛缓解，持续 18 个月。有研究对比 ^{89}Sr 与半身照射，发现缓解率、治疗副反应、中位生存期无显著性差异。

■ ^{153}Sm，主要为 β 射线（还有部分 γ 射线），常用量 0.6～1.0 mCi/kg，每月 1 次，连续 5 月为一疗程，半衰期 46.3 h，应答率 70％～95％，1～2 周疼痛缓解，持续长达 4 个月，因半衰期较短，故安全性较 ^{89}Sr 高。

■ 核素治疗因与双膦酸盐作用位点类似，不建议同时使用（可降低两者作用）。

■ 核素治疗均不影响局部外照射及全身化疗。

（四）药物治疗与支持治疗

■ 地诺单抗：与 RANKL 受体（破骨细胞活性的中介物）结合的单克隆抗体。随机对照试验对比地诺单抗与唑来膦酸，发现地诺单抗较唑来膦酸延缓乳腺癌和前列腺癌骨相关事件发生时间。

■ 双膦酸盐：不论有无骨痛，当骨转移确诊时可开始双膦酸盐治疗，情况允许时，可用药 6 个月以上。

■ 内分泌治疗：在乳腺癌、前列腺癌治疗中有效。

■ 疼痛管理：包括非甾体抗炎药、麻醉药品、类固醇、抗惊厥药、三环类抗抑郁药、电刺激、神经阻滞。

■ 适当的机械帮助（护腕、步行辅助器）。

（陆合明　吴友军）

参考文献

[1] Lutz S J, Balboni T, Jones J, et al. Palliative radiation therapy for bone metastases: update of an AS-TRO evidence-based guideline[J]. Prac Radiat Oncol ,2017,7(1):4-12.

[2] Jabbari S, Gerszten P, Ruschin M, et al. Stereotactic body radiotherapy for spinal metastases: practical guidelines, outcomes and risks[J]. Cancer J,2016,22(4):280-289.

[3] Miyazawa Y. Evaluation of bone turnover/quality markers and bone mineral density in prostate cancer patients receivingandrogen deprivation therapy with or without denosumab[J]. Anticancer Res,2017,37:3667-3671.

[4] Miyazawa Y. Effect of androgen-deprivation therapy on bone mineral density in Japanese patients with prostate cancer[J]. In Vivo,2018,32:409-412.

［5］ McKay R. Impact of symptomatic skeletal events on health-care resource utilization and quality of life among patients with castration-resistant prostate cancer and bone metastases［J］. Prostate Cancer Prostatic Dis,2017,20:276-282.

［6］ Howard L E. Do skeletal-related events predict overall survival in men with metastatic castration-resistant prostate cancer［J］. Prostate Cancer Prostatic Dis,2016,19:380-384.

［7］ Bryson D J,Wicks L,Ashford R U. The investigation and management of suspected malignant pathological fractures: A review for the general orthopaedic surgeon［J］. Injury ,2015,46:1891-1899.

［8］ Rades D. Radiotherapy with 4 gy x 5 versus 3 gy x 10 for metastatic epidural spinal cord compression: Final results of the score-2 trial［J］. J. Clin. Oncol,2016,34: 597-602.

［9］ Thosani S,Hu M I. Denosumab: A new agent in the management of hypercalcemia of malignancy［J］. Future Oncol,2015,11: 2865-2871.

［10］ Hoskin P,Sundar S,Reczko K,et al. A multicenter randomized trial of ibandronate compared with single-dose radiotherapy for localized metastatic bone pain in prostate cancer［J］. J Natl Cancer Inst, 2015,107.

［11］ Cheon PM,Thavarajah N. A definition of "uncomplicated bone metastases" based on previous bone metastases radiation trials comparing single-fraction and multi-fraction radiation therapy［J］. J Bone Oncol,2015,4:13-17.

［12］ Redmond KJ,Robertson S,Lo S,et al. Consensus contouring guidelines for postoperative stereotactic body radiation therapy for Metastastic solid tumor malignancies to the spine［J］. Int J Radiat Oncol Biol Phys,2017,97(1):64-74.

［13］ Jabbari S,Gerszten P,Ruschin M,et al. Stereotactic body radiotherapy for spinal metastases: practical guidelines,outcomes,and risks［J］. Cancer,2016,22(4):280-289.

［14］ Thibault I,Whyne C,Zhou S,et al. Volume of lytic vertebral body metastatic disease quantified using computer tomography-based image segmentation predicts fracture risk after spine stereotactic body radiation therapy［J］. Int J Radiat Oncol Biol Phys,2017,97(1):75 – 81.

［15］ Marshall DC,Webb TE,Hall RA,et al. Trends in UK regional cancer mortality 1991-2007［J］. Br J Cancer,2016,114:340-347.

［16］ Keegan THM,Ries LAG,Barr RD,et al. Comparison of cancer survival trends in the United States of adolescents and young adults with those in children and older adults ［J］. Cancer, 2016, 122: 1009-1016.

［17］ Chan M W,Thibault I,Atenafu E G,et al. Patterns of epidural progression following postoperative spine stereotactic body radiotherapy: implications for clinical target volume delineation［J］. J Neurosurg Spine,2016,24:652-659.

第十章 恶性淋巴瘤

第一节 总 论

★恶性淋巴瘤是指原发于淋巴组织的恶性肿瘤,它可以发生在淋巴结内和/或淋巴结外的淋巴组织,来源于 T 细胞、B 细胞及 NK 细胞。分为两大类:霍奇金淋巴瘤(Hodgkin's lymphoma,HL)和非霍奇金淋巴瘤(non-Hodgkin's lymphoma,NHL)。近年,恶性淋巴瘤的诊治取得巨大的进展,分子生物学和免疫学应用于淋巴瘤组织病理分类,使我们对疾病的认识更加明确;放、化疗的进展及单克隆抗体的应用使得临床疗效明显提高。

一、疾病概况

● 在发达国家略多见,东欧、亚洲包括我国相对发病率低。
● 中国 NHL 多于 HL,结外 NHL 多见,而且鼻腔的 NK/T 细胞淋巴瘤较为常见,而皮肤淋巴瘤如蕈样霉菌病少见。
● 肿瘤家族史、免疫缺陷、自身免疫性疾病、感染及环境等与本病发生相关。
● 在青少年及中年易发病,男女发病比例约为 2∶1。
● 最常见原发于淋巴结,也可原发于淋巴结外的淋巴组织器官,常见于胃肠道、皮肤、鼻腔、肝脏、脾脏等。少见于肺脏、肾脏、骨、乳腺、中枢神经系统;晚期也可侵犯除毛发和牙齿以外的任何组织器官。
● EB 病毒、HTL 病毒、HIV 等与恶性淋巴瘤发病相关;此外 Hp 感染与胃肠道黏膜相关淋巴瘤有关。
● WHO 和 REAL 分类先将恶性淋巴瘤分成 HL 和 NHL 两大类;HL 分为结节性淋巴细胞为主型和经典型;NHL 根据细胞来源分为 B 细胞淋巴瘤和 T/NK 细胞淋巴瘤两大类。T 细胞和 B 细胞淋巴瘤再分为前体细胞淋巴瘤和成熟细胞淋巴瘤。

二、临床特征及相关检查

(一)临床特征
■ 恶性淋巴瘤是一个全身性疾病,临床表现涉及局部和全身两方面。
■ 突出的临床表现是无明显诱因的无痛性进行性淋巴结肿大。

■首发部位多在颈部,发现时可为单发或多发,常常在无意间发现,生长较为迅速,多发者可融合成较大肿块,但低度恶性者生长较为缓慢。

■淋巴结可在一个淋巴结区内,也可以同时或相继累及其他淋巴结区。

■原发于淋巴结外的恶性淋巴瘤不以淋巴结肿大为首发症状,常表现为与其他恶性肿瘤相似的组织器官占位性、浸润性或破坏性的临床表现。

■根据受累部位不同,临床表现多种多样,纵隔为常见的受累部位,30%～50%的患者会纵隔受累;肝、脾及骨髓易被侵犯;中枢神经系统受累主要见于高度侵袭性的 NHL 患者;皮肤受累表现为各种皮疹。

■全身症状表现为发热、盗汗、体重下降,统称为 B 症状,有此症状者预后不佳。

(二)疗前检查

■详细的一般情况记录,包括一般状况评分、体重、营养评估;详尽的病史,包括肿块首次出现的时间、部位、大小、质地、增长速度,有无 B 组症状。

■查体:一般情况、全身浅表淋巴结、肝、脾、韦氏环、下咽、喉和皮肤等。

■病理检查:临床上考虑为淋巴瘤的患者均应完整切除淋巴结,然后送病理检查。

■实验室检查:血常规、肝肾功能、血沉(ESR)、乳酸脱氢酶(LDH)、β-微球蛋白、蛋白电泳、免疫球蛋白(IgG、IgA、IgM、IgD),血清相关抗体检测(抗 HIV、抗 EBV)。

■镜检:间接鼻咽镜检查、纤维电子鼻咽镜检查。

■影像学检查:头颈部 MRI、胸部 CT、腹部 B 超、PET-CT。

■骨髓活检或骨髓穿刺。

■心电图。

■可选择胃肠道造影、内镜检查、骨扫描、骨骼 X 线片、腰椎穿刺、脑脊液检查、剖胸探查、渗出液细胞学检查等。

■询问是否有内科并发症及既往病史。

三、病理分类

●恶性淋巴瘤 WHO 病理分类如表 10-1 所示。

表 10-1　恶性淋巴瘤 WHO 病理分类

WHO 分类(2016)	
成熟的 B 细胞肿瘤	HHV8+ DLBCL,NOS *
慢性淋巴细胞白血病/小淋巴细胞淋巴瘤	伯基特淋巴瘤
单克隆 B 细胞淋巴细胞增多症 *	伯基特样淋巴瘤 11q 畸变 *
B 细胞幼淋巴细胞白血病	高级别 B 细胞淋巴瘤,MYC 和 BCL2 和/或 BCL6 重
脾边缘区淋巴瘤	排 *
毛细胞白血病	高级别 B 细胞淋巴瘤,NOS *
脾 B 细胞淋巴瘤/白血病,无法分类	B 细胞淋巴瘤,无法分类,具有介于 DLBCL 和经典
脾弥漫性红髓小 B 细胞淋巴瘤	霍奇金淋巴瘤之间的特征
毛细胞白血病变种	成熟的 T 和 NK 肿瘤
淋巴浆细胞淋巴瘤	T 细胞幼淋巴细胞白血病
巨球蛋白血症	T 细胞大颗粒淋巴细胞白血病

WHO 分类（2016）	
未确定意义的单克隆丙种球蛋白病（MGUS），IgM *	T 细胞大颗粒淋巴细胞白血病
μ 重链病	NK 细胞的慢性淋巴组织增生性疾病
γ 重链病	积极的 NK 细胞白血病
α 重链病	儿童系统性 EBV＋T 细胞淋巴瘤 *
未确定意义的单克隆丙种球蛋白病（MGUS），IgG/A *	成人 T 细胞白血病/淋巴瘤
浆细胞骨髓瘤	结外 NK/T 细胞淋巴瘤,鼻型
骨的孤立性浆细胞瘤	肠病相关的 T 细胞淋巴瘤
骨外浆细胞瘤	单形上皮细胞性肠 T 细胞淋巴瘤 *
单克隆免疫球蛋白沉积疾病 *	胃肠道惰性 T 细胞淋巴增生性疾病 *
黏膜相关淋巴组织结外边缘区淋巴瘤（MALT 淋巴瘤）	肝脾 T 细胞淋巴瘤
淋巴结边缘区淋巴瘤	皮下脂膜炎样 T 细胞淋巴瘤
小儿结节边缘区淋巴瘤	蕈样真菌病
滤泡性淋巴瘤	塞扎里综合征
原位滤泡性肿瘤 *	原发性皮肤 CD30＋T 细胞淋巴增生性疾病
十二指肠型滤泡性淋巴瘤 *	淋巴瘤样丘疹病
小儿型滤泡性淋巴瘤 *	原发性皮肤间变性大细胞淋巴瘤
具有 IRF4 重排的大 B 细胞淋巴瘤 *	原发性皮肤 γδT 细胞淋巴瘤
原发性皮肤毛囊中心淋巴瘤	原发性皮肤 CD8＋ 侵袭性表皮细胞毒性 T 细胞淋巴瘤
套细胞淋巴瘤	
原位套细胞瘤形成 *	原发性皮肤腺 CD8＋T 细胞淋巴瘤 *
弥漫性大 B 细胞淋巴瘤（DLBCL），NOS	原发性皮肤 CD4＋ 中/小型 T 细胞淋巴增生性疾病 *
生发中心 B 细胞类型 *	外周 T 细胞淋巴瘤,NOS
活化 B 细胞类型 *	血管免疫母细胞性 T 细胞淋巴瘤
富含 T 细胞/组织细胞的大 B 细胞淋巴瘤	滤泡性 T 细胞淋巴瘤 *
中枢神经系统（CNS）的原发性 DLBCL	具有 TFH 表型的淋巴结外周 T 细胞淋巴瘤 *
原发性皮肤 DLBCL,腿型	间变性大细胞淋巴瘤,ALK＋
EBV＋DLBCL,NOS *	间变性大细胞淋巴瘤,ALK⁻ *
EBV＋膜皮肤溃疡 *	乳房植入物相关的间变性大细胞淋巴瘤 *
DLBCL 与慢性炎症有关	霍奇金淋巴瘤
淋巴瘤样肉芽肿病	结节性淋巴细胞为主要的霍奇金淋巴瘤
原发性纵隔（胸腺）大 B 细胞淋巴瘤	经典霍奇金淋巴瘤
血管内大 B 细胞淋巴瘤	结节性硬化症古典霍奇金淋巴瘤
ALK＋ 大 B 细胞淋巴瘤	淋巴细胞丰富的经典霍奇金淋巴瘤
浆细胞性淋巴瘤	混合细胞性经典霍奇金淋巴瘤
原发性积液淋巴瘤	淋巴细胞耗竭的经典霍奇金淋巴瘤

四、免疫表型

■恶性淋巴瘤免疫类型如表 10-2 所示。

表 10-2　恶性淋巴瘤免疫类型

淋巴瘤类型	CD 抗原表达特征
B 细胞抗原	CD19,CD20,CD22
T 细胞抗原	CD2,CD3,CD4,CD7,CD8
间变性大细胞淋巴瘤	CD30$^+$(Ki-1 抗原)
结外鼻型 NK/T 细胞淋巴瘤	CD2$^+$,CD56$^+$,CD3$^-$,CD3$^+$,EBER$^+$
小淋巴细胞淋巴瘤 (B 细胞慢性淋巴瘤白血病)	CD5$^+$,CD10$^-$,CD23$^+$,CD3$^+$,B 细胞抗原$^+$
滤泡淋巴瘤	CD5$^-$,CD10$^+$,CD23$^\pm$,CD3$^+$,B 细胞抗原$^+$
边缘带细胞淋巴瘤	CD5$^-$,CD10$^-$,CD23$^-$,CD43$^-$,B 细胞抗原$^+$
套细胞淋巴瘤	CD5$^+$,CD10$^\pm$,CD23$^-$,CD43$^+$,B 细胞抗原$^+$

五、分期

●恶性淋巴瘤 Ann Arbor 分期如表 10-3 所示。原发结内淋巴瘤 Lugano 修正如表 10-4 所示。

表 10-3　恶性淋巴瘤 Ann Arbor 分期

分期	描述
Ⅰ期	一个淋巴结区域或淋巴样结构(如脾、胸腺或韦氏环受侵(Ⅰ期)或一个结外器官或部位受侵(ⅠE)
Ⅱ期	横膈一侧两个或两个以上淋巴结区域受侵(Ⅱ);或者一个淋巴结外器官/部位局部连续性受侵合并横膈同侧区域淋巴结受侵(ⅡE)
Ⅲ期	横膈两侧的淋巴结区域均有侵犯(Ⅲ),可合并局部结外器官或部位受侵(ⅢE);或合并脾受侵(ⅢS);或两者均侵犯结外器官和脾受侵(ⅢE+S)
Ⅳ期	同时伴有远处一个或多个结外器官或组织广泛受侵

A:无全身症状;B:有全身症状,定义如下述(连续 3 d 不明原因发热超过 38℃;6 个月内不明原因体重减轻>10%;盗汗),只要具有其中之一即可认为 B 症状;E:连续性结外部位受侵,或淋巴结侵及邻近器官或组织;S:脾受侵;CS:临床分期;PS:病理分期

表 10-4　原发结内淋巴瘤 Lugano 修正 Ann Arbor(2014)

分期		侵犯	结外状态(E)
局限期	Ⅰ期	一个淋巴结或一组邻近淋巴结	单一结外病变,无淋巴结侵犯
	Ⅱ期	两组或两组以上淋巴结,位于横膈一侧	结内Ⅰ或Ⅱ期伴局部和连续性结外受侵
	Ⅱ期大肿块	Ⅱ期伴有大肿块(淋巴结>10 cm,或纵隔最大横径之比>1/3)	不适用
晚期	Ⅲ期	淋巴结位于横膈两侧,膈上淋巴结伴脾受侵	不适用
	Ⅳ期	同时有另外的,非连续性结外受侵	不适用

六、治疗原则

● 恶性淋巴瘤的治疗手段包括放疗、化疗、免疫治疗、放射免疫治疗及抗感染治疗等。①Ⅰ期、部分Ⅱ期:以放射治疗为主,特别是结外鼻型 NK/T 细胞淋巴瘤,如有大的纵隔肿块,应采用化疗与放疗综合治疗。②Ⅱ~Ⅲ期:化疗加放疗,如弥漫性大 B 细胞淋巴瘤、滤泡淋巴瘤、原发于纵隔 B 细胞淋巴瘤和间变性大细胞淋巴瘤等。③Ⅳ期淋巴瘤或任何期别的高度侵袭性的非霍奇金淋巴瘤如 T/B 淋巴母细胞淋巴瘤、伯基特淋巴瘤和套细胞淋巴瘤,以化疗为主,辅以放疗,B 细胞淋巴瘤如弥漫性大 B 细胞淋巴瘤、滤泡淋巴瘤和套细胞淋巴瘤可以采用化疗联合抗 CD20 的免疫治疗和放射免疫治疗。④恶性淋巴瘤进行手术治疗的适应证很局限,而且治愈率也低,常需辅以放疗或化疗。

七、淋巴瘤治疗的疗效评价标准

● 美国纪念斯隆凯特琳癌症中心 Anas Younes 等代表国际工作组报告了一个代号为 RECIL 2017 的新标准,用以评估淋巴瘤临床试验中的疗效。

● RECIL 2017 疗效评价标准的要点如下。

(一)评估肿瘤负荷

■ 在淋巴瘤临床试验中,肿瘤负荷的评估可使用最长直径的总和来进行。针对弥漫性疾病患者,应该选择 3 个最长的靶病灶来评估肿瘤对治疗的应答情况。最长靶病灶有助于重复测量,但所选的靶病灶应有代表性,能代表多个发病部位或发病器官。在大多数病例中,如果淋巴结的最长直径≥15 mm,则可考虑选为靶病灶。

(二)疗效分类

1. 完全缓解(CR)

◆ 所有靶病灶完全消失,所有淋巴结的最长直径均<10 mm。

◆ 靶病灶最长直径总和下降≥30%(部分缓解),同时 FDG-PET 扫描结果正常。

◆ FDG-PET 扫描结果正常(Deauville 评分 1~3 分)。

◆未累及骨髓。

◆无新发病灶。

◆靶病灶最长直径总和下降≤30％且 FDG-PET 摄取正常者不应被归类为完全缓解,除非组织活检为阴性。

2. 部分缓解(PR)

◆靶病灶最长直径总和下降≥30％,但未达完全缓解。

◆FDG-PET 扫描结果阳性(Deauville 评分 4～5 分)。

◆累及骨髓的任何病灶。

◆无新发病灶。

3. 轻微缓解

◆靶病灶最长直径总和下降≥10％,但未达部分缓解。

◆任何 FDG-PET 扫描结果。

◆累及骨髓的任何病灶。

◆无新发病灶。

4. 疾病稳定(SD)

◆靶病灶最长直径总和下降＜10％或≤20％。

◆任何 FDG-PET 扫描结果。

◆累及骨髓的任何病灶。

◆无新发病灶。

5. 疾病进展(PD)

◆靶病灶最长直径总和增加＞20％。

◆治疗后淋巴结直径＜15 mm 者,只有淋巴结长径绝对增加 5 mm 以上且总长＞15 mm 时才能被归类为疾病进展。

◆出现新发病灶。

◆任何 FDG-PET 扫描结果。

◆累及骨髓的任何病灶。

◆有或没有新病灶。

◆首次缓解后的疾病进展:首次缓解后,无新发病灶,靶病灶最长直径总和增长＞20％ 时,可被定义为疾病进展。

■免疫治疗后的疗效评估:为了解释潜在的"假性进展",应采用免疫相关疗效评价标准,根据间隔 4 周以上的两个连续扫描结果来明确疾病进展情况,在肿瘤总负荷的评估中包括新病灶的测量内容。

■出现新的结外病灶:当新的结外病灶最长直径≥1 cm 时,需明确疾病进展情况。新发的较小但可疑的病灶,应被归类为"性质待定",如果后来经 CT 或活检确诊为淋巴瘤所致,则记录的疾病进展日期应该为鉴别诊断的日期。

■疾病播散:在形成最终的应答状态之前,非靶病灶的状态也应被考虑。国际工作组有关于靶病灶和非靶病灶最佳缓解评定的推荐。

（三）疗效评估频率

■入组经治患者的Ⅰ～Ⅱ期临床试验显示，治疗第一年内应每2～3个月评估一次疗效；在没有新发症状或新发临床问题的情况下；第二年的影像学评估每3～4个月进行一次，第三年每6个月进行一次。在Ⅲ期随机研究中，新发患者治疗期间及治疗后的影像学评估频率较低。

八、淋巴受侵区域和部位的定义

●Ann Arbor 分期将淋巴区域定义为：①韦氏环；②耳前、枕后、颈部和锁骨上淋巴结；③锁骨下淋巴结；④纵隔淋巴结；⑤肺门淋巴结；⑥腋窝淋巴结；⑦滑车淋巴结；⑧脾；⑨腹主动脉胖淋巴结；⑩肠系膜淋巴结；⑪盆腔淋巴结；⑫腹股沟和骨三角淋巴结；⑬腘窝淋巴结（图10-1）。

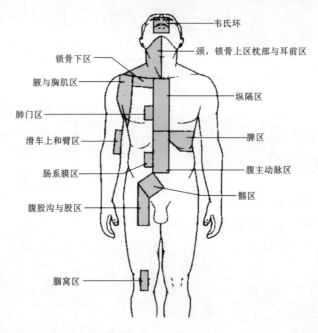

图 10-1　淋巴受侵部位

九、预后

（一）预后因素

■病理类型、原发部位、肿瘤负荷等和肿瘤预后相关。

（二）预后指数

■淋巴瘤的预后指数和模型可以进行危险度分层，判断预后并对指导治疗。常见的淋巴瘤预后模型包括 DLBCL、外周 T 细胞淋巴瘤非特指型、晚期套细胞淋巴瘤、滤泡淋巴瘤和结外 NK/T 细胞淋巴瘤。淋巴瘤预后模型如表10-5所示。

表 10-5 淋巴瘤预后模型

预后模型	病理类型和适用人群	独立预后因素	预后分组	5年总生存率（%）
IPI	弥漫性大 B 细胞淋巴瘤	年龄（≤60；>60 岁） LDH（正常；升高） 分期（Ⅰ～Ⅱ：Ⅲ～Ⅳ） 一般情况（0～1；≥2） 结外受侵（≤1；>1 部位）	低危：0～1 低中危：2 中高危：3 高危：4～5	73 51 43 26
年龄调整 IPI	年龄<60 岁，弥漫性大 B 细胞淋巴瘤	LDH（正常；升高） 分期（Ⅰ～Ⅱ：Ⅲ～Ⅳ） 一般情况（0～1；≥2） 结外受侵（≤1；>1 部位）	低危：1 低中危：2 中高危：3 高危：4	83 69 46 32
R-IPI	利妥西单抗化疗弥漫性大 B 细胞淋巴瘤	LDH（正常；升高） 分期（Ⅰ～Ⅱ：Ⅲ～Ⅳ） 一般情况（0～1；≥2） 结外受侵（≤1；>1 部位）	低危：0 中危：1～2 高危：3～5	94(4 年总生存率) 79 55
PIT	外周 T 细胞淋巴瘤非特指型	年龄（≤60；>60 岁） LDH（正常；升高） 一般情况（0～1；≥2） 脊髓受侵（无；有）	低危：0 低中危：1 中高危：2 高危：3～4	58.9 45.6 39.7 18.3
NKTCL-PI	结外 NK/T 细胞淋巴瘤	年龄（≤60；>60 岁） LDH（正常；升高） 分期（Ⅰ～Ⅱ：Ⅲ～Ⅳ） 一般情况（0～1；≥2） 原发肿瘤浸润（有；无）	低危：1 低中危：2 中高危：3 高危：3～5	84.1 61.6 43.5 29.2
PINK	结外 NK/T 细胞淋巴瘤非多柔比星方案化疗	年龄（≤60；>60 岁） LDH（正常；升高） 分期（Ⅰ～Ⅱ：Ⅲ～Ⅳ） 一般情况（0～1；≥2） 原发肿瘤浸润（有；无）	低危：0 中危：1 高危：≥2	81(3 年) 62(3 年) 25(3 年)
MIPI	晚期套细胞淋巴瘤	年龄（≤60；>60 岁） LDH（正常；升高） 远处淋巴结（无；有） 上呼吸消化道外（无；有）	低危：0 低中危：1 中高危：2 高危：3～4	58.9 45.6 39.7 18.3

预后模型	病理类型和适用人群	独立预后因素	预后分组	5年总生存率（%）
NKTCL-PI	结外 NK/T 细胞淋巴瘤	年龄 LDH 一般情况 白细胞计数	低危:<5.7 中危:5.7~6.2 高危:≥6.2	60 51(中位) 29(中位)
FLIPI	滤泡淋巴瘤	年龄(≤60;>60 岁) LDH(正常;升高) 分期(Ⅰ~Ⅱ;Ⅲ~Ⅳ) 血红蛋白(≥120;<120 g/L) 淋巴结受侵数(≤4;>4 部位)	低危:0~1 中危:2 高危:3~5	70.7 50.9 35.5
FLIPI2	利妥西单抗化疗滤泡淋巴瘤	年龄(≤60;>60 岁) bβ2 微球蛋白(正常;升高) 最大直径(≤6 cm;>6 cm) 血红蛋白(≥120;<120g/L) 脊髓受侵(无;有)	低危:1 中危:1~2 高危:3~5	79.5(4 年无进展生存) 51.2 18.8

（马红兵　王敏聪　黄　珊）

第二节　霍奇金淋巴瘤

一、疾病概况

● 2015 年中国恶性淋巴瘤的发生率居全部肿瘤的第 11 位,死亡率居第 10 位,其中 HL 占 10%~15%。

● 发展中国家男性发病率稍高于女性(1.4∶1)。

● 发达国家,经典 HL 的发病高峰年龄呈双峰分布(25~30 岁和>50 岁),淋巴细胞为主型 HL 发病高峰年龄在 20~30 岁;中国发病高峰年龄为 40 岁,双峰模式不明显。

● 发病与遗传易感性有关,患者一级亲属发病风险增加约 5 倍。

● 发病与 EB 病毒感染有关;EBV DNA 已经在 RS 细胞中被检测到。

● 发病还与自身免疫性疾病和免疫抑制有关,免疫抑制继发于器官或造血系统细胞移植、服用免疫抑制剂及 HIV 感染。

二、病理分类

● 诊断性细胞:RS 细胞(双核、CD15⁺、CD30⁺),来源于 B 细胞单克隆群体。

● 根据病变组织中淋巴细胞和 RS 细胞构成的数量比例将 HL 分为两类 5 型(WHO 分类)。

■ 结节性淋巴细胞为主型(NLPHL,5%~6%,CD15$^-$,CD30$^-$,CD20$^+$,CD45$^+$)。

■ 经典型(CHL,CD15$^+$,CD30$^+$,CD20$^-$,CD45$^-$)。

■ 结节硬化型(NSHL)=50%~70%。

■ 混合细胞型(MCHL)=15%~30%。

■ 淋巴细胞丰富型(LRCHL)=5%。

■ 淋巴细胞消减型(LDHL)=1%。

三、临床特征及相关检查

(一)临床特征

■ HL 多以无痛性膈上淋巴结增大为首发症状,淋巴结疼痛提示副肿瘤综合征。

■ B 症状包括不明原因体重减轻、发热、盗汗;B 症状的出现多提示疾病达Ⅲ~Ⅳ期,多见于混合细胞型和淋巴细胞消减型。

■ 部分患者会出现慢性瘙痒。

■ 纵隔淋巴结受侵,会出现胸痛及呼吸困难等症状。

■ 转移途径从一个淋巴结区域向邻近淋巴结区域转移。

■ HL 可直接侵犯结外器官(临床分期 E),通过血行转移播散至远处结外器官(Ⅳ期),最常受侵部位为肺、肝和骨髓。

■ NLPHL:中位发病年龄 30 岁;男:女>3:1;常侵犯周围淋巴结;病变局限,80%患者诊断时为Ⅰ~Ⅱ期,B 症状<10%;预后较好,15 年生存率>90%;死亡原因主要为 NHL(2~6.5%易转化为 NHL)、其他恶性肿瘤和治疗并发症。

■ NSHL:好发于青壮年,发病年龄多为 20~40 岁;发病率女性>男性;纵隔淋巴结受侵常见,约 1/3 患者伴随 B 症状;预后相对较好。

■ MCHL:纵隔淋巴结受侵常见;常分期较晚,分期为Ⅰ~Ⅱ期的患者常有横膈下隐匿病灶。

■ LDHL:常见于老年患者和发展中国家;常与 HIV 感染有关;伴随有 B 症状,分期较晚,结外受侵;预后差。

(二)疗前检查

■ 病史:淋巴结首次出现时间、大小、质地、增长情况,有无 B 症状等。

■ 全面体格检查:包括一般状况评分,全身浅表淋巴结、肝、脾等。

■ 实验室检查:全血计数(CBC)、肝肾功能、ESR,碱性磷酸酶,LDH,β-微球蛋白、免疫球蛋白(lgG、lgA、lgM、lgD)、HBV、HIV(存在高危因素时)。

■ 病理检查:淋巴结全切活检,伴随 B 症状、Ⅲ~Ⅳ期、血清碱性磷酸酶升高、骨受侵或骨病变伴有骨疼痛时需行骨髓活检。

■ 影像学:胸部正侧位 X 线(确定是否大纵隔),胸部、腹部、盆腔 CT;PET-CT(为评估疗效的标准检查)。

■ABVD 化疗前评估心脏功能(心电图和心脏彩超)。

■女性可行卵巢固定术保护卵巢功能。

■头颈部进行治疗前进行牙齿检查。

四、分期及治疗原则

(一)分期

■2010 年 AJCC 的 TNM 分期(表 10-6)与 2002 年相比没有改变。

表 10-6　霍奇金淋巴瘤 AJCC Ann Arbor 分期

分期	描述
Ⅰ 期	一个淋巴结区域或淋巴结样结构(如脾、胸腺或韦氏环)受侵(Ⅰ期);或一个淋巴结外器官或部位受侵(ⅠE)(霍奇金淋巴瘤少见)
Ⅱ 期	横膈一侧两个或两个以上淋巴结区域受侵(Ⅱ);或者一个淋巴结外器官/部位局部延续性受侵合并横膈同侧一个或多个区域淋巴结受侵(ⅡE)
Ⅲ 期	横膈两侧的淋巴结区域受侵(Ⅲ),可合并局部结外器官或部位受侵(ⅢE);或合并脾受侵(ⅢS);或结外器官和脾受侵(ⅢS+E)
Ⅳ 期	同时伴有远处一个或多个结外器官广泛受侵

注:淋巴结区域包括:韦氏环、枕部、颈部、耳部、锁骨上、锁骨下、腋窝、纵隔、左肺门、右肺门、主动脉旁、脾脏、肠系膜、髂骨、腹股沟、腘窝。

A:无全身症状;B:有全身症状,定义如下述,只要具有其中之一即认为是 B 症状;E:连续性的结外部位受侵,或淋巴结侵及邻近器官或组织;S:脾受侵;CS:临床分期;PS:病理分期

(二)治疗原则

■霍奇金淋巴瘤的治疗主要包括化疗和放疗。化疗是恶性淋巴瘤最主要的治疗手段,包括传统剂量化疗和大剂量化疗。大多数情况下,在化疗的同时联放疗,不仅可以增加恶性淋巴瘤患者的局部控制率,还可延长患者的生存期。HL 治疗重点在于保持高生存率的前提下,降低治疗引起的长期并发症和死亡率。早期 HL 综合治疗使用有效和毒性少的化疗方案,减少化疗周期,降低照射剂量和缩小照射靶区。晚期(Ⅲ/Ⅳ期)HL 以化疗为主,放疗主要应用于化疗前大肿块或化疗后残存病灶。

■根据不同病期,HL 患者将采取不同的治疗策略(表 10-7、表 10-8)。下列不良预后因素将影响局限期患者的预后。

　◆德国霍奇金淋巴瘤研究组(GHSG)提出的因素包括:巨大肿块(胸部 X 线片肿块最大横径>最大胸廓内径的 1/3,或者 CT 上任何>10 cm 的肿块)、不伴有 B 症状的 ESR>50 mm/h、伴有 B 症状的 ESR≥30 mm/h、受侵部位≥3 个、结外受侵。

　◆欧洲癌症研究与治疗组织(EORTC)提出的因素包括:巨大肿块、不伴有 B 症状的 ESR>50 mm/h、伴有 B 症状的 ESR≥30 mm/h、受侵部位≥4 个、年龄≥50 岁。

　◆目前采用国际预后评分(IPS)判断进展期患者预后因素,包括:男性,年龄>45 岁,Ⅳ

期,Hgb$<10^5$ g/L,WBC$>15.0\times10^9$,淋巴细胞$<0.6\times10^9$/L,白蛋白<40 g/L。每项为 1 分,0、1、2、3、4$\geqslant$5 分组的无进展生存率分别为 84%、77%、67%、60%、51%、42%。

表 10-7 不同预后分组推荐治疗

预后分组	分期	推荐治疗
NLPHL	Ⅰa 上颈部	单纯放疗(扩大野或受累野)
预后好 早期 HL	临床Ⅰ～Ⅱ期,无不良预后因素	2 周期 ABVD 方案化疗＋受累部位或受累淋巴结照射(20 Gy) 4～6 周期 ABVD 方案化疗(6 周期 ABVD 方案化疗或达 CR 者再给予 2 周期 ABVD 方案巩固化疗)
	临床Ⅰ～Ⅱ期,有预后不良因素	4 周期 ABVD 或 ABVD/BEACOPP 交替＋受累野或受累淋巴结照射(30 Gy) 6 周期 ABVD 方案化疗结束后 PET-CT 阴性者可不需巩固放疗 若患者不能耐受化疗或抗拒化疗时,行根治性放疗(扩大野)
晚期	Ⅲ～Ⅳ期	6～8 周期 ABVD 或 BEACOPP 化疗±放疗(20～40 Gy),化疗后 PET-CT 有肿瘤残存做受累淋巴结或受累野照射(30～36 Gy) 增加剂量的 BEACOPP 可作为 IPS≥4 分的进展期高危患者的首选
原发难治或复发 HL	—	高剂量化疗＋自体造血干细胞移植

表 10-8 化疗方案

方案	药物	剂量	用法	用药时间	每周期天数
ABVD	ADM	25 mg/m²	静脉滴注	d1,15	28
	BLM	10 mg/m²	静脉滴注	d1,15	
	VLB	6 mg/m²	静脉滴注	d1,15	
	DTIC	375 mg/m²	静脉滴注	d1,15	
增加剂量的 BEACOPP	BLM	10 mg/m²	静脉滴注	d8	21(d8 起应用 rhG-CSF 至 WBC 恢复正常)
	VP-16	200 mg/m²	静脉滴注	d1～3	
	ADM	35 mg/m²	静脉滴注	d1	
	CTX	1 200 mg/m²	静脉滴注	d1	
	VCR	1.4 mg/m² (总量≤2 mg)	静脉滴注	d8	
	PCB	100 mg/m²	口服	d1～7	
	PDN	40 mg/m²	口服	d1～14	

五、放射治疗

(一)放疗的适应证和禁忌证

■放疗在 HL 的作用包括根治性放疗和巩固性放疗,根据放疗目的,选择不同的照射野和照射剂量,INRT、ISRT、INRT 应用于化疗后 CR/PR 患者,如果化疗未达 CR/PR,或患者不能耐受放疗或化疗抗拒的早期 HL,可行根治性放疗。

■禁忌证:一般情况差,不能耐受放射治疗。合并有其他严重并发症,不宜放射治疗者。

(二)放疗新技术应用

■3DCRT 和 IMRT 作为纵隔受累 HL 的治疗选择,可以更好地包括靶区,改善剂量分布,降低正常组织照射剂量。

■应用 PET-CT 定位融合,其目的也是为了提高各种影像设备图像融合的准确性,以利于更为合理准确地勾画靶区。

(三)放疗定位和剂量

■CT 定位:应用合适的固定技术,头颈部照射时可采用头颈肩面罩固定,胸腹部照射可用胸腹部体膜固定,可用热塑体膜或真空垫固定。通常采用仰卧位,CT 扫描层厚为 3～5 mm。

■早期 HL 根治照射剂量为 36～40 Gy,化疗后未完全缓解患者可采用此剂量范围。化疗后达到 CR 的患者照射剂量为 20～30 Gy,其中预后好早期 HL 化疗后达 CR 的照射剂量为 20 Gy,预后不良早期 HL 化疗后达 CR 的照射剂量为 30 Gy。

(四)放疗靶区范围

1. 靶区

◆GTV 和 CTV:根据化前或手术前 GTV 确定放疗的照射范围,CTV 包括原始 GTV 范围,但不包括周围正常组织结构,如肺、肾、肌肉等,纵隔或腹腔肿物明显缩小时,CTV 不包括邻近肺和胃肠道,以减少肺和肠道照射体积。

◆ITV 和 PTV:内靶区(1TV)定义为在 CTV 基础上包括由器官运动引起的不确定边界,如呼吸运动引起的胸部和上腹部运动边界,在胸部和上腹部,上下方向通常需要 1.5～2 cm,在头颈部呼吸运动对靶区影响少,不需要勾画 ITV。PTV 在 CTV 基础上根据摆位误差和分次照射误差确定外放范围,头颈部外放 0.3～0.5 cm,胸腹部外放 1 cm,头脚方向外放 1～2 cm。

2. 受累淋巴结和受累部位照射

◆受累淋巴结照射(INFR)和受累部位照射(ISRT)应用于化疗后达 CR 或 PR 的患者,INFR 在化疗前在放疗体位下做 PET-CT 检查和化疗后 CT 图像融合确定病变照射范围。ISRT 指化疗前未做 PET-CT 定位或非照射体位下 PET-CT,根据治疗前 CT 确定病变范围。

3. 受累野照射

◆受累野照射包括整个受侵淋巴结区域,但不包括相邻的未受侵淋巴结区域。受累野主要用于早期 HL 综合治疗和晚期 HL 化疗前大肿块或化疗后肿瘤残存的患者。研究证明在化疗后用受累野照射(IFRT)和扩大野照射(EFRT)疗效相同,但远期毒副作用减少,因此受累野成为化疗后的标准照射野。

◆受累野照射的基本概念:治疗一个区域,而非具体的淋巴结,因此照射野不是局部照射,应包括受侵部位的整个淋巴区域。

◆受累野区域的定义:主要包括以下几个淋巴结区域:颈部(单侧)、纵隔(包括双侧肺门)、腋窝(包括锁骨上和锁骨下)、脾、腹主动脉旁、腹股沟(包括股三角和髂血管旁)。

(1)单颈野

❖靶区定义:一侧颈部和同侧锁骨上淋巴结,未包括耳前区。

❖上界:下颌骨体中线和乳突尖或耳垂连线。

❖下界:锁骨下缘下 2 cm。

❖外界:肱骨头内缘。

❖内界:如果锁骨上淋巴结未受侵,位于同侧横突,如果肿瘤位于中线,则包括对侧横突。如果锁骨上淋巴结受侵,则包括对侧横突。

❖注意:儿童时期对骨骼、肌肉和组织照射会影响儿童的生长发育,一侧颈部照射可导致单侧软组织和骨骼发育不良,导致颈部不对称性生长、畸形,因此儿童颈淋巴结受侵时,受累野应同时照射双侧颈部。

(2)双颈野

❖靶区定义:双侧颈部和同侧锁骨上下区,未包括耳前区。

❖上界:下颌骨体中线和乳突尖或耳垂连线。

❖下界:锁骨下缘下 2 cm。

❖外界:肱骨头内缘。

❖挡铅:脊髓剂量超过 40 Gy 时,再考虑后野挡脊髓。如果肿瘤未侵犯喉周围组织,应常规挡喉 3 cm×3 cm。

(3)纵隔野

❖靶区定义:纵隔、双侧肺门、双侧锁骨上区和下颈部。虽然无双锁骨上巴结受侵,但锁骨上淋巴引流区应常规包括在照射野内。

❖上界:颈 6 上缘。

❖下界:隆突下 5 cm 或 T_8 下缘,或者化疗前肿瘤下界下 2 cm。

❖外界:体中线左右各旁开 4~5 cm,双锁骨上外界为肱骨头内缘。

❖肺门:包括 1 cm 边缘,如果肺门受侵,则包括 1.5 cm 边缘。

❖HL 主要表现为前上纵隔受侵,小纵隔时,为减少心脏照射,下界至 T_8 下缘;大纵隔隔时,下界可移至 T_{10} 下缘。

(4)双颈纵隔野

❖靶区定义:纵隔、双侧肺门和双侧颈部,未包括耳前区。

❖ 上界:下颌骨体中线和乳突尖或耳垂连线。

❖ 下界:隆突下 5 cm 或 T$_8$ 下缘或化疗前肿瘤下界下 2 cm。

❖ 外界:体中线左右各旁开 4～5 cm,双锁骨上外界为肱骨头内缘。

❖ 肺门:包括 1 cm 边缘,如果肺门受侵,则包括 1.5 cm 边缘。

(5)单颈纵隔野

❖ 靶区定义:纵隔、双侧肺门和一侧颈部区域,未包括耳前区。

❖ 上界:同侧上界为下颌骨体中线和乳突尖或耳垂连线,对侧上界位于颈 6 上缘。

❖ 下界:隆突下 5 cm 或 T$_8$ 下缘或化疗前脚瘤下界下 2 cm。

❖ 内界:颈部为体中线,保护未受侵一侧的上颈部。

❖ 外界:体中线左右各旁开 4～5 cm,双锁骨上外界为肱骨头内缘。

❖ 肺门:包括 1 cm 边缘,如果肺门受侵,则包括 1.5 cm 边缘。

(6)腋窝野

❖ 靶区定义:一侧腋窝和同侧锁骨上下区。

❖ 上界:颈 6 上缘。

❖ 下界:第 8 胸椎体下缘水平或最低的腋窝淋巴结下缘下 2 cm。

❖ 内界:颈部位于体中线同侧 1 cm,向下达锁骨下缘下 2 cm,然后沿胸壁包括约 1 cm 肺组织。

❖ 外界:肱骨头内缘,沿肱骨内缘向下。

(7)腹主动脉旁野

❖ 靶区定义:腹主动脉旁淋巴引流区。

❖ 上界:胸 11 椎体上缘。

❖ 下界:L$_4$ 椎体下缘。

❖ 外界:体中线左右各旁开 4～5 cm。

(8)单侧盆腔野

❖ 靶区定义:一侧腹股沟/股三角/髂外淋巴结。

❖ 上界:骶髂关节中部。如果髂总淋巴结受侵,射野上界延伸至 L$_{4～5}$ 之间和受侵淋巴结上缘上 2 cm。

❖ 下界:股骨小转子下 5 cm。

❖ 外界:股骨大转子垂直向下或受侵淋巴结外缘外放 2 cm。

❖ 内界:闭孔内缘,耻骨联合上 2 cm,直至体中线。

❖ 锁骨上淋巴结是颈淋巴区域的一部分,如果锁骨上淋巴结受侵或锁骨上合并其他颈部淋巴结受侵,须做单侧全颈照射。如果纵隔受侵延伸至锁骨上淋巴结区,而其他颈部淋巴结未受侵,需保护喉以上的颈部和腮腺。

(9)扩大野照射

❖ 扩大野照射应用于化疗抗拒或不能耐受化疗的早期 HL 或早期结节性淋巴细胞为主型 HL 的治疗,靶区包括受侵的淋巴区域和相邻未受侵的淋巴区域,包括斗篷野、次全淋巴结照射(STNI)和全淋巴结照射(TN_1)。全淋巴结照射包括斗篷野和倒 Y 野,后者分为锄形野(腹主动脉旁和脾脏)和盆腔野,次全淋巴结照射指斗篷野和锄形野照射。

❖ 全淋巴结照射的靶区包括 HL 容易侵犯的区域和部位,如膈上所有的淋巴结区域如颈部、锁骨上、腋窝、纵隔。膈下区域如腹主动脉旁、脾、盆腔、腹股沟和股三角。HL 极少侵犯的区域如肠系膜、骶前、髂内、腘窝、耳前和滑车上淋巴结未包括在标准照射野内。大部分Ⅰ～Ⅱ期 HL 发生于膈上,盆腔淋巴结受侵极少见,因此,膈上原发 HL 常做次全淋巴结照射,照射野未包括盆腔。

(10)斗篷野

❖ 斗篷野照射范围包括颌下、颈部、锁骨上下、腋窝、纵隔、隆突下和肺门淋巴结,需要保护的重要器官包括双肺、心脏、喉、脊髓和肱骨头。

❖ 上界:1/2 下颌骨体与乳突尖连线。

❖ 下界:第 10 胸椎椎体下缘。

❖ 外界:双侧肱骨头外缘。

❖ 肺:前野肺挡块上界位于锁骨下缘下 2 cm,以包括锁骨下腋顶淋巴结;后野上界位于锁骨下缘,或第三后肋下缘,未包括锁骨下淋巴引流区,以减少肺组织照射。肺挡块向外沿骨性胸廓内 1.0 cm 至第 8 胸椎椎体下缘。内界包括纵隔和肺门,宽度应有 8～10 cm。

❖ 喉:前野照射时,以声带为中心,挡喉 3 cm×3 cm。

❖ 小脑和颈段脊髓:如果肿块未达体中线,后野从开始即保护小脑和颈段脊髓。颈段脊髓挡铅宽度 2 cm,下界至第 7 颈椎椎体下缘。

❖ 肱骨头:前后野都全挡肱骨头,圆形。

(11)锄形野

❖ 锄形野靶区包括脾脏和腹主动脉旁淋巴结,脾切除术后则仅包括脾蒂。

❖ 上界:从第 10 胸椎椎体下缘至第 4 腰椎椎体下缘。

❖ 两侧包括腹主动脉旁淋巴结,一般为 9～10 cm 宽。脾切除时,术中应置银夹于脾蒂,射野包括脾蒂即可。未做脾切除时,照射野应包括整个脾脏。建议根据 CT 确定脾的位置,并尽量保护左侧肾脏。模拟定位时,脾脏上界位于左侧膈顶。

❖ 下界:在 12 肋下缘,如果脾肿大,射野则扩大至脾下缘下 1 cm,脾外界至左侧腹壁。

❖ 主动脉旁没有大肿块时,单纯放疗照射剂量不超过 35 Gy。由于斗篷野和腹主动脉旁照射野存在连接问题,必须在腹主动脉旁照射野中的后野上界挡铅 2 cm×2 cm,以防止斗篷野和锄形野脊髓剂量重叠。

(12)盆腔野

❖ 盆腔野靶区包括髂血管旁淋巴结、腹股沟和股三角淋巴结。

❖ 上界:L_4 椎体下缘,中线左右各旁开 4 cm～5 cm。

❖ 下界：股骨小转子下 5 cm 或闭孔下缘下 7 cm。

❖ 外界：L_4 下缘旁开 4 cm～5 cm 和股骨大转子连线，沿股骨大转子垂直向下或受侵淋巴结外缘外放 2 cm。

❖ 内界：闭孔内缘，耻骨联合上缘上 2 cm。

❖ 盆腔野照射时用铅保护双侧睾丸。

(五)正常组织耐受剂量

■ 膈上 HL 照射时，主要危及器官为腮腺和肺。受累部位或受累淋巴结照射可以显著降低腮腺和肺照射剂量，如果需要行上颈照射，腮腺平均剂量尽量降低至 20 Gy 以下，在 ISRT 或 INRT 前提下，应使腮腺平均剂量降至最低，以降低严重口干的发生率。

■ 如果需要做纵隔照射，但受累部位广泛，肺 V_{20} 可适当放宽至 26％，肺平均剂量低于 15 Gy。HL 或原发纵隔弥漫性大 B 细胞淋巴瘤患者年轻，肺功能较好，肺本身无病变和肺癌患者比较，耐受剂量相对较高。但博来霉素和阿霉素等化疗药物可以引起严重的心肺毒性，如果有化疗间质性肺炎发生，肺照射剂量和体积要限制得更严。

(六)放疗并发症及处理

■ 急性并发症包括：乏力、恶心、腹泻、皮炎、食管炎等。对于乏力、恶心、腹泻的全身反应，给予支持、对症治疗，即可保证顺利完成治疗。对于放射性食管炎，多发生在 DT 20 Gy 作用，主要是因为食管黏膜的充血、水肿、渗出及糜烂，处理包括消除患者思想负担，轻者观察，重者给予适量激素及抗生素治疗。

■ 亚急性并发症包括：放射性肺炎、Lhermitte's 综合征。对于有明显症状的急性放射性肺炎的治疗包括：①吸氧、祛痰、支气管扩张剂的应用等，以保持呼吸道通畅，是对缺氧和呼吸困难的对症处理；②肾上腺皮质激素，能够减轻病变部位的炎性反应和间质水肿；③抗生素的应用，没有合并感染时，抗生素的应用仅仅是作为预防用药，当合并细菌感染时，根据药敏试验结果选择抗生素。

■ 晚期并发症包括：心脏毒性、肺毒性、甲状腺功能减退、胃溃疡、免疫力降低、第二原发肿瘤。

六、随访

● 2 年内每 3 个月复查一次，然后 3～4 年 6 个月复查一次。

● 每次复查项目如下。

■ 病史及体格检查、实验室检查、胸部 X 线±CT/PET。

■ 如果照射野涉及甲状腺，需要定期检测甲状腺功能(TSH 和 T_4)。

■ ＜30 岁的女性接受放疗后 5～8 年内开始每年行乳腺 X 线检查。

(马红兵　王敏聪　黄　珊)

第三节　非霍奇金淋巴瘤

★非霍奇金淋巴瘤较为常见,根据细胞来源分为 B 细胞淋巴瘤和 T/NK 细胞淋巴瘤两大类;T 细胞和 B 细胞淋巴瘤再分为淋巴母细胞淋巴瘤和外周细胞淋巴瘤。

一、弥漫性大 B 细胞淋巴瘤

(一)疾病概况及临床表现

■弥漫性大 B 细胞淋巴瘤(diffuse large B cell lymphoma,DLBCL),DLBCL 是最常见的 NHL,约占所有成人 NHL 的 30%～40%,我国的发病率更高一些。

■DLBCL 主要发生于年龄偏大的成人,中位年龄 60～70 岁,但也可见于儿童和青少年,男性略高于女性。

■DLBCL 在形态学、生物学行为和临床上具有显著异质性。

■这类淋巴瘤在临床上往往表现为"侵袭性"或"中高度恶性";大约 50% 的患者处于临床分期 I～II 期,大部分患者没有明显的临床症状;约 1/3 患者有 B 症状(发热、盗汗、体重减轻),且症状的出现多与肿瘤累及的部位有关。

■原发于淋巴结或结外器官和组织,分别占 60% 和 40%。原发结外,可见于结外任何部位,其中以胃肠道最常见,其他结外部位包括骨、睾丸、脾、咽淋巴环、唾液腺、甲状腺、肝、肾和肾上腺。

■在我国,结外 DLBCL 多见,达 50%～60%。韦氏环原发常见,而鼻腔原发较少见,预后差。

■B 细胞免疫表型在诊断上非常重要。

(二)病理分类

■DLBCL 既可以原发也可以继发,后者由惰性 B 细胞淋巴瘤进展或转化而来。DLBCL 分为 10 余种类型,包括 DLBCL-非特指、原发纵隔弥漫性大 B 细胞淋巴瘤、原发中枢神经系统淋巴瘤、血管内大 B 细胞淋巴瘤和皮肤弥漫性大 B 细胞淋巴瘤等。

(三)免疫表型、基因异常和分子分型

■DLBCL 的 B 细胞相关抗原 CD19、CD20、CD22 和 CD79a 阳性,SIg 和 CIg$^{+/-}$、CD45$^{+/-}$、CD5$^{+/-}$、CD10$^{+/-}$。30% 的患者有 Bcl-2 基因重组。根据基因分析结果,DLBCL 可分为两种或三种亚型:生发中心 B 细胞型(gcb)、激活外周血 B 细胞样型(ABC)和第 3 型。生发中心 B 细胞型的预后明显优于后两型。应用寡核苷酸阵列分析技术分析弥漫性大 B 细胞淋巴瘤的基因图谱,可将 DLBCL 分为两个预后不同的群体:B 细胞受体调节信号、重要苏氨酸/丝氨酸磷酸化途径和凋亡相关基因高表达和低表达两组,高表达组患者预后不良。Bcl-6 和 CD10 是生长中心 B 细胞的标记物,而 MUM1 主要表达于浆细胞和 B 细胞发育的晚期阶段,为非 GCB 的标志物。因此,应用免疫组化检测 CD10、Bcl-和 MUM1 表

达,以诊断 DLBCL 的病理亚型:生长中 B 细胞型和非生发中心型。GCB 诊断标准为 CD1 阳性或 MUM±)或 CD10 和 Bcl-6 共同阳性;如果 CD10 和 Bcl-6 均阴性,诊断为非 GCB 型。如果 Bcl-6 阳性而 CD10 阴性,根据 MUM1 表达决定亚型:MUM 阳性为 GCB,阴性为 GCB。应用免疫组化标准可以较准确地预测患者的预后。P53 突变在 DLBCL 占 6% ~33%,P53 蛋白表达占 13%~70%。

(四)诊断和分期

■病理诊断依赖于淋巴结切除或活检。

■颈部淋巴结受侵时,常规做头颈部内镜检查。

■分期检查包括体检、血常规、肝肾功能、血生化和 LDH、病毒指标、头胸腹盆腔 CT。

■头颈部原发病灶或受侵时,行 MRI 检查。

■有条件,尽可能行 PET-CT 检查。

■根据 Ann Arbor 分期原则进行分期。

■做国际预后指数(IPI)评估。

(五)治疗

■DLBCL 对放、化疗都很敏感,化疗为主要治疗手段,特别是免疫化疗可提高患者生存率。

■放疗为辅助治疗,适用于大肿块、结外器官受侵和化疗后未完全缓解的患者。

■Ⅰ~Ⅱ期 DLBCL 早期的治疗原则是化疗后,给予放疗巩固。

■R-CHOP-21(含利妥西单抗)方案是预后不良早期和晚期 DLBCL 的标准治疗方案。

■预后好的早期 DLBCL,仍然用 CHOP 方案。

■常规 CHOP 方案化疗后放疗是早期 DLBCL 的标准治疗原则。

■对于大肿块、结外受侵、化疗后未达 CR 的 DLBCL 是放疗的适应证。

■4 周期 R-CHOP 方案化疗加受累部位照射是Ⅰ~Ⅱ期 DLBCL 的标准治疗方案。

■不能用利妥西单抗,可给予 5~6 周期的 CHOP 加受累野照射。

■对化疗抗拒或不能耐受化疗的 DLBCL,放疗为主要挽救手段。

(六)照射技术

■DLBCL 化疗后给予受累野照射(ISRT)或受累淋巴结照射(INRT);对于化疗敏感的 DL-BCL 给予巩固性放疗时,CTV 不需包括亚临床病灶,不使用扩大野照射;对于化疗抗拒或耐受的早期 DLBCL 给予根治性放疗,CTV 可适当扩大。化疗前行 PET-CT 检查者可给予 INRT,而化疗前未行 PET-CT 检查者可给予 ISRT。

■化疗后达到 CR,可给予 DT 30~36 Gy 剂量照射;如果肿瘤残存或根治性放疗,给予 DT 40~50 Gy 剂量照射;对于大肿块,即使化疗后达到 CR,剂量也应给予 40 Gy。

二、原发纵隔弥漫性大 B 细胞淋巴瘤

(一)疾病概况及临床表现

■原发纵隔(胸腺)B 细胞淋巴瘤(primary mediastinal B cell lymphoma,PMBL)是来源于胸

腺的弥漫性大 B 细胞淋巴瘤,全世界分布广泛,但少见,占全部 NHL 的 2%～4%,在我国占全部 NHL 的 1.5%,病因不明。

■PMBL 主要发生于年轻女性,大部分患者在 10～45 岁,男女之比约为 1:2。

■肿瘤位于前上纵隔,常为大肿块,超过 10 cm,易侵犯邻近器官和组织,引起压迫症状和体征,1/3 的患者有上腔静脉压迫综合征和心包或胸腔积液。

■2/3 的患者有 LDH 增高,骨髓及中枢神经系统受侵少见。

■大部分患者为早期,占 60%～80%,以 Ⅱ 期最常见,Ⅲ～Ⅳ 期少见,肿瘤极少侵犯外周淋巴结,脊髓或胸腔外结外器官受侵较少见。

■肿瘤复发时,会侵及肝、肾、肾上腺和脑。

(二)病理分类

■PMBL 肿瘤细胞呈弥漫性生长,细胞大小不一,多为有裂或无裂大细胞,细胞形态不均质性,包括弥漫性混合细胞、弥漫性大细胞和免疫母细胞。背景为纤维化或硬化,包绕或缠绕肿瘤细胞。

(三)免疫表型、基因异常和分子分型

■PMBL 表达 B 细胞抗原,如 CD19、CD20、CD22 和 CD79a 阳性,但 CD15、CD21、CD68 和 CD138 阴性,CD30 弱阳性。

■IFR4/MUM1 和 CD23 常阳性,BCL2 和 BCL6 表达或不表达,典型表现为缺乏免疫球蛋白(sIgs)和胞质 Igs 表达。

■PMBL 来源 CD19$^+$/CD21$^-$ 的胸腺 B 细胞亚群,免疫特征为 CD9$^+$CD20$^+$CD22$^+$ 和 IgM 表达,CD21 阴性。

(四)诊断和分期

■病理诊断依赖于临床表现结合病理形态、免疫表型与基因表型。

■需要与 HL、纵隔灰区淋巴瘤及 T 细胞淋巴瘤鉴别。

■分期检查包括体检、血常规、肝肾功能、血生化和 LDH、β 微球蛋白,HIV 及肝炎病毒指标、头胸腹盆腔 CT,骨髓活检。

■胸腔积液和心包积液检查。

■PET-CT 检查对 PMBL 的诊断及鉴别诊断、临床分期及治疗评价有重要指导意义。

(五)治疗

■6～8 周期 R-CHOP 方案化疗加受累部位照射是早期 PMBL 的标准治疗方案。

■高剂量化疗加自体骨髓干细胞移植通常作为挽救性治疗手段。

■对于化疗前有大肿块或化疗后肿瘤残存或病变局部进展,应给予巩固性或挽救性放疗。

■利用 PET-CT 评估,Deauville 评分 4～5,应给予巩固性或挽救性放疗。

(六)照射技术

■PMBL 化疗后给予受累野照射(ISRT);CTV 包括受累淋巴结,化疗前影像学检查来确定

CTV 范围，适度外放 2～3 cm，不做淋巴结预防野照射。

■如果肿瘤明显退缩，则不包括正常组织。

■化疗后达到 CR，剂量应给予 40 Gy。化疗后残存或未达到 CR，可给予 DT 46～50 Gy 剂量照射。

■正常肺组织限量，$D_{mearn} \leqslant 16$ Gy，$V_{20} \leqslant 30$ Gy；复发或抗拒的纵隔淋巴瘤接受挽救性化疗和自体干细胞移植易增加放射性肺炎。年轻女性的乳腺照射剂量应 <6 Gy。

三、边缘带 B 细胞淋巴瘤（marginal B-cell lymphoma）

（一）疾病概况及临床表现

■边缘带 B 细胞淋巴瘤包括 3 种独立病理类型：结外黏膜相关淋巴组织淋巴瘤（MALT 淋巴瘤），结内边缘带 B 细胞淋巴瘤和脾边缘带 B 细胞淋巴瘤。

■结外 MALT 胞淋巴瘤的病因往往和抗原刺激相关；胃 MALT 淋巴瘤和幽门螺杆菌（Hp）感染有关，腮腺 MALT 淋巴瘤和干燥综合征有关，甲状腺 MALT 淋巴瘤和桥本氏甲状腺炎有关，眼 MALT 淋巴瘤和沙眼衣原体有关，肝 MALT 淋巴瘤和丙肝有关。

■中国 MALT 淋巴瘤占全部 NHL 的 5%～10%。

■边缘带 B 细胞淋巴瘤均为惰性淋巴瘤，病程进展缓慢，可长期生存。

■结外 MALT 胞淋巴瘤老年女性多见，中位年龄 60～70 岁，男女之比 1.5：1,50% 的原发部位位于胃肠道；80%～90% 为 Ⅰ～Ⅱ期，骨髓受侵少见，多部位或对称器官发生病变为 10%～30%。结外 MALT 淋巴瘤可发生全身任何结外部位，如甲状腺、乳腺、皮肤、胆囊、肝、前列腺、肾和颅内硬脑膜等。

■胃肠道 MALT 淋巴瘤：胃肠道是最常见的原发部位，病变局限于胃，中位年龄为 60～70 岁；最常见的症状为上消化道不适、出血、上腹痛和消化不良，最常见部位为胃体（64%）和胃窦（43%）；肿瘤位于黏膜下，常为弥漫病变。

■眼 MALT 淋巴瘤：病变位于眼、附件及眼眶内软组织和结膜，大部分病变位于一侧眼部，最常见受侵部位为眼眶内软组织（70%）、结膜和眼睑。

■腮腺和涎腺 MALT 淋巴瘤：涎腺 MALT 淋巴瘤常以良性淋巴上皮样病变肌上皮涎腺炎为背景和干燥综合征相关；临床表现为干性角膜结膜炎、黏膜干燥、面部毛细血管扩张和双侧腮腺增大；最常见侵犯部位为腮腺，大部分患者伴有干燥综合征。

■脾边缘带 B 细胞淋巴瘤（spleen marginal zone B-cell lymphoma，SMZL）：老年女性多见，中位年龄 60～70 岁，临床表现为无症状脾大，而贫血和 B 组症状少见；自身免疫现象和 SMZL 有关；预后好，中位生存期 10 年；SMZL 的预后指数包括 Hb<12 g/dl，LDH 增高和白蛋白 <3.5 g/dl；5 年生存率：低危组为 83%（无危险因素），中危组 72%（1 个危险因素），高危组 56%（2 个危险因素）。

■结内边缘带 B 细胞淋巴瘤（marginal zone B-cell lymphoma，MZCL）：结内 MZCL 少见，约占 10%；病变广泛，Ⅲ～Ⅳ期多见；常侵及外周和中央区淋巴结、骨髓、肝、脾；生存期低于结外 MALT 淋巴瘤。

■结外 MZCL 以大肿块常见,结内 MZCL 晚期较多,其他基本特征类似。

(二)病理分类

■边缘带 B 细胞淋巴瘤分为 3 种独立病理类型:结外边缘带 B 细胞淋巴瘤(结外黏膜相关淋巴组织淋巴瘤)、结内边缘带 B 细胞淋巴瘤和脾边缘带 B 细胞淋巴瘤。

(三)免疫表型、基因异常和分子分型

■边缘带 B 细胞的免疫表型和单核细胞样 B 细胞相似,表达 B 细胞抗原:CD20 和 CD79a 阳性,但缺乏 CD5、CD10、CD23、CD43 表达。

■边缘带 B 细胞通常表达 IgM 和 bcl-2,而单核细胞样 B 细胞缺乏 IgM 和 bcl-2。

■边缘带 B 细胞 IgD 低表达或阴性。其他抗原表达为 ALP、CD21/CD35 和 CD3 阳性。

■MALT 淋巴瘤缺乏 CD5 和 CD10 的表达。

■脾边缘带是少见的惰性淋巴瘤,其外周血具有绒毛状突出的淋巴细胞,被称为绒毛状淋巴细胞性脾淋巴瘤,总是表达 B 细胞抗原,CD19 和 CD20 阳性,大部分患者 CD22、CD24 和 FMC7 阳性,而 1/3 患者表达 CD23、CD38,50%患者表达 CD11C、25%表达 CD25。

(四)诊断和分期

■边缘带 B 细胞淋巴瘤分期前检查和其他 NHL 相同,但需根据原发部位做相关检查。

■胃 MALT 淋巴瘤行胃镜检查、幽门螺旋杆菌检查。

■脾边缘带 B 细胞淋巴瘤应常规检查血液中肿瘤细胞和骨髓。

■临床分期仍根据 Ann Arbor 分期,结外 MALT 淋巴瘤诊断时,常为多个病变或多灶,但大多原发和单个原发 MALT 淋巴瘤的预后相同,不改变临床分期。

(五)治疗

■放射治疗是早期 MALT 淋巴瘤的根治性治疗手段。

■Hp 阳性Ⅰ期胃 MALT 淋巴瘤首选抗 Hp 治疗。对于非大肿块临床Ⅰ期而且 Hp 阳性患者给予抗 Hp 治疗 3 周,同时联合应用 H_2 受体阻滞剂或抗酸制剂;3 个月后复查,如果淋巴瘤和 Hp 均阴性,随访,如果淋巴瘤阴性而 Hp 阳性,给予二线抗菌药物治疗 3 周,如果淋巴瘤未控,则给予放疗。

■脾边缘带 B 细胞淋巴瘤可脾切除或化疗。

■早期结内边缘带 B 细胞淋巴瘤化疗联合放疗。

■晚期边缘带 B 细胞淋巴瘤观察或化疗。

■常规化疗或利妥昔单抗主要用于晚期 MALT 淋巴瘤。

(六)照射技术

■放疗照射野采用受累野照射(ISRT);不做淋巴结预防照射,根据受侵器官,CTV 包括整个器官。如眼、腮腺和全胃照射。

■早期胃 MALT 淋巴瘤 CTV 包括全胃和胃周围淋巴结,通常包括胃和胃周围外放 1～2 cm,不做淋巴结预防照射。

■早期眼 MALT 淋巴瘤 CTV 包括整个眼及球后,病变局限于结膜时,可用单前野 8～12 Mev 单子束照射,包括整个结膜。

■低度恶性结外 MALT 淋巴瘤,根治性照射剂量 DT 24～30 Gy,DT 1.5～2.0 Gy/次。

四、滤泡性淋巴瘤(follicular lymphoma,FL)

(一)疾病概况及临床表现

■滤泡性淋巴瘤是欧美常见的非霍奇金淋巴瘤之一,占成年人结内原发 NHL 的 22%～35%,但在中国少见,约占 NHL 的 3%～6%。

■滤泡性淋巴瘤主要发生于老年人,中位年龄 60 岁,男女比例相同。

■大多患者表现为广泛性病变,Ⅰ～Ⅱ期少见,80% 为Ⅲ～Ⅳ期。

■FL 主要侵犯淋巴结,常侵及脾、骨髓。

■肿瘤恶性程度低,病情进展慢,早期可治愈。

(二)病理分类

■滤泡性淋巴瘤有 3 个独立的病理类型:滤泡性淋巴瘤、儿童型滤泡性淋巴瘤、原发皮肤滤泡中心淋巴瘤。

■滤泡性淋巴瘤包括两个病理亚型:原位滤泡肿瘤和十二指肠型滤泡淋巴瘤。

■滤泡性淋巴瘤分为低分级(Ⅰ～Ⅱ级)和高分级(Ⅲ～Ⅳ级),任何Ⅲ级 FL 伴有弥漫区域应定义为弥漫性大 B 细胞淋巴瘤。其病理分级及变异型如表 10-9 所示。

表 10-9 滤泡性淋巴瘤的病理分级及变异型

病理分级	Ⅰ级	0～5 个中心母细胞/高倍视野
	Ⅱ级	0～15 个中心母细胞/高倍视野
	Ⅲ级	>15 个中心母细胞/高倍视野
	Ⅲa 级	>15 个中心母细胞/高倍视野,但仍有中心细胞
	Ⅲb 级	中心母细胞形成瘤片,无残留中心细胞
类型		滤泡性淋巴瘤
		皮肤滤泡中心淋巴瘤
		儿童滤泡性淋巴瘤

(三)免疫表型、基因异常和分子分型

■FL 来源于生发中心 B 细胞,B 细胞相关抗原如 CD19、CD20 阳性和 SIg^+,而 CD5、CD45 阴性,$CD10^{+/-}$,$CD23^{-/+}$。

■滤泡性淋巴瘤的主要突变是 t(14;18)染色体易位和 MLL2 基因。

■CREBBP、EZH2、MEF2B、EP30 突变分别占 33%、27%、15% 和 9%。

(四)诊断和分期

■病理诊断应该获取完整或部分的淋巴结切除标本。

■临床分期检查包括血常规、肝肾功能、LDH、血沉、$β_2$-微球蛋白、病毒指标(HIV 和肝炎)、头胸腹盆 CT、骨髓穿刺活检。

■PET-CT 利于放疗确定靶区。

■仍然根据 Ann Arbor 分期原则进行临床分期。

■表 10-10 为滤泡性淋巴瘤常用国际预后指数。

■一些生物标记物（EZH2、ARID1A、MEF2B、EP300、FOX01、CREBBP 和 CARD11）结合进 FLIPI，称为 m7-FLIPI。

表 10-10　滤泡性淋巴瘤国际预后指数

预后模型	病理类型和适用人群	独立预后因素	预后分组	10 年总生存率（%）
FLIPI	滤泡性淋巴瘤	年龄（≤60 岁；>60 岁） LDH（正常，升高） 分期（Ⅰ～Ⅱ；Ⅲ～Ⅳ） 血红蛋白（≥120；<120 g/L） 淋巴结受侵数（≤4；>4 部位）	低危：0～1 中危：2 高危：3～5	71 51 36
FLIPI-2	利妥西单抗化疗，滤泡性淋巴瘤	年龄（≤60 岁；>60 岁） $β_2$-微球蛋白（正常，升高） 最大直径（≤6 cm；>6 cm） 血红蛋白（≥120；<120 g/L） 脊髓受侵（无；有）	低危：0～1 中危：2 高危：3～5	80 51 19

（五）治疗

■早期Ⅰ～Ⅱ级 FL 以放射治疗为标准治疗，可合并化疗。

■Ⅰ～Ⅱ期临床治疗包括观察、放疗、化疗、利妥西单抗或放化疗综合治疗。

■Ⅲ～Ⅳ期临床治疗原则包括观察、化疗、免疫化疗和高剂量化疗加骨髓移植等多种治疗手段，放疗是有效的姑息手段。

（六）照射技术

■早期 FL 根治性放疗采用受累野照射，根治剂量 24～30 Gy。

■晚期 FL 也采用受累部位照射，姑息放疗采用常规分割，总剂量 20～30 Gy。

五、结外鼻型 NK/T 细胞淋巴瘤

（一）疾病概况及临床表现

■结外鼻型 NK/T 细胞淋巴瘤在我国及亚洲、南美洲较常见，在我国占全部 NHL 的 20%～30%。

■最常见的原发部位为鼻腔、韦氏环和胃肠道。可发生于全身任何结外器官，上呼吸道最常见，上呼吸消化道为最常见的原发部位，占 80%～90%，主要为鼻腔、鼻咽及扁桃体。

■原发于淋巴结或结外器官和组织，分别占 60% 和 40%。原发结外，可见于结外任何部位，其中以胃肠道最常见。

■病理特征为血管中心性病变和 EB 病毒感染有关。

■临床表现以中年男性多见,一般状态好,常为局限Ⅰ～Ⅱ期;国际预后指数为 0～1 分。

■约 1/3 的患者有 B 症状(发热、盗汗、体重减轻)。

■区域淋巴结受侵或 LDH 升高。

■40%～50%原发肿瘤侵犯邻近器官或多部位受侵。原发于鼻腔的病变,其最常见的症状为鼻塞,侵犯邻近器官时,出现眼球突出、面部肿胀、硬腭穿孔、恶臭和发热。

■肿瘤对放疗敏感,对化疗抗拒,早期放疗时的主要治疗手段。

■结外鼻型 NK/T 细胞淋巴瘤具有异质性,不同原发部位具有不同的临床特征,结外鼻型 NK/T 细胞淋巴瘤分为 3 个亚组:鼻腔、鼻腔外上呼吸道消化道、上呼吸消化道外。

(二)病理分类

■病理特征为血管中心性病变。

■黏膜下广泛溃疡和弥慢性淋巴瘤。

■血管坏死性病变约为 60%～80%。

■镜下可见:较多的急性和慢性反应的炎性细胞,少见肿瘤细胞。

■大部分肿瘤为中等大小细胞或小细胞和大细胞混合。

(三)免疫表型、基因异常和分子分型

■免疫组化表型为:$CD2^+$ $CD56^+$、$CD3s^-$ danCD3$^+$。

■至少有一项细胞毒性相关蛋白(颗粒酶 B、TIA 和穿孔素)阳性,肿瘤组织中 EBER$^+$、无 B 细胞抗原表达(CD19、CD20、CD22 和 CD79a 阴性)。

■其他 T 细胞和 NK 细胞相关抗原常为阴性(CD4、CD5、CD8、CD16、CD57 阴性)。

■NK 细胞来源不表达 T 细胞受体(TCR),细胞毒性 T 细胞来源表达 TCRg 或 TCRβ。

■$CD56^-$,但 $CD3ε^+$ 细胞毒分子$^+$ 和 EBV$^+$ 也可诊断结外鼻型 NK/T 细胞淋巴瘤。

■$CD56^-$,但无细胞毒分子$^+$ 和 EBV$^+$,则不能诊断结外鼻型 NK/T 细胞淋巴瘤,应诊断为外周 T 细胞淋巴瘤-非特指型。

■鼻腔原发更多为 $CD56^+$,鼻腔外上呼吸消化道原发较多为 $CD56^-$。

■KI67 高表达与预后关系密切。

■结外鼻型 NK/T 细胞淋巴瘤无特征性细胞遗传学改变,我国患者 p53 突变发生率为 24%～48%,FOXO3、PRDM1、DDX3X 突变常见。

(四)诊断和分期

■详细的病史和体格检查是必须的。

■常规做头颈部间接和直接鼻腔和鼻咽镜检查。

■上呼吸消化道也应做常规检查。

■影像学检查检查应包括头胸腹盆腔 CT、常规的头颈部 MRI 检查。

■PET-CT 建议常规检查。

■根据 Ann Arbor 分期原则进行分期,可以反映预后。有学者建议把Ⅰ期分为局限期和广泛期,局限Ⅰ期:肿瘤局限于原发病灶(如鼻腔、鼻咽、扁桃体或口咽等),未侵及周围邻近

器官或组织；广泛Ⅰ期：肿瘤超出原发结外部位直接侵犯周围邻近器官或多个邻近器官
受侵。

■缺乏广泛接受的结外鼻型 NK/T 细胞淋巴瘤预后模型。

（五）治疗

■结外鼻型 NK/T 细胞淋巴瘤主要根据 Ann Arbor 分期进行分层治疗。

■早期以放射治疗为主要治疗，化疗为辅助治疗；晚期以化疗为主，化疗以含门冬酰胺化疗
方案为主。

■Ⅰ期伴有危险因素（Ⅰ期合并高龄、ECOG≥2 分，LDH 增高或原发肿瘤侵犯）或Ⅱ期建议
先放疗后化疗。

■目前无标准化疗方案，倾向于用左旋门冬酰胺酶、培门冬酰胺酶、顺铂或吉西他滨等药物。

■SMIE 方案毒性较大。

■高剂量化疗联合自体干细胞移植疗效不确定。

（六）照射技术

■早期患者行大野照射和 50 Gy 的根治性剂量。

■鼻腔原发：CTV 包括双侧鼻腔、双侧前组筛窦、硬腭和同侧上颌窦；肿瘤侵及后鼻孔或鼻
咽，CTV 应扩展至鼻咽；肿瘤侵及鼻腔以外，靶区应扩大至受累的邻近器官和结构。Ⅰ期
不做颈部淋巴结预防照射，Ⅱ期做颈部淋巴结预防照射。

■韦氏环原发：韦氏环包括鼻咽、口咽、扁桃体和舌根，CTV 包括整个韦氏环和后鼻孔；Ⅰ期
做颈部淋巴结预防照射，Ⅱ期做全颈部淋巴结预防照射。

■照射技术采用三维适形放射治疗或调强放射治疗。

■靶区剂量给予 50 Gy 根治剂量，如果肿瘤残留，可补量 5～10 Gy。

■腮腺平均剂量控制在 16～26 Gy 以下。

六、间变性大细胞淋巴瘤（anaplastic large cell lymphoma，ALCL）

（一）疾病概况及临床表现

■ALCL 肿瘤细胞呈间变性，生长黏合成团倾向，侵犯淋巴结窦，肿瘤细胞 CD30 强阳性。

■大部分来源于 T 细胞，少部分来源于 B 细胞。

■原发系统型 ALCL 占成人 NHL 的 3%。

■ALCL 有 3 种独立病理类型：ALK 阳性原发系统型 ALCL、ALK 阴性原发系统型 ALCL、
原发皮肤型 ALCL。其比较如表 10-11 所示。

表 10-11　原发系统型 ALCL 和原发皮肤型 ALCL 的比较

比较类别	原发系统型 ALCL		原发皮肤型 ALCL
	ALK 阳性	ALK 阴性	
病理形态	所有变异型	普通型多	普通型或淋巴细胞型多

比较类别	原发系统型 ALCL		原发皮肤型 ALCL
	ALK 阳性	ALK 阴性	
ALK	＋	－	－
CD3	大部分阳性	大部分阴性	
年龄(中位)	30 岁	老年,55~60 岁	老年多见
性别比(男：女)	男性多见 3：1	男女相似 1：1.2	
分期	Ⅲ~Ⅳ期多见	Ⅰ~Ⅱ期多见	局限期,早发或多发皮肤
结外受侵	多见,约 60%	少见	少见
预后	好	差	最好,惰性
5 年总生存	70%~90%	40%~60%	85%~95%

(二)病理分类

■病理特征为淋巴结构部分消失,肿瘤细胞易侵犯淋巴窦。

■肿瘤生长类型常聚合成团,肿瘤细胞常和炎性细胞混合。

■少见红细胞和多形性粒细胞。

■肿瘤细胞成间变性,细胞从小到大。

■ALCL 包括 5 种形态学变异:普通型、小细胞型、淋巴组织细胞型、巨细胞富有型和霍奇金样。

■普通型最常见,占 ALCL 的 70%,肿瘤细胞大、多形性,胞质丰富,胞核成马蹄型或肾型。

■小细胞型和淋巴组织细胞型各占 5% 和 10%,常见于儿童。

(三)免疫表型、基因异常和分子分型

■ALCL 的特征性免疫表型为 $CD3^+(ki-1)$。

■原发系统型 ALCL 来源的 T 细胞常表达一种或多种 T 细胞抗原,特别 $CD3^+$。裸细胞常表达细胞毒分子如颗粒酶 B 和 TIA-1,并有重组 $TCR\gamma/\beta$。

■ALCL 主要遗传学变化为 t(2；5)(p23；q35)染色体易位,产生 NPM-ALK 融合蛋白,30%~60% 的 ALCL 表达 NPM-ALK 蛋白,75%~85% 的 ALK 阳性的 ALCL 有 t(2；5) 染色体易位。

■ALK 免疫组化检查是重要的 ALCL 检查手段。

(四)诊断和分期

■详细的病史和体格检查是必须的。

■影像学检查检查应包括头胸 CT,常规的头颈部、腹盆腔 MRI 检查。

■PET-CT 建议常规检查。

■ALK 免疫组化检测,免疫表型检测易于鉴别。

■国际预后指数和 CD56 是 ALCL 独立的预后因素。

(五)治疗

■化疗为主要治疗手段,ALCL 对多柔比星(阿霉素)化疗方案敏感。

■早期 ALCL 行化疗后给予受累野照射,但少见。

■晚期以化疗为主,化疗方案主要为含多柔比星的方案,如 CHOP、CHOEP、ABVD 和 MA-COP-B。

■VP-16 加入 CHOP 方案,对外周 T 细胞淋巴瘤的改善有益。

(六)乳房假体植入相关的 ALCL

■乳房假体植入相关 ALCL(breast implant-associated ALCL,BIA-ALCL)是一种罕见的惰性淋巴瘤。

■发病与慢性炎症、亚临床感染和免疫反应有关。

■确诊时假体植入的中位时间约为 10 年,60%～80% 为 IE 期。

■常见症状为局部肿胀,其次为疼痛、乳房痉挛,1/3 的患者会有肿块。

■多为 ALK 阳性。

■治疗手段为局部手术,或辅以术后化疗或放疗;不宜手术的或术后残留,可给予放疗。

七、原发皮肤淋巴瘤(primary cutaneous lymphoma,PCL)

(一)疾病概况及临床表现

■PCL 是一组来源于 T 细胞或 B 细胞的异质性淋巴瘤。

■PCL 是指淋巴瘤发生于皮肤、且在诊断时和诊断后 6 个月内无皮肤外病变。

■PCL 存在特异的染色体易位、癌基因表达、病毒序列和黏膜受体的表达。

■我国原发皮肤淋巴瘤少见,以皮肤蕈样肉芽肿较多见。

(二)病理分类

■病理分类及特征如表 10-12 所示。

表 10-12　原发皮肤淋巴瘤病理分类及特征

分类	分类特征
皮肤 T 细胞和 NK 细胞淋巴瘤	蕈样肉芽肿
	亚型和变异型
	嗜毛囊性 MF
	佩吉特病样网状细胞增多症
	肉芽肿性皮肤松弛症
	赛塞利综合征
	成人 T 细胞淋巴瘤/白血病
	原发皮肤 CD30⁺ 淋巴增殖性疾病
	原发皮肤间变大细胞淋巴瘤
	淋巴瘤样丘疹病
	皮下脂膜炎样 T 细胞淋巴瘤

分类	分类特征
结外 NK/T 细胞淋巴瘤，鼻型	原发皮肤外周 T 细胞淋巴瘤
	原发皮肤侵袭性嗜表皮 CD8T 细胞淋巴瘤
	皮肤 γ/δT 细胞淋巴瘤
	原发皮肤 CD4$^+$ 中细胞多形性 T 细胞淋巴瘤
	皮肤 B 细胞淋巴瘤
	原发皮肤边缘带 B 细胞淋巴瘤
	原发皮肤滤泡中心淋巴瘤
	原发皮肤弥漫性大 B 细胞淋巴瘤-腿型
	原发皮肤弥漫性大 B 细胞淋巴瘤-其他
	血管内大 B 细胞淋巴瘤
	前体血液肿瘤
	CD4$^+$/CD56$^+$ 血液肿瘤

（三）原发皮肤 B 细胞淋巴瘤

■原发皮肤 B 细胞淋巴瘤（PCBCL）在美国占全部皮肤淋巴瘤的 25%～29%，男性多见，以低度恶性淋巴瘤多见。低度恶性皮肤淋巴瘤包括皮肤边缘带 B 细胞淋巴瘤和皮肤滤泡淋巴瘤。

■原发皮肤滤泡中心细胞淋巴瘤（primary cutaneous follicle center cell lymphoma，PCFCL）为皮肤原发的 B 细胞淋巴瘤，肿瘤由滤泡中心细胞组成，通常为中心细胞和不同数量的中心母细胞混合组成。生长型为滤泡性、滤泡和弥漫性混合或弥漫性，常侵犯头部和躯干，弥漫性生长的淋巴瘤定义为原发皮肤大 B 细胞淋巴瘤。皮肤 B 细胞淋巴瘤原发于腿部，表现为大的滤泡中心细胞，呈弥漫性增殖，临床表现和生物学行为和原发于于头颈或躯干相同病理类型淋巴瘤有明显不同，定义为腿原发大 B 细胞淋巴瘤。

◆PCFCL 表现为结节性或弥漫性浸润，早起小病变为包含中心细胞，较少中心母细胞和较多反应性 T 细胞的混合体。PCFCL 的常见特征为大而多分裂的中心细胞。肿瘤细胞表达 B 细胞抗原 CD20$^+$ 和 CD79a$^+$，sIgs 表达。肿瘤细胞表达 bcl-6、CD5 或 CD43 阴性。滤泡生长型可见 CD10 表达，弥漫性生长型常缺乏 CD10 表达，一般不表达 bcl-2。

◆PCFCL 病变表现为单个或成片的红斑、斑块或和肿块，无鳞，周边可有环形斑块大部分病例病变局限于头皮、额部皮肤和躯干。

◆PCFCL 以放射治疗为主要治疗方法，放射剂量为 20～54 Gy，电子线照射时，放疗剂量为≤30 Gy，放疗范围包括皮肤病变边缘外 2 cm。也可局部切除，病灶内注射干扰素，如果病变和广泛，可给予多柔比星为主的联合化疗。

■腿型原发皮肤弥漫性大 B 细胞淋巴瘤（PCLBCL-leg type）具有大 B 细胞形态为主或成片病变，特征性位于或局限于腿部皮肤，极少数患者可以原发于腿以外的皮肤。

◆PCLBCL-leg type 病变主要表现为弥漫性非嗜表皮浸润,肿瘤细胞为大 B 细胞,小核裂 B 细胞和反应性 T 细胞相对少见。

◆PCLBCL-leg type 肿瘤细胞表达单型性 sIg 和或 cIg,同时表达 CD20、CD79a 等 B 细胞 抗原;bcl-2 高表达,但无 t(14;18)易位;MUM-1、IRF-4 表达,bcl-6 表达,不表达 CD10。

◆PCLBCL-leg type 老年人多见,大多在 70 岁以上,女性多见。病变位于一侧或双侧下 肢,红色或带蓝色结节或肿块,进展迅速,易于播散至皮肤以外结外器官。

◆PCLBCL-leg type 以多柔比星联合方案化疗为主要治疗手段,单发、小的皮肤病变可以 考虑放疗,部分患者对利妥昔单抗治疗有效。

◆原发皮肤弥漫性大 B 细胞淋巴瘤-其他(PCLBCL-other)是指发生于皮肤的大 B 细胞淋巴 巴瘤,极少见,常为全身淋巴瘤皮肤侵犯表现,如头、躯干和四肢皮肤。预后较好。血管 内大 B 细胞淋巴瘤极少见,归于此类,为大的、肿瘤性 B 淋巴细胞聚集于血管壁,常表现 为下肢、躯干皮肤的紫罗兰色斑点或斑块。

■原发皮肤边缘带 B 细胞淋巴瘤(PCMZL)为惰性淋巴瘤,来源于小 B 细胞,包括皮肤免疫 细胞瘤、皮肤滤泡淋巴细胞增生、皮肤的髓外浆细胞瘤;被认为是边缘带 B 细胞淋巴瘤原 发于结外黏膜相关组织。

◆PCMZL 的病理特征为小淋巴细胞、边缘带 B 细胞、淋巴浆细胞样细胞和浆细胞结节状 或弥漫性浸润,但不侵及表皮。

◆PCMZL 的免疫表型为 CD20、CD79a 和 bcl-2 阳性,CD5、CD10 和 bcl-6 阴性;反应性生 发中心表现为 bcl-6⁺、CD10⁺ 和 bcl-2 阴性,浆细胞表达 CD138 和 CD79a,通常不表达 CD20;并 cIg 阳性。

◆PCMZL 可 IgH 重组,但无特异性易位,部分 PCMZL 存在 t(14;18)(q32;q21)和 t(3; 14)(p14;q32);14 号染色体和 IgH 有关,18 号染色体和 MLT 基因相关,3 号染色体和 POXP1 有关。

◆PCMZL 表现为单个/皮下红色或紫红色斑块、结节,易侵犯四肢和躯干,以上肢多见,常 以多灶皮肤受侵,溃疡少见。

◆PCMZL 单发或多发的病变放疗或手术,对于皮肤广泛病变应用瘤可宁或瘤内/皮肤内 注射 α-干扰素;反复复发病例可给予光动力疗法或病变内激素治疗。

(四)原发皮肤 T 细胞淋巴瘤

■蕈样肉芽肿是一种嗜上皮的皮肤 T 细胞淋巴瘤(MF)。MF 定义为经典的 Alibert-Bazin 型 MF,病变从红斑期、斑块期至瘤块期逐步发展;MF 是皮肤 T 细胞淋巴瘤最常见的病理 亚型,占皮肤淋巴瘤的 50%,病变可进展为 CD30⁺ 或 CD30⁻ 的 daT 细胞淋巴瘤。

◆MF 嗜表皮、呈斑块样侵犯,可侵及乳头状真皮,肿瘤细胞小或中等大小,偶有大的单核 细胞,核深染,筛状,伴有混合性炎性细胞。特征性表现为表皮下层有单个或小组的肿 瘤细胞克隆性形成。

◆MF 细胞 CD30⁺、CD4⁺、CD45RO⁺、CD8⁻ 和 CD30⁻。

◆MF 中老年发病,男性多见,病程进展缓慢。

◆MF 病变局限于皮肤时,治疗包括皮肤靶向治疗(如光化学治疗 PUVA)、氮介或 BCNU

和放射治疗；全身电子线照射适用于广泛期(红斑期和斑块期)，红斑期和斑块期考虑化疗；淋巴结受侵胞核器官受侵应考虑多药化疗；病变广泛时可大剂量化疗或自体干细胞移植。

◆全身皮肤电子线照射(TSER)：采用 3、6、9 MV 能量，采用三前三后治疗野进行治疗；每个治疗野有上、下两个方向的照射束，它们的角度是沿水平轴上下各 20°；治疗时，患者以 6 种体位站立在射线束前方；在每个治疗周期的第一天，进行正前野、右后斜野、左后斜野治疗，第二天进行正后野、右前斜野、左前斜野治疗，2 d 为一个周期，全身皮肤照射 1.5～2 Gy；通常每周照射 4 次。根治性放疗给予 30～36 Gy/8～10 周；姑息性治疗，总剂量为 10～20 Gy。注意屏蔽眼、手指、脚趾及手脚的侧面，单子线照射不到的部位可单独补量。

■赛塞利综合征(SS)为红皮病、广泛淋巴结病变和外周血存在肿瘤性 T 细胞(Sézary 细胞)三联征。

◆SS 细胞浸润常呈单一性，有时无嗜表皮样浸润。典型的淋巴结受侵为致密、单一的 S 细胞受侵，正常淋巴结构消失。

◆SS 肿瘤细胞 $CD30^+$、$CD4^+$、$CD45RO^+$、$CD8^-$ 和 $CD30^-$，大部分病例有 TCR 基因重组；外周血克隆性 T 细胞的存在是鉴别良性红皮病的重要标准。

◆SS 特征为瘙痒性红皮病、淋巴结病变、脱发、指甲营养不良和表皮角化，骨髓可见肿瘤细胞，极少见淋巴结构被肿瘤细胞取代。

SS 采用 MTX 加苯丁酸氮芥和泼尼松治疗，体外光敏疗法治疗有效。

■$CD30^+$ 皮肤间变性大细胞淋巴瘤(ALCL)为病变局限于皮肤，无全身受侵，无蕈样肉芽肿、外周 T 细胞淋巴瘤、淋巴瘤样丘疹病史。

◆ALCL 为惰性仅需局部治疗(手术或放疗)，广泛期病变考虑化疗，化疗抗拒的原发皮肤 ALCL 维生素 A 酸治疗有效。

◆ALCL 占皮肤淋巴瘤的 10%，中位发病年龄为 60 岁，ALK 为阴性，缺乏细胞毒基因表达，临床表现为单发、无症状的皮肤或皮下紫红色结节、表面常可破溃，常发生于四肢和躯干，约 25% 的患者出现部分或完全性自发性肿瘤消退。

■皮下脂膜炎样 T 细胞淋巴瘤(SPTL)是一种细胞毒性 T 细胞淋巴瘤，小、中或大的多形性 T 细胞和巨噬细胞主要侵犯皮下，腿是主要侵犯部位，常伴溶血综合征。

◆SPTL 分为 α/Bt 细胞和 α/Δt 细胞两个亚型，前者 CD8 阳性，病变局限于皮下，无真皮和表皮侵犯，病程进展缓慢；而后者细胞占 SPTL 的 25%，CD4 和 CD8 阴性，但常表达 CD56，病变不但侵犯皮下，也侵犯真皮和表皮，预后好。

◆SPTL 病理形态表现为小、中或大的多形性 T 细胞和巨噬细胞。

◆SPTL 见于成人和儿童，男女比例相同，病变为单个或多个结节，斑片，多侵犯腿部，也可广泛。

◆多柔比星联合放疗是 SPTL 的治疗原则。

八、原发中枢神经系统淋巴瘤

（一）疾病概况及临床表现

- 原发性中枢神经系统淋巴瘤（primary central nervous system lymphomas，PCNSL）是指发生于脑和脊髓的结外 NHL。占中枢神经系统恶性肿瘤的 3%。PCNSL 发生于免疫功能正常的人群或有先天性或获得性免疫缺陷综合征（AIDS）的患者。
- 健康人群和 AIDS 患者中 PCNS 的发病率均有上升。
- 免疫功能正常和异常的 PCNSL 的中位发病年龄分别为 55 岁和 31 岁，男性略高于女性，病程短，症状发生至诊断常为 1～3 个月。临床表现如表 10-13 所示。
- PCNSL 除原发肿瘤部位引起的定位症状外，还伴有精神症状和颅高压症状，B 组症状少见。
- 原发肿瘤部位位于脑室旁，常侵犯胼胝体、基底神经节和丘脑，肿瘤往往沿体液播散。脑脊液检出阳性率为 40%。

表 10-13 免疫功能正常和异常的 PCNSL 的临床表现

临床表现	免疫功能正常 PCNSL	免疫功能异常 PCNSL
中位年龄（岁）	55	31
精神症状（%）	少见，约 35	多见，约 50
颅高压症状（%）	少见，约 14	多见，约 32
颅内病变（%）	占位性病变为主，多发病灶占 25	弥漫性病变为主，多发病灶占 50，伴环状增强
脑脊液受侵（%）	30	23
脑膜受侵（%）	约 40	—

（二）病理分类

- PCNSL 主要为两种病理类型：弥漫性大 B 细胞和 Burkitt 样淋巴瘤。
- CD30 阳性间变性大细胞淋巴瘤、T 细胞淋巴瘤和原发脑的 HL 极少见。
- 有报道称 90% 为弥漫性大细胞核免疫母细胞淋巴瘤。

（三）诊断和分期

- 详细的病史和体格检查是必须的。
- CT 和 MRI 检查必不可少。^{201}TI-SPECT 检查易于鉴别感染性疾病，^{18}FDG PET 利于鉴别胶质瘤。
- 立体定向活检和免疫功能检查是必须的。
- 临床检查应该包括中枢神经系统检查、常规脑脊液生化和细胞病理检查。
- 所有 PCNSL 患者的病变局限于颅内时均为 IE 期。

（四）治疗

- 首选高剂量甲氨蝶呤（MTX）为基础的化疗。

■化疗后稳定和部分缓解的患者,全脑放疗仍是标准治疗手段。

■皮质激素用于拒绝化疗或不能耐受放化疗的患者。

■手术仅用于立体定向活检。

■放疗为有效治疗手段,照射靶区为全脑,对于化疗后残存或复发的患者,放疗剂量 36~45 Gy;对于不适合化疗的患者放疗剂量为 40~50 Gy,推荐常规分割量为 1.5 Gy~2 Gy。如果 CSG 检查发现肿瘤细胞或 MRI 检查脑脊膜有明确肿瘤受侵,可全脑全脊髓照射。放疗并发症为记忆力丧失和认知障碍。

九、胃肠道淋巴瘤

(一)疾病概况及临床表现

■胃肠道原发霍奇金淋巴瘤(primary gastrointestinal non-Hodgkin's lymphomas, PGI-NHL)是结外最常见的淋巴瘤,占结外淋巴瘤的 30%~45%。

■胃肠道 NHL 大部分为弥漫性大 B 细胞淋巴瘤。

■胃肠道 NHL 原发部位以胃最常见(55%~75%),其次为小肠(35%),中位年龄 60~65 岁,男性多见,男女比例为 2:1~3:1。

■主要临床表现为上腹部疼痛,其他为体重下降、恶性、呕吐、腹部饱满、消化不良,20%~30%的患者有胃出血,穿孔少见;肠道 DLBC 梗阻发生率为 18%,出血、穿孔少见。

■Ⅰ~Ⅱ期最常见,占 70%~90%,Ⅲ~Ⅳ期少见,LDH 增高约为 15%。

(二)病理分类

■PGI-NHL 主要为 B 细胞淋巴瘤。

■常见的病理类型为弥漫性大 B 细胞淋巴瘤和结外黏膜淋巴组织淋巴瘤,其他少见的 B 细胞淋巴瘤包括滤泡淋巴瘤和套细胞淋巴瘤,T 细胞淋巴瘤极为少见。

(三)诊断和分期

■NCCN 指南推荐的原发性胃肠道淋巴瘤的临床分期标准为 Lugano 分期系统(表 10-14)。

表 10-14 胃肠道淋巴瘤 Lugano 分期

分期	描述
Ⅰ 期	肿瘤局限于胃肠道(单一原发病灶或多个非连续性病灶)
Ⅰa 期	局限于黏膜和黏膜下层
Ⅰb 期	侵犯黏膜下层
Ⅱ 期	肿瘤侵及膈下淋巴结或穿透浆膜累及邻近组织和器官
Ⅱa 期	局部区域淋巴结受侵(Ⅱ1)和(或)累及膈下邻近组织或器官(Ⅱ1E)(影像学上直径小于 1 cm 的胃周淋巴结不包括在内)
Ⅱb 期	超出区域的、膈下淋巴结受侵(Ⅱ2)和(或)累及邻近组织或器官(Ⅱ2E)

分期	描述
Ⅲ期	胃肠原发病变伴横膈两侧的淋巴结受累,累及邻近组织器官(ⅢE)或脾脏受累(Ⅲs),或同时累及邻近组织或器官和脾脏(ⅢEs)
Ⅳ期	病变在胃肠外弥漫受累,伴或不伴淋巴结受累

(四)治疗

■胃 NHL 以保留胃功能治疗如抗 Hp 治疗、放疗和化疗为主要治疗手段。其治疗原则如表10-15 所示。

表 10-15　胃 NHL 治疗原则

病理类型	临床分期	治疗原则
MALT 淋巴瘤	Lugano 分期Ⅰ E、Ⅱ E、Hp 阳性	抗 Hp 治疗
	Ⅰ E、Ⅱ E、Hp 阴性或抗 Hp 失败	放疗(30 Gy)
	Ⅲ～Ⅳ期	观察或化疗
其他低度恶性淋巴瘤	Ⅰ E～Ⅱ E 期	放疗(30 Gy)
	Ⅲ～Ⅳ期	观察或化疗
弥漫性大 B 细胞淋巴瘤	Ⅰ E～Ⅱ E 期	化疗(3-6R-CHOP)+放疗(30～45 Gy)
	Ⅲ～Ⅳ期	化疗(6-8xR-CHOP)

(五)照射技术

■胃 NHL 照射范围包括全胃、胃周淋巴结和(或)胃主动脉旁淋巴结。
■调强放疗技术更好。

十、韦氏环淋巴瘤

(一)疾病概况及临床表现

■韦氏环 NHL 定义为原发于咽淋巴环的淋巴瘤,包括鼻咽、扁桃体、舌根和口咽。在亚洲多见,是最常见的头颈部 NHL。
■男性多见,男女比例为 2∶1～3∶1,中位年龄为 43 岁,原发部位以扁桃体最常见。
■临床表现和原发部位有关,主要表现为鼻咽出血、耳鸣、扁桃体肿大、颈部肿物。
■临床Ⅰ、Ⅱ期多见,占 70%,其中Ⅱ期就占 60%以上,就诊时多存在区域淋巴结或/和远处受累,约占 85%。

(二)病理分类

■韦氏环原发 NHL 主要为 B 细胞淋巴瘤。
■常见的病理类型为弥慢性大 B 细胞淋巴瘤,NK/T 细胞淋巴瘤少见。
■极少数为滤泡淋巴瘤和结外黏膜相关淋巴组织淋巴瘤。

(三)诊断和分期

■应用 Ann Arbor 分期作为临床分期标准。

■详细的病史、体格检查、血常规、肝肾功能、LDH、β_2-微球蛋白检测。

■上呼吸道纤维内镜检查。

■影像学检查检查应包括头颈部 MRI/CT 检查,胸腹盆腔 CT。

■骨髓活检和穿刺。

(四)治疗

■韦氏环原发 NHL 治疗原则根据病理类型和临床分期来确定。

■早期低度恶性 NHL 建议单纯放疗,晚期以化疗为主。

■早期弥漫性大 B 细胞淋巴瘤以 4～6 周期 R-CHOP 化疗加受累野照射;Ⅲ～Ⅳ 期以化疗为主,加或不加残存病灶放疗。

■早期 NK/T 细胞淋巴瘤采用放疗加化疗的综合治疗;Ⅲ～Ⅳ 期以化疗为主,加或不加残存病灶放疗。

■调强放射治疗可以降低放疗的并发症。

(五)照射技术

■低度恶性,如滤泡淋巴瘤和结外黏膜相关淋巴组织淋巴瘤及弥漫性大 B 细胞淋巴瘤采用受累野照射,但韦氏环作为一个整体包括在放疗野内。

■NK/T 细胞淋巴瘤除了包括整个韦氏环外,靶区还应包括双颈部淋巴引流区(无论有无颈部淋巴结受累)。

■放疗剂量低度恶性 NHL 采用 30 Gy,DLBCL 若完全缓解,给予 30～40 Gy,部分缓解 45 Gy,根治性放疗 50 Gy,NK/T 细胞淋巴瘤韦氏环和受累淋巴结 50 Gy,进一步预防 40 Gy。

■建议采用三维适形和调强放射治疗技术。

十一、原发睾丸非霍奇金淋巴瘤

(一)疾病概况及临床表现

■原发睾丸非霍奇金淋巴瘤(primary testicular non-Hodgkin's lymphomas,PTL)以睾丸肿块为首发症状或主要症状、无明显其他结外器官受侵。

■是一种高度侵袭性疾病,易向其他结外部位转移,预后差。

■PTL 极少见,仅占所有 NHL 的 1%～2%,近年发病呈上升趋势。

■发病年龄多为 60 岁以上老年人,占 25%～70%。

■PTL 发病可能与外伤、慢性炎症感染和隐睾有关。

■PTL 主要症状为一侧睾丸无痛性肿大,以右侧多见。

■全身症状包括发热、盗汗和体重下降,见于晚期患者。

■体检可触及与睾丸难于区分的肿块,可活动,从正常大小到 16 cm;附睾受侵时,可触及固定、结节样肿物。

■PTL 可双侧受侵,可同时或非同时发生。

■PTL 易侵及邻近结构、如附睾、精索、阴囊皮肤等,区域淋巴结受侵,包括腹膜后淋巴结和盆腔淋巴结,腹膜后淋巴结转移可伴有腹水、腹痛。

■PTL 易于向其他结外器官转移。

(二)病理分类

■80％～90％PTL 是弥漫性大 B 细胞淋巴瘤,其中大部分是活化的 B 细胞(ABC 亚型)(免疫组化 CD10$^-$/BCL$^-$6$^{+/-}$、MUM1$^+$)。

■PTL 也可出现淋巴瘤的其他组织学类型,包括套细胞、浆母细胞和伯基特淋巴瘤,以及罕见的 T 细胞和滤泡淋巴瘤。

■大标本直径从 1.5～16 cm 不等,切面呈均质鱼肉状、质软、灰色、褐色或粉红色,可有出血、坏死,界限不清。

■光镜下瘤细胞多由未成熟的淋巴细胞组成,细胞多形、核大小不等,核分裂像常见。

■PTL 可见血管壁侵袭和破坏。

■PTL 缺乏滤泡和套细胞淋巴瘤常见染色体(14;18)和(11;14)的易位,可见 IgH 的核苷片段 V-D 和 J 的重排。

■原发于睾丸的弥漫性大 B 细胞淋巴瘤有 bcl-2 高表达,但无染色体(14;18)易位。

(三)诊断和分期

■超声是睾丸疾病的常规检查手段。睾丸 NHL 多为弥漫低回声或点状低回声肿块,沿睾丸纵隔周围可见低回声的条纹状放射带。

■血常规、生化检查、胸部 CT、腹盆腔 CT,骨髓穿刺和活检,腰穿,淋巴造影。

■PET 或 PET-CT 可用于中高度恶性淋巴瘤的分期和疗效评价。

■Ⅰ～ⅡE 期最多见。

(四)治疗

■先经腹股沟精索高位结扎睾丸切除术。Ⅲ～ⅣE 期患者可待全身化疗达到完全缓解(CR)后再行睾丸切除。

■早期患者多考虑术后化疗和放疗。化疗以蒽环类药物为主,化疗 6 个周期。

■对侧睾丸须预防性照射。

(五)照射技术

■照射野包括腹主动脉旁加盆腔淋巴引流区,照射剂量为 30～50 Gy。

■在现有的有效化疗方案处理后,特别是应用利妥昔单抗后,可采用累及野照射。

十二、髓外浆细胞瘤

(一)疾病概况及临床表现

■髓外浆细胞瘤(extramedullary plasmacytoma,EMP)是一种由单克隆浆细胞异常增生形成的恶性肿瘤,多以局限性肿块为主诉、对放射治疗敏感,少数患者会转化为多发性骨髓瘤。

■EMP 占所有浆细胞肿瘤的 $1.9\%\sim2.8\%$,男性多见。

■EMP 的中位年龄是 55～67 岁。

■病变多局限或以局部侵犯为主,区域淋巴结转移少见。

(二)病理分类

■EMP 是源于骨髓外的单克隆浆细胞。

■浆细胞肿瘤包括 EMP、骨的孤立性浆细胞瘤、多发性骨髓瘤(MM)和浆母细胞肉瘤。

(三)诊断和分期

■病理证实为髓外部位的浆细胞肿瘤,有或无区域淋巴结受累。

■骨髓检查浆细胞数<5% 或 10%。

■骨骼系统的临床及影像检查正常。

■单克隆免疫球蛋白的免疫组化检查更易证明 EMP 的单克隆性。

(四)治疗

■单存放射治疗可获得满意效果,多数学者认为 30～50 Gy 剂量照射即可获得良好的局控,如果肿瘤消退不明显,可适当增加照射剂量。区域淋巴结预防照射尚有争议。

■如果肿瘤位于软组织、比较局限、手术可完全切除时,可选择手术治疗;手术与放疗的联合治疗疗效更好。

(马红兵　黄　珊　王敏聪)

参考文献

[1]　Swerdlow SH,Campo E,Pileri SA,et al. The 2016 revision of the World Health Organization classification of lymphoid neoplasms[J]. Blood,2016,127(20):2375-2390.

[2]　Younes A,Hilden P,Coiffier B,et al. International Working Group consensus response evaluation criteria in lymphoma(RECIL 2017)[J]. Ann Oncol,2017,28(7):1436-1447.

[3]　Ansell SM. Hodgkin lymphoma:2016 update on diagnosis,risk-stratification,and management[J]. Am. J. Hematol,2016,91(4):434-442.

[4]　Ansell SM. Hodgkin lymphoma:2018 update on diagnosis,risk-stratification,and management[J]. Am. J. Hematol,2018,93(5):704-715.

[5]　Delsol G. The 2008 WHO lymphoma classification[J]. Ann Pathol,2008,1(1):S20-S24.

[6]　Borchmann P1,Haverkamp H,Diehl V,et al. Eight cycles of escalated-dose BEACOPP compared with four cycles of escalated-dose BEACOPP followed by four cycles of baseline-dose BEACOPP with or without radiotherapy in patients with advanced-stage hodgkin's lymphoma:final analysis of the HD12 trial of the German Hodgkin Study Group[J]. J Clin Oncol,2011,29(32):4234-4242.

[7]　Brue D. Cheson,Richard I. Fisher,Sally F. Barrington,et al. Recommendations for Initial Evaluation, Staging,and Response Assessment of Hodgkin and Non-Hodgkin Lymphoma:The Lugano Classification. J Clin Oncol,2014,32(27):3059-3067.

[8]　Radford J,Illidge T,Counsell N,et al. Results of a trial of PET-directed therapy for early-stage Hodgkin,S lymphoma. N Engl J Med,2015,372(17):1598-1607.

第十一章 皮肤癌及恶性黑色素瘤

★皮肤癌是最常见的癌症类型，每年影响近百万人。基底细胞癌（basal cell carcinoma，BCC）和鳞状细胞癌（squamous cell carcinoma，SCC）是最常见的皮肤恶性肿瘤。皮肤癌主要组织学类型：BCC（65%），SCC（30%～35%），皮肤附件，黑色素瘤（1.5%），以及默克尔细胞癌（merkel cell carcinoma）等少见皮肤癌。皮肤癌常见于男性（男：女比例为4：1），中位年龄为68岁（SCC和BCC）。其最常见的诱发因素为紫外线照射，其他诱发因素：慢性刺激，外伤，职业暴露，遗传性疾病（苯丙酮尿症，基底细胞痣综合征，色素性皮肤病，巨型先天性痣），免疫抑制（药物诱导，白血病/淋巴瘤，HIV）。皮肤癌常见的传播途径：沿阻力最小，神经周围浸润（60%～70%无症状）和局部淋巴结（LN）转移。

一、非黑色素瘤皮肤癌

（一）基底细胞癌（BCC）

■BCC起源于表皮基底层的多能上皮细胞或毛囊的外根鞘。病理亚型：结节型（最常见的亚型，50%）、浅表型（33%）、硬化型（硬化型）、浸润型、色素沉着、纤维上皮肿瘤和基底鳞状（罕见，几乎总是在面部，转移率与SCC相同）。与SCC不同，BCC无癌前病变，其最常见的特征性病变是由于慢性组织破坏溃烂形成啮齿样溃疡（即由珍珠状外围包围的中心溃疡）。BCC增殖缓慢，很少转移，只有0.1%的神经周围传播（大部分是复发性的）和"区域跳跃"常见。

（二）鳞状细胞癌（SCC）

■最常见于40岁以上的白人暴露在阳光下的区域。病理亚型：Bowen病（CIS）生长缓慢，为明显的斑块，可用手术、冷冻疗法、局部5-FU或放疗（40 Gy/10 f）治疗。Queyrat的红细胞增多症是阴茎的Bowen's。Marjolin的溃疡是烧伤瘢痕内的SCC。疣状癌是低度恶性的，外生的，常常是肛门、生殖器、口腔或足底的表面。约7%的PNI（与淋巴结受累和颅底浸润有关）。淋巴结受侵概率的差异很大：一般1%。如反复发作，最大尺寸＞3 cm，深度＞4 mm，或位于唇部：淋巴结受侵概率10%。而位于烧伤疤痕/骨髓部位的高达10%～30%，远处转移为2%。皮肤附件和小汗腺癌比SCC更具侵袭性，倾向于淋巴结和血行播散。

（三）BCC和SCC的治疗

■冷冻、刮除、电切疗法：小、浅表性BCC，以及分化良好的SCC。
■手术切除：具有明显侵袭的进展期或重建及如果手术后放疗持续阳性或神经浸润。莫氏

(Mohs)显微外科手术:通过对每个水平和深部边缘进行分级显微检查来保留最大的皮肤。

■ 化疗:咪喹莫特或局部 5-FU:局限于表皮的恶化前或浅表病灶,或大面积光化性角化病,系统化疗通常不使用,但也有 PR 60%~70%,CR 30%。

■ 放疗:详见下述。

(四)皮肤癌的放疗

1. 皮肤癌的根治性放疗指针

◆面部皮肤:病变>5 mm,尤其是推荐用于面部中央的(特别是眼睑、鼻尖、鼻翼和嘴唇)的原发性和复发性病变。

◆耳朵和额头,头皮:病变>2 cm,因莫氏手术可能会导致功能和美容效果不佳。

2. 术后放疗指征

◆手术切缘(+)。

◆神经受侵。

◆原发肿瘤>3 cm。

◆T_4 肿瘤(广泛的骨骼肌侵犯,骨/软骨侵袭)。

◆腮腺皮肤的 SCC。

3. 相对禁忌证

◆年龄<50 岁(美容结果随着时间的推移而变差)。

◆放疗后复发(建议使用莫氏),易反复创伤的区域(手背,骨突出,腰带线)(膝盖/肘部下面),职业性高暴露,淋巴管受损,暴露的软骨/骨,Gorlin 综合征,CD4 计数<200。

■ 表浅皮肤癌最好应用深部 X 线照射,因为深部 X 线的最大剂量正好落在皮肤上,无须补偿物,由于大部分单位现在已无深部 X 线机,也可以根据肿瘤深度使用具有合适能量的电子线和/或电子线混合放疗,可以用常规放疗,也可以用 IMRT。

■ 剂量处方:95%的等剂量线。总剂量:BCC 50 Gy,SCC 60~66 Gy。补偿物可用于表面剂量推量。6 MV 和 9 MV 的最小补偿物厚度为 1 cm。12 MV 的最小补偿物厚度为 0.5 cm。

4. 靶区勾画

◆GTV 按影像学可见的肿块勾画。GTV 外可直接给 PTV 可按肿瘤大小为 0.5~1.0 cm 水平边缘;大小为 1.5~2 cm 的水平边缘。深度至少比疑似肿瘤深度深 0.5 cm。复发性和多形性 BCC 更广泛地浸润,因此额外添加 0.5~1.0 cm 边缘。

◆需勾画 CTV 的情况:高危 SCC(表现为低分化,>3 cm 肿瘤和/或大型浸润性溃疡性 SCC)并考虑包括区域淋巴结必要时考虑用 IMRT。头面部 SCC 如果存在循神经侵润(PNI):的话,CTV 应该沿着命名的神经逆行包到颅底。可考虑 IMRT。PTV=CTV+ 3~5 mm(根据单位情况可调整)。有皮瓣移植物者,需在皮瓣健康和存活后(移植后通常 6~8 周)放疗,并将整个移植物包含在目标体积中。如果主要用电子线,需每日或总剂量中加量 10%~15%以弥补电子线较低的 RBE。深部 X 线和电子线处方点:深部 X 线= D_{max},电子线=D_{max} 或 95%。

5. 皮肤癌(BCC,SCC)的预后

◆由于 BCC 和 SCC 转移极少,所以预后一般用 5 年的局控率来衡量。

◆莫氏手术为 99%,其他治疗为 90%。

◆RT 用于 SCC:T_1 98%,T_2 80%,T_3 50%。

◆RT 对于 BCC:比 SCC 高 5%～10%。

(五)默克尔细胞癌

■默克尔细胞癌是一种罕见的肿瘤,起源于皮肤的基底层,与末端轴突有关,是皮肤神经内分泌癌。默克尔细胞癌是侵袭性的,局部复发常见约 75% 局部复发率),约 35% 的死亡率)。死亡率甚至高于恶性黑色素瘤。其约 20% 的患者在诊断时淋巴管受累,50%～60% 的患者发生远处转移,诊断后 10 个月内转移。

■治疗:前哨淋巴结(SLND)清扫,如果 SLND(+),完全区域淋巴结淋巴结清扫＋局部广泛切除＋放疗＋化疗。前哨淋巴结活检已成为评估淋巴结状态的标准手段,并应在切除原发部位之前进行。化疗的作用尚不清楚,但因远处转移的发生率较高,有时会同时或在放疗后给予。通常使用类似于小细胞肺癌的含铂方案(顺铂或卡铂与依托泊苷或伊立替康)。

■加州大学洛杉矶分校 UCSF 对 MCC 的放疗方法如下。

◆临床 N_0:45～50 Gy/1.8～2.0 Gy f。

◆显微镜下病变/边缘阴性:45～50 Gy/1.8～2.0 Gy f。

◆显微镜下病变/边缘阳性:55～60 Gy/1.8～2.0 Gy f。

◆肉眼病变:55～60 Gy/1.8～2.0 Gy f。

■靶区如下。

◆包括原发灶,引流淋巴管,边缘广泛的区域性淋巴结 LN。

◆如果原发灶小 SLN 阴性的话,可以考虑不照射区域 LN,但对阳性 SLN 者进行了区域性清扫 LND 而患者是 cN_0 仍考虑照射区域 LN。

◆靶区边缘外扩:头部和颈部 2 cm,其他地方 3～5 cm。

■预后:局限期疾病的 3 年 DSS 为 75%,3 年 OS:局限期为 70%～80%,淋巴结转移 50%～60%,远处转移为 30%。数据表明,从诊断 3 年后几乎没有 MCC 相关的死亡发生。

二、黑色素瘤

●发病率从 20 世纪 30 年代起增加了 1800%,并仍在增加。发病率上升不是由于监测的增加或诊断标准的改变。1/87 美国人将被诊断为黑色素瘤,主要是白种人。高加索人:非裔美国人为 10:1。15% 来源于先前存在的黑素细胞痣。在非皮肤部位发生少于 10%。主要位置的性别差异:M＝躯干,F＝四肢。约 15% 在诊断时就有淋巴结转移(+LN:T_1 5%,>T_1 25%)。而诊断时约 5% 就已有远处转移了。

●亚型:浅表扩散(65%),结节型(25%),恶性黑素痣(最不常见 7%),肢端型白斑(5% 白种人,但在黑人中最常见)。如果有淋巴结转移,恶性黑素痣(仅占 10% 的病例),的预后最好,10 年 OS 达 85%。

(一)治疗

1. 主要治疗

◆外科手术:SLN 活检随后进行扩大切除,如果 SLN+,则行区域淋巴结清扫。最小手术边缘:$T_{is}=5\ mm$,$T_1=1\ cm$,$T_{2\sim4}=2\ cm$;回顾性研究表明>2 cm 的边缘 LC、DFS、OS 没有获益。

◆放疗,除了恶性色素痣及面部的外,其他均以手术为主要治疗。恶性黑色素痣及面部的黑色素瘤可以用 1.5 cm 的边缘与 50 Gy/20 f 和 100~250 keV 的光子进行处理。热疗可以改善反应和局部控制,特别是对于>4 cm 的肿瘤。

2. 辅助治疗

◆淋巴结阴性 N-,1~4 mm 无溃疡,1 mm 溃疡=无标准治疗。

◆溃疡面积小于 4 mm/Clark Ⅳ~Ⅴ=临床试验(如果有)或观察。

◆>4 mm 或 N+=高剂量干扰素 α,临床试验或观察。

◆下列情况要考虑原发部位放疗:安全边界不够或阳性,复发性疾病,Breslow >4 mm 伴有溃疡或卫星病变,结缔组织增生性亚型(有争议的)。

3. 区域淋巴结处理

◆选择性淋巴结清扫术(ELND)与延迟治疗性淋巴结清扫术相比,还存在争议。然而,在某些患者亚群,即 60 岁以上的患者,非溃疡性黑色素瘤,位于四肢的肿瘤和 1~2 mm 厚的黑色素瘤的总体可能有生存获益。

◆前哨淋巴结活检,虽然没有报道总体生存获益,已被外科界接受,预测生存并提供预后信息。

◆由于并发症而无法接受完成手术的患者是选择性淋巴结照射优于观察的患者。单独淋巴结清扫术后局部复发的预测因素包括包膜外受侵,≥4 个阳性淋巴结,淋巴结直径>3 cm 的,淋巴结位于宫颈盆腔,临床上可触及的淋巴结切除后与选择性清扫术后和复发性疾病。这些因素中有 1 个存在区域复发率为 30%~50%,而辅助放疗可将复发率降低至 5%~20%。

4. MD Anderson 对临床上明显的淋巴结放疗指征

◆颈部淋巴结:存在以下任何一项:包膜外受侵,>2 cm,>2 个肿大淋巴结,复发性疾病。

◆腋窝淋巴结:存在以下任何一项:包膜外受侵,>3 cm,>4 个肿大淋巴结,复发性疾病。

◆腹股沟/盆腔淋巴结:由于淋巴水肿的发病率较高。

❖BMI <25 kg/m^2:存在以下任何一项:包膜外受侵,>3 cm,>4 个肿大淋巴结,复发性疾病。

❖BMI≥25 kg/m^2:存在包膜外延伸和以下任何一项:>3 cm 或>4 肿大淋巴结。

(二)黑色素瘤的放疗技术

1. 模拟定位和靶区设计

◆主要病灶的靶体积(TV):原发灶+(2~4)cm 边界。

◆淋巴结放疗取决于原发灶的部位,如下所述。

❖ 头部和颈部:高位面部和头皮原发灶者照耳前、耳后淋巴结,同侧Ⅰ区到Ⅴ区淋巴
结,包括同侧锁骨上窝。

❖ 腋窝:Ⅰ～Ⅲ级腋淋巴结。对于体积大的腋窝疾病,包括锁骨上窝和下颈淋巴结。

❖ 腹股沟:包括整个疤痕和确诊淋巴结的所在区域。如果腹股沟淋巴结阳性,可能要
包括髂外淋巴结,虽然这将会致副作用增加。

2. 处方剂量

◆普遍认为的黑色素瘤放疗抗拒的观念其实没有数据支持。

◆放射生物学数据表明黑色素瘤细胞系在剂量响应曲线具有很大间区因此有利于大分
割治疗。SCC/BCC 的剂量可推荐用于治疗黑色素瘤,但是由于报道的高局部复发率,
超分割方法仍然很流行。

3. 治疗设置和剂量

◆头部和颈部。宫部疾病:开放的颈部位置,用电子治疗;额部、颞部、耳前区域,脸颊:
2～3个放疗野;组织补偿物用于减少颞部和喉的剂量。术后选择性/辅助放疗剂量:
6 Gy/f,每周 2 次,共 30 Gy。如果存在显微残留疾病:给予总剂量 36 Gy。

◆腋窝:仰卧,两手叉腰,AP/PA。剂量:每周 2 次,每次 6～30 Gy。

◆腹股沟:单侧蛙腿体位。剂量:每周 2 次,每次 6～30 Gy。

◆剂量限制:脊髓或小肠剂量不得超过 24 Gy,分 4 次。

4. 预后

◆黑色素瘤通常以皮肤上新的或新变化的痣开始的,早期诊断的黑色素瘤有较好的治愈
前景。而转移后,中位生存期为 6～9 个月。

◆2 个最重要的预后因素:①肿瘤厚度。②溃疡的存在。

◆病理分期患者的 5 年生存率如下

非溃疡性黑素瘤(T_a):Ⅰa 为 95%,Ⅰb 为 89%,Ⅱa 为 79%,Ⅱb 为 67%,Ⅲa 为 67%,
Ⅲb 为 54%,Ⅲc 为 28%。溃疡性黑素瘤(T_b):Ⅰb 为 91%,Ⅱa 为 77%,Ⅱb 为 63%,
Ⅱc 为 45%,Ⅲb 为 52%,Ⅲc 为 24%。

(龙志雄 付振明)